U0297584

赵绍琴亲传医学全集

赵绍琴临床经验辑要

赵绍琴◎著

杨连柱 彭建中◎整理

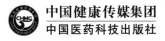

中国健康传媒集团

中国医药科技出版社

内容提要

赵绍琴，三代御医之后，得家传师授，在学术上自成一家，创见颇多，是当代著名温病学家。本书成书于赵老晚年，比较完整地总结和反映了赵老的学术思想及其临证经验，正如赵老所言，本书包涵了其所学之精要，及其60余年之临床心得，对于临床医生、中医学者大有裨益。是欲学温病、脉诊者不可不读的书目之一。

图书在版编目（CIP）数据

赵绍琴临床经验辑要 / 赵绍琴著；杨连柱，彭建中整理 . — 北京：中国医药科技出版社，2018.12

（赵绍琴亲传医学全集）

ISBN 978-7-5214-0520-0

Ⅰ . ①赵… Ⅱ . ①赵… ②杨… ③彭… Ⅲ . ①中医临床—经验—中国—现代 Ⅳ . ① R249.7

中国版本图书馆 CIP 数据核字（2018）第 239512 号

美术编辑 陈君杞

版式设计 也 在

出版 **中国健康传媒集团** | 中国医药科技出版社

地址 北京市海淀区文慧园北路甲 22 号

邮编 100082

电话 发行：010 - 62227427 邮购：010 - 62236938

网址 www.cmstp.com

规格 710 × 1000mm $\frac{1}{16}$

印张 25 $\frac{3}{4}$

字数 395 千字

版次 2018 年 12 月第 1 版

印次 2023 年 10 月第 4 次印刷

印刷 三河市百盛印装有限公司

经销 全国各地新华书店

书号 ISBN 978-7-5214-0520-0

定价 **69.00 元**

获取新书信息、投稿、为图书纠错，请扫码联系我们。

版权所有 盗版必究

举报电话：010-62228771

本社图书如存在印装质量问题请与本社联系调换

编写说明

余侨居海外三十载，仍遵先父所嘱，承祖训，推中医，惠天下百姓。怨余偏居一隅，未能逐一复习先父遗作，更无暇审视，以致先父遗作出版近二十年来，各种版本混杂不明，读者竟无所依。余愧对先父和读者多矣。

感谢中国医药科技出版社中医药编辑中心，首次对先父遗作进行了系统、准确和全面的重新校正和编辑，名为《赵绍琴亲传医学全集》，我颇感欣慰。本丛书共6册，包括《赵文魁御医脉案》《赵绍琴浅谈温病》《赵绍琴温病论》《赵绍琴临证400法》《赵绍琴内科学》《赵绍琴临床经验辑要》。现作一简要说明。

《赵文魁御医脉案》一书由《文魁脉学》和《赵文魁医案选》汇编而成，分为"文魁脉学""御医脉案"及"附"三部分。《文魁脉学》和《赵文魁医案选》两书中原有的两个爱新觉罗·溥杰所作的序和先父的自序皆保留，不作修改。另外，在保持内容完整性的基础上，对两书的内容做了以下改动：①将《文魁脉学》原书之"文魁脉学概述""文魁脉学脉诊八纲"列入"文魁脉学"部分；②将《文魁脉学》之"文魁脉案选要"和《赵文魁医案选》之所有医案合并列入"御医脉案"部分；③"御医脉案"部分根据所记载脉案的特点，对相关脉案进行了重新排列组合，分列为"宫廷外部脉案"及"宫廷内部脉案"，删去了原来两书中重复的医案；④将《赵文魁医案选》之"先父赵文魁学术思想简介""附：清代太医院考"列入《赵文魁御医脉案》之"附"。

《赵绍琴浅谈温病》是由《温病浅谈》删掉"温病治验提要"而成书。另外，《赵绍琴浅谈温病》先父写的前言、《赵绍琴临证400法》及《赵绍琴临床经验辑要》先父的自序、《赵绍琴内科学》吕炳奎先生的序和先父的自序皆保留不作修改。

《赵绍琴温病论》由《温病浅谈》中的"温病治验提要"和《赵绍琴温病讲座》汇编而成，分为"温病治验提要"和"温病讲座"两部分。"温病讲座"从第三讲开始，附有二维码，可以扫描观看先父讲授温病的视频。这些视频是由北京中医药大学电教中心于1986年春录制的。遗憾的是，录像是从第三讲开始录制，缺少第一、二讲的视频。庆幸的是，录制了从第三讲到第十一讲共计九讲的授课现场视频，约近20小时，难能可贵。在此，向北京中医药大学表示衷心的感谢。

先父作古后，所出先父遗作，均未经家人审定，谬误遗漏难免。众所周知，先高祖父赵永宽乃晚清太医院御医，先祖父赵文魁为清末太医院使（院长）。故谢天恩，先父幼承家训，继从祖父三位门人：即20世纪30年代的北京四大名医之一汪逢春、太医院御医（恩粮）韩一斋和太医院御医（八品吏目）瞿文楼三位师兄名家临床研习，乃成一代中医巨匠！一生诊治救人至善，授业后学诚心。

有私下揣测者疑：既从学汪、韩、瞿三老，先父必是三老学生，此感谬矣。盖此误源于不详国医、国术、国画、戏剧、曲艺等中国传统技艺的传授方式并非仅师授徒一种，尚有"代师收徒""弟从兄学"等其他授业形式。

先父遵祖父命，分从同门同师的汪、韩、瞿三位师兄临床研习，正是"弟从兄学"授业矣。在先父遗作中，除仓促成书而致个别字误外，先父从未称三老为师而代以先生，示心中恭敬感激。先父且尚存汪逢春先生的两份称"绍琴师弟"手书原迹及其余老的手迹和证词，足证在祖父面前，汪、韩、瞿三老与先父为同师同辈师兄弟也。

有异议者谓"绍琴师弟"称呼，有出于谦恭礼貌而称兄道弟的可能。此谓大谬！谦恭礼貌称弟为兄者，仅限同辈平辈，绝不可越辈分而为！倘称叔伯为兄弟者，属僭越辈分的无知无礼，忤逆无道！终究"君君、臣臣、父父、子子、夫夫、妇妇"之序不可乱纲常伦理也。

汪、韩、瞿三老乃深通纲常伦理之礼仪雅士，不会误称侄为弟，违史实而贻笑众人。

余借此次出版机会，代表赵绍琴家族全体，在此申明先父的师承源流。

赵民华

2018年写于意大利

自 序

我出身于中医世家，先父赵文魁老先生原系清代光绪年间太医院院使（即院长），尤精于内、难、温病、伤寒。平生忙于诊务，很少著述，耳濡目染，我从小就酷爱中医学，自幼即在先父指导下背诵了《濒湖脉学》《雷公药性赋》《医宗金鉴·四诊心法》等，这算是我学医的启蒙教育。

13岁时，先父委托其门人瞿文楼先生（清光绪年间太医院吏目）给我讲授《内经》《难经》《伤寒论》《金匮要略》《温病条辨》《温热经纬》等经典著作。先生要求严格，所讲述的科目不少都由瞿老亲自手抄交由我背诵（有的手抄本我现仍保存）。如《素问》，瞿老不仅要求领会其意，且要求背诵原文及王冰注。自幼家学及瞿老4年多的讲授，奠定了我中医理论的基础。

1934年，先父去世，我遂继承父业，并每日轮流到韩一斋（先父之门人，清末太医院御医）及汪逢春（1920~1940年北京四大名医之一）先生处进行临床学习，聆听教诲。韩、汪先生治学严谨，学识渊博，态度谦和，诲人不倦。讲解经典，博引众籍，多参以己见；论及病症，侃侃而谈，必深究其理。临证问病，认真细致，一丝不苟。望闻问切，理法方药，条理井然。其言谈音容，我历历在目，然至今已忽忽60余年矣！

我欲将诸老所传之精要者，并个人60余年之临床心得，整理结集。但由于年已八旬有余，身体欠佳，心有余而力有不逮。我的徒弟、学术经验继承人杨连柱、彭建中二君，勤奋好学，得余心传，故委托二位整理并校定，以供同道参考。

三代御医之后　赵绍琴

1999年冬月

医论选粹

医话一束

方药拾遗

温病述要

杂病论治

医案选析

医论选粹

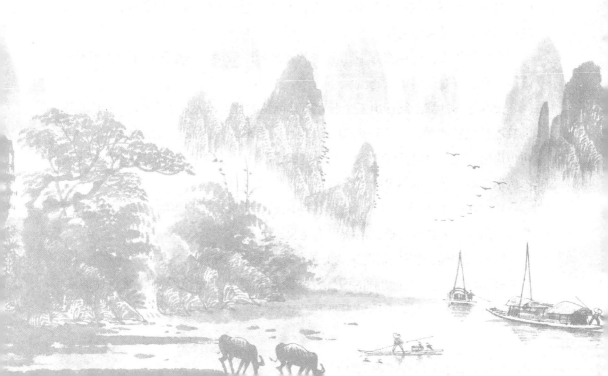

论　脉

先父在 1930 年讲诊脉时说：诊脉不是只诊出一种脉，从一种脉就定病。诊脉必须诊出脉的病位，脉的虚实、寒热、表里、气血，再辨明病证是有余还是不足，先治何病后调何疾，这全在脉中诊出。譬如表有病不论风寒风热，脉的部位一定在浮位。温病的卫分证也在表，所以脉也在浮位。如浮紧风寒、脉缓风虚、浮迟中风、浮数风热等。

单凭一个浮脉不能断定是什么病，必须再诊出八纲脉来断其表里、寒热、虚实与气血。如浮滑是风痰、浮弦是风邪挟郁、浮数是风热等。但是要想诊断一个完整的疾病，还必须再诊出第三个脉来。如浮滑数是风痰热，浮紧弦是风寒而体痛。这样还不够，要想看清病人的疾病、进一步弄清病人的体质与疾病的转机就要再找出第四个脉来，如浮滑数而按之弦细，这就清楚多了，弦则肝郁，细为血虚，这个脉象告诉你，这人是素来血虚肝郁，目前是风火痰热，你在开方治风火痰热时，要照顾到血虚肝郁方面。也就是说，在治风火痰热时不可以过凉，也不可以过于祛风，因为病人体质是血虚肝郁，不能多散风、多清热而忘了病人是血虚之体了。

先父经常说：看脉必须看出五个脉才能诊断清楚，不是凭一个什么脉就能诊什么病、就知道用什么药。

诊脉是不是都必须诊出五个脉才算诊断清楚呢？不然，就是诊出五个脉来，也只能是比较清楚，一定还要望舌、观色、看形体、问病情及治疗经过，才能初步诊出病机，决定治疗方案，再通过试验治疗，才能进一步决定出确诊与否。不然不仅不科学，也不可能将病治好。

我们在临床实际工作中，诊脉达到理想的要求是比较难的，但我们可以结合望、闻、问诊进行分析，不断积累经验。

"诊脉完全依赖医生指端感觉的灵敏度，要掌握切脉的技术，必须在有经验的老师指导下，经常作切脉的锻炼，以保准字。"这是先父生前常常讲述的话，要达到指下清楚，判断准确确实要下一定工夫。

诊脉必须五十动以上，才能诊出有病之脉，张仲景曾说过："动数发息，不满五十，短期未知决诊，九候曾无仿佛。"说明了诊脉需有五十动的时间，才能辨出几种脉形，辨出主脉兼脉，在诊清病情的基础上才能立法、处方，这是我们临床医生必须遵守的。

先父根据他的经验认为：测脉定位当以浮、中、按、沉四部来分，以更好地定表、里，定功能与实质。以浮部定表分，中以定偏里，按是属里，沉则为深层极里。也可以说浮脉主表，沉脉主里，中与按皆为半表半里。温病的卫、气、营、血四个阶段，可以用浮、中、按、沉来划分。总之，浮、中主功能方面疾病，而按与沉主实质性的疾病。又如新病与久病、气病与血病、外感与内伤等，都能用浮中按沉四部辨别清楚。下面谈谈浮、中与按、沉的取脉方法。

一、浮部的取脉法

医生用指轻轻地按在病人桡骨动脉皮肤上，浮位表示病机在表分，如伤寒病人初起病在太阳，温病则病在卫分，或在肺与皮毛。当然，浮只表示病在表位，要想全面了解病因、病机，还要看兼脉的情况，如浮滑主风痰，浮数主风热等。若想进一步测虚实、寒热、表里、气血，或停痰、停饮、郁热、血瘀等，就必须检查其他兼脉，不然就难以详细确诊疾病的病位与病机。

二、中部的取脉法

从浮位加小力，诊于皮肤之下即是中部。如浮位用三菽之力（菽：豆也），中部即是六菽之力，表示病在气分，或定为病在肌肉，或在胃。伤寒病是标志邪从表入里，主胃主阳明；温病则明显属气分；在一般杂病中，即称为在肺胃之间。总之，凡脉来明显在"浮"与"中"位者，多主功能性疾病，属阳，属气分，若再加力而入"按""沉"部位，这说明邪已由营入血了。

三、按部的取脉法

医生切脉，从浮、中再加重力量（九菽之力），按在肌肉部分，反映邪在里之病，如《伤寒论》的太阴证，温病的营分证，杂病中主肝、主筋膜之间的病变。凡脉在按部出现则说明病已入里，主营分、主阴。

四、沉部的取脉法

从按部加重用十二菽之力向下切脉，已按至筋骨，表示病已深入，主下焦、主肾、主命门。如《伤寒论》病在少阴、厥阴。少阴病以沉细为代表脉，而厥阴病多以沉弦为代表脉。在温病则表示邪入血分。在杂病中说明病延日久，邪已深入，当细致审证治疗。如病人脉象见于按沉，主实质性疾病，也说明了疾病的实质性问题。

根据我这些年来的临床体会，尤其是近20年来自己的看法：诊脉不能简单、机械，必须分清浮、中、按、沉四部；上面的浮、中两部反映功能方面的疾患；下面的按、沉两部才反映疾病实质的病变。正相像舌苔与舌质的关系一样。凡属舌苔变化多端，归根结底是反映功能方面的问题，舌质的变化虽少，但万变不离其宗，都说明本质的情况。所谓功能方面的病变，是指在表位、浅层、卫分、气分阶段，如气郁不舒、木土不和、肝郁气滞，停痰、停饮，胃肠消化欠佳等所导致的疾病，用疏调解郁即可改善这些功能性疾病。所谓本质性病变，是指本质阳虚、命门火衰或阴虚阳亢等，或病在营分、血分以及陈痰久郁于络脉、癥瘕积聚、肿瘤等一类疾病。另外，久病邪深入于肝肾，下元久虚，慢性消耗性疾病，需要用滋补、培元等方法者，皆可以认为是本质性疾病。

临床诊脉所见，浮、中与按、沉所得脉象往往有迥然不同者，一般来说，浮中见其标象，按、沉得其本质，若诊脉能辨别浮、中与按、沉之异，则病之表里、寒热、虚实，纵其错综复杂，亦必无遁矣。古之名医多重视沉取至骨以察其真，如朱丹溪《格致余论·涩脉论》云："涩之见固多虚寒，亦有痼热为病者，医于指下见有不足之气象，便以为虚，或以为寒，孟浪与药，无非热药，轻病必重，重病为死者多矣，何者？人之所藉以为生者，血与气也，或因忧郁，或因厚味，或因无汗，或因补剂，气腾血沸，清化为浊，老痰宿饮，胶固杂揉，脉道阻塞，不能自行，亦见涩状，若查取至骨，来似有力，且数，以意参之于证，验之形气，但有热证，当作痼热可也。"涩缘血少或亡精，证多虚寒，然按之至骨反有力且数，以此而知其断非虚寒可比，此乃老痰瘀血，阻塞脉道使然，郁久化热，深伏于里，故曰痼热，言其深且久也。若不沉取至骨，何以辨此痼热之证哉？此前贤诊脉之精髓所在也。

绍琴幼承庭训，及长，历随数名医临诊，每叹诸老诊脉之精湛，迄今潜心研讨50年，悟得诊脉必分浮、中、按、沉四部，浮、中为标，按、沉主本，若二部之脉不同，则必参舌、色、证，以辨其真假、主次、缓急，以定其何者宜先治，何者当后医，何者须兼顾，何者可独行。脉象一明，治则随之，有如成竹在胸，定可稳操胜券矣。

温病治法是《伤寒论》治法的补充与发展

伤寒与温病学派之争，其来久矣。自金代刘完素倡"热病只能作热治，不能作寒医"之论始，便揭开了寒温争鸣的序幕，特别是当温热学派形成以后，这种争鸣就愈加激烈，代代相传，至今未息。在《伤寒论》治法能否包括温病治法方面，两家分歧尤为明显。伤寒学派以前人有关论述为依据，直斥叶吴之三焦、卫气营血辨证为标新立异。如陆九芝云："凡病之为风为寒为温为热为湿者，古皆谓之伤寒，乃人知风与寒为《伤寒论》中病，而于温与热谓不可用《伤寒论》中方，其意若同方既出于《伤寒论》，自是治寒方，必非治温法。岂有治温而用治寒方者？于是一遇温热病，无不力辟伤寒方，更无人知温热之病本隶于《伤寒论》中，而温热之方并不在《伤寒论》外者。""风寒湿温热皆在论中，论中之方可治风寒，亦治风热。"温热学派则认为伤寒与温病完全不同，伤寒为感受寒邪，从皮毛而受，治当用辛温解表；温病为感受热邪，从口鼻吸受而来，治当用辛凉清解，两者不能相混。如叶天士云"若论治法则与伤寒大异也"。吴鞠通谓："若真能识得温病，断不至以辛温治伤寒之法治温病。"朱彬谓："后汉张仲景著《伤寒论》……其书专为伤寒而设，未尝遍及于六淫也，奈后世之医者，以治伤寒之法，应无穷之变，势必凿枘之不相入。"也就是说《伤寒论》方不能治温病，《伤寒论》治法不能包括温病治法。

我认为，《伤寒论》方可以治温病，但远远不能满足温病治疗的需要。《伤寒论》治法不能包括温病治法，温病治法超出了《伤寒论》治法的范围，是对《伤寒论》治法的完善、创新和发展。

一、《伤寒论》方可以治温病

在温热学派的形成和发展过程中，受《伤寒论》影响颇深，举凡温病大家者，均对《伤寒论》作过认真研究，且为善用经方者。在选方用药时，温病学家把大量的经方运用到临床实践中，《伤寒论》中的各个代表方剂，几乎全部被纳入了温热学派的三焦、卫气营血辨证体系中。如《温病条辨》一书即收藏有桂枝汤、栀子豉汤、白虎汤、白虎加人参汤、白虎加桂枝汤、大承气汤、小承气汤、调胃承气汤、小陷胸汤、半夏泻心汤、茵陈蒿汤、栀子柏皮汤、五苓散、小柴胡汤、小青龙汤、桔梗汤、麻杏石甘汤、葶苈大枣泻肺汤、白头翁汤、黄连阿胶汤、复脉汤等大量经方。

二、温热学家扩大发展了《伤寒论》治法的应用范围

温病学家在运用经方治病的实践中，感到机械地照搬《伤寒论》的治法，不能尽合临床需要，乃结合临床实践，不断探索，大大补充、发展了《伤寒论》的治法。如伤寒是感受寒邪，在病变过程中易伤人之阳气，故治疗时当注意保护阳气；温病是感受热邪，在病变过程中易损人体阴津，故治疗时当时刻顾护阴津，留得一分津液，便有一分生机。伤寒发汗太过，损伤阳气，漏汗不止，恶风，小便难，四肢微急，当用桂枝加附子汤扶助阳气。温病误汗，阴津更伤，每致斑疹神昏，治当育阴养营，清心开窍。伤寒后期多真阳衰微，用四逆、通脉之类；温病后期多真阴耗损，用加减复脉、大小定风珠之类。寒温之治，大相径庭矣。

伤寒、温病，初起均喜汗解，但二者的实质是不同的。伤寒用汗法，是通过发汗以解除风寒之外侵，是治疗的手段；温病之汗法，是热解阴复，周身潮润，是邪气祛除的标志。伤寒初起，风寒邪气束于肌表，侵犯足太阳经，腠理不通，玄府闭塞，故当用辛温之品，开泄腠理，发汗解表，使风寒之邪依附于汗液而达体外。温病初起，是温邪从口鼻而入，首先犯肺，肺气失宣，卫气不和，治疗当用辛凉之品，宣通卫气，疏理气机，轻清祛热，使肺气能行治节之令，邪气外出，营卫畅达，津液充和，自然微微汗出，遍体潮润而愈，切不可用辛温之品，逐汗外出。吴鞠通谆谆告诫人们："按温病忌汗，汗之不惟不解，反生他患。盖病在手经，徒伤足太阳无益；病自口鼻吸受而生，徒发其表亦无益也。且汗为心液，心阳受伤，必有神明内乱、谵语癫狂、内闭外脱之变。再，误汗虽曰伤阳，汗乃五液之一，未始不伤阴也……温病最善伤阴，用药又复伤阴，岂非为贼立帜乎？此古来用伤寒法治温病之大错也。"此外，温热学派治温病初起，根据病邪性质和体质差异，尚有疏卫清暑、芳香化湿、疏解润燥、滋阴解表等法，这些都是《伤寒论》治法中所没有的。

又如，治伤寒和温病均可用下法，均可认作阳明腑实之证。但在《伤寒论》

中，必待阳明腑实，燥屎已成，乃可下之，故有"伤寒下不厌迟"之说。温病则不然，下法非专为肠中燥屎而设，而是导热下行，釜底抽薪之举，用之得当，取效甚捷。正如柳宝诒所说："胃为五脏六腑之海，位居中土，最善容纳。邪热入胃，则不复他传，故温病热经胃腑，得攻下而解者，十居六七。"又说："温病早投攻下，不为大害。"在选方用药时，《伤寒论》有大承气汤、小承气汤和调胃承气汤。温热学派鉴于温病易伤阴津的特点，使用调胃承气汤者较多，并根据病人的具体情况，随证化裁，灵活运用，发仲景之所未发也。如热结便秘，阴液素亏者，用增液承气汤增水行舟，滋阴攻下；气阴两虚者，用新加黄龙汤攻补兼施；下后阴伤，邪热复聚，大便又干者，用护胃承气汤攻邪兼顾胃阴；兼痰热壅肺，脏腑同病者，制宣白承气汤上下并调；兼热闭心包者，制牛黄承气汤开窍与通腑齐行；兼小肠火盛者，制导赤承气汤通腑泻火等。尤其对湿热郁结，食滞内停者，温热学派应用下法更是独具特色。用通下的目的是为了祛除湿热积滞，并非攻下燥屎，用之宜轻宜频，叶天士明确指出："伤寒邪热在里，劫烁津液，下之宜猛；此多湿邪内搏，下之宜轻。伤寒大便溏为邪已尽，不可再下；湿温病大便溏为邪未尽，必大便硬，慎不可再攻也，以粪燥为无湿矣。"

三、温热学派不断创新论、立新法、订新方

温病学家在长期的临床实践中，面对错综复杂的温热病临床表现，认为墨守《伤寒论》成法不能尽合今病，于是刻意求新，不断探索，终于冲破了《伤寒论》治法的桎梏，创立了许多新的治法，制订了大量行之有效的新方。如吴鞠通根据热邪易伤阴津的特点，确立了清热养阴法，具体如清络、清营、育阴等法。暑温余邪，深留于络，辛凉芳香诸药组成清络饮方，芳香轻清，以化湿浊。热入营分，营热阴伤，气机不畅，咸寒苦甘，清营养阴，轻清透泄，使已入营之热透出气分而解。胃津不足，用五汁饮甘寒生津。真阴耗损，用大小定风珠、专翁大生膏填补真阴。对热闭心包，神昏谵语之证，创立了清心豁痰、芳香开窍等法，倡用安宫牛黄丸、紫雪丹、至宝丹"三宝"。根据上中下三焦温病的特点，提出了"治上焦如羽，非轻不举；治中焦如衡，非平不安；治下焦如权，非重不沉"的治疗原则。俞根初对温病过程中引动肝风者，主张用羚角钩藤汤凉肝息风。又如，随着西医学在我国的普及和发展，对发热患者滥用抗生素及冰块降温者时有发生，每易导致中阳受伤，气机闭遏，热邪内郁，形成凉遏、冰伏等证，对此，我用宣畅气机，开郁畅中，通利三焦，苦温燥湿，通

阳散寒等法，灵活化裁，辄取捷效。凡此种种，补伤寒之未备，把中医学对急性外感病的治疗，推向了一个新阶段。

以上所述，略举一隅而已，但足以说明《伤寒论》治法不能完全包括温病治法。《伤寒论》是温病学发展的基础，温病治法补充了《伤寒论》之不足。在对急性外感热病的防治方面，温热学派观察更仔细，经验更丰富，疗效更卓著，这是历史发展的必然趋势。

温病证治发微

一、邪在肺卫，治当宣郁达邪，温病初起切忌寒凉滋腻

温病初起，邪在肺卫，病轻邪浅，只宜辛凉清解，宣郁清热，开达肺卫郁闭，郁开热清，肺恢复其宣降功能，津液得以布散，自然微汗出而愈，此即"在卫汗之"之意。"辛凉清解"绝不是发汗解表，《温病条辨》中列辛凉轻剂、辛凉平剂、辛凉重剂，既无辛凉解表之文，亦无解表之意。

温病卫分证，属肺经郁热证。"火郁当发"，与治火热证不同。因之治疗应注意宣郁达邪，不可寒凉滋腻。寒凉，使气机闭塞，郁不开则热不能清，每使邪气内逼深入。用药仅取辛凉轻清透泄之味，配入少量辛温之品，以成辛凉清解之剂。药如：银花、连翘、桑叶、菊花、豆豉、桔梗、杏仁、前胡、枇杷叶、芦根、蝉蜕等，轻清举上，即叶氏所谓"上者上之也"。即使用辛凉清解，药量也不可过重。

余曾治一老妪，年近八旬，时值春令，感冒初起，发热恶寒，咳嗽痰鸣，其女儿为某医院中医大夫，开始即用抗生素，热势不退，继以银花、连翘、大青叶、板蓝根各50g，重剂辛凉清解之方。病人服后，不仅热势不减，竟大便稀水，神志不清，周身浮肿。延余诊之曰："舌白苔腻，质红，脉弦数而沉涩。此因过服寒凉，热遏于内，肺气不宣，肃降失职，咳喘因作，寒凉戕伤脾阳，三焦不畅，泄泻如水，当温解寒凝，宣畅气机，令内闭之邪仍从肺卫而解，用宣阳化湿疏解之法"。

方为：荆芥炭10g，苏叶10g，茯苓10g，葛根10g，黄连10g，灶心土30g，防风6g。

1剂神清泄止，2剂遍体小汗出，肿消而愈。

此温病初起，虽银花、连翘用量过大，也会遏阻气机。气机闭塞，三焦受阻，邪热下趋于肠，则大便稀水。热邪无外达之机，郁热内扰，神志不清。三焦不畅，周身浮肿而作。治疗首先应宣阳气，开寒凝以畅气机，药如荆芥炭、防风、苏叶之类；升阳气且清肠热，药如葛根、黄连；培中宫以利湿邪，药如

灶心土、茯苓之类。寒凝开，阳气宣，气机畅，自然可微汗出自愈。

温病初起，邪在肺卫，若过早用苦寒如黄连、黄芩之类，多致肠热下利。苦寒之味，直趋下行，引热入肠，因来势急迫，邪热尚未与肠中糟粕相结成实，则迫津液与糟粕同下，其泄下急迫，且肛门有灼热感。遇此则按肠热下利，用葛根黄芩黄连汤加减治之。

若误用甘寒滋腻，如生地、麦冬、玄参之类，多致热势不退，或高热成低热久留不退之证。

临床每遇小儿发热咳嗽属邪在肺卫之证，按此法常一二剂药即愈。治卫分证强调不可寒凉滋腻，完全是从肺卫的生理功能、证候特点和临床实践中总结出来的经验之谈，与叶氏"上者上之也"，吴鞠通"肺为清虚之脏，微苦则降，辛凉则平"的论述是一致的。肺在上，用药必须轻清，方能使药达病所，且取辛凉微苦之味，使肺复其宣降之能，则郁开热清而愈。卫分证病轻邪浅，苦寒滋腻，均使气机涩滞，邪不得外透，若兼湿浊，湿遇寒凉凝涩不行，日久将成湿热裹结之势。

二、透营转气宜清营养阴参以开达宣中导下用药不在重轻，要在切中病机

热邪入营，病情深重。透热转气是营分证治疗中宣畅气机的方法。在营分证中，造成气机不畅的原因很多，如服药不当、饮食积滞、痰热内停、燥屎内结、瘀血内阻等，在治疗时当于方中加入消导、化痰、通下、行瘀等药物，使气机畅达，导营热外透，均属透热转气之法。临证中，若忽视了透热转气，治疗较难。所以要认真分析热邪入营的原因、病程的长短、气机阻滞的所在、阴伤的程度等，以准确选药。

透热转气作用的药物及应用规律。如："从风热"入营者，用竹叶清风热而宣郁，以畅气机；"从湿热"入营者，用花露芳香化湿清热以开郁，使邪外达；"若加烦躁大便不通者"，用金汁以清泄热毒，"老年或平素有寒者，以人中黄代之"；"斑出热不解者"，为气血两燔，热邪灼伤胃阴，用石膏、知母等急撤气热，开通道路；"舌绛而鲜泽者"，为邪入心包之轻证，用菖蒲、郁金清心豁痰，开窍通闭，连翘轻清透泄；"若平素心虚有痰者"，热陷心包，痰热互结，阻塞心窍，必须用"牛黄丸、至宝丹之类以开其闭"；"舌绛而中心干者"，为心胃火燔，用黄连、石膏等清气透热；"素有瘀伤宿血在胸膈中"，瘀热相搏，则应用"琥珀、桃仁、丹皮等"活血散瘀通络；"挟秽之气"，则须用芳香以逐之。

柳宝诒在论述热陷心包的证治时说："凡遇此等重证，第一先为热邪寻出路，如在经者，从斑汗解，在腑者，从二便出是也。""为热邪寻出路"，亦即"透热转气"。在清营养阴之中，根据具体情况，适当加入开达、直透或通下之品，排除障碍，宣畅气机，使邪有去路，即是"透热转气"的实质。

营分证的基本类型是热陷心包和热伤营阴，均可使用透热转气法。热陷心包之证，营热阴伤，痰蒙热闭，热因痰阻而愈炽，痰因热炽而更固。苦寒清热，则内窍闭塞而热无出路。若专养阴，则热邪炽盛而炼液成痰。必于两者之中，参以涤痰开窍，合成透热转气之法，方克有济。热伤营阴之证，气机虽不为有形之物所窒滞，但初入营多兼气分证未罢，即使入营已久，因气阴俱伤，气营之间仍有残留之邪，且此时营热甚高，亦必波及气分。故仍需使用透热转气法。因其气分之邪甚微，故仅用轻清透泄之品，如银花、连翘、竹叶之类即可。一般热伤营阴常兼热陷心包，临证应细审脉、舌、色、症，二者兼顾。例如热邪入营，兼有湿阻、食滞及过用寒凉、温补、滋腻等，都可导致气机不畅，妨碍热邪外达，须加入相应的疏通气机之品，以透热转气。

使用透热转气法后，营热是否外透，可依据下列标准进行判断。

① 神志转清。

② 舌质由绛变红。

③ 舌绛无苔到出现黄燥苔。

④ 脉位由按部转到中部（脉位分浮、中、按、沉四部，以应卫、气、营、血），脉象则由细数变为滑软或缓洪。

⑤ 出现明显的气分证，加高热、烦渴、思饮、索食等，其热势可能比营分证更甚，但胃阴渐复，正气抗邪有力，只需按气分证辨治即可。

亦有不出现气分证，直接透出卫分而解者，头部及上身常微似汗出，遍体潮润，其中尤以①、②两点最为重要。

据余50年来的临床实践体会，透热转气是营分证治中必不可少的治法，有时还起着决定转机的重要作用。用药不在轻重，关键在于要有针对性。

三、神昏不可概谓邪陷心包，心神被扰当辨卫气营血

辨治温病必须分清卫、气、营、血，不可稍有差忒，神昏的辨治亦然。神昏一证，在卫、气、营、血各个阶段均可出现，病位不同，病机亦异，治法更大相径庭矣；必须根据脉、舌、色、症，全面分析，确定相宜之治法，切不可一见神昏，便谓内陷心包而从营血论治。

（一）邪在卫分

卫分证之神昏，多由肺卫郁闭而致。温热、暑湿邪气客于肺卫，不得外解，反逼入里，肺卫失宣，气机闭塞，内热一时猛增，扰乱神明，故而神志昏迷。

1. 温热在卫

症见发热，微恶风寒，头痛，舌边尖红，苔薄白且干，脉浮数。治当轻清宣泄，用辛凉平剂银翘散加减即可；所谓"微苦以清降，微辛以宣通"，使肺卫宣通，气机通畅，郁热疏解，微汗而愈。此即"在卫汗之可也"。

若邪在肺卫，误用寒凉，凝涩气机，郁闭益甚，郁热无外达之机，势必内迫而扰心神，神识遂致不清，或时清时昏。此时虽现神昏，邪热仍在肺卫，尚未深入气、营，临床常见：高热、无汗、舌苔白、质边尖红，或浮罩微黄，脉来浮数。治疗仍须辛凉轻清，宣泄肺卫为主，开其郁闷，邪热外达，神志即能转清。切忌早投清心凉营，或投"三宝"及大剂寒凉，否则寒凉凝滞，气机愈闭，热邪内迫，病必加重。

2. 暑湿在卫

暑性炎上，湿性弥漫，暑湿相合，氤氲郁遏，内蒙清窍，可见沉困嗜睡，神识模糊，状若昏蒙，或时清时昧。本证多发于夏秋之交，天暑下迫，地湿上蒸，湿热互阻。若湿热闭郁上焦，则伴见身热不扬，恶寒身重肢倦，但头汗出，胸脘痞满，口淡便溏，苔白腻，脉濡缓。治宜宣化上焦，辛开苦降法，方如三仁汤、藿香正气散之类。若湿热郁阻三焦，则伴见周身酸楚，漾漾泛呕，便通而不畅，溲短而黄赤。治当辛开其郁，以利三焦，苦燥其湿，分消走泄。

方如：白蒺藜 10g，半夏 10g，杏仁（后下）10g，佩兰叶（后下）12g，炒苡仁 12g，赤茯苓 12g，滑石 12g，白芷（后下）3g，黄连粉（冲）3g，厚朴 6g，白蔻仁（研冲）2g。

若外感暑湿之邪，复为寒凉郁闭，伴见身热，恶寒无汗，头晕沉重，呕吐胸闷，舌苔白腻水滑，脉濡滑，按之软弱，治宜辛香宣透法，可用新加香薷饮化裁。

暑湿在卫，出现昏迷，不必惊慌，但当以法治之，使湿热分清而解，神识随之而清。唯其用药，大忌寒凉及"三宝"之属，以湿为阴邪，寒则凝涩，气机愈闭，恐病深难解矣。

（二）邪在气分

病至气分阶段，热邪炽盛，气热熏蒸，上迫心包而致神昏。此属正盛邪实，临床常见两证，须分途调治。

1. 阳明热炽

此属无形之热上蒸外达，症见壮热，口渴引饮，头痛有汗，舌红，苔黄糙老且干，六脉洪数。邪热炽盛，熏蒸心包，内扰心神，则烦躁不安，神识不清，甚至昏迷不醒。当急以辛寒重剂清阳明无形散漫之热，用白虎汤达热出表，使内郁之邪热外达，则神识自清。

若气分之热不能外达而内迫入里，波及营分；或因素体阴虚，气分之热未罢，营中之热复起，酿成气营两燔，而致神志不清者亦属多见。临床表现除气分热盛之证外，兼见神昏，舌绛、尖部起刺，或皮肤斑点隐隐。此时急当清气热，凉营阴，使入营之热透出气分而解，方如加减玉女煎之类。

2. 阳明腑实

此属胃家实，邪热炼肠中糟粕成燥屎，热与燥屎内结肠腑，腑气因而不通，郁热上蒸，扰乱神明，心包受邪，故见神昏，甚则谵语，或喃喃呓语，同时必伴见腹满胀痛拒按，手足溅然汗出，大便数日未通或见下利、稀水，气味恶臭，舌苔老黄糙厚，甚则焦黑起芒刺，脉沉实有力。治当釜底抽薪，急下存阴。热浊得泄，心包之证方能缓解，可用承气汤之类，随证化裁。此类神昏谵语，一经攻下，神志很快便可转清，以舌苔变薄、舌质由绛转红或淡红为邪去标志，故可单纯攻下，而与营分无涉也。

（三）邪在营分

热邪深入营分，内闭心包，邪热扰心，神明内乱，则神昏为必有之症。临床常见两种类型：一为热陷心包；二为热伤营阴。

1. 热陷心包

此为热邪炽盛，营阴重伤，灼津为痰，痰热蒙蔽心包，堵塞心窍而致神昏。叶氏谓"其人平素心虚有痰，外热一陷，里络就闭"。此指温邪热势极盛，复因素体心虚有痰，卫分之邪未解而突然陷入心包，导致神昏。

热陷心包，来势迅猛，热势深重，症见身热灼手，神昏谵语而昏愦不语，舌謇肢厥，舌质纯绛，鲜泽无苔，或有黄燥苔，脉沉，按之细滑数。治以清心开窍为主，方用清宫汤送服"三宝"。热势重者用安宫牛黄丸，痰郁重者用至宝丹，动风且便干者用紫雪丹。

临床上热陷心包往往不是单独出现，常兼夹他邪为患，故在治疗时除清心开窍外，尚须根据各种不同的兼夹证，采取相宜的治法。如热陷心包兼有腑实者，当通腑开窍，方用牛黄承气汤；兼有瘀血阻络者，舌色必青紫黯润有瘀斑，当清心开窍兼以祛痰，方如犀地清络饮；若兼动肝风，症见神昏惊厥，四肢抽搐者，治当清心开窍，凉肝息风，方用羚角钩藤汤加"三宝"。

2. 热伤营阴

这是营分证候的主要类型。病邪从卫分经过气分渐次入营，一般病程较长，以营热阴伤为主要表现。症见身热夜甚，心烦不寐，口干不渴，时有谵语，或神识不清，舌绛少苔，脉来沉而细数，治疗当以清营养阴为主，佐以透热转气之法。药用甘寒、咸寒以养阴清热凉营，必须加入宣畅气机之品使入营之热转出气分而解，方如清营汤。

透热转气是治疗营分证的关键。叶天士说："入营犹可透热转气"，意为使营分之热透出气分而解。清营汤中用银花、连翘、竹叶，即具透热转气之功。此为邪热初入营分而设，临床病情万变，实难执一而治。兼有湿阻、食滞、痰蒙、瘀血，或过用寒凉，或早投滋腻，或滥施温补，皆可导致气机不畅，妨碍营热外达。必须针对不同的病机、病证，选用不同的药物，以疏通气机，才能使营分之热透出气分而解。

（四）邪在血分

心主血，温病邪热深入血分，更易扰乱心神，引起神昏。血分的病变主要表现为耗血（真阴亏损）和动血（血热妄行），后者如疫毒痢。

1. 真阴亏损

温病后期，热邪深入下焦，肝肾之阴大伤，出现水不涵木，虚风内动之重证。临床表现为：神识昏沉不清，四肢肌肉瞤动或震颤不能自持，心中憺憺大动，时时喘喝欲脱，脉入沉位，虚细无力，或细小弦急，舌瘦干裂，甚则龟裂且剥。此属温邪久羁，肝肾之阴大伤，肾水不能上济于心，心阴亏而心神失养。治当滋阴清热，潜阳息风。方如加减复脉汤、三甲复脉汤或大小定风珠加减。

2. 疫毒痢

感受时疫毒邪，热毒壅滞肠道，腐败脂膜，燔灼气血，上攻神明，从而发为气血同病的疫毒痢。本病发病急骤，尤多见于小儿。症见壮热口渴，头痛烦躁，甚至昏迷惊厥，胸满不食，恶心呕吐，腹痛剧烈，频下脓血，或纯红、纯紫恶血，后重特甚，舌红绛，苔黄燥，脉滑数或疾。临床亦常见下痢不甚，仅以神志症状为主者，症见神昏谵语，腹胀如鼓，喘逆气呛，舌绛苔干，脉弦数或沉疾。治当清热解毒，清心开窍，凉血止痢，方用白头翁汤合犀角地黄汤，另服至宝丹。若惊厥抽搐，可用紫雪丹。

四、湿温先化湿，法当宣肺展气

湿在外遇凉则为水为冰，热在内被遏则愈郁愈甚，若湿邪不去，则热终难清。故湿热证首当治湿，治湿必先化气，化气必当宣肺。盖肺主一身之气，肺气宣则一身之气机通达，三焦通畅，营卫皆和，津液敷布。气化得行而湿邪自去矣。故宣肺展气实为治疗湿热证之要法。

（一）宣肺疏卫，治疗上焦湿热

上焦湿热，多属初起，邪在肺卫。当遵"治上焦如羽"之旨，用药轻清宣透，疏通气滞，使邪由肺达卫而解。用药当以芳香宣化为主。如湿温初起，多见上焦肺卫证，寒热起伏，头晕胀蒙，周身酸楚，可用藿香、佩兰、大豆卷、炒山栀、前胡、苏叶之属以辛香宣透之，若湿重兼表闭者，再酌加杏仁、半夏、片姜黄、白芷之属以辛温开郁。宣肺疏卫必以辛香流通之品，大忌寒凉直清。若治不如法，误投寒凉，必致冰伏其邪，致使病势转重，迁延时日。如治某患者病窦综合征一案，该患者因置入起搏器而并发绿脓杆菌感染，高热40℃，选用进口抗生素治疗月余，其热如故，视其面垢苔腻，身热不扬，口不渴，脉濡数而软，检其前服之方，尽属石膏、生地之类寒凉之品，知其为卫分湿热，被寒凉所遏，虽病延逾月，而湿热之邪仍留恋于卫分，故仍需用宣透肺卫法，拟藿香、佩兰、大豆卷、炒山栀、前胡、杏仁、焦麦芽之属，轻清宣透，2剂后，其热减半，又2剂，其热尽退而愈。

上焦湿热，邪在肺卫，一般邪浅病轻，然亦有重至昏迷抽搐者。此等昏迷非温邪逆传心包可比，乃湿热之邪，弥漫胸中，肺气闭而不宣，胸中清旷之地，遂如云雾之乡。此时切不可一见昏迷，便谓邪陷心包，而遽投安宫、至宝。因其邪在肺卫，仍需宣肺疏卫、芳香化湿方法。如某病毒性脑炎患儿，住某院治疗2个月，仍高热不退，抽搐昏迷，周身浮肿，颈肿过其头，静脉滴注抗生素、外敷冰袋而不能退其热，行人工冬眠而不能止其痉。察其舌苔水滑，面色暗滞，脉象濡数，边缘模糊，高热神昏，肌肉抽动，全是湿邪弥漫，神机被蒙之象，肺卫湿热，惟宜宣化，遂命撤去冰袋，停用抗生素，疏方以藿香、佩兰芳香宣化，杏仁、白蔻宣肺展气，菖蒲、郁金宣窍开闭，炒山栀、淡豆豉宣扬疏化，服之数剂，即收热退搐停之效。

（二）宣肺展气，治疗中下焦湿热

湿热证当分三焦论治，上焦宜芳香化湿，中焦宜苦温燥湿，下焦宜淡渗利湿，大法如此。然三焦病证，每多兼见，诸法配合，奏效更捷。而宣肺展气更为治疗上、中、下三焦湿热证通用之要法。大凡宣肺展气之用于上焦，人所易知也，而中下焦湿热证治亦必以之为要法者，最当深究其理。

以宣化通腑法为例，宣化通腑法用于治疗中、下焦湿热证，病属暑挟湿滞，互阻不化。症见小溲艰涩，大便不通，上则恶心呕吐，下则腹胀矢气，舌苔白腻，根部垢厚。药用鲜佩兰、鲜藿香、香豆豉、山栀、新会皮、佛手片、槟榔、杏仁、前胡、通草、煨姜。另用酒大黄、太乙玉枢丹共研细面，装胶囊分 2 次用。方中佛手煨姜煎汤，候冷送下，先服此药，以定其呕。此法重在宣化降逆，宣肺展气以通二肠。全方治上焦者六，治中下焦者四。此病位偏于中下焦，而治疗却偏重于上焦者何也？盖湿滞中下焦，阻碍气机，不得流通，故使三焦不畅。二便涩滞，此非攻逐可愈，必调气机，畅三焦，始能湿化便畅。而肺主一身之气，又与大肠相表里，且为水之上源，故肺气降则大肠可通，肺气开则水道得利，肺气布则一身气机流通，三焦畅，二便通，暑热湿滞自可从二便导出。

又前贤有云"治湿不利小便非其治也"，此固名言至理，然亦不可偏执于利之一法而忽视宣肺展气之法。且夫下焦湿热不可用车前、瞿麦之属利之，仍当宣展气机，使三焦畅，气化行，则小便自利湿邪自去矣。曾治一人患尿闭，服大剂利尿药罔效，诊为肺气闭郁，为疏苏叶、杏仁、杷叶，轻宣肺气，药仅 3 味，服之即愈。此提壶揭盖之法是也。

（三）湿热误治，赖以宣肺开郁

湿热证最多见，又最易误治。湿热证多有高热稽留，医者往往一见热势甚高，便不详察舌、脉、色、证，偏执热者寒之一法，遽投大剂寒凉，以致凉遏其邪，遂成火郁，其热愈甚，或凛凛恶寒，其面色必暗滞，舌苔必水滑，脉象沉取躁动，此时须急开其郁，用升降开郁法，宜用蝉蜕、僵蚕、片姜黄、杏仁之属，宣肺而流通气滞，开其郁结，使邪有外达之机。若兼便秘，可用大黄粉少许。凡湿热证过用凉药，以此法加减救治，疗效十分显著。

又有湿热未除而误投滋腻，以致湿热缠绵，病深不解，或余邪未尽而早用温补，以致死灰复燃，热势复起，则当以宣肺开郁为先，以升降散去大黄加杏仁，参入对证方中，开其郁结，每收捷效。

例如：一急性大叶性肺炎患者，经用青、链霉素及中药清热解毒剂，7 日热退，后因纳差、乏力，查血白细胞低，认为病后体弱中虚，途令服八珍汤以补不足，服后出现低热，续服 10 日，低热不退，血常规无改善。视其舌苔白腻，脉弦滑略数，症见乏力，纳差，夜寐不安，白细胞 $20 \times 10^9/L$，血小板 $20 \times 10^9/L$。脉证合参，断为温补过早，湿热闭郁，治以升降开郁，宣透湿热，疏方蝉蜕、僵蚕、片姜黄、杏仁、炒山栀、香豆豉、焦麦芽之属，数剂后，低热全退，血常规也恢复正常。本案为以升降散加减救误之例。通过宣肺疏气，升降开郁，使气机流通，三焦通畅，郁结得开，湿热得化，生理功能自然恢复。故药后随着症状的消失，血常规也逐渐恢复正常。若拘于血常规低下，便谓中虚，而投温补，湿热之邪何能得出？误治之咎，其能免乎？

要而言之，湿热当先治湿，治湿当先化气，化气必当宣肺。肺气宣则一身之气皆化，则三焦畅，郁结开，津液布，湿得化，热乃清。故宣肺疏卫以治上焦湿热，宣肺展气以治中下焦湿热，宣肺开郁以治误治之湿热，总不离宣肺二字也。

"在卫汗之可也"并非应用汗法

一般温病初起，邪在肺卫，当用辛凉轻清疏解。叶天士在《外感温热篇》中早有"在卫汗之可也"之明教，但其所谓"汗之"并非应用汗法之意，现就"在卫汗之"谈谈个人的认识。

一、对"在卫"的认识

温邪初感，自口鼻而入，即叶天士所谓"温邪上受，首先犯肺"，而肺主气属卫，所以温邪郁于肺卫均称为在卫，亦即卫分温病。吴鞠通在《温病条辨·上焦篇》中论述卫分证时说："太阴之为病，脉不缓不紧而动数，或两寸独大，尺肤热，头痛，微恶风寒，身热自汗，口渴，或不渴而咳，午后热甚者，名曰温病。"从脉象上来看，卫分证脉不缓不紧而动数，既不同于太阳中风，亦不同于太阳伤寒。卫分证的一般证候是：发热，微恶风寒，无汗或少汗，咳嗽，咽红或痛，口微渴，舌边尖红，苔薄白，脉浮数。应如何理解卫分证的脉证呢？吴又可说："阳气通行，温养百骸。阳气壅闭，郁而为热"。(《温疫论·服寒剂反热》）温邪犯肺，肺病则气必膹郁，肺主卫，卫阳之气宣发受阻，故发热，卫分证之发热，为热邪郁阻于肺卫，实属郁热；因卫气被郁，开合失司，故而恶寒，正如吴鞠通所说："肺病先恶风寒者，肺主气，又主皮毛，肺病则气膹郁不捍卫皮毛也。"(《温病条辨·原病篇》）但温为阳邪，温邪犯肺（卫），不是风寒外束之表闭，所以其发热恶寒也是发热重而恶寒轻，或恶寒时间短暂，常不为病者所重视。温邪郁于肺卫，肺气失宣，阳气郁闭，所以卫分证常可见无汗。但若郁热较重，热蒸迫津液外泄，有时也可见少汗或头面汗出，这是热迫津出之邪汗，并非正常之汗出。所谓正常之汗，当是营卫通、三焦畅、气机调、津液至的自然微微汗出。咳嗽为火克金也，热邪迫肺，肺失宣降，轻则咳嗽，甚则作喘。咽喉乃肺胃之门户，热郁于肺，则咽喉被灼，红肿疼痛，甚则白腐。温为阳邪，热变最速，易于伤阴劫液，故温病初起，邪虽在卫分阶段，亦可见口微渴之证。郁热鼓动故脉浮而数。

总之，温病卫分证为温邪郁于肺卫，病虽轻浅，已有轻度津伤之象。

二、对"汗之"的认识

伤寒为外感寒邪，风寒束表，表闭阳气受伤，必须以辛温走窜之品（如麻、桂之类）以运阳气，强其作汗逼邪外出，故以汗法兼助热粥，促其汗出，邪随汗解。而温为阳邪，如前所述，温病卫分证，为温邪郁于肺卫，以郁热为主，病虽轻浅，已有轻度津伤，绝不能用辛温发汗之法，以免再度伤阴，治疗只要"汗之"就"可也"了。叶氏指出，温病的治法与伤寒"大异"。吴鞠通在《温病条辨》银翘散方论中说："按温病忌汗，汗之，不惟不解，反生他患……病自口鼻吸受而生，徒发其表亦无益也。"可见此处"汗之"绝非用发汗之法。《素问·六元正纪大论》说："火郁发之"。王冰注之曰："发，谓汗之，令其疏散也"。柳宝诒则进一步论述说："暴感风温，其邪专在于肺，以辛凉轻散为主，热重者兼用甘寒清化。"（《温热逢源·论伏气发温与感风温病原不同治法各异》）温邪郁于肺卫，属"火郁发之"之例，亦即汗之令其疏散也，当用辛凉清解之法。辛能宣邪，凉可清热，轻清举上，清解肺卫热邪，邪去热清，卫疏三焦通畅，营卫调和，津液得布，自然微微汗出而愈。因表解里和，自然邪透汗泄，虽则不发汗而达到了汗出的目的，"汗之"它不是方法而是目的。此即"在卫汗之可也"的意义之所在。

三、"汗之"的运用方法

对于卫分证的治疗，叶天士说："在表初用辛凉轻剂，夹风则加入薄荷、牛蒡之属；夹湿加芦根、滑石之流，或透风于热外，或渗湿于热下，不与热相搏，势必孤矣。"（《外感温热篇》）说明卫分证初起一定要用辛凉轻剂，以辛散开其郁，凉以清泄其热，轻清宣透，宣郁清热。但在临床运用时，又必须根据郁的轻重、热的多少及夹风夹湿的程度全面考虑，决定辛散与清凉药物的配伍、比重及加减，以体现辨证论治的原则。一般说来，郁重热轻，以辛散为主，佐以清凉；热重郁轻者，以清热为主，佐以辛散，如脉浮重于数，身热不甚，恶寒明显，虽咽痛而不甚红，口干而舌润，苔白腻而质淡，说明以郁为主，清化之品为辅，若脉数重于浮，甚滑或数或近乎洪数，咽红肿痛，身热重而恶寒轻，口干心烦，渴思凉饮，舌质偏红而苔白，咳嗽气呛，此热重而火郁不宣，以清热为主佐以辛散。此辛散意在开郁，并非解表。更忌辛温发汗，误汗则伤阴助热，甚则成昏厥。所以说开郁药物，用之宜恰如其分，郁开则已，不可过重，更不可连服多剂，反而成害。

温邪内郁在卫分时，但亦常夹风、夹湿。治虽宜辛凉开郁泄热，但夹风者必夹散风之品，使风热外透。至于表湿，当取微汗之法，但不论夹风夹湿，或透之于外，或渗之于下，总之宜早，切不可待其与郁热搏结。若是湿与热合，湿热裹结，湿在热中，热在湿内，如油入面，难解难分，则病多缠绵，经久不愈。至于薄荷、牛蒡子、芦根、滑石之类，举例而已，意思是说夹风者，辛散凉泄，不用发汗，如薄荷、牛蒡子之类就够了。虽夹湿，但毕竟以热为主，芦根、滑石并用，清热利湿且保津液，不可过用淡渗，以防伤阴。

在临床时，大体可按下述方法分类。

（一）温热在卫

直接感受温热邪气或素体阴虚，复感受温热邪气，以热为主，郁次之。临床以发热、微恶风寒，舌边尖红、脉浮数为主要特征，但也常伴有头痛、口干微渴、咳嗽咽红肿痛等。宜辛凉清解，方如银翘散。方中在大量清凉药物中配以少量荆芥穗、淡豆豉辛温之品，仅取其辛散、宣阳以开其郁，并非发汗解表之用，故合而成辛凉平剂。

若风热之邪侵于肺卫，症见发热，头痛，微恶风寒，无汗或少汗，或汗出齐颈而还，咳嗽咽红或痛，口微渴，舌边尖红，苔薄白且干，脉浮数或动数，我常用银翘散加减以宣肺退热。

方为：银花 9g，连翘 9g，薄荷（后下）1.5g，前胡 6g，淡豆豉 10g，牛蒡子 3g，芦根 20g，竹叶 3g。

加减法：身热头痛较重，舌苔薄白略腻，二便如常，咽不红痛者，加苏叶 6g，或用芥穗 3g；咽红痛甚者，加盐青果 6g，苦桔梗 6g，生甘草 6g；热郁重，脉滑数，口干渴者，加桑叶 10g，菊花 10g，白蒺藜 10g；口渴重，阵阵汗出，脉滑数有力，加生石膏（先煎）12g；咳嗽重痰不多者，加杏仁 10g，浙贝母 10g，苏子 10g。

若时值春末夏初，体弱之人感受温热之邪，除具有一般卫分证外，并兼见脉微濡软，舌苔薄白腻而根厚，头沉食欲较差，可用轻扬宣化法，药如大豆卷、山栀、前胡、杏仁、浙贝母等，不可过用寒凉，恐伤气分而助湿阻，不可不知。

（二）湿热在卫

本病多见于夏秋之交，阴雨连绵，天暑地湿，湿热蒸腾，弥漫空间，加之饮食不节，脾胃受损，湿自内生，或心情抑郁，脾胃失调，阻遏不化，蕴久化热，加之湿热外袭，则内外相引，遂致发病。临床上以身热不扬，午后热甚，恶寒身重，肢倦，少汗或头额汗出，胸脘痞满，不饥不渴，大便溏等症为主，舌苔白腻，甚则滑润，面色淡黄，脉象以濡缓软弱为主要特征。本病因湿热裹结，阻滞气机，过伤阳气。徒清热则湿不去，徒祛湿则伤阴助热。治疗必须宣化上焦，苦泄其热，通利下焦，以畅水道，即辛开苦降，方如三仁汤、藿香正气散之类。若同时见热郁中州，湿阻不化，头晕且胀，胸闷而周身酸楚，漾漾泛呕，舌苔白滑腻润，大便通而不畅，小溲赤黄。我常用辛开其郁以利三焦，苦降其热而燥湿邪，少佐淡渗分消走泄。

方如：白蒺藜 10g，佩兰叶（后下）12g，白芷 3g，半夏 10g，杏仁 10g，厚朴 6g，黄连粉（冲）3g，炒薏仁 12g，白蔻仁 2g，赤茯苓 12g，滑石（包）12g。

（三）暑湿在卫

外感暑湿之邪，复为寒凉郁闭，证见身热头晕，恶寒无汗，恶心欲呕，胸脘满闷，舌苔白腻而水滑，脉濡滑且按之软弱，若因热而恣食冷饮，则胸痞太息，甚则喘逆，治之宜辛香宣透。

方如新加香薷饮加减：陈香薷（后下）5g，藿香叶（后下）10g，大豆卷 10g，厚朴 6g，草豆蔻 5g，半夏 10g，黄连粉（冲）2g，鲜芦根 20g，鲜荷叶半张，益元散（布包）10g，杏仁 10g。

（四）燥热在卫

多见于初秋，天气偏热，或久晴无雨，秋阳曝晒，天气温燥，感之而病，症以发热为主，且微有恶寒，头痛少汗，干咳少痰或痰黏成块，咽干鼻燥，甚则鼻衄唇裂，口渴喜饮，舌质红而苔白且干，右脉洪数或细数，可用润燥疏化法。

方用桑杏汤：北沙参 10g，川贝 6g，桑叶 10g，杏仁（后下）10g，淡豆豉 10g，栀皮 6g，鲜梨 1 个（连皮去核切片）入煎。

上述皆属宣郁疏卫清解方法，必须邪祛则营卫调、三焦畅，皆能皮肤微有小汗出，达到"在卫汗之可也"的目的。另有在卫分阶段，而治疗失误，或体弱正气虚弱，或因夹湿，或为湿热，或属暑湿蕴热，由于饮冷、贪凉，或因热而恣食冷饮，或过服寒凉而成湿阻、凉遏、寒凝、冰伏者，此四类都是因湿阻而寒邪遏阻中阳，重轻等级不同，必见胸满闷而痞堵特甚，或气短而欲太息，或痞堵腹痛，甚则四肢微冷或厥逆，皆属湿阻而正气受寒凉所遏制，阳气不通，卫失宣畅，舌必白滑润腻，面色多淡黄、苍白，脉象以沉涩、沉迟、沉细或弱为主，可用辛微温，或辛温，或辛香，以宣阳透邪为主。药如香薷、藿香、苏叶、生姜等。若素体阳虚，气分又衰，邪为寒凉遏阻，甚致寒凝、冰伏，卫分证未罢兼见胸闷、痞堵、面苍白、四肢冷，舌白胖滑润腻，急用辛温通阳，以开寒闭。宜用桂枝、干姜、苏叶、草蔻、生姜等。但用量宜当，俟闭开邪透即可。

四、"汗之"禁忌

卫分证是温病的初期阶段，病属轻浅，用药宜辛凉轻清，切不可辛温发汗，否则伤阴助热，发为昏厥之变；亦不可早用甘寒、苦寒，防止引邪入内；若用升阳发散，则迫血致衄或外发斑疹；若用大下，则克伤脾胃，而成洞泄；若早用滋腻，则阻滞气机，邪不得透，病无愈期。

论"到气才可清气"

气分证是温邪化热入里的阶段，所谓入里是指邪气损伤了脏腑的功能。病在卫分，邪气损伤的是卫外功能，进入气分，则伤及脏腑功能，但尚未伤及人体的营养物质，所以相对于营血分证而言，仍属轻浅。

气分证的病变部位非常广泛，其特点是邪气盛而正气不衰，正气抗邪激烈，有一举驱邪外出之势，故症见发热不恶寒反恶热，口渴饮冷，舌红苔黄，脉数有力等一派阳热有余之象。

气分证因邪盛正气不衰，治疗应以清气为主。所谓清气是指用寒凉之品（辛寒、苦寒）清解气分热毒。"治热以寒"（《素问·至真要大论》），气分证因其具一派阳热有余之象，故应以寒凉之品清火之炎以灭邪热之威。病在气分，正气抗邪力强，所以清气法多使已入气分之热外达而解。

若热邪由卫初入气分，打乱了人体正常的气机升降运动，其邪郁于胸膈，病介于卫气之间。症见身热微渴，心烦懊侬，起卧不安，舌微黄者，则宜轻清宣气，宣郁清热，导热外达，方如栀子豉汤加味。栀子豉汤在临床上，用于热郁于上焦，用之辄取良效。

若热邪壅肺，炽盛于阳明，均应以辛凉之剂宣郁清热，达热出表。

若热蕴中焦气分，邪热化火，则宜苦寒直清里热，驱热邪外达。

热结肠腑，病在气分，其治法《温病学》教科书多列入下法。因病在气分，正邪激争，邪多外达之机，因之，苦寒攻下，使热下泄而去，亦属清气。

清气法之用寒凉，应注意寒而不涩滞，以利于郁热外达。

"到气才可清气"，不仅论述了气分证的治疗原则，而且指出了清气不可过早、不在气分不能用清气之法。误用者不是有闭塞气机之嫌，就有诛伐无过之弊。

（一）邪在卫分不可清气

温病卫分阶段，病轻邪浅。因卫分证是"温邪上受"，"肺为五脏六腑之华盖"，其位最高，邪必先伤，且肺为娇脏，受邪则郁，肺气郁闭，则全身气机不畅，因之卫分证的病机主要是肺的宣发肃降功能失常和卫外功能失常。其属于肺经的郁热证，治之只宜辛凉轻剂，或在大队寒凉药中加入少量辛温之味，组成辛凉之剂，以宣郁清热，使邪去营卫通畅，表清里和，津液得以正常敷布，自然微汗出而愈。此即叶天士"在卫汗之可也"，我在《"在卫汗之可也"并非应用汗法》一文中已有论述。

吴鞠通立三焦辨证，虽着重论湿热，但对温热邪在上焦的卫分阶段也作了原则性指示，所谓"治上焦如羽，非轻不举"，即是用轻清之品，清宣上焦卫分邪热，亦即叶氏"在卫汗之"之意。

若过用寒凉，则闭塞气机，诛伐正气，正伤邪实，且卫分气机郁闭，邪无外达之路，遂即内陷于里。因之吴氏《温病条辨》中论辛凉轻剂、辛凉平剂，指出"肺为清肃之脏，微苦则降，辛凉则平"，故取辛凉微苦之味，并认为风温肺病用药宜轻清，不可过煎，过煎则味厚入中焦矣，亦即言病在卫分，勿用清气。

（二）邪已入营不可清气

邪已入营，营热阴伤，热邪耗伤了营阴即血中之津液。治宜清营养阴，宣畅气机，使已入营之热复转出气分而解，即清营透热转气，对此我在《论"入营犹可透热转气"》中对其机制和临床应用进行了专门论述。叶氏《外感温热篇》中说："营分受热，则血液受劫，心神不安，夜甚无寐或斑点隐隐，即撤去气药。"明确指出了，热邪入营，即"撤去气药"。所谓撤去气药，即是指治疗不是以清气为主，辛寒苦寒清气之品应慎用，而宜用一些具有轻清透泄作用的药物，宣畅气机使已入营之热透出气分而解。

邪已入营，气分无邪，用辛凉清气，只能伤正，无助驱邪外出。且营分证中，热邪伤及营阴，苦寒当慎用，因苦燥亦可伤阴，阴伤则气机涩滞不流，更使营热无透转之机。

（三）中间阶段的治疗

对温病卫气营血4个阶段的治疗，叶氏在《外感温热篇》中明确规定了"在卫汗之可也，到气才可清气，入营犹可透热转气……入血就恐耗血动血，直须凉血散血"的治疗原则，但临床上经常会遇到卫分之邪不解热已传里，即卫气同病及"气热复炽营热又起"的气营两燔证，其治疗方法当卫气、气营兼顾。

卫气之间型，一定以卫为主，疏卫同时清气，决不能以清气分之热为主。卫气疏利则热可外达，故卫疏气热即减，若余热未尽则再行清气，这样才不留余邪。如身热、口渴、思凉饮、脉洪大有汗，同时仍有头痛恶寒，周身酸楚，脉象略浮，舌苔略黄而中部糙老不甚，此温热蕴郁肺胃，邪在阳明，本当用白虎清之，由于脉象略浮，微有寒热，所以用清气法必兼疏卫之品，如荆芥穗、薄荷仍可加入。若郁热较重时，酌加蝉蜕、僵蚕、片姜黄、苇根等入白虎之内，但生石膏不可过多，恐其抑郁不宣，气热反而不除。

邪由气入营之时，为气热炽盛，邪热内逼入营，此虽入营而脉仍洪滑有力，其多有神志欠清，或是痰浊未净，因内郁不宣，必须先开其郁，兼以豁痰。若用药过于寒凉，因寒则泣滞，气机不畅，也能逼邪入营，必须用疏调气机法，使热郁开，寒凝解，气机调，热郁寒涩皆解，则病自除，也是透热转气之法。若气热较盛，重点的是疏卫清气，若专用某些寒凉之药以清除气热，热并不能清，过寒则冰伏邪气，闭塞气机。如临床见温邪蕴热较甚，高热，脉洪有力，舌苔老黄根厚，此属热郁。若不先解郁，用药纯属寒凉，则脉象由滑洪有力转成沉涩，面色由红润转为青暗，舌苔从老红转暗紫等，这些情况全是热郁内闭。治疗热郁，必须先用解郁之品以开郁，郁开再行清热。此不是用辛温开郁法，而是于清法内含升降分化之意，如升降散之类（蝉蜕、僵蚕、片姜黄、杏仁等）。若属血郁或滞热郁结则加入大黄粉甚则元明粉以开泄火郁，若属湿郁先治湿，若属痰郁就以祛痰为主，总之针对问题解决，不是一法总用，而是辨证用药。

赵绍琴

临
床
经
验
辑
要

论"入营犹可透热转气"

叶天士《外感温热篇》可谓温病学发展史上一部划时代的重要著作。用叶氏关于"卫气营血"的理论，可以辨别病位，区分病程，推断病理，概括证型，决定治则，说明传变。叶氏"卫气营血"理论的出现，使温病学逐渐形成了一个比较完整的独立的理论体系。

如叶氏说："大凡看法，卫之后方言气；营之后，方言血。"不仅指出了卫气营血的深浅层次，而且表明卫属气，营属血。因卫、气同为功能；营、血皆是物质，二者有本质区别。正如吴又可所说："气属阳而轻清，血属阴而重浊，是以邪在气分则易疏透，邪在血分恒多胶滞。"（《温疫论·发斑战汗合论》）说明温病卫气分证与营血分证其治法也有本质的不同。所以叶氏指出的"在卫汗之可也，到气才可清气，入营犹可透热转气……入血就恐耗血动血，直须凉血散血"（叶天士《外感温热篇》）成为后世温病学家从事温病理论和临床研究都必须遵循的原则。现就"入营犹可透热转气"谈谈自己的体会，并和同道们讨论。

一、什么是入营

营的概念是大家所熟知的，在《内经》不少篇中都曾提到，但在这里所说的"营"，叶氏赋予了它新的内容。

就其生理概念上讲，营是人体重要的营养物质之一，它来源于水谷精微，是饮食物经过中焦气化，吸收其精华化生而成的，它是血的组成部分。《灵枢·营卫生会篇》中说"营在脉中"，《素问·痹论》中说它"循脉上下，贯五脏，络六腑也"，随气血运行于全身，以发挥其营养作用。《灵枢·邪客篇》说："营气者，泌其津液，注之于脉，化以为血。"泌，是渗透的意思，即营气把其津液渗透到脉中而化为血，可见营是血的组成部分，可看作是血中之津液。叶天士说："心主血属营""肺主气属卫"，营和血同属血，卫和气都属气，所以人们把"卫气营血"辨证又称为"气血辨证"。

"入营"是指温热之邪侵入人体，深入阴分，耗伤人体营养物质的轻浅阶段。所以叶天士说："营分受热，则血液受劫。"这里的"血液受劫"是热邪耗伤"营阴"，即血中之"津液"，并非指肝血肾精。若热邪已耗伤了肝血肾精，或热迫血行，则称为血分证。血分证是营分证的进一步发展，是营分证的深重阶段。所以叶氏说："营之后，方言血。"营热是全身性的，但心主血，心包为心之外围，所以营分证其病变部位主要在心和心包。

如上所述，营分证的基本特点是：热邪入里，劫伤营阴。所以其治疗就应清营热、养营阴，即所谓清营养阴。但临床所见到的邪热入营的情况复杂多变，除具有上述基本特点外，常兼有痰热湿阻、瘀血、食滞、腑气不通等，而入营的原因除邪盛体虚外，多因误治、失治，所以其治疗除清营养阴外，还要"透热转气"。

二、什么是"透热转气"

"透热转气"是叶天士首先提出的治疗营分证的方法。后世一般认为就是把入营之热邪透出气分而解，就是"透热转气"。但究竟如何使已入营之热透出气分？入营之热为什么能够外透？今就这几个问题进行初步探讨。为此，我们首先搞清"透""转"的含意。

"透"，跳也，过也，通也。"通"，达也，谓由此达彼，中无阻碍也。《易·系辞》曰："往来不穷，谓之通。"可见透即通之意，排除中之阻碍也。

"转"，《说文》注：运也。《左传·昭公十九年》"劳罢死转"注：迁徙也。

热邪入营，营热之所以不能顺利透转到气分来，是因营与气之间有障碍。在清营热养营阴的基础上若再能排除营热外达的障碍，那么已入营之热就能迅速运转出气分而解了。这种排除障碍使已入营之热外透的方法即所谓"透热转气"。

"透热转气"，初见于《吴医汇讲》，其中收集叶天士《温热论治》原为："乍入营分，犹可透热，乃转气分而解……"是文据称由叶氏门人顾景文随其师游洞庭山时，舟中据叶氏口授记录整理而成。后经辗转传抄，所传文字略有出入，但王孟英将其收入《温热经纬》，篇名为《叶香岩外感温热篇》，改为："入营犹可透热转气……"以后版本，多以此为准。

但后世据《吴医汇讲》载叶氏原文，多认为初入营分，才能透热转气。而"入营犹可透热转气"，其意为只要入营（即只要邪在营分）就还能透热转气。两种提法，我认为后者较为符合临床实际。下边我将进一步论述之。

现在刊行的叶氏《温热论》的各种版本，都是："入营犹可透热转气，如犀角、玄参、羚羊角等物。"这里显然有一明显的错误，因犀角、玄参、羚羊角都不是透热转气之品，按《素问·至真要大论》曰"热淫于内，治以咸寒，佐以甘苦"，热邪入营，热炽于营中，犀角、玄参、羚羊角均为咸寒之品，可直清营中热毒，玄参又能养阴，三者全是清营养阴之用，并无透热转气之能。后来吴鞠通著《温病条辨》，其所创清营汤为治疗热邪入营，劫伤营阴的代表方剂，后世加减变化，广为应用。因方中银花、连翘、竹叶三药均有透热转气作用；不少《方剂学》的专门著作也都认为此三味药为透热转气之专药。所以产生了认为只有邪初入营，才能透热转气，而且透热转气只是就增用银花、连翘、竹叶而言，从而把透热转气局限在营分证的初期阶段和清营汤中用银花、连翘、竹叶三味药的范围内，而忽视了其在营分证治中的普遍意义。

其实，吴氏《温病条辨》并未论及"透热转气"，其在清营汤方后自注云："故以清营汤急清营中之热，而保离中之虚也。"明确讲的是清营、养阴是治疗营分证的根本方法，并未论及透热转气。

叶氏虽未明确指出什么是"透热转气"，但其含意可从他对营分证的治疗中去体会。叶氏治疗营分证，始终强调运用"透热转气"方法，而且指出透热转气之品，必须"参入"凉血清热方中与清营热、养营阴之品共同组成治疗营分证的方剂。他并根据自己多年的临床经验，总结出了各种不同情况下透热转气的用药规律。

如：从风热入营者，用犀角、竹叶之属；从湿热入营者，用犀角、花露之品。因从风热入营者为风热之邪阻滞了气机，使营热不能外透，故用竹叶清风热而宣郁，以畅气机；而从湿热入营者，为湿热之邪阻滞气机，故用花露芳香化湿清热以开郁，疏通气机，使营热外达。若加烦躁、大便不通者，则加金汁，对老年或平素有寒者，则以人中黄代替金汁清泄热毒，宣畅气机，开营热外达之路，导营热外透。

斑出热不解者，为气血两燔，热邪灼伤胃阴，应以石膏、知母等急撤气热，开通道路，导营热外达。

舌绛而鲜泽者，为邪入心包之轻证，治以犀角、鲜生地、连翘、郁金、石菖蒲等。其中郁金，辛苦而凉，倪朱谟《本草汇言》谓之能"清气化痰"。菖蒲，辛微温，张璐《本经逢源》说它"善通心脾痰湿"，王秉衡《重庆堂随笔》谓"清解药用之，赖之祛痰秽之浊而卫宫城"，其能开窍豁痰。菖蒲、郁金清心豁痰开窍通闭；连翘轻清透泄，宣畅气分，合以除障碍而畅气机，导营热外达而透热转气。若平素心虚有痰者，热陷心包，痰热互结，阻塞心窍，则非菖蒲、郁金所能开，必须用牛黄、至宝丹之类以开其闭，始能使营热外透。

舌绛而中心干者，为心胃火燔，应以黄连、石膏等清气分热以透热转气。

若素有瘀伤宿血在胸膈中，瘀血阻滞气机而热邪入营者，则应以散血之品如琥珀、桃仁、丹皮等，活血散瘀通络，排除阻碍，宣通气机，导营热外达。

热邪入营而挟秽浊之气者，则应以芳香逐之。

其中透热转气的用药随造成气机不畅的原因而异。但其目的都是为了排除障碍，对此，叶氏以后的温病学家，也认为"透热转气"是排除造成气机不畅营热不能外透的原因，而且他们从不同的角度对此作了进一步的论述。

章虚谷在注解"透热转气"时说："故虽入营，犹可开达，转出气分而解"，提出了用开达的方法排除障碍而宣畅气机，使营热转出气分而解。

吴锡璜说："治温病，虽宜用凉解，然虑其有寒凝，宣透法仍不可少。"则是从营分证的角度提出问题，因为清营药多寒凉，寒则气机涩而不行；养阴药多腻，寒凉腻滞，易于闭塞气机，所以主张在清营、养阴的同时还要用"宣透法"，保持气机通畅，使营热能顺利转出气分而解。

陈光淞在注解"急急透斑为要"时说："按营分受热……透斑之法，不外凉血清热，甚者下之，所谓扬灶减薪，去其壅塞，则光焰自透。若金汁、人中黄所不能下者，大黄、元明粉亦宜加入。"已明确地提出了去其壅塞排除障碍而宣展气机以透热转气的问题。

柳宝诒《温热逢源·伏温化热内陷手足厥阴发痉厥昏蒙等证》在论述热陷心包的证治时说："凡遇此等重证，第一先为热邪寻出路，如在经者，从斑汗解，在腑者，从二便出是也。"此为热邪寻出路，即"透热转气"。他也明确指出了根据邪阻气机的不同情况，选用不同的方药以使邪有出路，透出气分而解。

由叶氏以来诸温病学家之论，可看出营分证除具有邪热入营，劫伤营阴外，还兼有气机不畅。因气机不畅，邪无出路而遏于营中。所以在治疗时应于清营养阴之中，根据具体情况加入适当具有开达、宣透作用的药物，以去其壅塞，排除障碍而宣畅气机，使邪有去路，则入营之邪即可外透，转出气分而解。这样可以扭转病机，缩短病程，提高疗效，此即"透热转气"。

已入营之热为什么还能透出气分而解呢？这是由营分证的性质和特点决定的。

营分证，热邪虽已入营，但只伤及营阴，尚未伤及肝血肾精，正气抗邪，仍有驱邪外出之势；营中之热远高于气分，热可由温度较高的地方向较低的地方传递，所以营热有自然外散之势；营分证中，因气机不畅，其气血运行受到阻碍，体内多余的热量不能外散，致使营热壅遏，所以治疗时应注意宣畅气机。叶氏所谓"入营犹可透热转气"，是提醒医者治疗营分证，除清营养阴外，千万不要忘记还要透热转气之意。因研究"透热转气"，就必须进一步研究营分证中造成气机不畅的原因。

营分证的基本类型是热陷心包和热伤营阴，临床上以热陷心包为多见。下面我们分别讨论一下。

（一）热陷心包的内涵

热陷心包之"陷"，是深入之意，与内科杂病之中气下陷含意不同。所以"热陷心包"是热邪击溃了心包的防御功能，由卫或气分深入于心包。而由卫分传入心包者，又称为"逆传心包"。

造成热陷心包的原因有：素体阴虚，心阴心气不足，或因痰浊内停为热邪逆传提供了内在依据；而热邪炽盛超出了心包的防御能力，则是其逆传内陷的外因条件；误治（如误用辛温发汗或苦寒攻下）伤阴，或误用滋腻、温补壅滞，使气机闭塞，热邪外达之路不通，邪不得外达，遂被逼入心包；心肺同居上焦，心主血，肺主气，气血关系密切，易于相传；且心包为心之外围，有护卫心脏，代心行君主之令并代心受邪之功能，所以热邪犯心则心包先受。

（二）热陷心包的特点

热陷心包，是营分证的一个类型，它除有营分证营热阴伤的基本特点外，而且有痰。痰热相结，蒙蔽心包，堵塞心窍。对此，清代以来的温病学家，有过明确的论述如下。

叶天士说："舌纯绛鲜泽者，包络受病也。"王孟英注之曰："绛而泽者，虽为营热之征，实因有痰，故不甚干燥也……若竟无痰，必不甚泽。"叶氏进一步指出："平素心虚有痰，外热一陷，里络就闭"，则更明确地指出了痰热互结，蒙蔽心包，堵塞心窍的内窍郁闭。

吴鞠通《温病条辨·上焦篇》中认为，热陷心包证是"水不足，火有余又有秽浊也"，秽浊即痰浊。

雷少逸《时病论·卷一》中说："凡邪入心包者，非特一火，且有痰随火升，蒙其清窍"，则更明确地指出了痰蒙心窍的问题。

蒙蔽心包之痰是怎样形成的呢？其一：因起病急骤，热邪猖獗，热势深重，突然打乱了人体正常的气机升降运动，津液不得正常敷布，为热邪蒸腾，煎熬成痰。因火性炎上，痰随火势而上，遂成痰热胶结，蒙蔽心包，堵塞心窍，即叶天士所谓"温邪逆传膻中，热痰闭阻空窍，痰乃热蒸津液成痰"；其二：平素心虚有痰，阻滞气机，热邪内陷，与痰互结遂致蒙蔽心包，堵塞心窍，即叶氏所谓"平素心虚有痰，外热一陷，里络就闭"；其三：感受湿热邪气，从阳化热，热多湿少，气机闭塞，热不得宣发，则蒸炼湿浊而成痰。

热陷心包之证，因内窍郁闭，郁热熏蒸包络，内扰神明，热蒸痰蒙，神明内乱。故其神昏、谵语、狂躁明显。正如叶天士《临证指南医案》所说"膻中微闭，神明发蒙，自属昏乱"，"昏躁皆里窍之欲闭"。

（三）热陷心包如何"透热转气"

热陷心包之证，营热阴伤，痰蒙热闭，热邪后退之路闭而不通。热因郁而愈炽，痰因热炽更加胶结难开。治之若徒清热，因内窍闭塞热无出路，则清之不去；若徒养阴，因气机闭塞，热邪炽盛，津不能敷布，皆为热炼而成痰而郁结更甚。应以清营养阴兼以豁痰开窍。窍开则气机宣畅，营热外达之路疏通，心包之热始能外达。

热陷心包之轻证，所谓"膻中微闭"，舌绛而鲜泽者，以菖蒲、郁金即可开，已如前述不赘。

热陷心包之重证，即所谓"平素心虚有痰，外热一陷，里络就闭"，因热炽痰盛而胶固难开，必须用"三宝"，或清宫汤送服"三宝"，以咸寒清心，以芳香之走窜，辟浊开窍。窍开则心包之热始可透转。

此豁痰开窍，即排除障碍，宣展气机，开营热外达之路，即为"透热转气"。而吴鞠通主张用清宫汤，其清宫、养阴之力尚可，但无豁痰开窍之品，似属不妥。

热陷心包，常因多种原因使气机闭塞，热邪外达之路不通而内陷，而热邪一旦内陷心包又将成为新的气机闭塞的原因，如热陷心包，煎灼心阴，津亏液涸，肠燥便秘，而热与糟粕互结又常为阳明腑实。则上因痰闭内窍不通，郁热炽盛，下则腑气不通郁热循经上蒸心包，二者互相影响，病日深重。治之应急开心窍，使心包之热有外达之机；速通腑气，使热有去路，不致上蒸包络，此上下同治，两窍齐开，才能使气机宣畅，营热始得外达，此即牛黄承气汤法，上以牛黄丸清心开窍，驱心包之热外达；下以大黄苦寒通腑，腑气一通，肠热外泄，胃浊即降，痰浊随之而下，心包之热即可透转。

热陷心包，煎灼心阴，津亏液涸，血液浓稠，涩滞行迟，又可形成新的瘀血，而使脉络不通，气机被阻，这时在清营、养阴、豁痰开窍之中又须加活血通瘀之品，以宣畅气机，导包络之热外达。

总之，热陷心包证的治疗，除考虑内窍不通外，还应考虑排除一切可能造成气机不畅的原因，宣通气机，才能使心包之热尽快透出气分而解。

（四）热伤营阴

热伤营阴，是营分证的另一重要类型，是"营分受热""血液受劫"，为热邪耗伤血中之津液。一般病程较长，多是由卫分之邪不解传入气分，邪盛阴伤，渐渐入营。或因误汗误下，津液重伤，热邪渐渐入营。因之本证虽营热炽盛，一般阴伤也较重。所以叶天士描述其症状时说："营分受热，则血液受劫，心神不安，夜甚无寐，或斑点隐隐。"《温病条辨》认为其临床特点是舌绛而干，不渴。

热伤营阴不像热陷心包那样气机为有形之物所阻滞，但因其病延日久，气阴俱伤，初入营多兼气分证未罢，即使入营已久，因气阴俱伤，气营之间仍有邪残存，且这时营热高于气分，其热亦必波及于气。对于此等证的治疗，王孟英在《温热经纬·叶香岩外感温热篇》说："病虽在血（营），治宜清气为先。气得展布，热象必露。"因其气分之邪甚微，故仅用轻清透泄之品，如银花、连翘、竹叶之类，使气得展布即可。张秉成《成方便读》称银花、连翘、竹叶皆能"内澈于心，外通于表"，清气分之余热，畅气营间气机，导营热外达，故称之能"透热转气"。

热伤营阴，若又见小便赤痛，其既有营热阴伤，又有水热互结于膀胱。温病最易伤阴，切不可一见小便不利，动辄用淡渗之品，复伤阴助焚使病情增重。正如吴鞠通所告诫的："温病小便不利者，淡渗不可与也，忌五苓、八正辈。"（《温病条辨·中焦篇》）其透热转气应于清营养阴之中加清泄膀胱通利水道之味，可少佐淡渗之品，小便通利即可，不可过用，如俞氏导赤清心汤加犀角。

其他如热邪入营兼有湿阻、食滞，过用寒凉、温补、滋腻等都可导致气机不畅，治宜清营养阴之中适当加入相应的疏通气机之品开营热外达之路，以导之外达。

一般热伤营阴常兼热陷心包，临床应细审脉舌证，治宜二者兼顾。总之应使其气机宣畅，营热尽快透出气分而解。

此外，卫营同病、气营两燔可仿此讨论，略而不述。

三、入营之热外透的标准

通过上述治疗，判断入营之热是否已外透，应以临床症状的变化为依据。

神志转清是营热外透的重要标志。心神不安、烦躁、神昏谵语的轻重，常标志着营热轻重和心窍闭郁的程度，是营热扰心，内窍闭郁的结果。营热开始外透，营中热邪减轻，心烦躁扰即减轻；内窍已开，营中热邪外达，神志必转清。所以神志症状减轻，说明营热已开始透转，没有神志症状，说明营热已基本外透。

舌质由绛变红，是营热外透的又一标志。舌绛为营分受热，热邪劫伤营阴的结果。舌质由绛变红，表明热减津还，营阴回复之意，是营热外透的必然结果。

营分证舌绛无苔，营热外透气分则可出现舌苔。舌苔为热蒸胃浊所致。如章虚谷所说："脾胃为中土，邪入胃则生苔。"热转气分，则可出现黄燥之苔。

从脉象上来看，浮、中、按、沉四部，正好反映了卫气营血的病变浅深，若热邪已由营转气，脉必由按的部位转到中取部位，而脉象也由细数变为大、缓。

其他如有时也可出现明显的气分证，如高热、烦渴思饮索食等，其热势可能比营分证更甚，但胃阴渐复，正气抗邪有力，皆属佳象，只需按气分证辨治即可了。

营热外透而解，有时也可不出现气分证，直接透出卫分而解。因邪去，营卫通畅，头及上身常微似汗出。

上述症状不一定同时出现，但以神清、舌质由绛变红为最重要的依据。

据本人50年来的临床实践和体会，透热转气是营分证治中不可缺少的方法，有时起决定营分证机转的重要作用。透热转气的用药不在轻重，关键在于要有针对性。

汗法的运用与体会

汗法为八法之一，是临床上常用的治法，历代医家十分重视。现就自己的临床体会，谈谈对汗法的认识。

一、汗法源流简述

早在《内经》中《素问·阴阳应象大论》就指出："其有邪者，渍形以为汗；其在皮者，汗而发之。"《素问·生气通天论》又云："体若燔炭，汗出而散。"提示汗法的作用一为祛除表邪；二为开郁泄热。汉代《伤寒论》详论汗法的运用，立可汗不可汗诸条，但其论偏于伤寒之证。金元时张子和善用攻邪，以汗、吐、下三法运用见长，就汗法指出："辨阴阳、别表里、定虚实，然后汗之。"清代程钟龄《医学心悟》归纳诸家论述，以《伤寒论》为依据，拟定八法，首论汗法，对汗法之宜忌及具体运用论述颇详。温病学派诸家，指出在卫分当从汗解，但不可辛温发汗，叶天士所云"在卫汗之可也"，揭示了汗法的另一内容，即汗法非单纯以发汗，还可以通过其他方法达到汗出邪去正安的目的。

二、汗法的基本含义

汗法即通过各种治疗方法，包括药物、针灸、推拿、饮食及运动疗法，达到汗出邪去的目的。就用药而言，汗法应包括两大方面：一是指发汗，运用辛温发汗之品，通过药物或助以热粥、热水使汗出，但不可致淋漓大汗，邪从汗解，营卫调和而体安；二指得汗，即通过调理气机，宣畅三焦，使营卫调和，肌腠舒畅，玄府开阖正常，以达渍渍汗出。此汗示气机得调，三焦已畅，邪有出路。前者主要适用于风寒客于肌表之证，后者用于多种疾病，包括温病在内，因邪阻气机，三焦不畅，通过运用调理三焦，疏调气机的方法，不用发汗而得汗出邪去的目的。凡正虚感邪者，应据邪正之偏颇，若邪实为主，当以祛邪为先，邪祛则正安，单用汗法即可；若正虚明显，有汗出正伤之弊，当辅以补法。诚如《素问·阴阳别论》所云："阳加于阴谓之汗。"汗为津液，阴津不足，化汗无源；阳气不足，汗出无力，故临证之时当细审脉、舌、色、症，正确运用，使汗出而正不伤。

三、汗法的具体运用

1. 辛温发汗，宣肺开郁

风寒袭表，肺气失宣，玄府闭郁，恶寒重发热轻，体痛，或喘，或肿，脉浮紧，舌苔薄白质淡红，咽不红不痛，口不渴，可用发汗之法，以辛温之品。轻则用苏叶、前胡、杏仁、羌活、独活、秦艽，重则加重苏叶，血压不高者可用麻黄、桂枝之类，水肿者用越婢汤加减。

2. 辛凉清解，汗之可也

温热邪郁肺卫，病虽轻浅，津液已伤，发热微恶风寒，无汗或少汗，或头汗出，或咳嗽，咽红且痛或肿，舌边尖红苔薄黄、脉浮数。证属卫分，又当从汗解，但为邪郁肺卫，切不可以辛温发汗，故用银翘散、桑菊饮等轻清之剂，辛凉清解之法乃"火郁发之"之理，辛能宣郁，凉可清热，轻清宣上，邪去热清而肺气宣，三焦畅，营卫和，津液得布，自然微微汗出，为表清里和，邪从汗泄，不发汗而得汗，此汗乃为治疗之目的。

3. 宣郁化湿，微汗去湿

长夏之际，夏秋之交，湿热偏盛，或暑湿为多，过食生冷，湿热内生，内外相引，而为湿热裹结，气机不调，三焦不畅，见身热不扬，肢体困重，头重如裹，汗出不畅，脘闷胸痞，恶心纳呆，大便不畅，小溲混浊或色赤，舌红苔腻或黄或垢厚，脉濡软按之弦滑且数。湿热为患，徒清热则碍湿，徒去湿则助热，故当以辛开苦降，分消走泄之法，宣郁化湿，调畅三焦。病初在上焦，故以三仁汤、新加香薷饮等，湿化热清，三焦得畅，肺气得宣，营卫亦畅，津液自然敷布，而微微汗出，此乃正汗，可先从头出，渐及上肢、躯干及下肢之末，汗出畅透，为邪去正安之象。此种现象，在湿温病治疗中尤为多见，据临床观察，是为病情向愈之征。

4. 透热转气，邪从汗泄

温热邪在卫气，治疗失当，或因夹湿热、痰浊、瘀血、食滞等，使热郁不开，内陷营分、气营合而为病，邪从外陷，亦当从外解，汗乃邪去之路，故采用叶天士透热转气方法。所谓透热转气，就是通过去除气营之间的障碍如痰浊、湿热、瘀血、食滞等或扭转误治（多为过以寒凉而致凉遏冰伏），使气机宣畅，邪从气分转出卫分而解。总之，清气凉营不可过用寒凉之品，寒则涩而不流，应以轻灵为先，尤其邪在卫分，或兼夹湿热者，更应审慎。用此方法之后，每见舌质由红绛渐转红，颜色渐减，苔亦从无苔变有苔，或厚苔渐化，脉从沉渐升至浮中，而且每见头身微微汗出，遍体潮润，为邪有外透之路，邪从汗泄之象。据临床体会，神昏因温邪内陷心营，用透热转气之法，每见汗出神清而愈。

以上仅举临证常用之汗法实例，他如补阳益气发汗法、增液发汗法、育阴发汗法等，亦为临证所用，诸家论述颇多，此不赘述。

神病神昏临证一得

温病神昏是指温病中出现嗜睡、神识模糊、时昏时醒及昏迷不省人事等不同程度的意识障碍或丧失，发病急，变化快，证情凶险，最易恶化而致死亡，是温病中常见的一种危重证候。

中医学认为：神志改变当责之于心，因为"心者君主之官，神明出焉"。心是人体精神活动的中枢，神藏于心，正如《素问·六节脏象论》中所说："心者，生之本，神之变也。"心包是心的外围，为心主之宫城，《灵枢·邪客》篇说："心者，五藏六腑之主也，精神之所舍也。其藏坚固，邪弗能容也。容之则心伤，心伤则神去，神去则死矣。故诸邪之在于心者，皆在于心之包络。"叶天士据此而发明了邪陷心包说。认为温病邪热犯心，心包先受，导致里窍郁闭，神明内乱，神昏由是而作矣。倡用安宫、至宝、紫雪之属，速速开闭透窍，疗效颇著。故命曰"三宝"。惜乎后世胶柱鼓瑟，每致滥用，但见热病神昏，不深究病机，便谓内陷，遂投"三宝"，误治者多矣。盖确系内陷心包者，投之固属相宜，若邪尚在卫、气，投之则不无引狼入室之虞，况寒凉太过则凝涩愈甚，气机愈闭，而邪终难外出矣。

据笔者50年之临床体会及先父赵文魁、汪逢春先生、韩一斋先生、瞿文楼先生之治疗经验，辨治温病必须分清卫、气、营、血，不可稍有差忒。神昏的辨治亦然。神昏一证，在卫、气、营、血各个阶段均可出现，病位不同，病机亦异，治法更大相径庭矣，必须根据脉、舌、色、症，全面分析，确定相宜之治法，切不可一见神昏，便谓内陷心包而从营血论治。

一、邪在卫分

卫分证之神昏，多由肺卫郁闭而致。温热、暑湿邪气客于肺卫，不得外解，反逼入里，肺卫失宣，气机闭塞，内热一时猛增，扰乱神明，故而神志昏迷。

1. 温热在卫

症见发热，微恶风寒，头痛，舌边尖红，苔薄白且干，脉浮数。治当轻清宣泄，用辛凉平剂银翘散加减即可。所谓"微苦以清降，微辛以宣通"，使肺卫宣通，气机通畅，郁热疏解，微汗而愈。此即"在卫汗之可也"。

若邪在肺卫，误用寒凉，凝涩气机，郁闭益甚，郁热无外达之机，势必内迫而扰心神，神识遂致不清，或时清时昏。此时虽现神昏，邪热仍在肺卫，尚未深入气、营。临床常见：高热无汗，舌苔白，舌质边尖红，或浮罩微黄，脉来浮数。治疗仍须辛凉轻清，宣泄肺卫为主，开其郁闭，邪热外达，神志即能转清。切忌早投清心凉营，或投"三宝"及大剂寒凉，否则寒凉凝滞，气机愈闭，热邪内迫，病必加重。

2. 暑湿在卫

暑性炎上，湿性弥漫，暑湿相合，氤氲郁遏，内蒙清窍，可见沉困嗜睡，神识模糊，状若昏蒙，或时清时昧。本证多发于夏秋之交，天暑下迫，地湿上蒸，湿热互阻。若湿热闭郁上焦，则伴见身热不扬，恶寒身重肢倦，但头汗出，胸脘痞满，口淡便溏，苔白腻，脉濡缓。治宜宣化上焦，辛开苦降方法，方如三仁汤、藿香正气散之类。若湿热郁阻三焦，则伴见周身酸楚，漾漾泛呕，便通而不畅，溲短而黄赤。治当辛开其郁，以利三焦，苦燥其湿，分消走泄。

方如：白蒺藜、半夏、杏仁各10g，佩兰叶（后下）2g，炒苡仁、赤茯苓、滑石（包）各12g，白芷（后下）3g，黄连粉（冲）3g，厚朴6g，白蔻仁（研冲）2g。

若外感暑湿之邪，复为寒凉郁闭，伴见身热，恶寒无汗，头晕沉重，呕吐胸闷，舌苔白腻水滑，脉濡滑、按之软弱，治宜辛香宣透法，可用新加香薷饮化裁。

暑湿在卫，出现昏迷，不必惊慌，但当以法治之，使湿热分消而解，神识随之而清。唯其用药，大忌寒凉及"三宝"之属，以湿为阴邪，寒则凝涩，气机愈闭，恐病深难解矣。

二、邪在气分

病至气分阶段，热邪炽盛，气热熏蒸，上迫心包而致神昏。此属正盛邪实，临床常见两型，须分途调治。

1. 阳明热炽

无形之热上蒸外达，症见壮热，口渴引饮，头痛有汗，舌红、苔黄糙老且干，六脉洪数，邪热炽盛，熏蒸心包，内扰心神，则烦躁不安，神识不清，甚至昏迷不醒。当急以辛寒重剂清阳明无形散漫之热，用白虎汤达热出表，使内郁之热外达，则神识自清。

若气分之热不能外达而内迫入里，波及营分；或因素体阴虚，气分之热未罢，营中之热复起，酿成气营两燔，而致神志不清者亦属多见。临床表现除气分热盛之证外，兼见神昏，舌绛、尖部起刺，或皮肤斑点隐隐。此时急当清气热，凉营阴，使入营之热透出气分而解，方如加减玉女煎之类。

2. 阳明腑实

此属胃家实。邪热炼肠中糟粕成燥尿，热与燥屎内结肠腑，腑气因而不通，郁热上蒸，扰乱神明，心包受邪，故见神昏，甚则谵语，或喃喃呓语，同时必伴见腹满胀痛拒按，手足濈然汗出，大便数日未通或见下利稀水，气味恶臭，舌苔老黄糙厚，甚则焦黑起芒刺，脉沉实有力。治当釜底抽薪，急下存阴，热浊得泄，心包之证方能缓解，可用承气汤之类，随证化裁。此类神昏谵语，一经攻下，神志很快便可转清，以舌苔变薄、舌质由绛转红或淡红为邪去标志，故可单纯攻下，而与营分无涉也。

三、邪在营分

热邪深入营分，内闭心包，邪热扰心，神明内乱，则神昏为必有之症。临床常见两种类型：一为热陷心包，二为热伤营阴。

1. 热陷心包

此为热邪炽盛，营阴重伤，灼津为痰，痰热蒙蔽心包，闭塞心窍而致神昏。即叶氏所谓"其人平素心虚有痰，外热一陷，里络就闭"。此指温邪热势极盛，复因素体心虚有痰，卫分之邪未解而突然陷入心包，导致神昏。

热陷心包，来势迅猛，热势深重，症见身热灼手，神昏谵语或昏愦不语，舌蹇肢厥，舌质纯绛、鲜泽无苔，或有黄燥苔，脉沉，按之细滑数。治以清心开窍为主，方用清宫汤送服"三宝"。热势重者用安宫牛黄丸，痰郁重者用至宝丹，动风且便干者用紫雪丹。

临床上热陷心包往往不是单独出现，常兼挟他邪为患，故在治疗时除清心开窍外，尚须根据各种不同的兼夹证，采取相宜的治法。如热陷心包兼有腑实者，当通腑开窍，方用牛黄承气汤；兼有瘀血阻络者，舌色必青紫暗润有瘀斑，当清心开窍兼以祛痰，方如犀地清络饮；若兼动肝风，症见神昏惊厥，四肢抽搐者，治当清心开窍，凉肝息风，方用羚羊钩藤汤加"三宝"。

2. 热伤营阴

这是营分证候的主要类型。病邪从卫分经过气分渐次入营，一般病程较长，以营热阴伤为主要表现。症见身热夜甚，心烦不寐，口干不渴，时有谵语，或神识不清，舌绛少苔，脉来沉而细数，治疗当以清营养阴为主，佐以透热转气之法。药用甘寒、咸寒以养阴清热凉营，必须加入宣畅气机之品使入营分之热转出气分而解。方如清营汤。

透热转气是治疗营分证的关键。叶天士说"入营犹可透热转气"，意为使营分之热透出气分而解。清营汤中用银花、连翘、竹叶，即具透热转气之功。此为邪热初入营分而设，临床病情万变，实难执一而治。兼有湿阻、食滞、痰蒙、瘀血，或过用寒凉，或早投滋腻，或滥施温补，皆可导致气机不畅，妨碍营热外达。必须针对不同的病机、病证，选用不同的药物，以疏通气机，才能使营分之热透出气分而解。

四、邪在血分

心主血，温病邪热深入血分，更易扰乱心神，引起神昏。血分的病变主要表现为耗血（真阴亏损）和动血（血热妄行）两方面，后者如疫毒痢。

1. 真阴亏损

温病后期，热邪深入下焦，肝肾之阴大伤，出现水不涵木，虚风内动之重证。临床表现为：神识昏沉不清，四肢肌肉蠕动或震颤不能自持，心中憺憺大动，时时喘喝欲脱，脉入沉位，虚细无力，或细小弦急，舌瘦干裂，甚则龟裂且剥。此属温邪久羁，肝肾之阴大伤，肾水不能上济于心，心阴亏而心神失养。治当滋阴清热，潜阳息风。方如加减复脉汤、三甲复脉汤或大小定风珠加减。

2. 疫毒痢

感受时疫毒邪，热毒壅滞肠道，腐败脂膜，燔灼气血，上攻神明，从而发为气血同病的疫毒痢。本病发病急骤，尤多见于小儿。症见壮热口渴，头痛烦躁，甚至昏迷痉厥，胸满不食，恶心呕吐，腹痛剧烈，频下脓血，或纯红、纯紫恶血，后重特甚，舌红绛，苔黄燥，脉滑数或疾。临床亦常见下痢不甚，仅以神志症状为主者，症见神昏谵语，腹胀如鼓，喘逆气呛，舌绛苔干，脉弦数或沉疾。治当清热解毒，清心开窍，凉血止痢，方用白头翁汤合犀角地黄汤，另服至宝丹。若痉厥抽搐，可用紫雪丹。

附：乙型病毒性脑炎昏迷治验

例1 吴某，男，15岁。1953年9月6日初诊。

发热4~5日，2天来加重，体温39.7℃。恶心呕吐甚重，头晕，项强，神昏谵语，大便2日未解，小溲短少，舌绛、苔黄厚，脉沉滑濡数。经某医院确诊为乙型病毒性脑炎。证属暑温夹湿内闭心包，拟用芳香化湿，凉营开窍泄热。

[处方] 藿香、连翘、佩兰、郁金、菖蒲、半夏各10g，银花15g，生石膏

24g，紫雪丹6g（分2次冲服），黄连、竹茹各6g。

二诊：下午连服2剂，夜间1点，病人腹泻甚多，恶臭难闻，身热仍甚。9月7日晨3点又腹泻甚多，气仍恶臭；4点钟热退汗出，神清安睡。舌绛转红，舌苔已化，浮略黄，脉濡滑。仍予养阴清热，以善其后。

［处方］北沙参15g，茅根、芦根、麦冬、连翘、玄参、鸡内金、焦三仙各10g。调治而愈。

按：本证属于暑湿蕴热与积滞互阻气分，湿热痰浊，蒸迫于上，内闭心包，则神昏谵语。郁热积滞互阻肠间，腑气不通，则不大便而身热呕吐。腑气不通，则邪无去路，上窍愈蒙；心神不清，则脏腑失主，下窍愈闭。治疗用菖蒲、郁金、藿香、佩兰以开郁化湿，芳香透窍；紫雪丹清心涤痰，泄热开窍；生石膏、黄连、竹茹、半夏、银花、连翘以清气分弥漫之热。内窍开，腑气通，三焦畅，则心包之热得以下泄外达，故收覆杯之效。

例2 陈某，女，58岁。1965年8月18日初诊。

初起发热恶寒，体温38~39℃，汗出，时有恶心。2日后出现神志不清，烦躁谵语，颈部有抵抗，查脑脊液白细胞23，单核细胞9。入院即予常规抗生素治疗。从第3日开始腹泻，大便培养为金黄色葡萄球菌。诊断为流行性乙型病毒性脑炎并发剥脱性肠炎。经西药治疗无效，病势甚重。身热不退，神昏沉，大便作泄，色黄气臭，小便黄少，舌绛龟裂，苔焦黄，唇燥，脉细数。此为暑热久蕴入营，蒙蔽心包，且积滞互阻，湿热下迫，气热复炽，营阴已伤。治宜清营养阴，开窍透热。

［处方］葛根、黄连各4.5g，黄芩9g，生石膏（先煎）30g，竹茹、郁金各6g，鲜石斛15g，甘草3g，紫雪丹3g（分2次服）。

二诊：2剂后热退泻止，神志转清，溲黄，舌干红，苔已渐化，脉弦滑细数。用扶正养阴清泄余热方法。

［处方］北沙参30g，麦门冬18g，连翘、银花各9g，生石膏（先煎）24g，竹茹6g，鲜石斛12g。3剂而愈。

按：乙型病毒性脑炎脑重症，且并发剥脱性肠炎。上有内窍堵闭，下有湿热积滞，复因气热炽盛，直犯营中。治疗用生石膏清阳明气分之热，葛根、芩、连清利肠热，菖蒲、郁金芳香化湿透窍，紫雪丹清心涤痰开窍，滑石、甘草、竹茹，通利三焦，使气机通畅，开营热外达之路，以透热转气故服药2剂即热退、泻止，神志转清，营热透转气分而解。

谈火郁证的治疗体会

火郁之证，无论在外感疾患或内伤杂病中均可见到，是属临床常见证之一。其证虽属"火"邪为患，然因其火邪"郁"而未发，故临床见证多错综复杂，参差不一，有的反而见到寒象。若不详诊细参，推究病本，往往容易误诊误治，甚至南辕北辙，轻者耽延时日，重则诒误人命，故临证不可不辩。现谨谈谈本人对火郁证的认识及临床治疗体会，以供参考。

一、火郁的病因病机

中医学认为：人的生命活动处于不停的运动状态之中，而升降出入又是人体生命运动的基本形式。在正常生理状态下，人体无时无刻不在进行升降出入运动，不断从自然界摄入所需物质，排出代谢的废物，清气上升，浊气下降，吐故纳新，维持气血循行不息，才能使脏腑功能健旺，生机蓬勃。若一旦升降出入失常，气机滞塞，清气不升，浊气不降，则百病由生，甚则危及生命。正如《素问·六微旨大论》所云："成败倚伏生乎动，动而不已，则变作矣。""非出入，则无以生、长、壮、老、已；非升降，则无以生、长、化、收、藏。是以升降出入，无器不有。""出入废，则神机化灭；升降息，则气立孤危"。而火郁的形成，正是由于邪气阻滞气机，升降出入失常所致。

"火郁"一词，首见于《素问·六元正纪大论》。火之与热，表现虽有所不同，但并无本质上的区别，因而后世医家亦每有称"火郁"为"热郁"者。其致病原因颇多，外感六淫邪气；内滞气、血、痰、饮、湿、食均可罹患。究其病机，皆因邪气阻滞气机，引起人体气血循行障碍，内郁不宣，邪气不得泄越，蕴蓄于里，造成火郁之证。其郁愈甚则火愈炽，火愈炽则郁愈甚。正如刘完素所云："郁，怫郁也，结滞壅塞而气不通畅。所谓热甚则腠理闭密而郁结也。如火炼物，热极相合而不能相离。故热郁则闭塞而不通畅也。"（《素问玄机原病式·六气为病·热类》）

二、火郁的诊断

火郁与火热虽同属阳热之证，但二者临床表现却大相径庭。火热证是热炽于里而张扬于外，通身表里皆见一派热象，如：身热恶热，心烦躁扰，面目红赤，口渴饮冷，舌苔黄厚，脉洪数有力……此种热象，一望可知。而火郁则是热郁于里不得张扬，虽有里热，但并不形于外，表里不一，症状参互，很难一目了然。因此，必须抓住关键，掌握要领，方能诊断准确，不致有误。一般来说，可从如下几个方面辨识。

1. 舌象

因火郁于内，津耗液亏，舌体失于濡泽，因而多见舌形瘦薄而舌面少津，甚则扪之干燥或舌面干裂。若因湿阻气机而致火郁者，多见舌红苔白腻。

2. 脉象

因火热内郁，气机阻滞，气血循行不畅，故脉象多见沉涩或沉弦而数。若郁闭特甚，气血内壅，亦偶有脉来沉弦迟缓者，切宜详诊细参，勿以寒证论之。

3. 临床表现

可有心烦急躁，自觉心中愦愦然，烦杂无奈，莫名所苦；若火灼阴伤，亦可致不寐或噩梦纷纭，梦中时有惊呼；若郁火上扰清窍，则头目眩晕；温病火热内郁者，甚至可见神昏谵妄；其面色多见滞暗无华，甚或黧黑；或见但头汗出，而身无汗；四肢不温，甚或厥冷，其郁愈甚，则其厥愈深；小溲短赤，大便秘结，在温病中，每可见大便数日不通，或见热结旁流，亦有郁火内逼而作火泄者；或斑疹发而不透，或出而复回，或色暗枯滞，或稠密紧束。以上见症，皆因火热内郁不能外达，其症之复杂可知矣。

三、火郁的治疗

火郁之证，气机闭塞，泄越无门。若纯用寒凉之品，则易凝滞气机，使邪无出路，反成凉遏之势，是欲清而反滞，愈清愈郁，不仅病无愈期，反恐招致他患。

《素问·六元正纪大论》提出"火郁发之"，开治火郁之门径，实为治疗火郁证之根本法则。所谓"发之"，即宣发、发泄之意。临床见火郁之证，必先用解郁、疏利、宣泄、轻扬等方法，开散郁结，宣通其滞，调畅气血，使营卫通达，郁火方有泄越之机。火郁之病因虽多，若能审证求因，祛其致郁之由，则可使郁开气达而火泄，不用寒凉而其火自消。如：因六淫而致火郁者，祛其外邪，则火郁可发；因于气滞者，疏利气机，则火郁能宣；因于血瘀者，行其瘀滞，则火郁自解；因于痰湿者，化其痰湿，则气机条畅而郁火有泄越之路；因于食滞者，消导化滞，则火郁不存，……如此种种，总以调畅气机为其要义。

清代医家杨栗山制升降散一方，载于其所著之《伤寒温疫条辨》一书中，传之于世，启迪后人。其方虽为温病而立，然闻治外感及杂病诸多火郁之证，亦颇为效验。本人治火郁证每多师其法而加减化裁用之，得心应手，疗效甚佳。其原方剂组成为：

白僵蚕 2 钱（6g）（酒炒），全蝉蜕 1 钱（3g），广姜黄 3 钱（9g）（去皮），生大黄 4 钱（12g）。共为细末，用黄酒 1 盅，蜂蜜 5 钱（15g），调匀冷服。

杨氏分析方中药物云：僵蚕为君，蝉蜕为臣，姜黄为佐，大黄为使。僵蚕味辛苦，气薄，轻浮而升，故能胜风除湿，清热解郁……散逆浊结滞之痰也，能避一切怫郁之邪气。蝉蜕气寒无毒味咸且甘，能祛风而胜湿，涤热而解毒也。姜黄行气散郁，建功辟疫。大黄味苦大寒，上下通行，盖亢甚之阳非此莫抑，苦能泻火，苦能补虚，一举而两得之。

升降散方中药仅 4 味，然其配伍精当，确为"火郁发之"楷模之剂。四药相伍，寒温并用，升降相因，宣通三焦，条达气血，使周身气血流畅，则火郁之邪可得宣泄疏发矣。

余临床每用此方治火郁之证，多针对其火郁之因，灵活加减，如：因外邪袭表而致火郁不发者，加银花、连翘、薄荷、牛蒡子、防风、苏叶之类；因气滞而致火郁者，加柴胡、川楝子、旋覆花、陈皮、香附之类；因血瘀而致火郁者，加丹皮、赤芍、茜草、紫草、白头翁之类；因痰湿而致火郁者，加半夏、瓜蒌皮、菖蒲、茯苓、冬瓜皮、炒防风之类；因食滞而致火郁者，加鸡内金、焦山楂、焦神曲、焦麦芽、莱菔子之类；若火郁特甚者，可于方中加黄连、黄芩、栀子等苦寒清泄之品；若郁火灼津而见津亏液耗之象者，加芦根、白茅根、沙参、麦冬等味。个人体会，治火郁又需酌加风药，如防风、芥穗、苏叶等，以风药行气开郁，调畅气机，通达腠理而发其郁火也。

四、火郁验案分析

1. 气滞火郁

孙某，男，47 岁。1974 年 5 月 21 日就诊。

情志不遂，胁肋胀痛，胸闷不舒，阵阵憎寒，四肢逆冷，心烦多梦，大便干结，小溲赤热，舌红口干，两脉沉弦略数，病已两月有余。证属木郁化火，治当调气机而开其郁，畅三焦以泄其火。

［处方］蝉蜕 6g，僵蚕 10g，柴胡 6g，香附 10g，姜黄 6g，豆豉 10g，山栀 6g。

2 剂后诸症悉减，再 2 剂而愈。

按：病因情志不遂而起，其胁肋胀痛，胸闷不舒，皆属肝郁气滞之象。病已 2 个月，郁久化火内扰心神，故心烦梦多。热灼津伤，则便干溲赤，舌红口干。火郁气滞，营卫失调，卫外失司，故阵阵憎寒。阳气不达四末，乃致四肢逆冷。两脉沉弦主气机阻滞，数乃郁火内逼之征。综观其症，虽寒热错杂，然皆由气郁而起，故治从调畅三焦气机入手，郁解气行，则其火自泄。处方用升降散去大黄加味组成。以蝉蜕、僵蚕、姜黄调畅气机，宣泄郁火；加柴胡、香附以增强舒肝解郁，条达气机之功；又加栀子豉汤，以豆豉宣郁热而展气机，山栀利三焦而泄火。诸药相合，使气达火泄，邪有出路，故 4 剂而愈。

2. 温病火郁，疹出不畅

徐某，男，47 岁。1973 年 3 月 10 日就诊。

感温 3 日，高热不退，外发红疹，疹出 2 日，遍体隐约，出而不畅，胸闷喘咳，咽肿且痛，心烦不寐，躁扰不宁，大便 4 日未下，舌干绛起刺，脉弦细而数。此热郁营分，阴液已伤，疹出不透，当以凉营育阴，宣郁透疹为法。

［处方］蝉蜕 3g，僵蚕 6g，银花 15g，连翘 15g，钩藤 10g，生地 30g，紫草 10g，元参 30g，芦根、茅根各 20g，生大黄粉（冲）3g，安宫牛黄散（分 2 次冲）0.5g。

1 剂疹透热减神清，原方去安宫牛黄散，加北沙参 15g，焦山楂、焦神曲、焦麦芽各 10g，3 剂而愈。

按：患者感受温热邪气，热入营分，迫血外行，郁于肤表血络而发疹。因火热内郁不得外泄，故高热而疹出不畅，虽已出 2 日，仍见隐隐约约，不能完全透出。郁火内迫于肺，则肺气不宣而见胸闷喘咳。郁火上攻咽喉，故咽肿且痛。郁火扰心，乃致心烦不寐，躁扰不宁，若郁火不得泄越，恐有热陷心包之虞。火郁津伤，故舌干绛起刺。大肠液亏，燥屎内结，乃致大便 4 日不下。脉弦细而数，亦是火郁阴伤之征。火热内郁，灼伤营阴。治非凉营育阴，宣畅气机不可。方中生地、元参、茅根、紫草能凉营育阴而行血。蝉蜕、僵蚕、银花、连翘、钩藤轻清宣透，畅达气机，有透热转气之功，能使营分郁火外达。生大黄凉血行滞，攻下通肠，使燥屎下而气机畅，则火郁可发。芦根清热生津。更加安宫牛黄散清热开窍醒神。诸药共用，内清外透，使郁火宣泄有径，故 1 剂即疹透热减。因其躁扰已除，乃去安宫牛黄散，再服 3 剂，以祛余邪，复津液。加北沙参甘寒生津，焦山楂、焦神曲、焦麦芽以焦香醒胃，促其脾胃功能恢复，前后 4 剂，邪退正安。

3. 温病误治，火郁神昏

黄某，男，43 岁。1976 年 3 月 18 日就诊。

感温六七日，持续高热，曾注射青、链霉素，并投服大剂寒凉药物，如生石膏、黄连、广犀角、紫雪散、安宫牛黄丸之类，连投无效，病反日深，遂请会诊。症见高热不退，头微汗出，遍体无汗，四肢厥逆，胸腹灼热，神昏谵语，小溲短赤，大便 3 日未行，舌红苔黄糙厚，脉沉数有力。其证温邪本在气分，过用寒凉之品，阳气被逼，升降无权，火郁不发，邪热反被逼入营，最畏痉厥之变。急当透气分畅气机以调升降，通腑实宣郁火以醒神志。

[处方] 蝉蜕 6g，僵蚕 6g，姜黄 6g，生大黄粉（冲）3g，薄荷 3g，杏仁 6g，银花 20g，连翘 15g，芦根 30g，九节菖蒲 10g。

2 剂遍体小汗，热退身凉，脉静神清，告愈。

按：此患者温邪初在气分，本宜辛寒清气，达热出表。而误用黄连、广犀角、紫雪散、安宫牛黄丸之类药物，反成凉遏之势，邪热外达无路，乃被逼入营。火郁于里，故高热不退，胸腹灼热。郁火上窜，熏蒸头面，则但头汗出。气机闭塞，阳气不达四末，而致四肢厥逆，热深厥深是也。热逼心包，乃见神昏谵语。郁火灼津，因而小溲短赤，大便不行。舌红苔黄糙厚，脉沉数有力，均为气分火郁之象。虽有神昏谵语，不可从营分治疗，若仍误投安宫牛黄丸之类，则愈凉愈遏，郁火外泄无期，反致病深不解，势必动风痉厥。急当宣其气分，发其火郁，则营热自除。方中蝉蜕、僵蚕、薄荷、银花、连翘皆轻宣之品，轻清宣透，导邪外出。更加杏仁以开肺气，姜黄以行气血，大黄以通腑气，菖蒲辛香醒神，芦根清热生津。诸药相合，宣畅气机而使郁火外达，故 2 剂则遍体小汗，热退身凉，脉静神清，化险为夷，其病霍然而愈。

谈痢疾的治疗体会

痢疾好发于夏秋季节，是一种常见的肠道传染病。多由湿热内侵或吃不洁食物，或因热贪凉，过食生冷，以致寒热夹杂，饮食停滞，热郁湿蒸，互阻肠胃，遂发本病。

痢疾的主症是发热恶寒，腹痛，里急后重，大便脓血。前人认为"无积不化痢"，"痢无补法"，主张以清理肠胃，消导积滞，消除脓血便为主。清代喻昌则提出"逆流挽舟"法，近代医家认为这是上策。因为本病的产生，是外有暑湿蕴郁，卫气不疏；内有积滞蕴热，表里不和，寒热交杂，三焦不畅，深入血分，化为脓血，而成痢疾。用逆流挽舟法治疗痢疾初期，外以疏表邪而利气机，内以化积滞而调肠胃，使表疏热解，气机开畅，热郁自解，痢亦痊愈。笔者治痢，师其意而选用藿香正气散配葛根芩连汤，佐以汤药，功效甚显。

治疗痢疾，当须解除便脓血及里急后重，古人云："行血则便脓自愈"，"调气则后重自除"。痢疾的脓血便，是由于温热蕴郁，伤于血分，所以用行血的方法，血行则郁热减，脓排则肌肉新生，便脓自愈。关于用调气以解除后重，是因后重的机制为气分郁结，三焦不畅，湿邪中阻，故以调气法治之，后重亦自除。所谓调气法，不仅是用几味调气药，而包含消除气分郁结的种种治法，如气分热则凉之即是调；气分郁则畅之亦是调；湿邪阻滞当以疏化法即是调；若有寒湿用温化方法亦是调。治痢疾与治其他疾病一样，也需审症求因，辨证施治。一般可分为湿热痢、寒湿痢、久痢三种。

一、湿热痢

由暑热夹温，湿热不化，与肠胃积滞互阻而成。开始头晕身热，阵阵恶寒，腹痛里急后重，大便滞下不爽，带有脓血便，每日次数较多。舌苔白腻根厚质红，脉多滑数或浮滑数，胸中烦闷，胃不思纳。其主要证治如下。

（1）初起表邪较重，见寒热头痛，周身酸软乏力，腹痛，大便带有脓血，里急后重，舌苔白腻，脉象浮滑数。治疗以疏表化湿为主，清化湿热为辅，少佐导滞。

用荆防败毒散去人参：荆穗9g，防风6g，羌活、独活各3g，葛根10g，黄芩9g，黄连3g，赤芍6g，焦三仙各10g。

（2）偏于热重时，症见下痢较重，大便见有脓血，次数甚多，寒热烦热口干，小溲色黄，舌绛苔黄，脉象数。

可用清化湿热方法，如葛根芩连汤：葛根10g，黄芩12g，黄连6g，生甘草6g，木香（后下）6g，焦三仙各10g。

（3）表邪已解，湿热积滞互阻不化，舌红苔黄根厚，身热已解，腹痛里急后重，大便带有脓血，日行20次左右，脉象多弦滑有力。

可用苦温化湿，消导积滞方法，如芍药汤加减：赤、白芍各20g，炒官桂3g，葛根6g，黄芩10g，黄连6g，木香（后下）6g，槟榔10g，大黄粉（冲）1g。

（4）湿热积滞，深入血分，下痢脓血，赤多白少，腹痛后重，小溲赤热，舌红绛而口干，两脉弦滑急数。

用苦坚泄热法，仿白头翁汤：白头翁12g，黄芩10g，川连6g，葛根10g，黄柏6g，秦皮6g，银花20g，地榆10g，防风6g。

（5）湿热灼阴，热痢较重，形体消瘦，干呕不止，口噤不能进食，舌绛干裂少津，脉多细数或细弦滑数。当先输液救津，再以甘寒育阴，苦泄折热。

方可用开噤散，易人参为沙参。沙参10g，麦冬12g，银花20g，赤芍12g，冬瓜皮30g，黄连6g，白头翁12g。另用米汤合牛奶代饮，以增加营养。

二、寒湿痢

痢疾因治疗失误，或体质过差，湿从寒化，或属素体下焦虚寒，又因过食生冷，脾胃阳气受遏，升运不足，寒湿留而不化，也能发生下痢。其症腹痛多为隐痛，得暖则舒，喜按喜温，舌苔白质淡，脉象多沉弱或沉迟微弱等。治疗当温脾暖中，补气祛寒。不可用攻消寒泄之品。其主要证治如下。

（1）寒湿下痢，腹痛不重，喜暖喜温，面色苍白，四肢不温。下痢白多赤少，腹中隐隐不舒，舌苔白淡润，脉象沉弱，周身疲乏少力，可用健运温中方法。

方如不换金正气散：苏叶、梗各5g，桂枝6g，炮姜6g，炒官桂6g，苍术6g，厚朴6g，木香6g，白芍10g，炙甘草10g，鸡内金10g。

（2）下元不足，寒湿伤脾，暑季过食生冷，腹痛隐隐不休，下坠后重，气短，舌苔白润而腻，脉来沉迟无力，大便时带脓血，不多，胃中痞满，不思纳。

当用温运中州法，少佐消导之品。

方用桂枝 6g，肉桂粉 3g，炮姜炭 6g，木香 6g，当归 10g，赤、白芍各 6g，炙草 6g，生地黄 6g，苍、白术各 6g，枳壳 6g，白蔻仁 2g，焦麦、谷芽各 10g，鸡内金 6g。

三、久痢

久痢病因很多，除了误治、失治，亦有因病人不与医生配合所致。治疗方法必须详审病情，随证施治。其主要证治下。

（1）痢疾经久不愈，正气大伤，湿热不清，饮食失当，运化难以恢复正常，舌苔根厚而腻，脉多滑数而弱。治当以升阳运化，调和脾胃。

方用香砂枳术丸合保和丸化裁：升麻 6g，葛根 6g，炒官桂 3g，炮姜 3g，木香 6g，砂仁 2g，枳壳 6g，炒白术 9g，焦三仙各 6g。

（2）痢久正气大伤，脾胃运化力弱，舌淡苔薄白，脉象软弱无力。可以扶脾升运为务，少佐补正。

方用香砂六君子汤加味：升麻 6g，柴胡 6g，荆穗炭 6g，党参 6g，砂仁 3g，木香 6g，茯苓 10g，白术 10g，山药 10g，冬瓜皮 15g。

（3）高年久痢，正气难以恢复，时时汗出，汗后形寒，便则脱肛，四肢逆冷，舌胖苔白，脉沉细小弱。可用温养升运，少佐固涩，仿真人养脏汤方意。

方用：党参 10g，淡附片 10g，黄芪 20g，升麻 10g，柴胡 6g，炮姜 6g，炒官桂 6g，干姜 6g，诃子肉 6g，芡实 10g，茯苓 10g。

谈湿热病的治疗体会

湿热病以夏秋之交为多见，因斯时阴雨连绵，淫雨之后，日气煦照，暑热地湿，交相蒸并，湿浊弥漫空间，人生活于气交之中，感触吸受，每易致病。若平素阳虚，脾胃运化失灵之人，或恣食生冷、膏粱厚味、瓜果；或劳倦饥饿，脾胃受戕，湿浊内停，则更易感受邪气而致病。即薛生白谓："太阴内伤，湿饮停聚，客邪再至，内外相引，故病湿热。"实则因"内不能运化水谷之湿，外复感时令之湿"。所以湿浊内停弥漫表里上下，阻滞气机，遏伤阳气为其特点。

湿为阴邪，属水之类，其性重浊黏腻，且湿与热合，湿热裹结，湿郁热炽，热蒸湿动，遂成弥漫表里，充斥于三焦。三焦为气机升降的道路，是人体阳气和水液运行的通道，饮食物的受纳、腐熟，其精微的运化、代谢都与三焦的气化功能有关。正如《难经·六十六难》中说："三焦者，原气之别使也，主通行三气，经历五脏六腑。"说明三焦运行元气，以达周身促进脏腑的功能。同时它又是水液运行的道路，主持人体水液的代谢。《素问·灵兰秘典论》中说："三焦者，决渎之官，水道出焉"。《难经·三十一难》也说："三焦者，水谷之道路，气之所终始也。"而《灵枢·营卫生会篇》指出"上焦如雾，中焦如沤，下焦如渎"，说明三焦又同时主持着人体的气化功能。若湿热阻滞，则三焦不畅，气机不通，气化不行，水液代谢受到障碍，则诸病遂生。如《灵枢·五癃津液别篇》说："三焦不泻，津液不化，水谷并行于肠胃之中，别于回肠，留于下焦不得渗膀胱，则下焦胀，水溢则为水肿。"《沈氏尊生书·海藏》则进一步指出："上焦如雾，雾不散则为喘满……中焦如沤，沤不利则留饮不散，久为中满……下焦如渎，渎不利则为肿满。"都说明三焦具有十分重要的作用。

湿热病，湿郁热蒸，湿热弥漫于三焦之中，留连于卫气之分，且热处湿中，湿热裹结，如油入面，难解难分。而热以湿为依附，湿不去则热不清，湿去则热不能独存。因之如何有效地祛除湿邪，以使湿热分离，则是治疗湿热病的关键。

因湿与三焦气化功能关系密切，所以宣畅三焦，通阳化气去湿，则是治疗湿热病的重要方法。湿属阴邪，得阳则化，气化则水行。所以柳宝诒说："治湿热两感之病，必先通利气机，俾气水两畅，则湿从水化，庶几湿热无所凝结。"湿浊已化，清热则易。切忌湿未化而过早误投寒凉，因寒则涩而不流，湿因寒则凝涩，甚则冰伏，气机更闭塞不通。必须温则消而祛之。而湿热为病，湿中有热，若过用辛温，则伤阴助热，所以叶天士说："热病救阴犹易，通阳最难……通阳不在温，而在利小便。"因之在治疗中必分清湿与热的多少，湿邪虽常可弥漫三焦，但究竟以上焦为主，还是中焦、下焦为主，也当分辨。另外，还须视热的轻重程度，用分消宣化之法，以宣展气机，使水道通畅，小便通利，则三焦弥漫之湿邪，可达膀胱从小便而去。弥漫之湿浊既去，则阳气得通，热可自透。根据热的多少，可加入清热之品，但湿热病应始终不忘祛湿。

一、辨证

我在临床实践中，根据湿热病中湿邪的多少，阻滞程度将其分为湿阻、凉遏、寒凝、冰伏四个阶段，常取得较好的疗效。

（一）湿阻

湿热之邪犯人，初起即阻滞气机，病在上焦。若太阴脾虚内湿之人，则邪多从湿化而归于太阴，以湿邪阻滞中焦为主。

湿郁于上，初起为湿热邪气困阻肌表，营卫失和，周身困重酸楚，湿热闭阻清阳，清阳不升而头晕且沉。即《素问·生气通天论》之"因于湿，首如裹"之谓。其壅遏阳气，肺气不宣，升降失常而胸闷、咳嗽喘息。其舌苔白滑润腻，脉濡滑而缓。

治宜轻扬宣郁化湿。肺为华盖，其位最高，主宣发肃降，外合皮毛，湿热之邪上受，肺必先伤。肺受邪则郁闭，其气化不利，湿邪留滞，治宜先化肺气。正如吴鞠通所说："盖肺主一身之气，气化则湿亦化。"宜大豆卷、炒山栀、前胡、杏仁、浙贝母、芦根等。或以三仁汤、藿朴夏苓汤、藿香正气散等方加减选用，轻扬宣肺化气以祛湿。肺宣湿开，热随湿去，所以湿热郁阻上焦，不用发汗，宜轻扬宣肺化湿，正是徐灵胎所谓："治湿不用燥热之品，皆以芳香淡渗之药，疏肺气而利膀胱，以为良法。"

若湿阻于中，脾胃受伤，气机升降之枢纽失灵，人体之气机升降，其权衡在于中气。章虚谷说："三焦升降之气，由脾鼓动，中焦和则上下顺。"中焦和，即脾胃和，阳明为水谷之海，太阴为湿土之脏，胃主纳谷，脾主运化，脾升则健，胃降是和。所以中焦和，脾胃升降皆得适度，则心肺在上，行营卫而光泽于外；肝肾在下，养筋骨而强伏于内；脾胃在中，传化精微以溉四旁，人体保持正常的气机升降运动，是为无病。

若脾运失健，则内湿停中，脾本主湿，以升为主。湿邪最易损伤脾阳，脾为湿困，脾气不升，则胃气不降，水湿内聚，气机不畅，可见胸脘痞闷，大便溏滞不爽。湿热阻中，热蒸湿浊，常可弥漫表里上下，兼见倦怠乏力，四肢沉重，面色光亮而淡，头晕且胀，舌苔白腻而滑润液多，脉沉濡而软，或沉缓而迟。

湿热阻滞于中焦，当运脾气，宜苦燥泄热法，药如半夏、陈皮、厚朴、杏仁、大腹皮、黄芩、黄连等，苦燥祛湿清热。脾气得升，胃气则降，湿去则热孤。正如章虚谷所说："脾气弱则湿自内生。湿盛而脾不健运，浊壅不行，自觉闷极，虽有热刑，其内湿盛而舌苔不燥，当先开泄其湿，而后清热，不可投寒凉以闭其湿也。"

（二）凉遏

感受湿热之邪，恣食饮冷，或贪凉过度，或误服寒凉之剂，或感受湿热之邪而湿重热微者，因寒凉凝涩，遏阻中阳，脾胃升降之机为寒凉湿浊阻滞，则全身气机不畅。症见胸脘痞闷，憋气堵胀，喜叹息，全身酸楚，大便溏薄，小溲不畅，面色淡黄，舌质略红，苔白滑而腻，脉缓软，或沉缓且濡。治宜苦微温法开湿郁畅中阳以利三焦，湿邪凉遏一化，气机宣畅，热邪即随湿而去，药如半夏、陈皮、杏仁、白蔻仁、苍术、木香、草豆蔻等。

若凉遏偏于上焦，卫气不疏，阳气不通，唇红不渴，常欲叹息，憋闷者，可选用白芷、苏叶、藿梗、防风等，方如藿朴夏苓加草豆蔻之类。辛以开郁，湿郁开，再议清热。

（三）寒凝

素体中阳不足，复感湿热之邪，邪从湿化而归太阴，又因过分饮冷，或过服寒凉滋腻，则湿盛阳微。湿属寒水之类，遇寒则凝泣，而使气机涩滞。症见胸脘痞闷，堵满异常，喘息腹痛，大便稀，小便清白，舌淡苔白腻而滑润，脉沉软且涩或沉涩。

寒凝涩滞，非温不能驱寒开凝通闭，药如桂枝尖、苏叶梗、草豆蔻、生姜等。用辛温之品治湿热，因暂寒凝于中，为权宜之计，待脉缓渐起，苔化而寒凝开（中病）即止，不可久服，防其增热。

（四）冰伏

冰伏较寒凝更甚，并非湿热病一进寒凉即成冰伏。其多见于素体阳虚的湿热病人，暴进冷饮或过服寒凉重剂，寒冷入胃，中阳重伤，湿盛阳微，湿热之邪为寒凉所凝至冰冻之势而深伏于内，气机为寒凉所遏滞，阴阳不相顺接，阳气不能达于四末。症见面色苍白，胸脘痞闷加重，四肢厥冷，少腹绞痛，舌质淡苔润多液，大便溏稀，小便清长，脉沉迟或沉伏。此非辛温燥烈之品，不能缓解冰伏，散寒开郁而通闭，急用四逆、理中法。常用药物如桂枝、肉桂、生姜、干姜、川椒、草豆蔻等。冰解寒散，舌苔渐化，面色红润即刻停服，不可过用，防其热势加重。

二、治疗

（一）湿热病常用治法

1. 芳香宣化法（上焦）

［病机］暑热之邪袭于外，湿热秽浊蕴于中，多见于湿温初起阶段。

［症见］头晕身热，周身酸沉乏力，胸中气塞，脘闷咳嗽，小便黄赤，舌苔白腻而滑，脉濡滑。

［方药］鲜佩兰（后下）10g，鲜藿香（后下）10g，大豆卷10g，嫩前胡6g，川郁金6g，鲜菖蒲8g，白蒺藜10g，姜竹茹10g，制厚朴6g，川黄连3g，通草1g。

2. 芳香疏解法（上焦）

［病机］暑热外受，表气不畅，湿阻中焦。

［症见］形寒头晕，周身酸楚，身热肌肤干涩，中脘满闷，恶心呕吐，腹中不舒，舌苔白腻，脉濡滑。

宜芳香疏解，退热定恶。

［方药］佩兰叶（后下）12g，广藿香（后下）10g，陈香薷（后下）5g，大豆卷10g，制厚朴6g，新会皮6g，制半夏10g，苦桔梗6g，枳壳6g，白蔻仁5g，煨鲜姜13g，杏仁10g。

太乙玉枢丹1g研细末药，先服。

3. 芳香化浊法（上、中焦）

［病机］暑热湿滞，互阻中焦，气机不调。

［症见］身热泛恶，呕吐痰水，心烦急躁，两目有神，口干不欲饮水，胸腹

中阵痛，大便欲解不得，舌白苔腻，脉濡滑而按之弦数。

以芳香化浊方法，定呕降逆折热。

[方药]佩兰叶（后下）10g，藿香（后下）6g，厚朴6g，半夏曲12g，川连3g，佛手10g，大腹皮10g，煨姜3g，保和丸（布包）12g，赤芍12g，焦麦芽10g。

沉香末1g，白蔻仁末1g，二味同研装胶囊，分2次汤药送下。（用沉香末以降其气逆，蔻仁末以化开湿郁，治若不当，即可转痢。）

4. 轻扬宣解法（上、中焦）

[病机]暑湿蕴热，互阻肺胃。

[症见]身热头晕，咳嗽痰多，胸脘痞满，舌红苔白腻，脉弦滑略数。热在肺胃，法宜宣解；湿浊中阻，又当轻扬。

[方药]香豆豉12g，炒山栀6g，嫩前胡6g，象贝母12g，杏仁泥10g，枇杷叶（布包）12g，保和丸（布包）15g，鲜芦根30g。

5. 宣肃疏化法（上、中焦）

[病机]暑湿热郁，蕴阻肺胃。

[症见]咳嗽痰多，胸中满闷，大便不通，小溲赤黄，舌苔黄垢而厚，脉象濡滑按之略数。

宜宣肃上焦，疏化畅中。

[方药]前胡6g，象贝母12g，杏仁泥10g，香豆豉10g，山栀6g，炙杷叶（布包）12g，黄芩10g，保和丸（布包）15g，焦麦芽10g，枳壳6g。

6. 轻宣清化法（上、中焦）

[病机]暑热偏多，湿邪略少。

[症见]身热咳嗽，汗出口干，意欲凉饮，胸脘少闷，舌红苔黄，脉滑数略濡。

宜清解暑热，轻宣化浊。

[方药]薄荷细枝（后下）2g，佩兰叶（后下）10g，连翘12g，炙杷叶（布包）12g，白蒺藜12g，前胡6g，杏仁10g，川贝母（研冲）5g，鲜西瓜翠衣30g，鲜荷叶一角，益元散（布包）12g，竹叶6g，黄芩10g。

7. 辛开苦降法（中焦）

[病机]湿热病，热在中州，湿阻不化。

[症见]头晕目胀，胸闷而周身酸楚，漾漾泛恶，大便不畅，小溲赤少，苔白滑腻，脉濡滑而按之有神。

宜辛开其郁以利三焦，苦降其热以燥湿浊，少佐淡渗分消。

［方药］白蒺藜 10g，佩兰叶（后下）10g，白芷（后下）3g，半夏 10g，杏仁 10g，黄芩 10g，黄连（研）3g，赤苓 12g，炒薏米 12g，白蔻仁 12g，滑石 12g。

8. 宣化通腑法（中、下焦）

［病机］暑挟湿滞，互阻不化。

［症见］恶心呕吐，腹胀矢气，大便不通，小溲艰涩。舌苔白腻，根部垢厚，脉来濡滑，关尺滑而有力。

宜宣化降逆，展气通腑，一方两法，兼顾胃肠。

［方药］鲜佩兰（后下）10g，鲜藿香（后下）10g，香豆豉 10g，山栀 6g，新会皮 6g，佛手片 10g，槟榔 10g，杏仁 10g，前胡 6g，通草 3g，煨姜 2g。

太乙玉枢丹 1g，酒军 0.5g，2 味同研，装胶囊，分 2 次用佛手片 10g，煨姜 3g 煎汤送下，药先服。此定吐止呕方法。

9. 泄化余邪，轻通胃肠法（中、下焦）

［病机］湿温后期，身热已退，症状大轻，余热未除，湿热积滞退而未净。

［症见］大便不通，腑气不畅，腹中不舒，舌苔腻根黄厚，脉濡滑沉取弦滑数。

宜泄化余邪而通胃肠。

［方药］白蒺藜 10g，粉丹皮 10g，香青蒿 1g，枳实 8g，鲜杷叶 12g，保和丸（布包）15g，全瓜蒌 30g，知母 6g，炒苡米 12g，山楂炭 12g，杏仁 10g，茵陈 12g。

另：白蔻仁末 0.6g，生熟大黄末各 1g，两味同研细末装胶管，分 2 次汤药送下。

10. 泄化余邪，甘润和中法（中、下焦）

［病机］湿温初愈，邪退不净，中阳未复，阴分亦虚，运化欠佳。

［症见］胃纳不馨，周身乏力，舌胖而淡，脉濡滑缓弱。

宜泄化余邪，甘润和中方法，以善其后，病势向愈，饮食寒暖，切当留意。

［方药］川石斛 12g，丹皮 6g，香青蒿 5g，甜杏仁 10g，神曲 12g，鸡内金 10g，冬瓜子 20g，茯苓皮 15g，生熟谷麦芽各 12g，香砂枳术丸（布包）15g。

（二）下焦湿热

上焦湿热、中焦湿热皆亦述明，若下焦湿热，病在大小肠及膀胱，当考虑淡渗与通导之法。

1. 淡渗

淡渗法用于利小便通阳以祛除湿邪。湿热病小便不利，常因湿热阻滞于膀胱。《素问·灵兰秘典论》曰："膀胱者，州都之官，津液藏焉，气化则能出矣。"湿热阻滞，膀胱气化不利，则小便滞涩不行，可用清利膀胱之品，以利水道。药如通草、茯苓皮、猪苓、木通、车前子、冬瓜子、冬瓜皮、滑石、寒水石、山栀等。但湿邪重浊，湿热最易弥漫三焦，使决渎无权而致上壅下闭，三焦皆困。肺为水之上源，上源闭塞，则下流不行，若兼见胸满喘息、咳嗽而小便不利者，当加宣肺之品如苏叶、前胡、杏仁、枇杷叶等。辛开肺气，佐以淡渗通利膀胱即所谓"启上阖，开支河，导水势下行"之法。

2. 导滞

湿热兼滞，除其具湿热见症如舌苔黄厚，根部厚垢而腻，口臭，大便臭而不爽，脉濡滑而数，关尺部尤甚。其气机为湿热食滞所阻塞，因之除祛湿外，必须加消食化滞之品如保和丸、焦三仙、木香导滞丸、沉香化滞丸、香炒枳术丸等。润下、攻伐皆所禁忌。

总之，湿热病的治疗，应以化湿、祛湿、渗湿为主，切忌早投寒凉之品，否则误治，湿未去而热反恋，治湿必先化气，"气化则湿亦化"。湿在上焦，则化肺气；在中焦，则运脾气；在下焦则化膀胱之气。湿开则热随湿去，湿祛再议清热，非热重湿轻者莫用苦寒。

慢性肾炎非单纯肾虚论

慢性肾炎是临床常见病之一，其病因、病理比较复杂。但临床上多认为以肾虚为主，或者认为在肾虚的基础上兼夹湿热或血瘀或气滞等，且治疗上也都离不开补肾。笔者根据50多年的临床经验，则认为肾炎绝非单纯肾虚。今将自己的初步体会与同道共勉。

一、肾虚与肾炎的证治有异

中医的肾虚，包括肾阴、肾阳、肾精、脑、髓、骨等之不足，故表现腰酸腿软，阳痿早泄，遗精脱肛等。从诊断上看，是脉沉弱、沉迟、虚软，舌淡体胖，苔白滑润，质淡有齿印，盗汗畏冷，大便溏稀，喜温喜暖，总之，全是一派虚损不足之象。

目前现代医学对肾炎的认识，主要认为是双侧肾小球发生炎症性改变，本质上是免疫性疾病。从诊断上看，尿中有蛋白、管型、红白细胞、上皮细胞，或血肌酐、尿素氮的升高。那么肾炎如何辨证呢？这是决定肾炎疗效的关键。我在临床中体会，慢性肾炎甚则发展到尿毒症阶段，临床上脉象大都表现脉弦、细、滑、数，沉取尤甚，舌质红绛且干，心烦急躁，大便干结，伴有神疲乏力，或舌淡滑润，时有下肢浮肿，纳谷不香等。如果囿于成见，不能详审细参，单纯注意舌淡滑润，下肢浮肿，纳谷不香等症状，加上一般认为肾炎病是肾虚，就可能轻易辨为脾肾阳虚而投以八味丸之属。这就等于抱薪救火，病无愈期。

脉沉主里病，沉脉又是气脉，也是水邪蕴蓄之脉，沉濡或沉软，濡软主湿浊痰饮。若肾炎病人诊为沉濡之脉，反映痰饮湿滞蓄积中焦，或湿滞下焦，按之弦细滑数，弦主肝郁，滑数主痰火郁热，细主阴伤，因此，重按仍有弦细滑数之感，实质上反映肝郁痰火内蕴不解，结合舌绛干红起刺，心烦多梦，大便干结，可以诊断为内有郁热。湿郁气机，周身气血流行不畅，经脉失和，而见神疲腰痛，湿郁于内，气机受阻，肠腑传导失常，故大便溏烂，此便溏绝非脾虚、肾虚，不可以按虚论治，此乃湿郁之象。因此，不能将湿郁和肾虚混为一谈。总之，辨证着眼于热郁于内，湿阻不化，这种湿热混合，何为主何为次，是错综复杂而非单纯的。热郁者清透，湿阻者芳化，投以八味、六味，用填补之法，南辕北辙，与病无益。

我曾在《文魁脉学》中谈及："治疗慢性肾炎，不知从何时开始，专一补肾，用药不外六味、八味、左归、右归……思想中就是补下元、温命门，究竟这种方法能否解决肾脏的炎症？一般认为久病数年，阳气必虚，又有浮肿不退，故用益气补中、填补下元，故用参、芪、桂、附，再则二仙汤等。绍琴每诊此证，脉多细小弦数，或细数有力，舌瘦唇红，苔干质绛，口干心烦，急躁夜寐不安，大便干结。"又"沉兼迟，沉迟而按之略有急意者，脉象貌似里寒而实属实象，此乃热郁不解，或痰浊互阻气机，治之当开郁化痰。"明明热郁阴分，何以舍脉而补下元，温命门？临床凡遇此等脉证者，每用甘寒育阴，少佐活血通络等法，收效甚捷。久病虽有阳虚的一面，在临床用药时必须从脉、舌、色、症这些客观实质检查为依据，切不可凭想象从事。

二、慢性肾炎的治疗

由于慢性肾炎最显著的症状就是水肿，治疗方法，《内经》用"平治于权衡，去菀陈莝……开鬼门，洁净府"等原则。《金匮要略》明确指出："治水肿者，腰以下肿，当利小便；腰以上肿，当发汗乃愈。"后来又有八味、六味温补命门等，概言之不外发汗、利小便、滋阴、温补诸法。笔者也曾用补土以制水、温肾、祛湿、发汗、利小便之法，药如八味、六味丸、参苓白术散、越婢汤、麻黄连翘赤小豆汤、五皮饮、真武汤，结果病者病情每况愈下。由此可知，我们大都没有跳出"肾炎水肿就是肾虚"的思想圈子，没有在辨证上下功夫，反而在药味上穷追不舍，以期专方专药包治肾炎，故尔治之不验。

从20世纪70年代起，我抛弃旧说，总结出一整套辨证方法，疗效显著。在辨证上强调脉、舌、色、症相结合。脉濡软，腰酸周身疲乏，舌苔白腻，此为湿郁气机不畅；心烦梦多，小便短赤，此系热郁于内；舌绛且干，尖部起刺，此为热郁营分而阴分又伤；舌胖质淡而尖部红绛，此为热郁湿阻等。如此复杂多端，绝非单纯肾虚一途，必须强调辨证。在治疗上，一定强调热郁者清透；湿郁者芳化；热郁阴伤者，一方面宣透，另一方面注意甘寒养阴；湿热内蕴下焦，日久波及血分，注重清化湿热，凉血化瘀。滥用温补，无疑是有害无益。

三、肾炎治疗中几个难点探讨

在肾炎的治疗过程中，肾炎的饮食、尿毒症的治疗等问题颇为棘手，现谈谈我对这些问题的认识，供同道们参考。

（一）肾炎的饮食调养问题

由于肾炎表现为尿蛋白的丢失。因此，现代医学强调补充蛋白质，要食用蛋白质、脂肪含量较高的食物。然而笔者在多年的临床中体会到，中医治疗慢性肾炎过程中，如果采用补充蛋白质的观点，反而疗效不显，而应该禁食一切辛辣香燥和富含脂肪、蛋白质之品，同时强调控制饮食量，以减轻肾脏负担，一般每日不超过250g主食，辅以新鲜蔬菜。此乃甘甜肥厚有助于增湿生痰，辛辣香燥每多化火伤阴，加重郁热生成，阻碍气机通畅。从现代医学讲，蛋白质是含氮化合物，这些物质排泄大多要从肾小球滤过排出，食用多了，氮及废物产生增加，就要加重已病肾脏的负担，机体不仅得不到应有营养的补充，反不利于病情恢复。另外，加强锻炼，每日散步2小时，有利于肾脏排氮功能的恢复。事实证明，饮食禁忌和功能锻炼，在辅助药物治疗中起着重要作用。

（二）尿毒症的治疗

现代医学对尿毒症的病因尚未阐明，但认为与某些细菌或病毒感染致免疫力低下有关。中医认为乃热邪蕴郁，深入血分，而致脉络瘀滞。尿毒症的病理变化主要表现为部分肾小球发生变性，进而纤维化，或与之相接的肾小管发生营养不良性改变或萎缩，这些病理变化可能是中医称之为"瘀"的实质，再根据患者个体差异，或兼痰饮、湿浊、湿热、积滞等阻滞气机，导致三焦不畅，邪气不能外达，故用凉血化瘀，透达郁滞为法，常用桃仁、红花、赤芍、甘草、生地榆凉血化瘀，体壮者可加大黄3~5g以通达郁滞、清化湿毒，往往取得较好疗效。

（三）尿毒症呕吐的治疗

尿毒症中最早和最突出的症状，常为恶心呕吐，是潴留体内的毒性物质刺激胃肠黏膜所致，中医属"关格"范畴。清阳不升，浊阴不降是其主因，症见神倦嗜睡，泛恶，甚则口中有尿味。治之当以旋覆花、代赭石、半夏、大黄，酌加藿香、佩兰之属芳香止呕，清降为本。

（四）尿毒症并发高热治疗

尿毒症病人由于免疫功能低下，容易外感新凉而发热，此时发热非一般外感可比，单纯外感发热，辨清卫、气、营、血。在卫辛凉轻疏，到气才可清气，入营犹可透热转气，入血直须凉血散血，用药层次井然，而尿毒症发热具有复杂性，内有湿滞郁热阻于下焦，外有热邪犯于肺卫，上下皆为邪郁，用药颇难。若急则治标，用苦寒泻热，但凉遏太过，冰伏湿邪，热郁湿阻更趋严重。因此，用药上既要兼顾热郁肺卫一面，又要考虑尿毒症热郁湿滞阻于下焦一面，热郁肺卫者用辛凉轻宣之品，如淡豆豉、炒山栀、前胡、杏仁、枇杷叶等；湿郁下焦当以苏叶、藿香开其湿郁，茜草、丹皮、赤芍、大黄清降瘀毒。

慢性肾病新论

慢性肾炎、肾病综合征、慢性肾功能衰竭等慢性肾系疾病是世界上公认的难治之病。目前，中西医学对这类疾病都还缺乏有效的根治方法。我通过60年的临床实践体会到用传统的方法治疗慢性肾病之所以效果不佳，主要是因为对慢性肾病认识上存在着失误。因此，有必要对慢性肾病的病因病机及其治疗进行深入探讨，突破旧说，提出新理论，才能另辟蹊径，提高疗效。我本着这一精神，经过反复探讨和实践验证，以新说指导临床，采用中药治疗为主，配合饮食调控和运动锻炼的新方法，治疗慢性肾病获得满意疗效。其新说约之有四，名曰"肾病新论"，今公之于世，以求正于诸同道。

一、慢性肾病非虚论

慢性肾病即是肾虚，这是长期形成的一种传统观点。受这种观点的支配，治疗慢性肾病大多以补肾为主，六味、八味是常用之方。间有以本虚标实立论者，扶正固本仍是其主要治法。这种以慢性肾病为肾虚的观点显然是受了古代医家"肾主虚"论的影响，把中医理论的肾同现代医学的肾脏等同起来了。古人所谓"肾主虚"是限定于肾主生殖发育而言，现代医学的肾脏则是人体的泌尿器官，二者不可混为一谈。慢性肾病不是生殖方面的疾病，而是泌尿系统疾病，其病位在解剖上的肾脏实质。因此，不能套用古代中医肾主虚的理论指导探讨慢性肾病的病机。而应当立足临床进行辨析。从临床表现看，慢性肾病确实会出现一些虚弱症状，如面色苍白或萎黄、神疲乏力、腰酸膝软等。这些虚弱性症状的出现也是人们把慢性肾病看作肾虚的原因之一。但虚弱症状的出现并不等于其病的本质是虚。《内经》谓"有者求之，无者求之，虚者责之，盛者责之"，就明确地告诉我们，任何一种症状的出现都可能存在虚实两方面的原因。古人云"大实若赢状，至虚有盛候"，即症状和病的本质存在着不一致性，因此，《内经》强调"治病必求其本"。临床上就需要通过对症状的全面辨析而求其病本。

根据脉、色、舌、症和病史对慢性肾病进行综合辨析可以发现：其一，从病史看，慢性肾病多由急性肾炎发展而来，病始于感受外邪，未得根治，病程中又常因感冒或感染而反复加重，可谓旧邪未除，新邪又至，日愈久，邪愈深，是邪实之为病；其二，从症状看，患者常见心急烦躁，夜寐梦多，便干溲赤，皮肤瘙痒等，皆是热盛之象；其三，从面色看，患者面色或白或黄或苍，必晦暗滞浊，日愈久，病愈重，色愈浊，是血分瘀滞络脉不和之象；其四，从舌象看，多见舌红且干，苔腻根厚，舌背络脉紫黑，正是热瘀营血之证；其五，从脉象看，肾病之脉，或濡或滑或强或细而必数，且沉取有力，若病至尿毒症期，其六脉必弦滑洪数，愈按愈盛，更属邪蓄成毒之象。脉症如此，何言其虚！再从现代医学角度分析，慢性肾病患者尿液中蛋白和红细胞持续阳性，血肌酐和尿素氮上升，均可视为邪入营血的标志，至于肾脏微血管痉挛与堵塞、微循环障碍的形成，肾实质的炎症、肿胀、破损、硬化，甚至萎缩等病变，又无不与邪入营血络脉瘀阻有关。总之，慢性肾病的基本病机可定为风湿热邪深入营血，络脉瘀阻，其病属实非虚，多热多瘀。治疗大忌温补，当以凉血化瘀为基本治则，参以随证施治，方与病机相符，可望取得较好疗效。

二、慢性肾病忌食蛋白论

尿蛋白持续阳性是慢性肾病的特征之一。尤其在肾病综合征患者，大量蛋白从尿中丢失，尿蛋白定性检测常为（+++）～（++++），每日丢失的蛋白总量可高达 10g 以上。对于如此大量的蛋白从尿中丢失，当时的现代医学的对策是鼓励患者进食高蛋白饮食，这种肾病的饮食原则可概括为"丢蛋白补蛋白"，并被视为治疗肾病必不可少的重要措施，当时无论西医还是中医对此都笃信不疑。患者更是奉之为救命法宝。沿用日久而不思其误。我于 20 世纪 60 年代之前照搬此法 30 年，屡遭失败，方知"丢蛋白补蛋白"的方法不惟无益，而且有害。20 世纪 60 年代初，我在收治大量肾病患者的过程中发现凡是采用高蛋白饮食的患者大都长期不愈，甚至不免于死，而那些摄取低蛋白饮食的患者却往往能出人意料地好转。由此而悟出"丢蛋白补蛋白"的饮食原则是错误的，应当反其道而行之，即丢蛋白禁蛋白。大量的临床实践证明，采用限制蛋白摄入的饮食方法配合中药辨证施治，能使肾病患者的尿蛋白在较短的时间内得到控制并逐渐恢复正常，治疗效果显著提高。慢性肾病当忌食蛋白的道理在于低蛋白的饮食有助于减轻肾脏负担，有利于受损肾脏的修复。这就好比一把水壶，壶底有孔，水漏不止，今以加水止漏，只能是愈加愈漏，加得多，漏得多；唯有堵塞其孔，方能止其漏。补蛋白法犹加水也，忌蛋白法犹堵漏也，孰优孰劣，不言而喻。低蛋白饮食有助于消除蛋白尿这一观点，在国际上80年代已有所报道。为慢性肾病当忌蛋白论提供了佐证。

三、慢性肾病宜动不宜静论

现代医学对于慢性肾病的调养原则是静养为主。对于一般病例要求卧床休息，病情严重者则要求绝对卧床。这已成为临床惯例。从未有人对此提出质疑。笔者依据中医基本理论并通过大量的临床验证，总结出慢性肾病宜动不宜静的新观点。慢性肾病患者卧床静养对其肾脏的修复不利，并有可能促使肾脏趋向于萎缩；而坚持适度运动则有助于肾脏功能的恢复，促进受损肾组织的修复，并有防止肾萎缩的作用。中医理论认为，恒动是自然界的基本规律，从宇宙天体到人体内环境，无处不动，无时不动。古代医家谓"动而中节"则"生生不息"，今人讲"生命在于运动"，都说明了"动"是人生命的表现形式，也是人生理的基本需要。慢性肾病的基本病机是血行瘀滞，不管是肾脏的微循环障碍，还是肾实质的硬化萎缩，在中医看来，都是血行瘀滞络脉瘀阻。治疗的基本原则之一就是活血化瘀。患者的日常调养也当以此为准。静则血滞，动则血畅，是一定不移之理，这就是慢性肾病宜动不宜静的原因所在。用药物活血化瘀治疗只是综合治疗的一个方面，还需要患者密切配合，坚持进行主动的自我运动锻炼，通过身体肢节的活动以促进脏腑气血的流畅，这样才能充分发挥药物的治疗作用，清除血中瘀滞，加速邪毒的排除，从而促进受损肾脏的修复，并防止肾脏发生萎缩。倘若一味卧床静养，必然血瘀日甚一日，则难望其向愈之时矣。临床证明，凡能坚持运动配合治疗者，治疗效果较佳。慢性肾病宜动不宜静之说绝非虚谈。

四、慢性肾功能损害可逆论

慢性肾系疾病一旦发展到肾功能衰竭就等于被判了死刑。现代医学认为慢性肾功能衰竭一旦形成，就必然不可逆地逐渐恶化，丧失功能的肾单位不可能复生，代偿肾单位数目不断减少，最终以肾功能完全丧失而致死亡。这就是说慢性肾功能损害是不可逆的，这一结论大可商榷。根据笔者对慢性肾病的新观点，采用内服中药凉血化瘀为主，配合饮食调控忌食蛋白和坚持运动锻炼，对慢性肾功能衰竭进行综合治疗，可使其病情保持长期稳定，并有部分病人肾功能得以恢复，接近或达到正常水平。

如山东患者王某，初诊时血肌酐 442μmol/L，尿素氮 18.4mmol/L，治疗月余，症状缓解，遂携方返里，守方 10 个月，复查肌酐、尿素氮均已完全恢复正常。又如患者李某双肾囊肿，肾功能重度受损，右侧肾图呈直线状，治疗年余后复查，右肾图已接近正常。

又患者褚某右肾萎缩，B 超示右肾 7.7cm×3.9cm×4.1cm，治疗 1 年后 B 超复查，右肾增至 8.1cm×5.3cm×3.7cm，主检大夫对比前后两次 B 超结果，大为惊奇，萎缩的肾脏竟又增大，以为不可思议。

以上实例说明肾功能损害并非不可逆，中医药治疗慢性肾病包括肾功能衰竭大有用武之地。关键是必须以正确的理论为指导。笔者认为中药凉血化瘀、饮食忌食蛋白、坚持运动锻炼是治疗慢性肾病的三大法宝，治宜三者并行，缺一不可。在患者的密切配合下如法治疗，必能收到良好的效果。慢性肾病可以根治，慢性肾功能损害可以逆转，这一结论必能在临床实践中获得证实。

肾炎的中医药治疗

慢性肾炎、肾病综合征、尿毒症是临床常见病之一、其病因、病理比较复杂。近 30 年来，中医临床多认为以肾虚为主，或者认为在肾虚的基础上，兼夹湿热或血瘀或气滞等，但其治疗都离不开补肾或滋养或强阳或填补等。笔者 50 多年的临床体会，认为慢性肾炎、肾病综合征、尿毒症等绝非单纯肾虚，切勿以补肾为主。回忆 20 世纪 30 年代，自己多偏于治风水，祛湿邪；20 世纪 40 年代总以补中利水，以通阳为主；20 世纪 50 年代，辨证多从六味、八味入手，成功率太少。20 世纪 60 年代以后，改用了清化湿热，活血化瘀的方法，比较成功。20 世纪 70 年代曾治疗 40 余例慢性肾炎和肾病综合征患者，基本痊愈。20 世纪 80 年代以治疗尿毒症为主，尿素氮 35.7mmol/L 以上的病人从每周透析 2~3 次改为 1 次，或停透析、停激素。全用中医中药治疗，疗效比较满意。今将自己的初步体会与同道共勉。

一、中西医对肾脏的不同认识

中医认为，肾内藏有元阴元阳，为水火之脏、其经脉络膀胱，与膀胱经互为表里，肾藏精，为人体生长、发育生殖之源，为生命活动之根，故称为先天之本。肾主五液，以维持体内水液的平衡，肾主骨、生髓，以使骨坚齿固，脑充髓增，精力充沛。现代医学所论的肾脏是泌尿系统的一个器官，它参与尿液的形成。并调节体内水液代谢，维持电解质的平衡，同时具有内分泌的功能，由于肾素的影响和肾上旁腺的关系与血压升高有密切关系。因此，比较中西医对肾的不同认识，可以认为，西医肾的功能只是相当于中医肾的全部功能的一部分，不能简单地认为中西医对肾的认识是一样的。事实上，中医认识的肾的功能很多，包括的内容复杂，因此，产生的病也绝非简单地以虚实论之，必须从脉、舌、色、症上综合考虑。

二、肾虚与肾炎的证治有异

中医的肾虚可通过肾阴、肾阳、肾精、脑、髓、骨等方面表现出来，性功能减退，反映出肾的气、精、阴、阳的亏损，故表现腰酸、腿软、阳痿早泄、遗精、脱肛等，从诊断上看，是脉沉弱、沉迟、虚软，舌淡肥胖，苔白滑润，质淡有齿痕，盗汗畏冷，大便溏稀，喜温喜暖。总之，全是一派虚损不足之象。现代医学对肾炎的认识，主要认为是双侧肾小球发生炎症性改变，本质上是免疫功能低下性疾病，有急性和慢性之分，从诊断上看，尿中有蛋白、管型、红白细胞、上皮细胞等的出现，或血中肌酐、尿素氮升高。感染途径具有多样性，可由上呼吸道感染而下行，也可由尿路感染而上行引起。

如何辨证肾炎的临床表现是决定肾炎疗效的关键。经过50余年的临床体会，我认为慢性肾炎直至发展到尿毒症阶段，临床上大都表现脉多弦、细、滑、数，沉取尤甚，舌红质绛，心烦急躁，大便干结，伴有神疲乏力，或舌淡滑润，时有下肢浮肿，纳谷不香等，如果囿于成见，不能详审细参，单纯注重舌淡滑润，下肢浮肿，纳谷不香等症状，加上一般认为肾炎病是肾虚，就可能轻易辨为脾肾阳虚而投以八味丸之属，这就等于抱薪救火，病无愈期。

脉沉主里病，沉脉又是气脉，也是水邪蕴蓄之脉，沉濡或沉软，濡软主湿浊痰饮，在肾炎之中诊为沉濡之脉，反映出痰饮湿滞蓄积中焦，或湿滞下焦，按之弦细滑数，弦主肝郁，滑数主痰火郁热，细主阴伤，因此，重按仍有弦细滑数之感，实质上反映肝郁痰火内蕴不解，结合舌绛干红起刺，心烦梦多，大便干结，可以诊断为内有郁热，湿阻气机，周身气血流行不畅，经脉失和，而见神疲腰痛，湿郁于内，气机受阻，肠腑传导失常，故见大便稀溏，此便溏绝非脾虚、肾虚，不可以按虚证论治，此乃湿郁之象。因此，不能将湿郁和肾虚混为一谈。总之，辨证着眼于热郁于内、湿郁不化，这种湿热混合，谁多谁少，哪为主哪为次，是错综复杂而非单纯的。

我在《文魁脉学》中谈及辨证肾炎的经验，导论中载有"治疗慢性肾炎，不知从何时开始，专一补肾，用药不外六味、八味、左归、右归……"这种思想就是补下元，温命门，这究竟能否解决肾脏的炎症？一般认为久病数年，阳气必虚，又有浮肿不退，故用益气补中，填补下元，以参、芪、桂、附，再则二仙汤等。绍琴每诊此证，脉多细、小、弦、数、急躁，夜寐不安，大便干结。《文魁脉学》论相兼脉象指出："沉兼迟，沉迟而按之略有急意者，脉象貌似里寒而实属实象，此乃热郁不解，或痰浊互阻气机，治之当开郁化痰。明明热郁阴分，何以舍脉去补下元、温命门？临床凡遇此等脉证者，每用甘寒育阴，少佐活血通络等法，收效甚捷。"这说明总从印象出发，就难以做到辨证论治。久病虽有阳虚的一面，在临床用药时必须从脉、舌、色、症这些客观检查为依据，切不可凭想象从事。

由于慢性肾炎最显著的症状多是水肿，根据《内经》"平治于权衡，去菀陈莝……开鬼门，洁净府"等原则及《金匮要略》明确指出的"诸水肿者，腰以下肿，当利小便；腰以上肿，当发汗乃愈"。加之后世有八味、六味温补命门等，概言之，不外发汗、利小便、滋阴、温补诸法。韩一斋先生（清宫御医）治水肿以攻水为先，水肿不显著者，投以五皮饮；水肿较显著者常投商陆、甘遂炭之属，疗效不尽人意。瞿文楼先生（御医）常按风水论治，用疏风利水。汪逢春先生（北京四大名医之一）治浮肿，取风胜湿之意，以风药发汗，且以淡渗之品利尿，疗效亦不显著。先生们皆学有渊源，全是临床大家，可谓临床高手，他们的治疗为何效不显著？结合他们的经验，不断探索，曾用补土以制水、温肾、祛湿、发汗、利小便诸法，药如八味、六味丸、参苓白术散、越婢汤、麻黄连翘赤小豆汤、五皮饮、真武汤，结果病人病情每况愈下。

从诸老的治疗经验，及我50年探索研究肾炎治疗的过程可以看出，大都没有跳出肾炎水肿就是肾虚的思想。因此，水肿疏风利水，或温补滋阴，没有在辨证上下功夫，反而在药味上穷追不舍，企望专方专药而包治肾炎这种思想指导下的科研，疗效一般都不尽如人意。

20世纪70年代，我抛弃旧说，深研细究，详诊细参，在辨证论治基础上，细心分析错综复杂的症状，总结出一整套辨证方法，疗效显著。目前不仅对慢性肾炎，而且对尿毒症的治疗，也有一定的疗效。在辨证上，强调脉、舌、色、症相结合，分析复杂的矛盾，脉濡软，腰酸周身疲乏，舌苔白腻，此为湿郁气机不畅，心烦梦多，小溲短赤，此都是热郁于内；舌绛且干，尖部起刺，此为热郁营分而阴分又伤；舌胖质淡而尖部红绛，此为热郁湿阻等，如此复杂多端，绝非单纯肾虚一途，必须强调辨证。热郁者清透，湿阻者芳化，热郁阴伤者，一方面宣透，另一方面注意甘寒养阴。湿热内蕴下焦，日久波及血分，注重清化湿热，凉血化瘀。乱用温补无疑是抱薪救火。

由于肾炎表现为尿蛋白的丢失，因此，肾炎的饮食调养问题非常重要。现代医学强调补充蛋白，食用一些蛋白、脂肪等含热量较高的食物，据我多年的临床体会，在中医治疗慢性肾炎过程中，如果采用现代医学补蛋白的观点（当时西医旧论），或补肾强阳的中医理论，反而疗效不显，50年的临床告诉我，治疗肾病应当禁食一切辛辣及含蛋白脂肪之品，同时强调控制饮食的数量，以减轻肾脏的负担。一般一天不超过250g主食，要求食用新鲜蔬菜。其原因是甘甜肥厚有助于增湿生痰；辛辣香燥每多化火伤阴。加重郁热生成，阻碍气机通畅，从现代医学讲，蛋白质是含氮化合物，这些物质排泄大多要从肾小球滤过排出，食用多了，氮及废物产生增加，就要加重已病肾脏的负担，机体不仅得不到应有的营养，反而不利病情恢复。加强锻炼是排泄氮的好方法。每日散步1~2小时，有利于肾脏排氮功能的恢复，事实证明，饮食禁忌和功能锻炼在协助药物治疗中起着重要作用。

中医药治疗尿毒症的体会

尿毒症是慢性肾功能不全最严重阶段，它以肾功能减退、代谢产物的潴留与水、电解质及酸碱平衡失调为主要表现。常见指标为肾小球滤过率小于25ml/min，血尿素氮大于21.4mmol/L，血肌酐大于442μmol/L。临床症状表现相当复杂，面色暗滞，口气秽浊，浮肿纳呆，恶心呕吐，小便闭阻，皮肤发痒，出血神昏等。中医一般将其归入"关格"范围，本病治疗中往往因阴阳错杂，虚实混淆，处理相当棘手。兹就临床心得，谈谈辨治体会。

一、从中医辨证认识分析神疲乏力症状

精神萎靡不振和疲乏无力是尿毒症的神经系统表现。一般多认为久病属虚，况尿毒症是肾脏功能的严重衰竭，于是一味温壮滋补以冀取效。40年来我个人体会，在临床上滥用温补，病人反而出现神疲乏力加重。甚可见心烦急躁，多梦溲赤，牙龈出血，舌绛瘦红，脉弦细滑数。其根源多在于忽视了中医的脉、舌、色、症的四诊合参。应当透过错综复杂的表面现象，抓住疾病的本质。神疲乏力，周身沉重，但切脉浮中取濡软，沉按则弦细滑数。弦细为血脉，弦者为郁，细为阴伤，数为热象，滑主痰湿阻滞，合而言之，乃湿阻气分，血分郁热之征。有些患者之脉浮中取虚弱乏力，但沉取滑数。单从虚弱乏力分析，似属气分不足，但滑数之脉，为痰湿蕴郁于里，如此看来，此虚弱之脉是热闭之象，当为湿阻气分。观其舌质偏红，苔滑润腻，此属阳气虚弱，湿阻气机，热郁于内。若专投温补，岂不是助阳增其郁热，滋腻徒加湿阻乎？所以细心地分析脉象，才能进一步认识热郁湿阻的病机，才能准确地掌握病机所在。

二、从皮肤奇痒表现分析

阴伤脱水，皮肤失去光泽，干燥，脱屑。尿素从汗腺排出后，凝成白色结晶，称为尿素霜，它刺激皮肤引起尿毒症性皮炎，患者自觉奇痒难忍而搔抓，

皮肤破后多继发感染。舌苔多滑润腻，舌质红绛，或舌边尖红起刺。舌苔多主气机功能方面疾病，舌质主疾病的本质。苔滑腻，湿阻气分无疑；质红绛，血分有热可定。脉滑数，按之弦急，滑为痰，数则主热，按之弦急，为肝郁且热之象，心烦急躁，为郁热扰心。妇人月事色深，量多提前，全是热迫血分而妄行。合而言之，乃热郁血分，湿阻气分，治疗必须二者兼顾。

三、贫血的讨论

贫血是尿毒症病人必有的症状。其表现为血红蛋白下降，头晕目眩。一般认为贫血要补，这是常人最易想到的，一是食补，用高脂肪、高蛋白之类；二是药补，骤进温补滋腻之品，参、附、芪、茸之类。惟补是求。但结果往往是尿素氮、肌酐急剧上升，血红蛋白反而下降。其实尿毒症期，肾功能衰竭严重，每进蛋白、脂肪类高能量之品，徒增其郁热，同时加重了肾脏的排泄负担，结果只能每况愈下。笔者一改旧观，控制饮食，以素食为主，多散步，忌食辛辣刺激及脂肪、蛋白类食品，结果反而使血红蛋白上升，尿素氮下降，这在我多年的临床治疗中已得到证明。

四、从水肿症状分析

由于肾脏排水能力下降，故多常见水肿，而且经年累月，难以平复。如何辨治水肿？是投真武汤壮阳？还是五苓散淡渗？本人临床体会：越利水则水肿越甚，越滋补则变证蜂起。细察病人，面色以淡黄多见，或暗浊无华，黄乃土色，湿为土气，湿阻于内，阳气不升，气血不荣于面，故面色黄浊。舌体胖大有齿痕，舌面光滑，有阳虚气弱的一面。但舌质偏红，尖部起刺，唇红赤且干，是为心肝二经内有蕴热。查苔垢厚，尚有痰湿阻滞。按脉多濡软沉取弦数，濡为湿脉，水饮痰浊阻滞使然。弦数为心肝郁热。如此为湿阻气分，心肝郁热，气阴两伤，非单纯虚实论之，投宣肺疏卫，凉血泻热之剂，疗效卓著。投宣肺疏卫，化其湿滞，通调水道，所谓启上闸也；凉其血分蕴热，泻其心肝郁火，双管齐下，取效甚捷。

五、从呕吐症状分析

胃肠道表现是尿毒症中最早和最突出的症状，初期以厌食、腹部不适为主，继而恶心、呕吐、舌炎、口有气味及口腔溃疡等。其原因是潴留的毒性物质对神经系统的作用，同时其分解产物刺激胃肠黏膜，造成胃肠道功能紊乱以及广泛黏膜炎症和溃疡。其呕吐味酸且苦，吐势急迫，从中医辨证乃热郁于胃，胃失和降上逆而为吐。同时兼见心烦口干，小溲亦热，夜寐梦多，舌红脉数，是为内有蕴热之佐证。其病机为热郁于内，迫及胃肠，上逆为吐。临床以苦寒折热，升降芳化并举，常可取效。

六、如何降尿素氮、肌酐

尿素氮和肌酐是反映肾功能损害程度的重要指标。在临床观察到许多患者服用温补益气、滋阴填下之药。反而出现肌酐、尿素氮的上升，病情恶化。从现代研究来看，其原因有二：一是药味本身含有大量的氨基酸，如阿胶、鹿角胶等胶类都是如此。因肾功能早已衰竭，无力将氮质排出体外，再服用胶类中药或温补药等于增加了氮质的摄入量，而使血中非蛋白氮升高；二是药物本身有抑制机体排出氮质的作用，如附子、肉桂、红参等。因此。我采用活血化瘀以折其郁热，清热祛湿以降其滞涩，结果肌酐、尿素氮下降很快。

七、合并糖尿病的问题

糖尿病患者，以增加蛋白为治疗方向，用药以补正填下、益气升阳为主。若病久常引起肾小球动脉硬化症、肾小球硬化症及肾盂肾炎，称为糖尿病肾病，后期由于肾功能减退而成尿毒症。糖尿病治疗多是采用甘温益气，甘寒滋补之法。尿毒症治疗，若多用温补，则于病不利。因此治疗颇难下手。我采用补泻兼施，分途调理为大法，以益气补虚治其本，降浊祛秽兼治标邪，严格辨证，不得混淆，否则互为影响，此起彼伏。

八、透析问题

透析主要是为了降低血中氮质的潴留。常用结肠透析、腹膜透析、血液透析等，甚则肾移植。这些方法虽有效，但费用昂贵，病无愈期，不是解决问题的最好办法。在用中医辨治尿毒症的同时，我主张力争不透，即使病人已走上透析之路，我以中药治疗为主，减少透析次数，以至不透。

我曾治一例尿毒症晚期患者，年65岁，退休工人，尿素氮44mmol/L，肌酐1538μmol/L，且合并冠心病、高血压病。西医畏之，不能透析，嘱其回家准备后事。病家绝望之际，试求中医一治，邀余会诊。

余诊之面色㿠白、周身浮肿，纳少呕吐，气喘吁吁，手足发凉，诊其脉濡软且滑，沉取有力，舌质红，苔腻。询问之，尽食膏粱厚味。此属湿滞气分，热郁血分。治以祛风化湿，凉血活血，处以桃仁承气汤酌加荆芥、防风之品。服 10 剂而症情大转，后一直以此法进退，半年余已能外出旅游，尿素氮 12.3mmol/L，肌酐 654μmol/L。证明解决尿毒症非透析一途，中医完全有可能解决这个问题。但这是一个非常难的课题。有待我们临床继续研究、探讨。

治疗尿毒症，必须在辨证论治上下功夫，重视脉、舌、色、症四诊。企望专方专药，包治百病，以这种思想指导临床、科研，其结果终将不尽人意的。

对中医药治疗白血病的再认识

抚今追昔，自从 60 年代初我和秦伯未先生共同研讨中医药治疗白血病的方法以来，30 个春秋已经流逝。而今，白血病仍然像一头巨魔，年复一年地吞噬着千百万人的生命。30 年来，我经过了一个探索 – 失败 – 再探索 – 再失败 – 较成功的艰难历程，对白血病的认识渐深，体会渐多。在此，我把自己一得之见提供给同道，供参考指正。

一、辨病因，热毒为本，体虚为标

20 世纪 60 年代，秦伯未先生和我共同发表了《中医治疗白血病的初步体会》（《中华内科杂志》1960 年第 5 号，419 页），当时的中心认识是"白血病是一个虚证"，立论的依据是白血病常见面色无华、眩晕心悸、形瘦体倦、食少嗜卧、脉虚大等一派虚损之象，治疗总不离参芪归芍之类，结果每与愿违。

失败的教训迫使我对白血病作更加深入细致的观察与思考。通过多年的观察，发现白血病病人往往在起病时即见高热，且热不为汗解，常伴有斑疹出血、神志昏狂、舌质红绛、脉轻取虽虚弱无力、重按却常弦急细数等，一派血分热盛之象。因而我觉得白血病可从温病论治，白血病的病因是温热毒邪，但这种温热毒邪和一般的温病有所不同，它不是从外感受时令之温热毒邪，而是禀受自先天，是胎毒。因为白血病主要是造血器官的病变，病变部位在于血分骨髓。《灵枢·经脉》云："人始生，先成精，精成而脑髓生，骨为干，脉为营，筋为刚，肉为墙，皮肤生而毛发长。"先天之精与骨髓的生成有直接关系，若胎儿在孕育期间，母体内热过盛或罹患热病，热毒内着于胎，蕴蓄不散，便可深伏于胎儿精血骨髓之内，为日后白血病的发生奠定了内在基础。现代研究发现，白血病的发生与染色体异常有关，且带有一定的遗传倾向，与中医的理论亦相吻合。

骨髓能够生血，温热毒邪深伏于骨髓中，暗耗人体精血，致使机体精亏血少，形体失充，故形体日渐羸弱，血液化生不足，故呈现一派虚损之象。许多白血病病人并不是一出生马上发病，这是因为体质有盛衰，温热毒邪有多寡。温热毒邪深伏骨髓，虽能消灼人体精血，但人体正气有一定调节作用，若温毒较轻，消灼精血速度亦慢，人体阴阳虽有轻度失衡，但通过人体正气的调节，可维持相当长的时间不至发病。若温毒渐盛，精血大亏，超过了正气的调节作用，白血病便因之而作。

二、察病机热郁骨髓由里外发

一般温病，按其初发病位的浅深，分为新感与伏邪温病。新感温病，邪从外受，发病后按卫、气、营、血的层次传变；伏邪温病，邪气早伏于里，发病后按血、营、气、卫的层次传变。白血病既为温热胎毒早伏于里，发病后亦应由里外迫。白血病病位在于骨髓，髓为血源或血库，较血分部位尤深，故发病后有从骨髓到血分，再到营分，然后气分、卫分的传变倾向，常可一发病即见耗精动血，甚或扰神闭窍而见一派危急之象，或热毒极盛，迅速外蒸，一发病即见髓、血、营、气、卫俱病，与伏邪温病的发病和传变颇相类似。热毒迫血妄行，血不循经而外溢，则见斑疹与各种出血见症。热扰心营，神明失守，则夜寐不安，甚则神昏谵语，热蒸于外，则见高热，因非表热，故虽有汗而热不减。热毒蕴结于骨髓，故常骨节疼痛。肾主骨生髓，热毒内郁日久，精髓早伤，水不涵木，则致肝肾精血俱亏，不能充养四肢肌肉，则见形瘦体倦，舌瘦；精血不能上荣于面，则面色少华或苍黄，或㿠白；精血亏损，筋脉失濡或血热过盛，熏灼肝经，则可见肢体挛急或抽搐等动风之象。精亏血少，脉道失充则血行迟滞，加之离经之血的停蓄，则可致瘀血内阻而见癥积（肝脾肿大）、瘰疬（淋巴结肿大）、面色黧黑、肌肤甲错。热毒内盛于营血，故舌质红绛或紫绛。热盛精伤则脉细数，热毒蒸迫，正气大伤则可见脉虚大，但骨髓深伏之热未除，故脉搏重按常弦急有力。由此可见，白血病的主要病理变化是热毒蕴郁骨髓，由里而外蒸发，热结、耗血、动血、停瘀并存，涉及髓、血、营、气、卫 5 个层次，病变错综复杂，非一般温病可比。

三、论治法，清热凉血，滋肾宣郁

《内经》云："热者寒之""温者清之""火郁发之"。叶天士更具体地指出温病热在营血的治疗大法为"入营犹可透热转气……入血就恐耗血动血，直须凉血散血"。白血病病因是热毒，自当清热解毒。白血病病在骨髓，比血还深，一发病常扰血窜营，故当凉血散血。

凉血即用寒凉之品解除血分热毒。热在血分，动血闭窍，病情深重，故白血病的治疗首先应用寒凉入血之品，直折其热，常用药物如赤芍、茜草、白头翁、生地榆、鬼箭羽等。

散血指用活血化瘀之品，消除动血造成的瘀血，同时发散血中的郁热，常用药如片姜黄、茜草等。

白血病为热毒久伏骨髓之中，消灼人体精血，精血伤则正气不支，热毒更加肆虐，故在凉血的同时尚须配入甘寒育阴、咸寒滋肾之品，生阴血、填精髓，"壮水之主，以制阳光"。精血生，血液得以稀释而运行畅利，亦能促使瘀滞之消散，常用药如生地、玄参、沙参、麦冬、知母等。

宣郁即宣通气机之郁闭。白血病热毒郁伏于骨髓，由里外发，治疗时除凉血散血外，还应宣扬气机，遂其里热外达之性，促使里热外散，此为治疗营血热盛不可忽视的重要途径，犹如室内闷热，敞门开窗，则里热立散。因此，我在治疗白血病时，不论有无气分高热，常配以轻清宣透气分之品，畅达气机，宣开郁闭，以冀营血分热毒能透出气分而解。常用药如银花、连翘、大青叶等。尤其常用杏仁开气分之郁，片姜黄行血分之滞，使气血畅行，里热易于外达。

我在辨证治疗的同时，亦选用有针对性的药物如青黛，青黛入肝经，清肝泻火，凉血解毒，是治疗白血病不可多得的良药。但青黛味极苦，一般宜装入胶囊吞服。

总之，对于白血病的治疗应以清热凉血、滋肾宣郁为大法，在这个前提下再结合伴随症状随症加减。如神昏加安宫牛黄丸；痉厥加钩藤、菊花、紫雪丹；便秘加大黄等。

四、白血病并发癫痫病案 1 则

李某，女，8 岁，1987 年 6 月 17 日来诊。

患儿于 1985 年 3 月开始出现发热，肝脾、淋巴结肿大及皮下出血，当时在北京某大医院就诊，查血红蛋白 83g/L，白细胞 4×10^9/L，幼稚淋巴细胞 1%，血小板 62×10^9/L，做骨髓穿刺检查确诊为"急性淋巴细胞性白血病"，经髓内注射进行化疗，病情有所好转，肝脾缩小到肋下 1cm，淋巴结亦缩小。后在门诊继续治疗，病情时有反复，常见皮下出血，并于 1987 年 6 月开始出现癫痫发作现象，遂来请我诊治，当时见症：面色萎黄，皮下紫斑，心烦急躁，夜寐不安，大便干燥。每日发作抽搐及怪叫数次。口干舌红，脉象弦细滑数。血红蛋白 92g/L，血小板 130×10^9/L，白细胞 15×10^9/L。

[辨证] 热入营血，肝风内动。

[处方] 沙参 10g，玉竹 10g，元参 10g，生地 10g，赤芍 10g，茅根、芦根各 10g，水红花子 10g，焦三仙各 10g，钩藤（后下）10g，珍珠母（先煎）20g，青黛（冲）4g。

二诊：7 剂后，皮下已无紫斑，抽搐及怪叫偶作，但仍心烦，夜寐欠安，大便干燥，舌红苔黄，脉象细数。辨证属营热未尽。仍以前法进退。

[处方] 沙参 10g，玉竹 10g，元参 10g，生地 10g，赤芍 10g，丹参 10g，知母 10g，钩藤 10g，生牡蛎（先煎）20g，大黄 0.5g，青黛（冲）4g，水红花子 10g。

7 剂后，夜寐渐安，大便如常，抽搐及怪叫数日偶发一次。

后以该方为主，有时合以升降散加减治疗，患儿病情一直稳定。现血红蛋白 120g/L，白细胞 5.7×10^9/L，血小板 297×10^9/L，未见幼淋细胞。目前患儿仍间断用药，以巩固疗效。

白血病若合并有中枢神经系统症状，预后更差。本案抓住热伏骨髓，内盛于营血这一病机关键，在治疗上以清营透热、活血填髓、滋肝息风诸法并用，故能获得比较满意的疗效。

医话一束

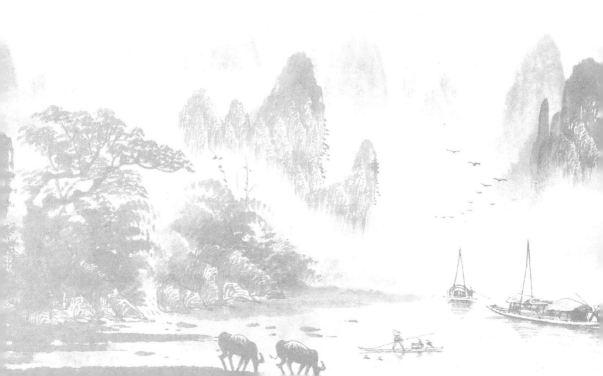

肺炎要脉舌色症合参，分型证治

肺炎多发于冬春二季。其病因病机多为内有蕴热，外受温邪，内外合邪，卒然而发，属中医温病范畴，于风温中考之。中医治疗此病，并无特定处方，我在临床上合参脉、舌、色、症，辨证施治，一般分为下列五型治疗。

（一）肺热壅盛型

症见高热、喘咳、气急，脉洪数弦急，舌红苔黄质绛。此为肺热郁闭，不得宣泄，治宜宣肃清化。

药用：苏叶、生石膏、知母、前胡、杏仁、芦根。水煎服，昼三夜一服。

（二）表气郁闭型

症见高热形寒，气急胸闷，面色青暗，脉浮滑数，舌苔白腻质红。此型为表闭热郁，治疗必先开其郁闭，用宣肺开郁法。

药如：麻黄、生石膏、杏仁、前胡、芦根。水煎，昼三夜一服。

（三）痰湿内阻型

症见寒热，喘咳痰多，胸中满闷，舌胖苔腻、滑润多液，脉象沉软缓滑。用宣肺化湿法，以利气机之开合。

药用：苏叶、苏梗、苏子、麻黄、半夏、厚朴、杏仁、炙杷叶、冬瓜子。

（四）痰浊壅肺型

症见喘咳痰鸣，痰多且稀，周身酸楚乏力，患者常以胸闷为苦，是其特征，舌苔白滑垢腻、根部厚浊，脉沉弦滑，按之有力。以三子养亲汤出入，豁痰利气，止咳平喘。

药用：苏子、莱菔子、白芥子、冬瓜子、皂角、前胡、浙贝母、半夏、甜葶苈。

（五）阴伤燥热

症见身热口干，干咳胸痛，痰黏难出，舌红且干，脉象细弦数。用泄热润肺法。

药用：泻白散加减。苏叶子、桑白皮、地骨皮、麦门冬、南沙参、杏仁、炙杷叶、清半夏、黛蛤散、瓜蒌仁、茅根、芦根。

上述五型，临床多见，依法治之，多可获瘳。又有重者，或在小儿，可见神昏抽搐，此时宜详察其因，仍于各型证治中求之，但得肺气宣畅，热泄痰清，则自神清抽平。

慢性泄泻当有虚实之分

慢性泄泻有偏虚与偏实两大类。

一、偏虚者

1. 久泄伤脾

症见泄势频繁，大便溏薄，便后气短汗出，倦怠乏力，面色淡白或淡黄无华，唇白，食后脘腹胀满，脉象虚、软、无力或弱，舌体偏胖、舌苔薄白而嫩。

治宜扶脾益胃，用参苓白术散之类。

2. 脾阳下陷

症见大便溏薄，泄后气坠脱肛，气短汗出，甚则头晕心慌，面色㿠白，脉沉迟、弱、无力，舌胖有齿痕、苔白嫩而滑润。

宜升阳益胃，用补中益气汤。滑泄欲脱加固涩之品如诃子、肉豆蔻、赤石脂、牡蛎、罂粟壳等。

3. 久泄伤阴

症见泄势不重，腹中不舒，便意甚急，但量不多，小溲赤热，夜寐多梦，脉以沉细弦滑数为主，舌瘦而干、质红无苔。

治当甘寒育阴，疏调木土，用药如荆芥炭、吴茱萸水炒黄连、白芍、炙甘草、木瓜、生扁豆、石斛、生苡仁、防风等。

4. 中气不足，夹有食滞

泄泻日久，中气亏虚，夹有食滞中阻，此虚中夹实之证。症见泄稀色深，大便恶臭，夹有不消化之残渣，面色苍白，脘腹胀满，嗳噫味腐，小便黄赤，脉弱，而关尺弦滑，舌苔厚腻，根部尤甚。

治当补虚消导并进，方如香砂枳术丸合保和丸之类。

5. 中气不足，夹有郁热

久泄补之不当或心情抑郁，而生内热。症见泄下急迫，但次数不多，日行2~3次，心烦口渴，梦多急躁，小溲赤热，脉虽见虚弱，但按之或沉取弦细滑数，舌瘦且干而质红，尖部起刺。

治须分途调理，扶脾益气以治其本，苦甘解郁兼折其热。用药可考虑葛根、生白术、黄芩、吴茱萸水炒黄连、白芍、生苡米、茯苓皮、冬瓜皮、灶心黄土等。

二、偏实者

1. 湿热内蕴，留恋不解

症见泄泻其势如注，肛门灼热，经年不愈，脉象多见浮软、力弱，沉取弦滑略数，舌形偏瘦、舌质偏红、苔干甚则龟裂。

此时只宜升降分化，调理脾胃。用药当宜轻灵，用药如荆芥穗炭、防风、黄连粉、黄芩、白芍、木香、甘草、焦三仙等。同时饮食宜软、少、清淡。

2. 食滞不化，久泄不愈

暴饮暴食，以致泄泻，误服补剂，积滞不去，正难恢复，症见形体日渐消瘦，面色日渐黑浊，腹痛拒按，嗳腐吞酸。厌食腹胀，脉象弦滑，舌苔垢厚。

治宜升阳和胃，消积导滞。用药如焦白术、枳实、木香、槟榔、葛根、防风、冬瓜皮、焦三仙、灶心黄土等。

泄泻日久未必均用补法

泄泻乃临床常见疾病，循辨证以施治多可获愈。然某些患者缘体质因素或治疗失当，每至迁延难愈，少则数月，甚或经年愈岁。时医多谓"久泻必虚"而投以补涩之品，间有获效者，然补而不效者亦多。余多年经验是：泄泻日久，似非皆属虚证，治疗亦未必均用补法。现仅就久泻治验举例说明如下：

郭某，女，35岁，某医院职工。

初诊：1973年5月上旬由门诊医生转介来诊。自述泄泻1年，体重由65kg减至40kg。病自1972年夏季始，因出差外地，饮食不惯，水土不服而患泄泻，回京后仍不能愈。自觉腹胀不舒，作泻之前必腹中绞痛。当时检查腹部无明显压痛，大便镜检无异常发现。曾服中药治疗，所投多属补、涩之剂，如参苓白术丸、四神丸、真人养脏汤之类，病势不减。迁延至今。近日自觉倦怠乏力，腹中辘辘鸣响，每于天明泄泻必作，泻前腹中绞痛。夜寐梦多，时有心烦急躁，小溲短赤，阵阵汗出，多在颈以上。纳谷尚可，尤嗜凉食。诊其左脉弦滑，按之数而有力，右脉濡滑，按之亦数。舌质红，苔白腻而干，根部尤厚。

综观脉证，病缘暑湿蕴热，损及肠胃功能，发为泄泻。久则土壅木郁，多服温补，又助肝热，热灼阴分，木火更旺，故久泻不愈。法当疏调肝脾，泄其有余，调其不足，油滑黏腻之物皆忌。

[处方] 黄芩9g，马尾连9g，葛根9g，白术6g，白芍15g，陈皮6g，防风9g，灶心土30g，木瓜9g。

方中葛根、黄芩、马尾连相伍，乃《伤寒论》中葛根芩连汤法，取芩、连清热燥湿；葛根升久泻而陷之清阳，俟湿热祛、清阳升而泻止。白术、白芍、陈皮、防风四药相配乃痛泻要方，白术燥湿健脾；白芍养阴柔肝，缓急止痛，能于土中泄木；陈皮理气化痰，燥湿和中；防风宣畅气机，疏调肝木，散除脾湿以助脾运，四药相配，泄肝木而调脾土，畅气机以止痛泻。又加灶心土以扶脾燥湿；木瓜柔肝止痛，和胃祛湿。诸药配伍，旨在祛湿邪，清郁热，泄肝木，扶脾土，以求泻止。

二诊：上方连服6剂。晨起泄泻已止，腹中绞痛亦轻，惟腹中仍偶作辘辘鸣响，脉象尚见弦细而滑。此木郁侮土，升降失调，故泻势虽减而腹痛肠鸣犹存，非脾胃虚寒也。仍当疏调肝脾，升其久泻而陷之清阳，降其木郁而化之邪火。

[处方] 仍宗前方去白术、木瓜、灶心土，加枳壳6g，木香3g，白芍改为9g，防风改为6g，又服10剂。

三诊：药后大便已如常人，腹中痛势大减，仅偶作微痛，间或腹中辘辘微响，夜寐已安，六脉弦势大差，已渐濡软，惟沉取尚属细滑。此木土渐调而下焦仍有湿热蕴积，兼有阴分不足之象。仍拟疏调气机，分利湿热，少佐和阴，以善其后。

[处方] 茯苓16g，冬瓜皮30g，木瓜9g，防风6g，陈皮6g，灶心土25g，炒麦芽9g，炒白芍9g，炙甘草9g。

方中茯苓、冬瓜皮、木瓜三药祛湿热以调脾胃；防风、陈皮、灶心土、炒麦芽四药相伍畅气机而扶中土；炒白芍、炙甘草酸甘合化为阴，敛阴和营以调其阴分之不足。本方又服3剂，诸症消失而愈。

按：泄泻一证，古人论述颇详，一般以初泻属实，久泻属虚，此概为治泻常法。故临床见泄泻日久，则每多诊为虚证，常喜治以温补之药。根据我临床经验，泄泻日久，未必均用补法。盖泄泻经年不愈，病情复杂。若不推究病源，详诊细参，医者思路难免落入"久泻伤正""久泻脾虚"之窠臼。兼之病者久泻难耐，苦不堪言，除自以肥甘厚味食物增加营养外，亦求医生投以补药。医者之意，患者之心，两相吻合，故处以补虚固涩之方势在必然。孰知病虽久而非虚,施以补药何能见效?若病本湿热,土壅木郁,而连投补涩之品,则留邪而戕正,故缠绵不愈乃至经年。

该患者泄泻虽久,然切其脉并无虚象。左脉弦滑,按之数而有力,右脉濡滑。按之亦数。弦者为郁,滑主湿痰食滞,濡脉主湿,亦主气伤。数而有力者,木火内旺之象。以脉论证,当为湿热内蕴,土壅木郁,肝火亢炽,气阴两受其殃,然又必验之于舌。

其舌质红,苔白腻而干,根部尤厚,苔腻主湿郁,根厚乃胃肠湿阻,积滞不清。湿停本当苔润,今反干燥者何?其与舌质红同为一理,皆因热灼阴伤而致。热盛法当苔黄,今反白者何?热在湿中,湿遏热伏尔。细参脉、舌,两相印证,然又必详考其症。

其症纷杂,分为三组剖析之。①心烦急躁,口干欲饮,小溲短赤,阵阵汗出、齐颈而还,此皆热郁之象。心烦急躁乃因热扰心神。口干欲饮、小溲短赤则为热灼阴伤。其阵阵汗出,易惑为中气不足。然气虚自汗,多动辄汗出,且汗出遍体,自觉乏力,甚则汗后形寒,其脉亦当见虚弱之象,而本例汗出阵阵,齐颈而还。乃湿热郁蒸于上焦也。②自觉腹中胀闷不舒,疼痛时作而无明显压痛点。若以腹痛而论,属虚寒则喜温按,属实热则拒按。而本例胀闷不舒,位在大腹,其痛时作时止,又无明显部位,乃是湿热内蕴、木郁而中土受困,气机不畅所致,不能泛以脾虚论之。③泻有定时。若论黎明作泻,极易诊为肾虚火衰。然彼则多并见脉沉细无力,四肢不温,面色㿠白,口淡无味,腰背酸痛诸证,治当温阳固摄之法。而本例无虚寒不足之象,且黎明作泻其势急迫,泻前腹中绞痛,泻后则舒,自非命门火衰之证可比。此乃木郁克土、肝热下迫之证。盖肝为厥阴风木之脏,与少阳胆互为表里。厥阴者,阴之尽,阳之始也,少阳者,升发之气也。病乃木郁克土之证,黎明乃少阳主令之时,少阳疏土太过,故腹中绞痛,泻势急迫。再与脉弦数有力、舌红口干、心烦多梦诸症状互参,则黎明作泻责之于肝当无疑矣。

综观脉、舌、症,本例乃湿热内蕴、土壅木郁之证,因过服温补又助肝热,致使病势胶着。治则必先泄木郁、降肝火、祛湿热、调气机。用药重在祛邪,邪祛正自安矣。寓补于攻,此之谓也。故云:泄泻日久,未必均用补法。

久泄久汗并非皆虚

何某年逾六旬,罹腹泻证,病已2年余,每晨泄泻必作。近半年来汗多,甚则被褥皆湿，夜不能寐，杳不思纳，形体日削，面色干黑，月来病势有增。他人荐为诊视：脉息细弦按之有力，沉取略有数意。虽面黑形瘦而两目炯炯，舌干糙老根厚且腻，尖部红刺满布。问之知其腹泻每于五更，且入厕即泄，其势如注，泄前腹中绞痛，得泄即舒。观其方案皆谓老年脾肾两虚，所服之药全是温补益气。余曰："中气不足，脾肾两虚，面色必淡白，四肢当清冷，脉象当虚弱无力。今脉是弦数，舌上尖红起刺，根部厚腻，舌质糙老。此乃木郁克土也。五更乃少阳初升之时，厥阴肝郁下迫，故泄在黎明，泄势如注，非虚证也。"他医见年逾六旬，汗出日久，断为虚证，不知其工作繁重，五志化火，肝热夹湿上扰，病虽日久，却非虚证。此汗属热汗、湿汗、燥汗之类。汗为心液，久则心阴不足，肝热复炽。又不可滋养入手，必须先泄木热，俟热减而木土调和，诸症皆减矣。

［方用］黄连、黄芩、黄柏、阿胶、生白芍加减治之，七日显效，月余而瘥。

胆囊炎应分期证治，以清疏为要

1. 胆囊炎早期

可见右胁下时常作痛，伴舌苔糙垢根厚、质红且干，脉多弦滑而数，大便干结，小溲赤少。此为胆热郁滞，气机不畅，治宜清泻胆热，疏调气机，以缓疼痛。

［方药］柴胡6g，黄芩10g，旋覆花10g，片姜黄6g，杏仁10g，苏子、梗各10g，焦山楂、神曲、麦芽各10g，槟榔10g，鸡内金10g。在治疗期间必须注意饮食调摄，减少食量，以青菜为主，忌食油腻之品，每天早晨必须走路活动以助消化。

2. 急性发作期

多由慢性胆囊炎转来，临床表现为右胁剧烈疼痛拒按，发热，恶寒呕吐，恶心，舌苔垢厚，心烦急躁，两脉洪滑而数，大便数日未通，小溲亦热，急以清泻胆热，攻下利胆为治。

［方药］以大柴胡汤加减。柴胡6g，大黄3g，枳实6g，黄芩10g，半夏10g，郁金10g，杏仁10g，香附10g。

慢性胆囊炎长期不愈者，仍需轻泻胆热，增强其消化功能，用药宗清热调肝利胆法。

［方药］竹茹9g，枳实9g，陈皮6g，半夏10g，蝉蜕6g，郁金6g，杏仁

10g, 莱菔子 6g, 焦山楂 10g, 鸡内金 10g。

体弱气血不足而消化功能过差者, 宜用益气补中、香运缓痛法, 并嘱其坚持体育锻炼以配合治疗。

[方药] 木香 6g, 砂仁 2g, 白术 10g, 茯苓 10g, 太子参 6g, 陈皮 6g, 竹茹 9g, 黄芪 10g, 焦麦芽 19g, 枳壳 6g。

胆囊炎经常发作, 脉象细弦, 舌红口干, 又有阴伤阳亢之象者, 当用养血柔肝, 疏调木土法。

[方药] 当归 10g, 白芍 10g, 木瓜 10g, 生牡蛎 20g, 香附 10g, 片姜黄 6g, 旱莲草 13g, 女贞子 10g。

若阴伤而阳热过亢者, 两脉细小弦滑数, 心烦口干急躁, 夜寐梦多, 形体瘦弱, 甚则午后低热, 当用养血柔肝折热法。

[方药] 金铃子 10g, 元胡 6g, 香附 10g, 旋覆花 10g, 柴胡 6g, 夏枯草 10g, 郁金 10g, 焦山楂、神曲、麦芽各 10g, 杏仁 10g。

消化性溃疡辨治当分虚实寒热

消化性溃疡以胃与十二指肠较为常见, 症状以上腹部规律性疼痛为主, 中医辨证有寒、热、虚、实之不同, 因而立法用药出入很大。临证之时, 当根据脉、舌、色、症的具体表现, 辨证论治, 临床常用方法不外以下 4 种: ①证属木郁克土者, 脉象必弦, 可用金铃子散。若郁久化热, 须配清泻肝火之品, 如川楝子、龙胆草等。②以中焦虚寒为主者, 脉濡软无力, 舌体胖嫩苔白滑润, 腹痛喜暖喜按, 可用建中汤; 寒象突出者, 以温养为主, 用附子、干姜、吴茱萸、党参、当归、黄芪之类。③病程已久, 舌绛唇红, 心烦口干, 脉弦细滑数, 此为阴液不足, 虚热化火, 肝阳上亢之象, 余师古人一贯煎方义, 选用川楝子、沙参、麦门冬、生地黄、赤白芍、生蒲黄、炒五灵脂等味。④若属水饮停留, 脉必滑而带弦, 舌白苔腻水滑, 可用温化水饮法, 方用苓桂术甘汤加减; 水饮兼有肝热而成热饮者, 脘腹灼痛, 脉象弦数, 舌苔垢腻糙老, 先父每用清化热饮法, 如控涎丹之类。此外, 又有寒热并见者, 源于体质薄弱, 脾胃虚寒, 且肝郁日久化火, 心烦急躁, 脉多濡虚或沉软, 按之多为细弦之象, 单纯补中必难见效, 必须兼清标热。再有虚实夹杂者, 用药比较棘手, 据其脉象多以濡软力弱为主, 舌苔多是浮黄垢厚, 症状以中气不足诸表现尤甚, 故当以香砂养胃或香砂枳术丸之类调理, 余常用香砂枳术丸加太子参、炙黄芪、鸡内金、焦麦芽、焦稻芽为主，决不可单补或纯泻。

老年便秘以虚证为多

老年便秘多属虚证，因虚致实者尤为常见，但有气、血、阴、阳之不同，故治疗亦不能一概而论，仍当辨证论治。有因中气不足，运化失灵，浊气不降而致便秘者，宜益气健脾，方以香砂六君子汤加减；亦有因肺脾气虚，运转呆滞，大便不下者，当以补中益气汤治之。中气得补秘结亦可得通。有血虚阴伤、大便失润之证，此证于临床最为多见，其脉细弦略数，舌淡苔薄，治宜养血益阴，方用四物汤，甚至合二至丸，在临床对此类病人，常用当归一味50g，浓煎频服，其补血润燥之功甚捷。有燥气过盛，津伤便结之证，燥有内外上下之异，老人阴分渐亏，多为内燥，在治疗上除习用之麻仁丸、五仁橘皮汤之外，余于此证每用白芍90g，煎汤频饮，多有显效。另外，老年命火渐衰，根蒂不固，也可见肾不纳气之便秘，其常伴小便失禁，脉沉微若无，舌淡嫩苔薄，治以温补命门之火，以桂附参芪为主，另加硫黄粉装入胶囊吞服，每服1g，每早1次。

大实若羸状

临床诊治，贵在辨证。阴阳表里寒热虚实必须分清明辨。"至虚有盛候，大实若羸状"。危重之际，辨证确切，每有立竿见影之效。误诊错治，多有祸不旋踵之殃。

重症肌无力患者，女性，52岁。住院半年余，所服皆八珍、十全大补、归脾、左归及右归温补滋养之类，其效不显。4天前因突然发热（38.5℃），病情陡变，致饭前不注射新斯的明则无进食之力，且体温渐增，乃请老中医会诊。

患者面色萎黄，形瘦肉削，精神萎靡，两目启睁，舌胖，苔白糙老且干，两脉虚濡，按之略滑，沉取弦细似数，似一派虚羸之象，但心烦梦多，小溲色黄，大便2日一行。身热颇壮（39.4℃）。诸医皆谓："久病气血大虚，舍甘温除热，别无良法。"余久思而曰："阳虚气弱，法当甘温，药量虽小，病势理当少轻，岂能对症之后，热势反增？"夫新病多实亦有虚者，久病多虚亦有实证，且虚证可能夹有实邪，实证之中亦有夹虚，真假虚实，错综复杂，变化莫测，病无定体，治有定理。本病高热，进甘温而病势续增，脉象虚濡之中按之略滑，沉取弦细似数。此属本虚标实，真虚而新感实邪，似白虎证，可拟用白虎试用法，以观动静。请经治医生取冰凉开水 200ml 少少予之，病人饮毕，仍索凉水，此渴欲饮冷水也；又取 200ml 续饮，饮后遂安然入睡，且头额似有潮汗。综观脉舌色症，非本虚为主，实标热之象也。若虚热何能渴欲饮冷，且饮后小汗出而入睡乎？又其舌白糙老且干，脉象之细弦且数，心烦梦多，溲黄便干，断为阳明气分之热。虽病人素体气血不足，但现因邪已化热而成标热实热，故改用白虎之辛凉，以求虎啸风生、金飙退热之效。药用生石膏 25g，生甘草 10g，知母 10g，粳米 60g。1 剂，煎 100ml 分 2 次服。药后，夜间汗出而身热即退，体温正常，两脉虚濡而滑，按之细弱，已无弦数之意矣。病人精神如常，食欲见增，改用甘寒生津益气法而善其后。

攻补兼施论

攻补兼施是临床常用治法，适用于虚实夹杂之证。虚实之义，虚者正气虚，实者邪气实。经云"邪之所凑，其气必虚"，以此论之，岂非凡病皆属正虚邪实，而治疗悉当扶正祛攻邪耶！然证之临床，病由邪生，邪去病已。一般内伤外感，邪实为病者恒多，故不可轻言补。而医者临证动辄以正虚立论，攻补之品杂合以成方，如人参与莱菔子同用，四君与承气合方，或制消以补，或制补以消，广络原野，以为万全。此非攻补兼施，不过以药制药而已。自古攻补兼施之法必因证施治，确系实邪非攻不除，而正气不足难任攻伐者始可用之。如宿食积滞于中，脾虚失于健运，张洁古制枳术丸，寓消于补，是攻补同用之例。又有攻补分投、交替应用者，如李士材治癥积，先补益数日，继用攻伐，屡补屡攻，以平为期。而叶天士治痰饮，朝服肾气丸以补肾、午服茯苓饮以涤饮，则是一日之中，攻补异治。又有攻补分剂而同服之法，如叶氏医案中治内饮用人参汤煎送下真武丸、苓桂术甘汤送下都气丸之类。若暴病邪实非猛药不除者，必于峻攻剂中重用人参以顾护元气而行药物力，如四磨饮中之用人参，薛立斋于三生饮中重加人参即是。若热病应下而失下，邪实正虚，病势危急，则攻补兼施势在必行，陶氏黄龙汤、吴鞠通加减黄龙汤是其例。要之，攻补兼施之运用，贵在切合病情。忆见韩一斋先生诊治一年过七旬之老妇人患伤寒后期大便不通 20 余日，脘腹胀满，舌苔焦黑，身体羸疲，不堪峻攻。论证当用大承气，然虑其便通即脱。韩老胸有成竹，令病人先服大承气，并备好人参汤，待其腹中响动欲便，即令顿服人参汤一碗，然后如厕，得大下燥粪，而神清气爽，毫无怠色。此治妙在攻补分投，人参汤之用恰到好处，真可谓早一刻不必，晚一刻不及。此后我治一八旬老人病温后期便闭半月，仿韩老治法，先以承气攻其实即，继服人参米粥顾其胃气，得大便畅行而愈。可见，攻补兼施并非单纯的补泻同用。学者宜参古酌今举一反三，临床宜审证制宜、灵活变通，方能尽其妙用也。

提壶揭盖水自流

忆十年动乱之初，我进了牛棚，被剥夺了诊病处方的权力。一日，本院某职工找到我，说他患尿闭数日，经多方治疗未效，靠导尿度日，十分痛苦，是以前来求方。医生的天职促使我不顾禁为他口授一方：苏叶、杏仁、枇杷叶各10g，水煎服。嘱其院外购药，以免节外生枝。事后该患者专程前来告知，药后小便即通，花费不过两角钱。

无独有偶，1990年仲秋，一友人自美国打来长途，说他爱妻产后尿潴留，住院治疗10余日，花费美金已逾万元，仍不见效。不得已而求助于祖国的中医学。我在电话中告诉他，可花1角钱购一味苏叶，每日煎汤代茶频饮。两日后电话复来，告知病人服药后小便即利，痊愈出院了。

以上2例均为急性尿闭，属中医癃闭证。治法颇多，我所用仅其一法，大旨宣肺而已。不利水而收利水之效，所谓提壶揭盖水自流是也。此法古已有之，《侣山堂类辨》载张志聪治一人患水肿尿闭，医用八正散等利水剂不效，张氏以防风、苏叶各等份为剂，水煎温服取汗，小便即利，水肿全消。张氏此案与上述二例用药虽有小异，而立法基本相同，皆以宣畅肺气收功。其理：肺为水之上源，主气布津，有通调水道之功。肺气宣布则水道通畅。譬如中国旧式水壶，盖上有孔，若闭其孔，则壶内之水倾之不出。惟畅其孔，则水流如注。宣肺利水之理类同于此，故以"提壶揭盖"名之。临床遣药当以辛味轻浮之风药为首选，如荆芥、防风、苏叶、独活、白芷、浮萍、杏仁、枇杷叶、前胡之属，少量轻投，取治上焦如羽之义。此法不独治疗尿闭有效，凡泌尿系急慢性感染，尿检异常或小便不畅，或浮肿不消，均可将此类风药合入对症方中，必能增强利水之功。大法以风药配方，不独可以宣肺气，又兼具理气机、畅三焦、助脾运、胜湿邪、散火郁之功效，则非"提壶揭盖"一语所能概括得了。

慢性肾病非肾虚论

慢性肾炎、肾病综合征、慢性肾功能衰竭等是公认的难治之病。长期以来，中医对这些慢性肾病的认识是以虚为主，治疗则以补为主，非补肾即益脾，用药不外参芪地黄之类。如此论治，因袭已久，已成惯例。临床一遇此病，便用此法。虽疗效不佳而不思变通。究其原因，一则受肾主虚论的影响，以为肾病便是肾虚；二则思路单一，只见其虚，不察其实，为假象所迷惑。今且析之：在中医理论中，肾主虚之肾是指肾主生殖发育而言，而现代医学之肾则是泌尿排泄器官，二者不能等同。因此，对现代医学的肾病不能套用肾主虚的理论去认识。从临床表现看，慢性肾病确实会表现出一些虚弱症状，诸如贫血貌，面色或萎黄，或苍白，或黧黑，神疲体倦，四肢酸懒，腰膝酸楚等。但虚弱症状的出现并不等于病的本质为虚。《内经》云："有者求之，无者求之，虚者责之，盛者责之。"须知任何症状的出现虚能致之，实亦能致之。前贤所言"大实有羸状，至虚有盛候"，说明了症状的虚实与病本的不一致性。临床所以强调辨证，就是要通过对症状的辨析而求其病本。具体到慢性肾病，怎样辨其病本？其一，从病史看，慢性肾病多数由急性肾炎转化而来，邪气久留不去，日愈久，邪愈深。又常因感冒、感染而致反复发作，据此可知其为邪实之为病。其二，从症状看，患者常见心急烦躁，夜寐梦多，便干溲赤，皮肤作痒等热象；若非严重贫血者，则必舌红苔厚，是营血郁热之象。其三，从脉象看，肾病之脉，或濡，或滑，或弦，或细，而重按皆振指有力；若病至尿毒症期，其脉弦滑有力，愈按愈盛，邪蓄成毒矣。病见此等脉，纵有一二虚象，岂可轻言虚哉！其四，从化验指标看，尿蛋白和红白细胞持续阳性，血肌酐和尿素氮的上升均是邪在营血的标志。总之，慢性肾炎病机是邪入营血，多热多瘀，故其病属实。至于神疲乏力诸般虚象多由邪气阻滞、机能失调所致，切不可以此为虚而投温补。大法以凉血化瘀为基本治则，参以随证施治，可望取得较好疗效。

辨证中的两点论

辨证施治是中医临床的精华。而只有辨证准确，施治才能有效。怎样才能辨证准确，值得研究。

中医学中有不少辨证规范，如气血辨证、脏腑辨证、八纲辨证、六经辨证、卫气营血辨证等，都是经过长期医疗实践总结出来的，具有普遍的指导意义。然而临床应用起来却并非易事。临床上常常发生以虚为实、以实为虚的辨证错误，导致虚虚实实的错误施治，甚至一而再、再而三地重蹈同一种错误辨证。犯这种错误的人对一些病证往往有其固定不变的认识，在他们头脑里早已把一些病证定了性。举例而言，一见慢性腹泻长期不愈便以为脾虚而投参苓白术；一见晨起泄泻就定为肾泄肾虚而投四神丸温之；一见阳痿便谓命门火衰而投温补肾阳之剂；一见慢性肾炎便作肾虚治而用六味、八味；一见发热长期不退，便作气虚发热或阴虚发热而补之滋之。诸如此类，带着先入为主的观点去诊断疾病，毫无辨证可言。

我们不否认有些病证病机有其常见多发的一面，但临床辨证时决不能只从一个角度去分析认识，更不能带着先入为主的固有观点去诊断疾病。要做到客观地正确地辨证施治，明确树立以下观点是十分重要的：对于任何一个病证来说，虚能这样，实也能这样，寒能这样，热也能这样。因此不能只看到一点，还要看到和它相反的一面，看到两点或更多，这就是辨证中的两点论。

在这方面，明代医家张介宾就很高明，他对《内经》病机十九条的分析就体现出了中医辨证的两点论。"诸禁鼓栗，如丧神守，皆属于火"，既有属于火之实者，也有属于火之虚者。古人用四神丸治疗五更泻，只能说明五更泻有属肾虚的，但并非所有的五更泻都属肾虚。黎明之时乃厥阴将尽少阳初生，此时入厕急不可待，多属木郁乘土而发，克土为患，为木土不和之象，诊之脉必弦、舌必红是其征也，疏肝和脾可效。

又曾治一人阳痿10年，作肾虚治遍服温补剂无效，视之脉濡滑数，舌红苔黄腻垢厚，辨为湿热壅滞经络，治以清化湿热而效。可见，临床辨证以两点论为指导，以脉舌为凭，则病情无遁矣。

慢性肾病调养中的"动"与"静"

慢性肾病一般病程较长，因而日常调养是一个重要环节。而如何处理调养中的动与静又是一个重要问题。现代医学对慢性肾病主张静养，对一般病例要求卧床休息，对严重病例，如重度蛋白尿患者或尿毒症患者则强调绝对卧床休息。这种静养为上的调养方法沿用已久，约定俗成，不但西医惯用，而且中医也照搬。至于其作用和效果如何，便无人详究了。然而这种静养方法对慢性肾病的恢复究竟是有利还是有害，值得探讨。

我个人认为，对于慢性肾病来说，静不如动，静有害而动有益，静则血液瘀滞，对肾脏修复不利；动则血行流畅，能使肾脏血液循环增加，从而促进肾脏功能恢复，并有助于防止肾脏萎缩。所以，我在临床上对慢性肾病患者常常要求他们以运动为主以配合治疗，实践证明是成功的。

从理论上讲，恒动观是贯穿于中医传统基本理论的重要观点，认为大到宇宙天体，小到微观世界，无不处于永恒运动之中。人体内外环境也是这样。用这一观点来观察分析人的生命现象，则知人之生命无处不动。古代医家所谓"动而中节"则"生生不息"，正是说明了动之对于生命的必不可少。从病理看，前贤曾有凡病皆郁之论，认为气血瘀滞是一切疾病的病理基础。这一观点很有道理。不论"郁"或"瘀"，都是气血失于流畅，脏腑动而不及之象。具体到肾病，其病机乃热郁营血，络脉瘀滞，是肾失其正常之"动"而病。故当治之以"动"，用药宜活血化瘀，调理以运动为主，以身体肢节之外动，促进脏腑气血之内动，从而促进气血流通，清除血中瘀滞，加速邪毒排泄，使受损肾脏得以修复。具体方法：每日早晚坚持走路，或快走如急行军，或慢走如悠闲散步，少则一二小时，多则三四小时，视体力强弱而异，要循序渐进，长期坚持。

几十年来，我用此法配合慢性肾病的药物治疗，收到了良好的效果。很多肾病患者通过坚持走路锻炼，体质得到了改善，症状消失，尿检转阴，较少复发。在慢性肾衰病人，可使尿素氮下降，肾功能改善，甚至可使已经萎缩的肾脏得以部分恢复。一慢性肾功不全患者就诊时血肌酐、尿素氮水平很高，已至尿毒症期，B超示右肾萎缩。治疗以内服中药活血化瘀为主。治疗期间患者严格遵照医嘱，密切配合，坚持以走路为主的运动锻炼，1年后复查血肌酐和尿素氮已恢复正常；原来萎缩的右肾也较前略为增大。倘若令病人静卧1年，即便灵丹妙药，恐怕也难收如此之效果！

生命在于运动，真非虚谈。

百炼不如一走

"百炼不如一走"是句行家的老话。时下锻炼身体的方法很多，各项体育活动，传统的拳术，以及新近风靡一时的各种气功，令人眼花缭乱，使人无所适从。人们各取所好，而不知走是各种锻炼的共同基础。所谓"走为百炼之祖"就是这个意思。拿拳术来说，不论太极、八卦、行意，行起拳来步法的进退转行是基本的动作要领。在五花八门的气功功法中，郭林新气功较少出偏差，效果也较好，因为这种功法讲究走步，并与呼吸自然配合，实际上就是走的锻炼。

在人的一生当中，走是最重要的日常活动。从出生后 1 岁左右蹒跚学步开始，到年老寿终正寝，几十年间走不停步。年盛之时不觉走之可贵，到了老年方知人老先从腿上老，能否自主行走便成了耄耋之人健康程度的重要标志了。从类人猿进化到人，直立行走是一次飞跃。在漫长的进化过程中，人的各项生理机能都与直立行走相适应。这大概就是为什么行走锻炼有益于健康的原因之一吧。从医学角度看，行走锻炼对人体各系统生理机能的促进作用是显而易见的。循环系统方面，行走时肌肉的节律性舒缩有助于促进下肢静脉血和淋巴的回流，从而消除下部瘀血，增强心脏功能，所以心脏病人绝对卧床休息的传统做法并不可取，坚持适度的行走锻炼更为有利。行走对消化系统的影响是人所共知的。俗话说，饭后百步走，活到九十九。老年人由于胃肠蠕动缓慢而出现腹胀、便秘、食欲不振等，通过行走锻炼可得到改善。行走锻炼还能调节神经活动。晨起行走一时，精神焕发一天，睡前行走一时，安然入睡一夜。坚持行走锻炼者，老来健步如昔，岂不壮哉！行走锻炼还能改善肾区血液循环，增加肾脏血液灌流量，从而增强肾功能。

百炼不如一走，其作用如此，信此说者不妨一试。

方药拾遗

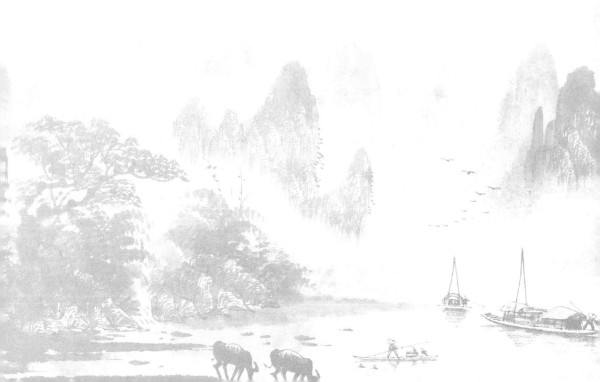

药合时宜

天人相应的整体观是中医的理论支柱之一。《内经》所论"人以天地之气生，四时之法成"揭示了人的生命和天地自然环境动态的统一性。正如金元名医刘河间所说："一身之气皆随四时五运六气兴衰而无相反矣。"生理如此，病理亦如此。诊断疾病，分析病机。要考虑时令气候的影响。《内经》反复强调"审察病机，无失气宜"，"谨候气宜，无失病机"。足证"气宜"与病机不可分割，而"气宜"的含义之一便是指时令、气候的影响。在治疗方面，《内经》认为，若"治不法天之纪，地之理，则灾害至矣"，并具体提出了"用热远热，用寒远寒，用温远温，用凉远凉"的用药原则，为后世所遵循。如张仲景治疗伤寒太阳病表实证制麻黄汤主之，因组方性辛温大热而只适于冬月严寒时节服用。入春以后，天气渐趋温暖，即不可服，服之恐变生斑黄狂闷等证。桂枝汤治疗太阳病中风表虚证，药性虽较和缓，然仍偏于辛温，亦得变通用之，古人每于春末至夏至的加入黄芩，夏至后于方中加入知母、石膏等，方与时令相宜。宋金元时期医家对时令用药尤为重视。李东垣在《脾胃论》中撰有《随时加减用药法》详论之，大法遵《内经》"热无犯热，寒无犯寒"之论，如春宜加风药；夏宜加黄芩、黄柏；秋宜加桂枝；冬宜加干姜、草蔻之类。充分考虑时令气候的影响因素，处方遣药合乎时宜，是中医临床医学中值得重视的一个问题。《内经》提出的"毋伐化，毋违时"，"必先岁气，毋伐天和"为从时用药确立了基本原则。举例而言，夏暑气候炎热，不可轻用桂附、乌头等大辛大热之品，宜酌加清凉涤暑之药；暑热伤元气，人犯之多短气不足以息，一身乏力，宜加黄芪，可多用之 30g，或参芪并用，亦无助热之弊；暑伤气津，汗出喘渴，脉虚，宜加生脉散（人参、麦冬、五味子）等，以益气生津复脉；长夏暑湿较盛，宜加佩兰、藿香芳香以祛暑湿，鲜品最佳。昔北京四大名医之一汪逢春先生于夏月喜用鲜荷叶一角包裹六一散 50g，针刺数孔入煎，以清暑利湿，用法巧妙，效果亦佳，不愧为谙于随时用药之高手。以上诸法皆属随时用药之例，循此钻研，不失为发扬中医特色，提高临床疗效之一途径也。

谈荆芥的配伍及临床应用

荆芥，一名假苏，味辛苦而性温，气芳香而升散，主入肝胃二经，行气而兼能和血，功擅轻宣、发表、祛风、理血、解郁、升和。临床与其他药物配伍运用更能变化多端，有得心应手之妙。兹将本人临床运用荆芥的一些体会分述于后，以供参考。

一、荆芥的功能与临床应用

（一）祛风解表

荆芥穗味辛性温，其性升浮，善能发汗祛风解表邪。凡风寒束表而致头痛寒热，无汗，周身痛楚之表闭证，用之最宜，常配入复方应用，如荆防败毒散之类。因其温而不燥，疏风之功擅长，故又常以之配入大队辛凉疏解之品而治风热感冒初起，如银翘散用之以加强疏风散热之力。此因其配伍而异其用，可谓通治感冒之良药也。

（二）清头目，利咽喉

荆芥体轻升散，上行于头面空窍而有清头目利咽喉之功。凡风邪上犯头目诸窍，而致头目眩晕、头晕鼻塞、耳目不清等症，无问其有无寒热身楚等全身症状，皆可用此以除风邪，风邪去则头目清，诸窍清利矣。至于咽喉肿痛用之者，亦取其疏风利窍之功也，如清咽利膈汤、六味汤等即是其例。

（三）散风胜湿以治痹痛

荆芥本为疏风圣品，此人皆知之，而又专能胜湿，则为人所鲜知矣。古云：风以胜湿，洵为至理。凡风邪阻于脉络，湿邪困阻气机。症见周身痛楚，项背强直，四肢关节疼痛，肌肤麻木不仁等，用此有一举二得之妙。至于某些风湿性关节炎，关节红肿疼痛，已成热痹者，则当于凉血活瘀配入本品，庶免其寒凉凝涩之弊，又无温散助热之虞。决不可为了"消炎"而纯用苦寒之药。

（四）治风热瘾疹，皮肤瘙痒

若风湿之邪入于营分，蕴郁化热而发瘾疹奇痒难忍，夜间尤甚，搔之不已，皮肤遍起片状红疹，治疗必须疏风祛湿，凉血活瘀。荆芥既能疏风，又能胜湿，既入气分宣郁，又入血分通络，故为治疗瘾疹必用之品。古云：治风先治血，血行风自灭。所谓血行非指纯用血分药，乃令血行流通之意耳。风药自可通络宣郁行滞，故不可缺也。

（五）除颜面㖞斜

颜面神经麻痹而成口眼㖞斜，考其原因甚多，总属阳明经络受病，以阳明之脉上行于面也。若单纯风邪袭于阳明络分，则当用荆芥以散风邪则愈矣。若阳明腑实，大便秘结而致口㖞不遂，必俟其积滞化，腑气通，病当向愈，方中宜加用荆芥穗以助其活络之功，则收效更捷矣。故曰：荆芥为阳明行经之药。凡头面诸疾属阳明经络受病者，用荆芥自能行诸药直达病所。但若属肿瘤压迫颜面神经，则荆芥无功矣。

（六）助脾消食

荆芥辛温芳香，故能醒脾开胃。胃主受纳，脾主运化，司消化之职。若中州湿阻寒凝，脾胃运化失职，胃不能纳，脾不能化，诸病生矣。荆芥辛温芳化，温以通阳，芳以化浊，为醒脾开胃之佳品。凡湿邪困阻中宫，用此得心应手，其效超过甘温补中之品。若属湿阻中宫，胸闷不畅，肺气不宣，中满而气逆，用宣散、温中、化湿等法皆不效者，于对症方中加入本品，用之甚灵。

（七）治诸出血证

荆芥炒炭用能入血止血，故为止血要药，可用于多种出血证候。

1. 肠风便血

肠风者乃风邪留恋于肠中而致便血不止，荆芥善除风邪，炒炭后入于血分搜剔肠络中之风邪，故治肠风便血，其效甚捷。若便血之由湿热下迫者，用之尤良，以风能胜湿故也，当配黄柏、山栀，则下焦湿热必去而愈。

2. 吐血盈口

多是胃热上迫，或肝郁逆上，用炒荆芥既能疏风（火郁发之），又能止血（血见黑则止），且有疏解肝郁和血之效。故治吐血有效。惟肝硬化食道及胃底静脉曲张破裂所致的胃大出血及肿瘤出血则当从外科处理，不可延误。

3. 崩中出血

妇女非经期，子宫忽然大量出血名崩中，其原因甚多，若因暴怒之后，气郁且热，下迫胞官而致崩中者，除用止血凉营之剂外，必须配以疏调解郁之品以和之，荆芥可为首选，况其又具入血止血之功，妇人带下用荆芥即是升和疏肝之意，与崩中证虽不同，其义有相通之处。

（八）破结解毒，为疮家圣药

疮疡之为病全是气血壅滞，热郁不散，结聚成毒，轻则为痈肿，甚则为疔毒。推究其病机，一言以蔽之曰：结郁为病也，若郁开结散，则何毒之生？荆芥开郁疏调营卫，有开郁散结之功。凡疮疡初起宜宣解热毒，不使增重，重者清热解毒，然无论热郁轻重，皆当疏调开郁为法，故以荆芥为要药。若是后期已成虚疮者，自当补益气血，然纯补须防其留邪为患。故疮家早、中、晚各期均宜酌情配以荆芥，故曰疮家圣药也。

（九）升阳

一般认为，升阳药物当选柴、葛、升麻之属似乎已成定局，然不知凡是风药，则每有升阳之意，况荆芥入阳明气分而疏调升和，入厥阴血分而解郁和血，性温而不燥，通三焦而和营卫，非若柴葛升麻升散之太过，麻桂羌独而辛散者过烈也。故欲升阳者，当选用荆芥，不亦宜乎？

二、荆芥配伍应用举例

荆芥是辛苦、温，芳化升和之品，以辛走气，炒则入血，既解郁，又通阳，芳香疏化，升和醒中，不论表病里疾，在气在血，皆可应用，配伍得法，其效甚捷。举例如下。

（一）荆芥配黄芪

既能益气固表，又能疏调气血，荆芥助黄芪补中而兼化湿郁，使益气而无满中之虑，补益而无恋邪之患。

（二）荆芥配防风

防风辛甘微温，解表升浮，疏肝泄肺，为祛风要药。二药相伍则疏散风邪之功更捷，举凡风邪为患，皆当荆防并用，以收除风之效。又因其皆能疏肝泻肺，故又用于肝热日久，肺热郁结，上焦风热所致的肝热头痛、风火头眩、肝热目赤等证。病虽为热症而不避其辛温者，取其善能解郁，所谓火郁发之也。

（三）荆芥配羌活

羌活味辛苦性温，气雄而散，味薄而升，入少阴厥阴气分，配荆芥以理游风，祛风湿而利关节。羌活专行气分，荆芥兼能入血，俱善祛风胜湿，合用则有协同作用，而为风湿痹痛之要药。肝经郁热时又可疏散其郁结。惟当注意实热或虚火时慎用。

（四）荆芥配黄芩

黄芩味苦，泄中焦实火，酒炒上行于肺，郁热在上焦，风湿阻于中、上二焦时，以荆芥配黄芩用之最妥。以其既能疏风清热，又能泄火热祛湿邪，故能表里两解，而治风热化火，郁于中上二焦者。

（五）荆芥配木贼

木贼体轻而中空，味苦微温，能发汗，擅退目翳。目翳的产生多是肝热郁火，上蒸于目。目为火户，肝家主之，风热入于足厥阴肝、足少阳胆，必用木贼祛之，配以荆芥者，以其入肝而善祛风热也。

（六）荆芥配地榆

地榆苦酸微寒，性沉而涩入下焦，凉血分，主治肠风、崩中、血痢等因热郁下迫血分而致出血之疾。凡出血之证，清则血止，过凉则寒凝，甚则血分瘀塞，为害匪浅。如配以荆芥，既能清血分之郁热而止血，又能调和血分以畅气机。习惯上炒黑用之，如有营卫不和或湿邪留恋，则不必炒用。

（七）荆芥配大黄

大黄大苦大寒，走而不守，荡涤肠胃，推陈致新，因其性猛，故号将军，又入血分，有化瘀生新之力，配以荆芥，能倍增其力，且将其引入气分，既能温以化瘀活血以通络，又能避免其攻之过猛，故有表里合用，气血双调之功。

（八）荆芥配白术

白术味甘苦温，燥湿健脾，补中益气，常与参苓共为补中之剂，今配合荆芥旨在防其滞膈满中之弊，因荆芥善能宣郁化湿、疏调气机、疏化升和，故能醒中阳，消痞满，助运化，增强参术的补益作用。

（九）荆芥配川楝子

川楝苦寒入肝经泻火解郁，常用于肝经郁热所致的胃脘痛、少腹痛、疝痛等症，唯其病机属热者方宜，若寒痛则不宜用。川楝为厥阴气分之药，配以荆芥，借其升和疏调之力，能增强疏肝解郁之效，更能解除湿邪郁热，故用金铃子散时加入荆芥炭，则收效更佳。

（十）荆芥配片姜黄

片姜黄苦辛性温，入脾肝经，为血中之气药，有下气破血，除风消肿之功，亦为行气开郁之物，故升降散用之以升降气机之用，若配以荆芥疏肝解郁，则开郁疏调，流通气机之力益增，二药配伍，广泛用于诸郁不开。如气郁、湿郁、痰郁、食郁、血郁、火郁及寒凝、冰伏等因药误所致郁结不开之证。

笔者临床用荆芥一药多有效验，故述之以助交流。

漫谈大黄的配伍及临床应用

治病用药除须参考文献记载外，还须结合实际经验。现就个人对大黄的临床应用，介绍如下。

一、大黄的应用范围

1. 攻下
大黄味苦性寒，走而不守，能清阳明蕴热，荡涤宿食，推陈致新。适用于内热属实而大便燥结者，但体弱虚寒者禁用。

2. 清热
大黄苦能泄火，寒能清热。对温邪化热，壮热神昏，甚或谵语，肺胃火炽，鼻疮唇肿，牙痛口糜；湿热泄痢，便血肠风；肝热风火上扰，目赤肿痛；以及热迫阳络之吐血、衄血、溺血等，属于实火蕴热者，都可选用。

3. 解毒
凡湿热蕴毒，深入血分，发为疮疖；肝胆火盛，耳中流脓；郁火内蕴，内脏生痈；及一切血分郁热，皮肤疮疡，都可用以泄火解毒。

4. 通瘀
大黄性善行走而入血分，故有活血通瘀功能。如因血瘀络脉引起胸痛、胁痛、腰痛等而属于实痛者，可用大黄通瘀，每能痛随利减。

5. 外用
大黄磨汁或研粉外敷，可用于血分郁而生疮疖痈疡、烫伤及因湿热而起的皮肤痒疮。

总的说来，大黄味苦气寒，走气分兼入血分，所以具有清热、解毒、通瘀的功能。

二、大黄的配伍应用

1. 配厚朴
苦温行气，平胃宽中，为泄中焦实满之气分药。与大黄苦寒攻泄合用，则中焦得舒，下焦得畅，为疏气机、泄里实之良剂。例如仲景厚朴三物汤。

2. 配芒硝
咸能软坚，苦能泄下，寒能除热，荡涤三焦肠胃实积。合大黄苦泄破瘀，可以攻坚荡积，泄热去瘀，例如《伤寒论》中治疗阳明腑实之大承气汤及调胃承气汤等，均有此配合。但非实热闭结，不可滥投，恐诛伐无过，误伤正气。

3. 配麻仁

麻仁甘平滑润，能润肠通便，大黄荡涤宿积而能化瘀，二味同用，则能润燥滑肠，每用以为丸剂，如麻仁丸之类，可用于胃强脾弱，津液不得四布，小便数而大便硬之脾约证。

4. 配黄连

苦寒泄火，除烦泻心凉血而厚肠胃，与大黄合用，一守一走，降火泄热，可用于火热结滞，目赤口疮或湿热发黄，实热迫血妄行等证。例如仲景大黄黄连泻心汤等。

5. 配丹皮

辛甘微寒，泄血中伏火，和血、凉血而生新血，为吐衄常用之药，合以大黄之清热解毒，通瘀破积，可用治血分湿热郁结而成之疮疡，亦可用于早期肠痈尚未化脓者。例如《金匮》大黄牡丹皮汤。

6. 配茵陈

苦寒清热燥湿，能泄中焦湿热，配以大黄苦寒泄热，活血化瘀，能治湿热发黄，皮肤鲜明如橘子色者。例如茵陈蒿汤之类。

7. 配附子

辛甘纯阳大热，性浮善走，能温下焦以祛痼冷，有助阳退阴之功。与大黄合用，对沉寒积冷者具有卓效，例如大黄附子汤之类。但体质过虚之人，用后宜服益气和中之品，以防其病去正伤而致虚脱。

8. 配䗪虫

咸寒破坚下血，与大黄配合应用，活血祛瘀功效增强，可治腹中有干血之五劳虚极、赢瘦不能食、肌肤甲错等症，例如大黄䗪虫丸。

以上所举之配伍应用，由于所加药物之不同，如加气分药、血分药、咸寒药、温阳药等，均可改变或增强其应用范围。与柴胡、麻黄、羌活等合用，如大柴胡汤、防风通圣散、三化汤等，均不外表里双解方法，方剂甚多，兹不多述。

三、大黄的炮制与制剂

1. 酒制

处方用名"酒川军"，能增其活血功能，可引其药性上行，以泄上焦之热。

2. 醋制

处方用名"醋大黄"，以其酸能入肝，对肝经郁热，肝火上扰致病者，用之最宜。

3. 火炮

即用火炮黑成炭，处方用名为"川军炭"，可缓和其泻下猛峻之势。

4. 蒸制

处方用名为"熟军"，凡处方中不注明生熟者，每指熟大黄而言。生大黄其性凶猛，非体壮病实不可轻投，我的经验用生大黄末 0.3g（吞服），相当于熟军3g（入煎）之功。

5. 酥制

就是用酥油涂制者，处方用名为"酥大黄"，多用于劳损病人，改其猛峻攻泄之能，用其活血破结之力，使其推陈致新，正气不伤。

6. 粉剂

研细成粉，处方用名为"大黄末"，取其散者散也，有缓散之性。久病体弱之人，若用之，其量不可超过数分，故用粉末装胶囊吞服。

7. 丸剂

大黄蒸晒研末，炼蜜成丸，如清宁丸，具有缓泄通便之功。

8. 磨汁

以生大黄一块，加水或醋，磨汁外用，可治皮肤疮疡，蕴热毒肿。

银翘散、桑菊饮治疗温病的临床应用

银翘散、桑菊饮都是吴鞠通《温病条辨》中治疗温病卫分证的代表方，其与白虎汤合称为辛凉轻剂、辛凉平剂、辛凉重剂。在临床上疗效很好，素为医家所推崇。现在我们日常除用汤剂外，尚有蜜丸、片剂、冲剂等，现仅就方剂组成和临床应用介绍如下。

一、银翘散

银翘散，原为散剂，按原书上说用：银花1两，连翘1两，苦桔梗6钱，薄荷6钱，竹叶4钱，生甘草5钱，荆芥穗4钱，淡豆豉5钱，牛蒡子6钱。

共9味药，杵为散，每服6钱，鲜芦根汤煎服。

其组方原则是按《素问·至真要大论》谓："风淫于内，治以辛凉，佐以苦甘；热淫于内，治以咸寒，佐以甘苦"之训及喻嘉言芳香逐秽之说。为了研究银翘散的组方原则，我们先研究一下其适应证。

它用于风温卫分证。所谓风温卫分证即是指冬末春初，天气温暖多风，因天气过暖即产生了风热邪气。风热邪气是温邪的一种，它不同于冬日风寒之邪，寒邪属阴，其性收引最伤人体阳气，温邪属阳，最伤人体之阴液，风寒之邪伤人，从皮毛而入，按六经传变，此即张仲景《伤寒论》主要讨论的内容。风温是感受的风热之邪，是风与热合。风为天阳之气，温乃化热之邪。春属厥阴风木，阳气升发，本为温暖多风。我们知道，一年之中有冬寒、春暖、夏热、秋凉之别，这是正常的气候变化，并不会使人致病。若春天温风过暖，风热之邪易使人感邪致病。

风热邪气伤人，是从口鼻而入，即口鼻吸受。因风为阳，热亦属阳，两阳相灼，必蒸腾而上，口鼻在上，皆属清窍，且肺为清肃之脏，位在五脏六腑之上，鼻气通于肺，所以温邪从口鼻吸受必先伤于肺，此即叶天士"温邪上受，首先犯肺"之谓。

肺为娇脏，外合皮毛，主一身之气，司宣发肃降，肺受邪则郁闭，其宣发肃降失常，人体卫阳之气是靠肺的宣发功能而达于皮毛而起"温分肉、肥腠理、司开合"作用的，今肺气郁闭，宣发失常，卫阳之气不能按正常达于体表，故出现微恶风寒之见症。

温为阳邪，最伤人之阴津，病在肺卫，虽病轻邪浅，但卫分轻度伤肺津，所以卫分证初起即见口微渴。

因之银翘散用于风温卫分证，症见发热微恶风寒，头痛，咳嗽，口微渴，咽红咽痛，胸闷或胸痛，有汗或无汗，舌边尖红，苔薄白，脉浮数等。此即吴鞠通谓："太阴之为病，脉不缓不紧而动数，或两寸独大，尺肤热，头痛微恶风寒，身热自汗，口渴或不渴而咳，午后热甚者。"

因为是感受风热之邪，故不能用辛温发汗之法，自清代以来的温病学家均有明文论述，所谓"治温病须刻刻顾其津液，盖温病忌汗，汗之不惟不解，反生他患"，吴鞠通明确指出："太阴温病不可发汗，发汗汗不出者，必发斑疹，汗出过多者，必神昏谵语。"因汗为心液，温病初起，若误用辛温发汗，则伤阴助热，必发为昏厥之变（实为热邪内陷心包）。

温病初起，不能用辛温发汗，只能用辛凉清解。银翘散为什么能清解在卫分之温热邪气呢？

如上所述，风温卫分证是肺气郁闭，属郁热证。郁热是热邪被郁闭于内，并非为火热之证。火热证宜清，可施苦寒直折之法。郁热证是郁不开，气机不宣，热邪清之不去，妄用苦寒愈使气机闭塞不通，即"寒则涩而不流，必温乃消而去之"也。银翘散在银花、连翘、竹叶、芦根等大队寒凉之品中，加入了荆芥穗、豆豉、薄荷，且用量极轻，其用意不在发汗，而在开郁闭。薄荷为辛凉之品，既能宣郁，又能清热开郁，则热易清。

银花、连翘、竹叶皆轻清透泄之品，可清解热毒，将使卫分之邪外透而解。牛蒡子、甘草、桔梗可解毒利咽散结。诸药相配，开郁、宣肺、清热透邪，邪透热清即肺恢复了原来的宣发肃降功能，津液得以敷布，则营卫通畅，此表清里和，自然微汗出而愈，此不用发汗之品，达到了邪祛汗出而愈的目的，即叶天士所谓"在卫汗之可也"。

银翘散用药为花、叶、壳、梗，皆轻清之味，轻清举上，肺在上焦，用药宜轻，正如吴鞠通所谓"治上焦如羽，非轻不举"。吴氏用散的意义即有散邪之意。所谓散者，散也。因病在上焦，用药勿犯中下，且在煎服时注意不可过煎，吴氏明确提出"香气大出，即取服，勿过煎，肺药取轻清，过煎则味厚而入中焦矣"。过煎则香气散，只留味重，散邪力不足，药过病所。

银翘散用量，按吴鞠通《温病条辨》规定，每服 6 钱（今之 18g），病重者每 2 时（4 小时）一服，日 2 服，夜一服，效果比较好。

现市面上及医院里流行通用的不是银翘散，也不是银翘汤，而是银翘解毒丸，其为银翘散方做成蜜丸，每丸重 3 钱（9g），每服 2 丸，每日服 2 次。

据临床观察，银翘解毒丸疗效不如银翘散，分析原因有以下几点。

1. 用量不够

吴氏《温病条辨》中列银翘散用量为 6 钱（约合今 18g）是纯药，且是芦根煎汤，每日 3 次，共用药 54g（不包括芦根的用量）。今用银翘解毒丸蜜丸重 3 钱，每服 2 丸，重为 6 钱，日服 2 次，共 12 钱，因内含蜜一半，故纯药只有 6 钱（18g），且包括芦根。用量原来 54g 降为 18g，用量不足原来的 1/3。

2. 蜜有甘缓之性

因蜜丸内含蜜，蜜有甘缓之性，使药缓而不能散邪，因此其效果远不如银翘散。另外还有一种银翘解毒片，是由银翘散压片而成，效果也比蜜丸好。

银翘散对温病范围内各种疾病的初期均有效。如现代医学中急性支气管炎、肺炎、流行性感冒、百日咳、腮腺炎、麻疹、水痘、急性喉头炎等，其具有卫分症的临床特点时，用之均可收效。具体在临床运用时，根据病情，将可加减变换，吴氏在《温病条辨》中提出了 7 条加减变化方法，按其类型不外风热挟湿、挟毒以及热邪及气、营、血、阴伤等。

我在临床上对热郁重，脉滑数，口干而渴者，常加桑叶 10g，白蒺藜 10g；若口渴重，阵阵汗出，脉滑数有力者，加生石膏（先煎）12g；若咳嗽重，痰不多者，加杏仁 10g，浙贝母 10g，苏子 10g。

若在春末夏初，体弱之人感受温热之邪除具有一般卫分证，兼见脉微濡软，舌苔薄白腻而根厚，头沉重而不欲食，可加入轻扬宣化之品如大豆卷、山栀、前胡、杏仁等。

二、桑菊饮

桑菊饮原方组成：杏仁 2 钱，连翘 5 钱，薄荷 8 分，桑叶 2 钱 5 分，菊花 1 钱，苦桔梗 2 钱，生甘 8 分，芦根 2 钱。

吴鞠通在《温病条辨》原文中说："太阴风温，但咳，身不甚热，微渴者，辛凉轻剂桑菊饮主之。"此为热伤肺络，病偏于肺。

本方与银翘散均为治疗卫分证的代表方，但银翘散证其病位偏在卫，以发热重为主，其方剂组成是银花、连翘配荆芥穗、豆豉，重在清透在卫之风热邪气；桑菊饮证，其病位偏重于肺，以咳嗽为主，且病较轻，方剂组成是桑叶、菊花可清热散风，桔梗开以宣肺，杏仁苦以降肺气，所以桑叶、菊花配桔梗、杏仁，重在宣泄肺中郁热以止咳嗽，二者略有不同。临床上风温初起，邪在肺卫，以咳嗽为主者，此方效果较好。二方亦可合用。

温病述要

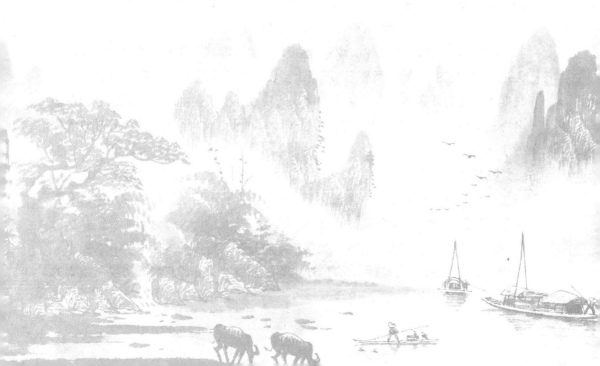

温病概述

一、温病学的形成和发展

温病学是中医学的重要组成部分，是研究外感温热病的发生发展规律及其防治方法的一门临床学科。它有着系统的理论知识和丰富的治疗经验，长期以来一直有效地指导着临床实践，为控制热性病的发生、蔓延，保障劳动人民的健康做出了重要贡献。

早在《素问·生气通天论》中就有"冬伤于寒春必病温"的记述。《素问·热论》说"凡病伤寒而成温者，先夏至日为病温，后夏至日为病暑"。东汉末年张仲景所著的《伤寒论》和《金匮要略》中也有不少有关温病的记载。如《伤寒论》说"太阳病发热而渴，不恶寒者，为温病"。唐代孙思邈的《备急千金要方》中载有不少防治温病的方剂，如葳蕤汤以滋阴解表法治疗温风，治伤寒温病解肌汤等。《外台秘要》中的太乙流金散烧熏辟温气，对温病的治疗与预防有一定的启示。金代刘完素提出了"六气皆从火化"，用寒凉药物治疗热性病的见解，并创制了凉膈散、天水散（六一散）等方剂治疗热病，发展了温病的理论，为以后温病学的形成奠定了一定的基础。

明代吴有性的《温疫论》说："温疫之为病，非风、非寒、非暑、非湿，乃天地之间别有一种异气所感"，还指出了温疫的传染途径是"病自口鼻而入"，转变了以前的外邪伤人皆是从皮毛而入的观点，他还根据临床实践经验创造了名方达原饮，既有温燥祛湿导滞，又有和阴折热，给温疫病开辟了新的治疗方法。

《温热经纬·叶香岩外感温热篇》取材于清代叶天士的门人顾景文根据叶氏口授所作的临床经验记录，该书主要有3个方面：①指明了温病的发生、发展及不同阶段的方法及治疗原则；②创立了卫气营血辨证，并肯定了温病是从口鼻而入，不是皮毛受风或受寒，故在治疗时与伤寒解表的方法大异；③提出了辨齿、辨舌、辨斑疹、辨白痦、辨汗出等辨证要点，为诊断温病提供了重要的根据，丰富了温病诊断学的内容。

清代吴鞠通著有《温病条辨》，这是一部既系统又完整的温病学专著，为后世学习温病的必读之书。该书以三焦为纲，病名为目，论述了风温、温热、温疫、温毒、暑温、湿温、秋燥、冬温、温疟9种常见温病。通书发挥了治疗温病的大法，如"治上焦如羽，非轻不举""治中焦如衡，非平不安""治下焦如权，非重不沉"，给温病临床用药提出了理论依据。书中创立了银翘散、桑菊饮等名方，提出了治疗急性病的服药方法，"每服六钱，鲜苇根煎汤，香气大出，即取服，勿过煎，肺药取轻清，过煎则味厚而入中焦矣"。这种煎药法，给后世医生提供了急性病煎药方法。又说"病重者，约二时一服，日三服，夜一服"，这是给急性热病人的服药法。关于服用辛凉清解药，不用发汗法，吴氏论述颇详。他说："按温病忌汗，汗之不惟不解，反生他患"，说明温病是口鼻而入，不是从皮毛侵袭而来，因为不是表病，所以不用汗法，不可以解表，防其伤津。又说"病自口鼻吸受而生，徒发其表亦无益也。且汗为心液，心阴受伤，必有神明内乱，谵语癫狂，内闭外脱之变"。又说："温病最善伤阴，用药又复伤阴，岂非为贼立帜乎？""此古来用伤寒之法治温病之大错也。"以上可以看出，温病忌表，伤寒解表，在治法上确实有大异。笔者认为：温病是热邪，病从口鼻而入，热必伤阴，所以治疗温病，用药切忌伤阴，发汗必伤阴，故一定不可以发汗。

清代温病学家杨栗山继承前人经验，指出温病之所由来，是因"杂气由口鼻入三焦，怫郁内炽"。"若用辛温解表，是抱薪救火，轻者必重，重者必死。惟用辛凉苦寒，如升降散之剂，以开导其内热，里热除而表（卫）证自解"。还有薛雪的《温热病篇》，雷丰的《时病论》所论四时季节性的外感温病类的理论与治疗，都是从理论和实践用药方面丰富了温病学。近代医家有先父清末赵文魁和民初的汪逢春也是治疗温热病和湿热病有经验的前辈。我以他们的方法与理论治疗温热病和湿热病，都收到一定的疗效。

二、什么是温病

温病是外感四时气候的变化所发生的疾病，如春温、夏热、秋凉、冬寒或感受温热、湿热邪气所引起的，以急性发热或热象偏重，且容易化燥伤阴为特征。人生活在大自然中，气候变化与人体有直接关系。如春天当温和而反热，夏季当热而反凉，秋天应凉而反温，冬天应寒而反不寒，这都易导致成温病。某些急性热病，或多种感染性疾病，都属温病范围。

温热邪气所以能致病，是因风热、湿热、燥热、温毒等邪气从口鼻吸受而入，侵犯人体。症状虽不同，但在发病过程中都有以发热为主要特征，兼有口干、渴饮、舌红、脉数、咽干或红肿痛，甚则化脓等。

温病学是专门研究温病的病因、发生、发展及病程中的传化、转变，在卫气营血、三焦阶段的不同特点，从而了解温病的本质，再进行研究温病的诊断和治疗、用药等方法，它是医护人员与病邪斗争的武器。学习温病学必须坚持理论与实践相结合的原则。因为温病学是内科学的外感部分，是一门临床学科，它的理论、方法、用药、护理全有高深的实用价值，所以说学习温病学绝不可以脱离临床实践。这里除了讲解风温、春温、暑温、湿温、伏暑、秋燥、温毒等概念外，还要讲述疾病（包括现代医学疾病）的治疗，如上呼吸道感染、咽炎、扁桃体炎、支气管炎、肺炎、丹毒、腮腺炎、乙型病毒性脑炎、流脑等治疗与用药，最后要讲清温病治疗中的主要观点。在学习温病学时，要求做到理论清楚，概念明确，用药合适，掌握温病的辨证论治，为今后临床打下较好的基础。

三、温病与伤寒的不同

伤寒是皮肤感受了外界的风邪或寒邪，由于风邪或寒邪侵袭太阳之表，太阳经受病，故伤寒太阳病脉浮头项强痛而恶寒。是风邪外侵，用辛温解表，以解除从皮表而来的风邪；若属寒邪外侵，必须用辛温解表法，从皮肤以解除寒邪。

温病是外界温邪从口鼻而入，鼻通肺而经过喉，所以说是属卫，卫主皮毛，故也有发热、微恶寒、头痛、咽痛、咳嗽、自汗、午后热甚、脉象以数为主。这些卫分证是温邪气从口鼻吸受而来，纯属热邪，故不可用解表法取汗，而当用清解法。所以吴鞠通《温病条辨》中设有辛凉轻剂、辛凉平剂及辛凉重剂，并未言及解表法。吴氏还在银翘散方论中说"按温病忌汗，汗之不惟不解，反生它患"，说明温病最忌汗法。

总的说来，伤寒是从皮表受风寒而致病，故当解表；温病是温邪从口鼻而吸受来的，理当清里。病因不同，侵犯部位不同，故治疗方法也不同。

四、温病的特点

温病是外感温热或湿热邪气而致病，它包括多种证候，是急性热病的总称，又包括多种急性传染病、多种感染性疾病，概括起来可分为四个方面。

（1）温病是由温热或湿热邪气从口鼻吸受而来，它与伤寒的皮表受风受寒的病因、病机根本不同。

（2）温热病的特点为起病急、传变快、变化多、热势重、舌红、口干，易化燥伤阴；湿热病多以身热不扬，脾胃运化功能受阻，病势难以速愈等为特点。

（3）与四时气候的关系密切，如春季多发温热病，夏季多发为暑病，雨湿季节多为湿热病，所以民间总称为时令病。

（4）温病有传染性，是从口鼻吸受而来，通过呼吸道而传染。如不能加强预防，可造成大面积流行，即是温疫。

温病的卫气营血辨证及三焦辨证

温病的辨证方法，包括了卫气营血辨证与三焦辨证两类，它是通过望闻问切四诊所得，经过归纳，得出正确的辨证结果，从而进行诊断与治疗的。

一、什么是卫气营血辨证

卫是指人体的保卫功能，气是指各脏腑的功能，卫是气的一部分。营和血都是行于脉中的营养物质，而营是血中之津液，营是血的一部分。清代叶天士根据卫、气、营、血各自的特点，创立了卫气营血辨证，以它作为温病的辨证纲领，从而使卫、气、营、血增添了病理上的内容。温热邪气侵袭人体，往往首先导致人体卫外功能障碍，发生卫分证候。继而导致脏腑功能活动障碍，出现气分证候。若再继续深入发展，则损伤营阴，甚至耗血动血，而出现营分证候或血分证候。

（一）什么是卫分证

它是指温热邪气侵犯人体后，人体的卫外功能发生障碍，肺气宣降失常，相应地出现一系列病理反应和体征。卫分证是温热邪气侵犯人体的初起阶段，因为鼻通于肺，肺主皮毛，临床表现为发热、微恶风寒，头痛，无汗或少汗，咳嗽，口渴，舌边尖红苔薄白糙老略干，脉象多见浮数、滑数。

它的病理机制是风热邪气从口鼻吸入，肺卫失于宣化。发热微恶风寒，一般是发热重、恶风寒甚轻，没有这两个症状，不可以称为卫分证。风热邪气上扰清窍，头乃诸阳之会故头痛。肺气被郁，卫气不宣，故无汗出。或风热温邪，蕴郁化热，热邪上蒸故少汗出。温热蕴郁于肺，肺失肃降故咳。温热邪气最伤津液故口渴。舌边尖红苔薄白糙老略干，为风热邪气，蕴郁化热伤津，病在卫分。脉象浮数，浮主热在卫分；数乃蕴热之象，若邪热由卫入里，逐渐脉象变为滑数。咽痛或咽部红肿甚则化脓成为化脓性扁桃腺炎，全是温热邪气上蒸之象。

应当注意的是它与太阳伤寒不同，伤寒为寒邪束表，发热恶寒体痛，脉必浮紧，舌苔白润有液，舌边、尖不红，咽不红肿等为特点。

（二）什么是气分证

温热邪气侵犯人体，从卫分再进一步发展就影响到脏腑功能活动，即为气分证。气分证的由来有两种途径：①由卫分传来，卫分不解，向里传变进入气分。②温热邪气，直入气分，病在开始即为气分证。凡是病邪从卫分入里，但未迫及营血，均属气分证范围。其病变部位包括肺、膈间、胃肠、肝胆、膀胱等，因为邪气所在部位不同，故反映的证候也因之而异。

邪到气分，全身正气抵抗力全都激发起来，它的特点是邪气盛，正气不衰，正邪斗争激烈，呈现出正盛邪实的现象。

临床特点为壮热不退，不恶寒但恶热，汗多，面赤烦渴饮冷，舌苔黄燥、糙老且干，脉象洪滑或洪大。这说明邪气盛正不衰，正邪斗争，热迫汗出，津伤口渴的现象。

在温热病过程中，气分证是关键的时期，如处理得当，病情很快好转。如果温热邪气还不到气分，或夹湿、夹痰、夹滞、夹郁等，必须先从本治，不可过早用清气法，这是治疗温病中的重要原则。

（三）什么是营分证

营是维持人体的生命活动的营养物质，它来源于水谷精微，是血液的组成部分，是血中之津液。营和血同行于血脉之中，可分而不可离，关系极为密切，所以常谓营血。心主血属营，营血运行靠心气的推动，营分证主要是心的功能受到了损害，热扰心神则出现神昏，故神昏为营分证的临床特征。温热邪气进入营分，消耗营阴就会产生一系列症状。

临床表现为身热夜甚，烦渴或口干不欲饮，心烦不寐，有时神昏谵语，或发斑疹，舌质绛红，脉多细数。

营分证的传变途径有顺传与逆传两种。顺传是从气分而来，时间较长，病势轻；逆传是表邪内陷而成，发病急骤，时间短，病势凶险，病情重。热伤营阴不一定出现神志障碍，热陷心包必然出现神志障碍症状。

（四）什么是血分证

温热邪气入于血分，热毒过于炽盛，耗损血液或迫血妄行而动血。实际上营分证与血分证只是深浅的不同，血分证比营分证程度更重一些。

血分证多是由营分证进一步传变而来；有时是气分证之热未罢，血分之热

温病述要

111

又起，形成气血两燔；邪气内伏，自内而发，伏邪温病起病即是血分证。临床表现也较复杂，一类是邪盛正衰，高热引起动血或动风，另一类是邪正俱衰而出现心、肝、肾阴均衰亡的现象。前者血分证尚属实热阶段，后者乃肝肾亏损虚风内动甚或亡阴失水等，治疗可用吴鞠通的三甲复脉、大小定风珠加减变化。

二、什么是三焦辨证

清代温病学家吴鞠通在叶天士治疗温病卫气营血辨证的基础上，参考了《临证指南医案》并结合自己长期的临床实践，著有《温病条辨》，他系统地将各种温病分为上、中、下三焦温病，把温病发生发展的规律概括为三焦辨证。这是一部温病学的教材，后人认为是学习温病学的必修书。

尽管历史上对三焦的认识众说纷纭，各家的见解也不一致，但是对其功能和部位划分大体是一致的。一般认为：①三焦是阳气的通道，总司人体气化的作用，元气发于肾但借三焦的通道而敷布周身，以推动脏腑器官的功能活动；②三焦是水液运行的通道，由于三焦能通行阳气，有气化作用，所以水谷在人体中才能正常进行消化，精微化赤而成血；③三焦是划分人体上、中、下三个部位的方法。上焦包括心、肺、心包；中焦指脾胃；下焦指大肠、小肠、膀胱、肝肾，三者结合起来统称为三焦。

吴鞠通为什么用三焦作为辨证纲领？是因为吴氏通过临床实践发现温病开始首先见到的是上焦心、肺证，或见心包证；继而见中焦脾胃证；最后见肝肾阴衰证，所以说："始于上焦，终于下焦。"他结合温病的临床特点，创立了三焦辨证。

（一）上焦证

主要包括手太阴肺和手厥阴心包经病变。《温病条辨》说："凡病温者，始于上焦在手太阴。"温邪自口鼻而入，鼻通于肺，故温病开始最先见到手太阴肺的脉证。肺主皮毛，统称为卫。在卫就有发热，微恶寒，头痛，咳嗽，口微渴，苔白略干，质偏红，脉浮数等。若卫气不宣，邪热入里，宣降失司，可进一步见到发热，汗出，口渴，咳嗽，气喘，脉滑数等。

手厥阴心包代心行令，心主神明主营血。卫分之邪不解，心肺同在上焦，故内陷心包，邪热灼津液成痰，痰热蒙蔽心包，神明被扰，神不守舍，故神昏谵语，甚则舌僵硬而言语不利。叶天士指出："温邪上受，首先犯肺，逆传心包"。这也是吴鞠通所谓上焦证候的主要依据。逆传心包之逆传是对相对顺传而言。顺传是指肺传之于胃，也就是卫分传于气分；逆传则肺直接传入心包。

造成逆传的因素是：①温邪过盛，超过了心包的防御功能；②素体虚弱，正气不足；③素体内蕴痰浊，外邪温热猛入，内外相合，造成逆传；④失治、误治或过于肥甘，内热夹温速成逆传。

（二）中焦证

主要指手足阳明和足太阴脾经的病变。《温病条辨》中焦篇第一条原文指出："面目俱赤，语声重浊，呼吸俱粗，大便闭、小便涩，舌苔老黄，甚则有芒刺，但恶热，不恶寒，日晡益甚者，传至中焦，阳明温病也，脉浮洪燥甚者，白虎汤主之，脉沉数有力，甚则脉体反小而实者，大承气汤主之。"这就是中焦的主证，既可见胃经无形热盛的白虎汤证，也可见肠腑有形热结的大承气汤证。本阶段是邪入阳明邪实而正气不衰，正邪斗争，热势很盛，但是只要治疗得当，一般预后良好。

太阴脾的证候，可出现身热不扬，有汗而热不退，头沉重而眩晕不清，胸中痞闷，意欲太息，周身酸楚乏力，漾漾泛呕，胃不思纳，舌苔白腻滑润，脉象濡软且缓，这是湿邪犯脾，脾失健运，水湿内停之故。所以说邪在中焦，或为温热性质归阳明，或为湿热性质属太阴。

（三）下焦证

主要包括足少阴肾与足厥阴肝经两个方面。肾为水脏，主藏阴精，邪热久留，必然耗伤肾阴，阴损则热必生。

肝为藏血之脏，主筋主风。虽主抽搐、角弓反张、口噤、脉弦等，也要辨其虚实。凡属症状来速，抽搐有力，脉象弦实，舌红口干，烦躁不安者，当考虑实热一面；若属脉弦力弱，抽搐缓慢，舌白苔少，两目无神者，可以从虚的方面考虑。虚风内动，除见手足蠕动，甚或瘈疭等外，同时可有循衣摸床，撮空理线，面色枯槁，目陷睛迷等，此时治疗当从滋养肝肾入手。

从三焦辨证谈它的治疗原则，在《温病条辨》治病法论中说："治上焦如羽，非轻不举；治中焦如衡，非平不安；治下焦如权，非重不沉。"温邪初受，邪当在肺，肺为骄脏，又主气，虽然温乃热邪可用清法，但必须以轻灵疏化为主，不可过凉，防其卫不疏，肺失宣，邪气入里，所以吴鞠通重点指出，治上焦时用药一定轻灵如羽毛，以防卫失疏解。"治中焦如衡，非平不安"意思是说脾为脏属阴宜升，胃为腑属阳当降，要想调好中焦，必须升降清楚，权衡轻重以平为务。"治下焦如权，非重不沉"是指治疗肝肾病当滋、当养、当填、当镇，用药量需要大些，如熟地、玉竹之类，方如三甲复脉汤。若用量过轻，药不中病，反而误事。

卫气营血辨证与三焦辨证都是温病的辨证论治纲领和方法，卫气营血的生理病理变化离不开三焦辨证所属的脏腑，同样三焦所属脏腑的生理病理变化也离不开卫气营血，不少温病既可用卫气营血辨证，也可以用三焦辨证。

上焦证包括心肺，而上焦症状相当于卫分；中焦证包括足阳明胃、足太阴脾与手阳明大肠，病变属于气分范围；下焦肝肾病变与邪在血分不同，肝肾病变是热伤肝肾之阴属虚，热入血分是热迫血溢动血属实，虽然都属病邪深入阴分但证候也不全同。所以说，温病的某些阶段对卫气营血和三焦两种辨证方法有选择应用的灵活性。

温病的治疗方法

温病的治疗方法，是根据温病的病因病机来确定的。温邪自口鼻而入，一般按卫、气、营、血传变进行辨证；湿热之邪为患，多从三焦传变进行分析，因此温病的治疗要根据病因的特点及其传变中的不同阶段、不同症状，而选择不同的治法。常用的治法有疏卫、清气、疏解、祛湿、通下、清营、凉血、开窍、息风、滋阴、固脱等。

一、疏卫法

本法是取具有宣通卫气作用的药物，驱除在卫分之温邪。有疏泄腠理，逐邪外出，调和营卫的作用。如疏风泄热法，用辛散药疏散卫分之风邪，配入清凉药，清解温热之邪。适应风温初起，邪在肺卫之证。代表方剂如银翘散、桑菊饮之类。须注意在温病初起忌用辛温发汗，否则伤阴增热，可致坏病。

二、清气法

本法是结合辛凉、辛寒、苦寒等药物，清泄气分热邪的一种方法。它能解热除烦、止渴生津、清热泻火，达到宣畅气机的作用。凡属邪热入里，燔灼肺胃之津，但未犯营血者，皆可用之。其中如轻清宣气是以轻清之品宣畅气机，透热泄邪。在温邪初入气分，未至阳明热盛，栀子豉汤轻宣之。又如辛凉重剂或辛寒之品，大清气分邪热，是用于温邪热炽阳明气分之时。症见壮热、汗出、口渴、心烦、苔黄燥、脉洪数或滑数等，这是邪热灼其津液，邪盛且实，故当透热去表，用白虎汤。若热郁气分，郁热化火，症见身热烦躁不安，口苦且渴，舌红苔黄，小便黄赤者，可用黄连解毒汤；但邪热未化火者，切不可用。因为苦寒之品虽有泄火之功，如用之过早反有化火伤阴之弊，即使应用亦当适可而止，不能太过。但亦忌早用甘寒，因为甘寒养阴滋腻，误用则壅遏气机，邪恋不退。当然，清热与养阴是相辅相成的两个方面，热盛可伤阴，阴伤亦更增热；

清热可以复阴，养阴亦可清热。清热重在去邪，养阴重在扶正，在临床上一定要仔细推敲，参合脉舌，分清邪正盛衰而用之。

使用清气法时尚须注意：①到气才可清气，不可用之过早。若邪在气分，误用苦寒，可致引邪入里，发生变端。②若温热夹湿或湿热留恋气分，应以治湿为主，不可单用辛凉清气，以免遏抑气机，湿愈不化。③如患者体质薄弱，阳气不足，或老年阳虚之人，更应慎用。

三、疏解法

本法具有疏通、解郁、调和等作用，即是调和之法。凡温邪不在于表，又非里结，如热郁少阳，留恋三焦，伏于募原等，都可使用。本法具有宣展气机，透解邪热作用。其中如分消走泄法是以开上、畅中、渗下并用，但湿热之邪，通过三焦分道而去，以达到宣展气机、泄化痰热、宣畅三焦的作用。如湿热阻遏，痰湿内停，气机郁滞，水道不利，症见寒热起伏，胸痞腹胀，小便短少，乏力苔腻，用温胆汤或杏朴夏苓之类。又如清泄少阳法，清泄少阳胆经气分邪热，兼以化痰。凡热郁胆经，郁热犯胃，郁而成痰，胃失和降，症见寒热往来，口苦胁痛，脘痞泛恶，烦渴舌红，苔黄腻，脉弦数等。全属少阳枢机不利，气机失宣，郁热鼓动，邪正交争，胆热犯胃，可用蒿芩清胆汤之类。

四、祛湿法

本法具有疏畅三焦、宣通气机、醒脾开胃、通利水道等作用。根据温邪来源、轻重之不同，祛湿方法也因之而变。如常用的有芳香化湿、苦温燥湿及淡渗利湿等，均以宣通气机，透化湿邪为主。如苦温燥湿法，或辛苦温与苦寒相配伍而成的辛开苦降法，是以辛温开郁燥湿，苦寒清热相合，可以开郁、燥湿、清热，治湿温之湿热并重、遏阻中阳者，使湿开热化，三焦通畅则湿去热清，方如王氏连朴饮之类。若湿热蕴结阻于下焦，膀胱气化失司，可用通畅三焦之药加重淡渗之品，使湿从小便而去；但不可单以渗利为主，易伤正气。

五、逐下法

一般说"湿无下法"，但热结肠腑，积滞阻遏，腑气不能运行，成为有形之实证时，就应当用下法。阳明腑热一般多见于日晡时分，如潮热谵语，大便秘结，腹胀满拒按，苔老黄或起焦黑芒刺，脉沉实有力者，必须通下；否则热邪上蒸，内扰神明，必见谵语神昏。用通下法可去腑之实邪，三焦得以畅通，则诸症悉除，用方如调胃承气汤、大承气汤、小承气汤等。

六、清营法

本法具有消泄营分之热、滋养营阴的作用，适合于热邪入营、营阴耗伤之证。但须究其原因，是否治疗失误，气分之邪热未罢，或痰食积滞不清，邪无去路，通入于里而致。在治疗时尚须正确掌握"入营犹可透热转气"之法。如在清营的同时，酌情加入轻清透泄之品，以展气机，使已入营之热透出气分而解，就是"透热转气"。

若气分之邪未罢，营中之热又起，可用气营两清方法。气营两清是清气泄热与清营养阴合用之法，在气分证未罢，热邪又传入营阴时，症见高热、烦渴、皮肤斑点隐隐，舌形瘦而质绛，苔黄燥，脉细数。此为气分之热又入营分，气营两燔之证，当用气营两清方法，如加减玉女煎之类。

若纯属热邪入营，营热阴伤，但尚未动血者，身热夜甚，心烦不寐，斑点隐隐，舌瘦质红，脉细而数。可用清营汤，使用清营法时，亦须注意：①清营药物多滋腻，滋腻必恋邪，邪在气分、挟有湿邪者不可用；②邪虽入营，而未动血者，在清营养阴之中，必加入宣畅气机之品透泄营热；③若已动血，直须凉血散血，但仍须顾及透热转气，以利气机畅通。

七、凉血法

本法是温邪已入血分的治疗方法。"入血就恐耗血动血，直须凉血散血"，这是叶香岩讲的。但是要全面理解他的精神，若单纯凉血，气机会被遏抑，所以要注意原文并讲的"散血"。这个散血，就是告诉人们不可忘了活血祛瘀及疏调气机。否则血因寒则凝涩不流，难以达到治愈的目的。所以说凉血的同时要活血散血。

这种病情是温病的最后阶段，病邪从卫分经气营，又深入到血分，阴伤正衰是主要的，虽然邪气未罢，我们必须以养阴分之不足和活血散血为基础，达到清热解毒的目的。所以说凉血养阴，散血中之瘀滞，以清解血分之热毒。方中必须以咸寒、甘寒为基础，养阴增液并加活血祛瘀之品，清解血分热毒。邪热深入血分，迫血妄行，见吐血、衄血、便血、溲血、斑疹或舌紫暗等，方用犀角地黄汤、清瘟败毒饮之类。

使用凉血法应注意：①未动血者，不可过早使用凉血法；②温邪虽入血分，也应当考虑透热转气之理；③病久体弱，除药物治疗之外，饮食宜忌也应善加调理。

八、开窍法

本法是治疗温病神志昏迷的方法。具有开闭通窍、苏醒神志的作用。温邪导致神昏，病情比较复杂，有气分、营分与血分以及痰浊蒙闭等，如气分热盛，阳明腑实，郁热上蒸，引起神昏，必须腑气通，积热除，才能神明安；若湿热痰浊蒙闭清窍，又须清化湿热痰浊，宣窍开闭，方如菖蒲郁金汤；若属温邪灼液成痰，蒙蔽心窍，神明郁闭，热邪无以外达，郁热扰心，神昏谵语，或昏愦不语，阳气不能达于四肢，而见肢厥，舌红绛干裂，脉沉细弦滑，唇焦心烦，痰涎黏稠，必须用清心开窍方法，常用方剂为安宫牛黄丸、至宝丹或紫雪丹等。这是以热郁为主。前者湿郁之象，有所不同。

温病开窍法，不是专以三宝为主，亦必须分清气、营、血及痰浊、湿郁等不同病情，根据正邪盛衰情况，辨别证候，推敲用药。

九、息风法

本法是平熄肝风、滋阴潜镇、制止痉抽的一种治疗方法。温热之邪，逆传心包，内陷足厥阴经，热极生风，症见角弓反张、筋脉拘急等，治用凉肝息风，如羚羊钩藤汤。温病后期，灼伤真阴，水不涵木，肝失濡养，虚风内动，脉多虚细而弦，用育阴潜阳，方如三甲复脉汤、大定风珠、小定风珠之类。

用息风方法应注意：①实风以祛邪为主，虚风以扶正为主，但在体弱阴分不足之时，也见虚热灼阴，脉弦有力，此时当以养阴为主，兼顾有余之热，俟热减以后，再纯用滋养；②小儿温病有时因高热引起一时性抽搐，切勿惊慌，仍宜清热透邪，热略降则抽自止，可以酌情少予凉开水饮之。

十、滋阴法

本法是滋养阴液，调节阴阳，使其相对平衡的方法。温邪之羁，阴液消耗，在卫分时，当以滋阴疏解；在气分时，津枯肠燥，大便不下，可用增水行舟方法；若温邪日久，下焦真阴不足，可用加减复脉汤以增液；在血分时，可用滋阴息风之法。

十一、固脱法

本法是治疗虚脱的一种方法。若气虚不能固表，致气阴俱虚，可用益气固脱法；若因汗下太过，阴液骤损，阳气暴脱时，可用参附龙牡之类，以固脱护正。

虚脱而使用固脱法时，用药治疗必须及时，但本法仅属一时性急救措施，一旦阳回脱止，即可停用。

温病的分类及证治

一、风温

风温是感受风温邪气之病，常见发热、微恶风寒，头痛，自汗，口渴或不渴而干，咳嗽，咽红或痛，舌苔白质略红，脉浮数等症。其病理变化主要在肺卫。多发于春冬两季，发于春季的称为风温，发于冬季称为冬温。临床常见的上呼吸道感染、咽炎、化脓性扁桃腺炎、支气管炎、大叶性肺炎等，均可运用风温的辨证治疗方法处理。

风温初起，邪在肺卫，病变的发展一般有两种情况，一是顺传于胃，一是逆传心包。叶天士所说的"温邪上受，首先犯肺，逆传心包"，就是指此而言。但温邪的轻重，体质的强弱，决定着病情的转化和发展。

1. 温邪上受——以上呼吸道感染为例

温邪上受，就是温邪从口鼻吸受之后，经呼吸道而内郁于肺，发生风温卫分证。因肺主卫而外合皮毛，所以发热而微恶风寒，头痛，咽红而痛，口干且渴，鼻塞甚则微咳。治疗时，但咳者，用辛凉轻剂桑菊饮加减；若但热不恶寒而渴者，用辛凉平剂银翘散加减。

（1）桑菊饮方：桑叶 9g，菊花 9g，薄荷 1.5g，连翘 9g，杏仁 10g，苦桔梗 6g，生甘草 3g，芦根 10g。

［加减法］①咳嗽较重，咽干作痒者，风热在肺，蕴郁不解，当加宣散之品，如前胡 6g，炒牛蒡子 5g，金沸草 6g；②温邪蕴郁较重者，右手寸关弦滑数有力，加黄芩 6g；③蕴热重，伤津液者，口干且渴，加天花粉 9g 生津止渴，此时必当素食，防其停滞增热；④热邪初入气分，口干思饮，脉象洪数或滑数有力者，方中酌加清气热之药如生石膏、知母，以撤其热，但药量不可过大，防其凉遏气机，反而生变；⑤胃热过甚，火气上炎，唇焦干裂，舌疮心烦，热在胸膈，可加栀子 6g，黄芩 10g，若大便干结尚可加大黄 1.5g，元明粉 1.5g；⑥热甚迫血，衄血或便血者，加茅根 20g，小蓟 10g。

（2）银翘散方：连翘 30g，银花 30g，苦桔梗 18g，薄荷 10g，竹叶 12g，生甘草 15g，荆芥穗 12g，淡豆豉 15g，牛蒡子 18g。上药为散，每服 18g，日 4 次。加减法参考桑菊饮。

2.温热喉痹——以咽炎为例

温热喉痹是风温在卫分的一个证候，虽有卫分的症状，但以咽痛且红，脉象浮数为主。舌苔多白干，质略红，或有头痛、咳嗽等。治疗宜辛凉清解，甘寒泄热，仿银翘散、甘桔汤意。

[处方]苦桔梗 9g，生甘草 6g，薄荷（后下）1g，前胡 3g，牛蒡子 4g，银花 9g，连翘 9g，芦根 10g，黄芩 9g。

[加减法]①如头痛、寒热较重，脉浮数，舌苔白，咽微红者，重点仍以疏卫为主，方中用淡豆豉 12g，荆芥穗 5g，炒山栀 6g，桑叶 9g；②若以咽红、口干、心烦等热重为主者，方中加用大青叶 12g，青果 6g，山豆根 9g，锦灯笼 6g；③若肺热轻重，口干心烦，咳嗽痰黏，大便 2~3 日未通，可以原方加瓜蒌 15g，黄芩 9g；④加用冰硼散 1g 吹喉，或锡类散 1g 吹喉更佳。

3.温热喉娥——以化脓性扁桃腺炎为例

温热喉娥，往往是由于喉痹治疗失当，或温邪蕴热较重，邪热上灼咽喉所致。症见身热骤升，心烦口干，甚则懊㤪不寐，咽红肿痛，发生白腐化脓。大便 2~3 日不通，舌苔黄且干根厚，脉多滑数，或浮滑而数，两寸尤甚。此属风温蕴热互阻气分，阳明腑实，积热上蒸，邪已从卫分入气分，必须用凉膈清泄方法，方如凉膈散合栀子豉汤化裁。

[处方]薄荷（后下）1g，黄芩 9g，连翘 9g，山栀 6g，淡豆豉 12g，生甘草 6g，芒硝（冲）1.5g，大黄（后下）2g，冰硼散或锡类散（吹喉）3g。

[加减法]①若气热过胜，阴津受灼，舌红苔黄无津时，方中加元参 15g，麦冬 10g，以滋阴泄热；②若舌绛且干，舌体瘦老，心烦唇焦，此热势鸱张，阴津受灼，方中去薄荷、淡豆豉，加沙参 15g，元参 15g，川贝 6g，天花粉 10g；③若咽红且肿，大便如常，口干唇焦，加沙参、麦冬、元参、知母，减薄荷、豆豉、硝黄；④若热势不减，身热夜甚，脉象弦细、舌绛起刺，此乃气分之热灼伤阴津，急以甘寒增液，育阴清热，方中去薄荷、豆豉，加生地、白芍、元参、麦冬、石斛、沙参、牛膝；⑤热甚津伤，甚则热迫营分，鼻衄痰血皆见，改用甘桔汤加育阴生津之品，药如苦桔梗 9g，生甘草 6g，沙参 24g，元参 15g，生地黄 18g，麦门冬 15g，石斛 15g，白芍 18g，牛膝 3g，紫雪丹 3g（外吹喉部）；⑥若见身热口干，脉象滑数，头晕有汗，咽肿痛甚，此时以清气为主，但仍须配合疏卫之品；⑦若气热过胜迫及营分，出现鼻衄、口舌生疮，宜用凉膈泄热

育阴增液，但不可过用滋腻，恐其滋腻后气机不畅，热郁不解，反而增重。

4.风温咳嗽——以支气管炎为例

风温咳嗽主要是由于风温蕴热与痰浊互阻，肺气升降失司所致。主要症状见咳嗽有痰，或咳势加重，痰黏稠，或咳震胸中痛等。治疗时，若卫分证未清，仍当治卫；邪已化热入气，则当清气，但不可过用清气药，防其阻遏气机。若有积热、湿浊、痰火等其他原因，应辨证施治，不可一成不变，具体可分为以下几种情况。

（1）风温初在卫分，若见发热微恶寒，头痛，咳嗽咽痒，咽红不痛，二便如常，舌红且干，脉浮数，治以疏解肺卫为主，方以桑菊饮加减。

［处方］荆芥穗 3g，淡豆豉 10g，前胡 6g，炒牛蒡子 4g，杏仁 10g，桑叶 10g，菊花 10g，山栀 3g，芦根 20g。

［加减法］若有化热现象，酌用清气之品，但清气之药不可过重，防其卫气不疏，病势加重。

（2）风温已入气分，化热渐重，口渴思凉饮，脉洪心烦，但热不寒，阵阵头汗出，舌红苔黄且干，大便干结，小溲赤少，可用辛凉重剂白虎汤加减。

［处方］薄荷 2g，生石膏 15g，前胡 6g，杏仁 10g，浙贝母 10g，知母 6g，生甘草 3g，连翘 10g，竹叶 3g，芦根 10g。

［加减法］①若舌苔白而不干者，生石膏当少用；②若咽痒而痰不多者，加炒牛蒡 3g，金沸草 6g；③若舌苔黄且干根部厚，大便不通，口臭心烦，不能安寐者，可用凉膈散加减：黄芩 9g，山栀 6g，薄荷（后下）2g，前胡 6g，牛蒡子 6g，大黄（后下）3g，元明粉（冲）3g。

（3）风温至气分而夹湿邪，舌苔薄腻而黄，脉象濡滑而有力，咳嗽胸中满闷，头胀且沉重，周身乏力，大便溏薄不实。若有口干心烦，亦不欲饮，可用宣肺肃降，少佐芳化。

［处方］苏叶、苏子各 4g，桑叶 6g，菊花 10g，前胡 3g，杏仁 10g，芦根 15g，炒牛蒡子 5g，半夏 10g，陈皮 6g。

［加减法］①若舌根部苔厚，大便不畅，口味作苦，可于方中加保和丸 18g（布包煎）、焦三仙各 6g；②若湿痰较重，舌苔白滑腻，脉象沉滑，脘腹胀满，大便通而不爽者，方中加荆穗炭 10g，莱菔子 10g，白芥子 4g，冬瓜子 10g。

（4）风热渐解，咳嗽痰吐不多，夜间病重，不得安寐，舌苔虽化而质红，脉小滑略数，可用轻泻肺热法。

［处方］前胡 6g，杏仁 10g，金沸草 10g，浙贝母 10g，黄芩 10g，炙枇杷叶

10g，苏子 10g。

5. 温热喘咳——以大叶性肺炎为例

温热喘咳是风温病之较重者。主要症状是气分证，如身热头痛，喘咳，胸痛，口渴咽干，痰黏稠黄，甚至寒战，脉浮数或滑数。治疗以祛除风温郁热为主，但忌用大量寒凉药，否则反而凉遏，使气机闭阻，具体治疗可分为以下几个阶段。

（1）风温袭肺兼初入气分，高热寒战，头痛胸痛，有汗，口渴思凉，咳喘痰黄，脉象滑数或浮滑数。治疗宜疏卫宣化，清肃止咳。忌荤腥饮食。

［处方］苏叶 6g，生石膏 15g，前胡 6g，桑叶 10g，杏仁 10g，银花 10g，浙贝母 10g，芦根 10g。

［加减法］①如肺气不宣，喘促闷满者，加苏子 6g；②如发热口渴，汗出较重，脉洪滑有力而数者，加生石膏至 20g，知母 10g；③如气促痰声较重，舌苔黄厚，方中加莱菔子 9g，甜葶苈 3g；④如咳嗽不爽，咽痒者，加金沸草 10g，炙枇杷叶 10g。

（2）风温蕴热已至气分，多以大热、大渴、寒战、胸痛，头面汗出，咳嗽痰黏黄厚，舌多糙黄且干，脉来洪大，热郁肺胃较重者，以白虎汤为主治疗。

［处方］生石膏 30g，生甘草 6g，知母 6g，前胡 6g，杏仁 10g，芦、茅根各 20g。

［加减法］①脉若沉涩，阵阵恶寒，火郁不解，方中减石膏用量，加蝉蜕 6g，片姜黄 6g，僵蚕 10g；②若是肺热过重，体质强实者，可原方加三子养亲汤；若喘促而胸中热甚，加葶苈子 3g；③若肺实夹有积热，脉实两寸搏指，体质强实，舌苔老黄厚者，可原方加枳实、大黄以攻之。

（3）风温蕴热，逼邪内陷，神志昏沉，咳嗽痰重，高热不退，大便不通，脉来洪滑有力，治疗宜宣郁豁痰，通腑清气。

［处方］薄荷（后下）2g，前胡 6g，生石膏 6g，菖蒲 10g，片姜黄 6g，瓜蒌 15g，局方至宝丹 1 丸，分 2 次服下。

［加减法］①若属腑气不通，脉实有力，舌苔黄厚干，脉关尺有力，可用牛黄承气汤；②热郁不解，神志不清，脉实苔黄厚者，可去至宝丹，改用紫雪丹 9g 分服；③如昏迷，阵阵潮汗，脉濡滑数，按之无力，舌苔白腻，又在夏季，考虑湿邪为患，用芳香宣透方法。

［处方］佩兰（后下）12g，藿香（后下）10g，淡豆豉 10g，山栀 4g，厚朴 6g，陈皮 6g，菖蒲 9g，郁金 6g，芦根 10g，六一散（冲）15g。

（4）风温渐退，正气不足，往往缠绵不解。若脉弦细者，当考虑阴伤血少，当以养血为主。若两脉虚弱无力，舌淡润者，可用香砂养胃之类，但甘温之品禁用，防其伤阴生热。

［处方］沙参10g，茯苓10g，枳壳6g，生白术6g，砂仁1g，白扁豆10g，生薏米10g，鸡内金10g。

6.肺痈——以肺脓肿为例

温热内蕴日久，过食膏粱厚味，消化不佳，都能导致热蕴于肺，久则生痈化脓，成为肺痈。主要症状是咳嗽，胸痛，吐脓血痰，味腥臭。一般可按以下几个阶段进行治疗。

（1）风温蕴热，内迫于肺，症见身热头晕，微有寒热，咳嗽咽干，胸部作痛，痰多黄稠，舌红苔腻，脉象滑数。治疗用辛凉清解，肃降化痰法，仿桑菊饮、银翘散方意化裁。

［处方］薄荷（后下）3g，前胡6g，浙贝母12g，杏仁10g，苏子10g，黄芩10g，生石膏12g，鲜茅根、芦根各30g。

［加减法］①若上焦风热较盛者，去生石膏，加白蒺藜10g，桑叶10g，菊花12g；②若痰浊肝火上冲，痰黄黏稠，加晚蚕沙10g，冬瓜子20g，黛蛤散（包）10g；③若内热转重，舌红口干，咽红痛者加银花10g，连翘10g，大青叶10g；④若苔黄厚，肠胃积热者，加焦三仙各10g，槟榔10g。

（2）肺热痰湿互阻，症见咳吐黏黄痰味臭，舌红苔腻根厚，脉象滑数有力，两寸尤甚。治疗必须清泄肺热，化其痰湿，仿葶苈大枣泻肺汤、皂角丸意化裁。

［处方］甜葶苈6g，前胡6g，黄芩10g，桑白皮12g，皂角6g，苦桔梗10g，生甘草6g，银花15g，川贝母3g，醒消丸（分服）6g。

［加减法］①若表气未宣时，仍宜加疏解表邪之品，如苏叶、豆卷，甚则荆芥、防风皆可；②若肠胃积滞，舌苔黄垢根厚者，用苦泄清化为主，方中加黄连6g，栀子6g，焦三仙各10g；③若热渐入营，舌绛口干，唇红心烦者，当加凉营泄热之品，如鲜茅根30g，赤芍10g，白头翁10g，炒地榆10g；④若大便干结者可加大黄（后下）3g。

（3）热蕴日久，症见咳嗽痰黄，其状如脓，臭秽难闻，身热烦躁，胸痛，夜寐不实，溲黄，脉象弦滑数，舌红口干。治疗用清化痰热，活血化瘀法。

［处方］鲜苇茎80g，冬瓜子30g，桃仁6g，薏苡米30g，鱼腥草30g，甜葶苈3g，黄芩10g，皂刺3g，银花30g，犀黄丸（分服）3g。

［加减法］①若湿邪较重者，凉血苦寒之品要酌减其量，方中可加祛风药，

以风胜其湿也，但量不可重，防其助热；②热郁在气分不解者，加杏仁、防风；③热毒较重者，加蚤休 10g，连翘 10g，赤芍 10g，天花粉 10g。

（4）肺痈破溃脓血排净之后，痰已无味，咳嗽未止，形体瘦弱，低热不退，脉小弦细而数。治疗当甘寒育阴，活血通络。

［处方］南北沙参各 30g，麦冬 10g，川贝母 3g，苦桔梗 10g，生甘草 6g，生苡米 30g，赤芍 10g，桑白皮 10g，地骨皮 10g。

［加减法］①肺痈溃后，余热不清，不可专用苦寒或解毒之品，必当调和气血，药如白芍、当归、茜草；②若正气不足，长期难以恢复，可加生黄芪、当归、生地、白芍、川芎之类；③若有湿邪留恋，加茯苓、扁豆、生白术、冬瓜皮。

二、春温

春温（包括流脑等）是发于春季初起即见里热阴伤或表里同病证候的温病。其原因是冬令人体精气失于固藏，感受寒邪伏藏于里，郁久化热，至春月阳气开泄，伏热外溢，或因再感新邪引动伏热而发病。由于本病是伏热为患，所以发病初起就见高热、烦渴、头痛、恶心、呕吐等症，有时皮肤黏膜出现瘀点或出血斑。脉象多以洪滑数为主，舌质绛干，苔黄糙老，舌尖部起芒刺，甚则神昏痉厥。本病任何年龄都可发生，但以 15 岁以下儿童较多见。临床特点：发病急，传变快，变化多，病情重，如叶天士所说："温邪传变最速。"前人认为是属伏气温病，所谓"冬伤于寒，春必病温"，是由内而外发的温邪。由于人体有体质强弱的差异，内热蕴伏亦有轻重。初起虽为里热见证，但有邪在气分及营分之别。

1. 春温发于气分

本病乃伏邪内蕴，从内而外。热郁于里，故见心烦口干，身热不恶寒，口苦渴饮，小溲赤少，舌红苔黄，脉象洪滑而按之弦数。若属新感引动伏邪，可能伴有头痛、恶寒、无汗或少汗等卫分证，酌情少佐疏卫药物。可用吴鞠通的黄连黄芩汤加味。

［处方］黄连 3g，黄芩 10g，郁金 9g，豆豉 10g，生石膏 15g，元参 15g，芦根 10g。

［加减法］①若卫分证较重，舌苔白、质不红不干燥，口不渴者减石膏、白芍、元参；②若脉洪滑有力，口渴引饮，身热头额汗出，甚则遍体有汗者加生石膏至 30g，知母 10g，天花粉 10g；③若舌质红、苔黄根厚，加焦三仙各 10g，

槟榔 10g，山栀 6g。

2.春温气营两燔

因为本病是伏邪温病，从内往外而发，可能开始即为气营两燔之证，见高热、口渴、心烦、头痛、烦躁不宁、肌肤发斑，甚则吐血、衄血，舌绛苔黄根厚干裂，脉来滑数，按之尤甚。治疗应用两清气营方法，仿吴鞠通的加减玉女煎。

［处方］生石膏 20g，知母 9g，元参 10g，生地黄 15g，麦冬 10g，蝉蜕 6g，僵蚕 10g，片姜黄 10g，茅、芦根各 20g。

［加减法］若气血两燔之外，尚有卫分证之恶寒、头痛、咳嗽咽干时，方中加淡豆豉 10g，山栀 6g，杏仁 10g，枇杷叶 15g。

3.热在营血证

春温邪热，深入营血，血热炽盛，往往迫血妄行。但热入血分，亦消耗营血津液，故灼热无汗，躁扰不安，甚则神志不清，舌质绛而干裂，苔黄尖部起刺，脉沉弦细数。血不循经而溢于外，故见各种出血之证，如吐、衄、便血，或斑疹紫黑。治疗应清热解毒，凉血散血，用犀角地黄汤之类。

［处方］犀角粉（冲）1g，生地黄 15g，赤、白芍各 10g，丹皮 10g（犀角粉可用水牛角粉代替）。

［加减法］①若吐血或发斑者可加鲜茅根 30g，知母 10g，茜草 10g，白头翁 10g；②若衄血较重者，加侧柏叶 10g，鬼箭羽 10g，牛膝 3g；③若便血多者，加槐花 10g，地榆 10g，荷叶 10g，藕节 10g；④尿血重者加鲜白茅根 30g，鲜藕节 60g，小蓟 10g，三七粉 3g；⑤若因热而神昏者，可用安宫牛黄丸 1 丸或神犀丹 1 丸送下；⑥若因热郁于内，神志昏厥者，加用局方至宝丹 1 丸，用郁金 10g，菖蒲 10g，杏仁 10g，煎汤送服丸药；⑦如因热而抽搐，热盛动风，舌绛干而龟裂，脉细数而有力者，可于方中加羚羊角粉（研冲）0.5g，钩藤 15g，菊花 10g；⑧若腑实大便数日不通者，加大黄粉 3g，芒硝（冲服）1g；⑨若津伤而便秘者，前法之中加瓜蒌 30g，海参 15g 同煎入药。

4.热灼真阴证

温热久病，肾阴不足，水不济火，心火上亢，水火不能既济，故身热口干，心烦不得卧，小溲少而色深，舌质红绛，苔黄，脉细数。治疗宜甘寒增液，滋肾阴以泄虚火。方如黄连阿胶汤之类。

［处方］黄连 3g，黄芩 10g，阿胶 10g，白芍 15g，鸡子黄 2 枚。汤药煎好，俟温再加蛋黄拌匀。

［加减法］①若属津液亏乏，水不济火，舌干绛龟裂，脉弦细而数，方中生

白芍加至 20g，加鲜生地 20g，沙参 20g，麦门冬 10g；②若虚烦不得眠者，加远志肉 10g，炒枣仁 10g，莲花头 2 枚。

5. 肾阴亏耗，肝阴不足

温热日久，损及肝肾之阴，邪少虚多，故身热不重，以低热为主。口干心烦，手足灼热，夜间尤甚，神倦心悸，皆是心阴不足，肾阴也亏，脉象弦细按之虚缓结代，舌红且干。治疗当滋补肝肾之阴，俟阴复则热即除。可用加减复脉汤。

［处方］炙甘草 10g，生地 15g，麦门冬 15g，阿胶（烊化）10g，麻仁 10g，生白芍 20g。

［加减法］①若口干、汗出、气短者，方中加南、北沙参各 30g，石斛 20g；②若心中憺憺大动，心无所主，神倦脉虚，舌绛少苔，时时欲脱，两目无神，面色暗淡，此属阴阳即将离决之危象，急用三甲复脉汤以滋阴潜阳，药用炙甘草、干地黄、生白芍、麦冬、阿胶、麻仁、生牡蛎、生鳖甲、生龟板，或用大定风珠，即三甲复脉汤加鸡子黄、五味子。

附：温热发疹

本病（即麻疹）多发于小儿，1~5 岁发病率最高。多发生在冬春季节，有传染性。本病虽以发疹为基本特点，但其病因属温热邪毒为患，故属温病范围。由于风热内蕴，深入营分，卫营合邪，肺先受之。故病始发热咳嗽，呛咳无痰，鼻塞涕多，营热故夜寐不安，小溲赤黄，舌红苔厚，脉象滑数，皮肤隐见红点，咽红，结膜口腔黏膜先出斑点，流泪畏光，眼睑浮肿，烦躁啼哭，有时腹痛微泄，皮疹从耳后、颈部出现，口腔上腭部明显先见。出疹时体温增高，疹出后皮肤有色素沉着，2 周后消失。

（1）初期：以发热，呛咳，咽红，口腔上腭先出斑点，舌红，脉弦滑数为主。治疗当以疏风宣肺透疹法。切不可用辛温之品透发，防其热增作喘。

［处方］薄荷 1g，蝉蜕 3g，前胡 3g，芦根 10g。水煎，徐徐饮之。

（2）发疹期：疹出之后，发热仍重，呛咳，咽红，口腔上腭红点较重，眼睑眵多，腹中阵痛，舌红，脉滑数。治疗当以轻疏和营透疹法。

［处方］生地黄 6g，蝉蜕 3g，炒牛蒡 3g，鲜茅、芦根各 10g，钩藤 6g。水煎，徐徐饮之。

（3）恢复期：皮疹出全一般是 4 天左右，皮疹消退，身热下降，皮肤色素沉着退净约 2 周。恢复期由于热邪已基本外泄，故此时饮食需注意，可用调理肠胃方法。

［处方］鲜茅、芦根各 10g，杏仁 6g，焦山楂 6g，生地黄 6g。水煎，缓服之。

三、暑温

暑温（包括乙型病毒性脑炎），是夏季感受暑热病邪所引起的热病。它起病急骤，开始多见壮热、烦渴、汗多等气分症。暑热多伤气分，故易伤津耗气；由于壮热耗津，大汗伤气，严重时又可导致津气外脱的危险。暑邪中每多挟湿邪而成暑热挟湿之证。亦有暑入阳明，化火内传，陷入营血，生痰生风，以致气营两燔，痰热窍闭，或肝风内动，发为痉挛抽搐者。其常见证候如下。

1. 暑热挟湿

夏月感受暑热，兼挟湿邪，大都侵袭上焦肺卫，症见头晕恶心，微有寒热，咳嗽苔白，胸中满闷，周身酸楚乏力，二便如常。治用芳香疏化，清涤暑热法。

［处方］佩兰（后下）10g，藿香（后下）10g，淡豆豉 10g，山栀 6g，鲜西瓜翠衣 30g，黄连粉（冲）3g，六一散 10g。

［加减法］若咳嗽加杏仁 10g，前胡 6g，芦根 10g；若呕吐加半夏 10g。

2. 暑热入于气分

症见高热心烦，口渴思凉饮，汗多，头晕痛，面目赤，呼吸粗促，有时恶心。此为里热蒸腾，腠理开泄，迫津外出，肺受热迫。治当清暑泄热法，方用白虎汤。

［处方］生石膏 30g，知母 10g，生甘草 10g，粳米 30g。

若口干渴引，汗出较多，舌红干而脉弦细者，此津液已伤，用益气生津法。

［处方］北沙参 30g，麦门冬 10g，五味子 5g，石斛 10g，竹叶 2g，知母 10g，甘草 10g，粳米 10g，西瓜翠衣 30g。

［加减法］①若汗出较多，脉象虚濡无根，汗出如油，面色苍白，呼吸短促，逐渐四肢逆冷，这是汗多阳气大伤，当于方中加人参 10g（另煎兑）；②如四肢不温，汗出神疲，血压下降者，当急用参附汤以防虚脱；③若是阴伤为主，舌瘦红绛，干燥无液，脉象弦细，可用大剂生脉饮急服之；④若阳衰已极，可重用附子至 30~50g（先煎半小时），人参粉（冲）10g，生牡蛎 30g，生龙骨 30g 急煎救之，以益气敛津固脱，防其亡阳。

3. 暑热蕴郁导致神昏

叶天士认为神昏皆是里窍郁闭，暑温邪盛，影响心主，引起神明内乱。临床变化较为复杂，有的仅是烦躁不安，神志欠清，有的则神昏谵语。今分别介绍如下。

（1）肺卫郁闭：暑热之邪在气分不得外解，内传入里，或邪盛体衰，或心气不足，皆能导致一时性的神志改变，但非邪陷心包，只要里热得宣，卫疏郁开，气机通畅，自然向愈。

［处方］薄荷（后下）1g，淡豆豉 6g，山栀 5g，连翘 6g，银花 6g，炒牛蒡子 6g，竹叶 3g，芦根 20g。

此时需注意，切不可一见神昏，即投清心开窍，或乱用"三宝"（安宫牛黄丸、紫雪丹、至宝丹），若误用之，最易致变，寒遏气机，卫气不疏，热郁而无出路，邪不能外达，必然内陷，病日加深矣。

（2）气分热邪炽盛：邪热熏蒸，心包受邪，引起神昏，这是正盛邪实。常见为高热烦躁，不恶寒但恶热，口渴引饮，神志有时不清，舌糙老黄，干燥无液，脉象洪数。此时当以辛寒清阳明气分邪热为主，白虎汤加味。

［处方］生石膏 24g，知母 10g，连翘 10g，竹叶 6g，银花 10g，淡豆豉 10g，山栀 6g，茅根、芦根各 30g。

若气分之热不得外达，必内迫入里，波及营分，气营两燔，亦能导致神志不清，舌绛尖部起刺，或皮肤斑点隐隐，脉象下沉至按部（脉分浮、中、按、沉四候以应卫、气、营、血）。治疗急当清气分、凉营阴、驱热邪，使初入营分之热，透还出气分而解。药用玉女煎加减，以辛寒、甘寒、咸寒合方，可以清气凉营，养阴折热。

［处方］生石膏 30g，知母 10g，细生地 20g，元参 15g，丹皮 10g，僵蚕 10g，茅根 30g，沙参 15g。

（3）阳明腑实，肝胆膈间有热：是邪热又与肠中糟粕相结，腑气不通，郁热上蒸，内扰神明，以致神昏谵语，腹满拒按，手足濈然汗出。舌苔老黄糙厚，甚则起芒刺或浮黑。治用急下存阴方法，药用承气之类。

［处方］生大黄（后下）3g，元明粉（冲）3g，瓜蒌 30g，槟榔 10g，焦三仙各 10g，生石膏 30g，知母 10g，杏仁 10g，郁金 10g。

若便秘潮热，喘促不宁，痰涎壅盛，脉滑数而右寸实大，舌苔黄腻或滑腻垢厚，此属肺与大肠痰热交阻，大肠失顺，肺失肃降，腑气不通，当用宣肺化痰，通下泄热法。

［处方］生石膏 15g，生大黄 10g，杏仁 10g，瓜蒌皮 20g，苏子 10g，黛蛤散（包）10g。

若温邪内陷心包，而又腑气不通，身热神昏，舌謇肢厥，大便秘结，腹痛拒按，口渴思凉饮，舌质红绛，苔黄燥，脉数实有力。治当清心开窍，攻下腑实。仿牛黄承气法或紫雪承气法。安宫牛黄丸 2 丸，调生大黄粉 3g，分 2 次服。

〔处方〕紫雪丹6g，生大黄粉5g，元明粉5g，分3次服。此时注意，若单用牛黄丸、神犀丹、至宝丹等，只能开其上闭；必须兼用苦寒通腑，泄其下闭，使窍开腑通则热去而神昏谵语可愈。

（4）热邪深入营分，内闭心包，神明溃乱：临床亦有两种表现，一为热陷心包，一为热伤营阴。

热陷心包：多为来势迅猛，热势深重。症见身热灼手，神志欠明，或昏愦不语，或神昏谵语，舌绛苔黄干燥糙老，脉形细小，脉位下移至按沉部。治当清心开窍为主。

〔处方〕蝉蜕3g，僵蚕10g，片姜黄6g，元参24g，连翘15g，竹叶3g，麦门冬10g，菖蒲10g，杏仁10g。局方至宝丹1丸，分2次送下。

热伤营阴：多为温邪日久，传至营分。症见身热夜甚，心烦不寐，口干不渴，舌绛干裂，脉象已渐下移至按沉部位。神志不清，甚则神昏谵语。当先用透热转气的方法，再用甘寒、咸寒养阴清热，更需加入宣畅气机之品。

〔处方〕细生地30g，元参30g，白芍25g，蝉蜕6g，僵蚕10g，片姜黄6g，连翘10g，竹叶、竹茹各6g，菖蒲10g。

4.暑热炽盛，引动肝风

暑热之邪，内陷厥阴，肝阳暴涨，内风骤起，筋脉拘急频发抽搐。火势灼液成痰，上扰清窍，亦见神志症状。脉象沉弦细数。急用清热凉肝，息风定痉方法，如羚羊钩藤汤之类。

〔处方〕钩藤10g，川贝母3g，桑叶10g，菊花10g，白芍15g，生地15g，竹茹6g，木瓜15g，生甘草10g，羚羊角粉（另服）2g。如羚羊角无货，可用生石膏10g，珍珠母20g，僵蚕10g煎汤代用。本法为先父经常所用。

四、湿温

湿温病（包括肠伤寒）是感受湿热邪气所致，为湿热蕴结于肠胃道之病。多发于夏秋雨湿较盛季节。环境卫生较差的地区发病率较高。用中医中药进行治疗有满意的疗效，后遗症甚少。

（一）湿温病症状的复杂性

湿为阴邪，易伤阳气，而热蒸湿动，湿遏热伏，又互相蕴结，所以其症状特点如下。

（1）身热不扬（即使体温高至39℃，自己亦不甚感觉发热，皮肤也不太热），此湿阻热郁于内，外形并不明显。

（2）高热而脉象缓濡（高热当脉快，此则相反），或沉取略有急意。

（3）发热不面赤，反见面色淡黄，是湿遏脾阳之象。

（4）乏力酸沉，因湿邪阻于络脉，阳气为湿邪所困。

（5）心烦而口不渴，因热郁于内故心烦，湿阻脾阳故不渴。

（6）湿温痊愈多在三四周左右，因为湿热蕴郁，弥漫三焦，留恋不解，热处湿中，湿热裹结，难于分解之故。

（二）湿温病的三辨、三禁与三复

1. 三辨

（1）湿温病在诊断方面要与外感伤寒相鉴别：伤寒是感受寒邪，伤寒邪从外袭，发病迅速，为外、表之病，故恶寒重，发热轻，头痛身痛较剧，肌表无汗，脉浮紧或浮缓；湿温是感受湿热之邪，所以恶寒轻，少汗，身热不扬，周身酸沉，头重如裹，昏胀，脉缓濡，湿温乃湿热蕴郁，三焦不畅，故其来亦渐。

（2）注意与食滞相鉴别。食滞阻于中焦，有伤食史，嗳噫食臭，脘腹胀满，舌苔必黄厚或腻厚；湿温乃湿邪阻于足太阴脾，中脘满闷，但无嗳噫，湿温舌苔白腻滑润。

（3）当与阴虚相鉴别。阴虚必五心烦热，两颧潮红，舌红少苔，脉细小数，与季节无关；湿温则面色淡白，胸中满闷，口黏不渴，舌苔反滑，脉象濡缓软弱，夏秋雨湿季节多见。

2. 三禁

本病初起应禁汗、禁下、禁滋腻。吴鞠通在《温病条辨》说："汗之则神昏耳聋，甚则目瞑不欲言；下之则洞泄；润之则病深不解。"因为湿温不是外受风寒，故忌汗；湿无下法，误下伤脾胃之阳，导致洞泄不止，故忌下；湿为阴邪，阻于三焦，必须以分、消、走、泄方法，宣畅三焦气机以祛湿邪，湿祛热孤，其病则解，滋阴则使阴邪腻滞不解，故禁滋腻。

3. 三复

即食复、劳复、感冒复。因为本病病程较长，体力消耗较重，尤其湿温初愈时，如不慎很容易复发。

（1）食复：湿温初愈，饮食当少予之，因脾胃受伤，过食则身热又起。

（2）劳复：病初愈时，不能过于劳动，过劳必身热再作。

（3）感冒复：本病初愈体弱，当注意勿再感受六淫之邪，使发热又作。

此外，从湿温病的发热与汗出可观察湿温病时三焦气化是否通利及病情的转归。湿温病是湿热互阻，三焦之气不化，阳为湿遏，气机不宣，热郁于内，故发热不扬，午后阴分受病，故午后热重，或夜间热增。因为热蒸湿郁，虽汗出而热不解。其汗多在头面，甚则前额，而且与正汗不同，汗如油垢，擦之不净，洗之不清，这是湿温病的第1阶段。

如其身热不扬，症状不减，皮肤汗出至颈项，面头汗出渐少，此是湿温病的第2阶段。

湿郁热蒸少轻，用药疏调合理，三焦日渐通畅，湿热交阻渐缓，脉象症状好转，皮肤汗出已至胸腹部，此为湿温病的第3阶段。

病势好转，湿郁又轻，症状逐渐减轻，舌苔已化，脉色皆好，皮肤汗出至下半身，说明三焦渐畅，热郁湿阻皆轻，其病渐愈，此为湿温病的第4阶段。

如能调治得当，湿郁开，热邪减，三焦通，气机调则皮肤汗出至两足，甚则足趾之间亦能有汗，此为湿温病的第5阶段，也是湿温痊愈之期。

（三）湿温病的常用十法

湿温病的治疗原则，重点是祛湿。因为湿热相合，如油入面，合为一体，热在湿中，湿遏热伏，无形之热依附于有形之湿邪中，湿不去则热不除，所以说，治湿温病重点是治湿。辨证可根据湿重于热、热重于湿、湿热并重之不同，从而作出适当的处理。其常用方法大体如下。

（1）辛香宣解法：常用于暑湿蕴热，夹有贪凉受寒外袭，症见形寒头晕，酸楚作痛，舌苔白腻，质淡，中脘痞满，脉象濡滑或浮紧。

[处方]陈香薷（后下）3g，藿香（后下）10g，大豆卷10g，半夏10g，厚朴3g，草蔻仁2g，杏仁10g，陈皮6g。

（2）芳香疏解法：常用于暑热外受，湿阻中焦，卫气不宣，症见微有恶寒，发热头晕，周身酸楚，中脘满闷，恶心欲呕，舌多白腻，脉见濡滑。

[处方]佩兰叶（后下）12g，藿香（后下）10g，大豆卷10g，制厚朴6g，新会皮6g，姜半夏10g，白蔻仁2g，煨姜3g，杏仁10g。

（3）芳香化浊法：常用于暑热湿滞，互阻中焦，身热泛恶，呕吐痰涎，心烦急躁，两目有神，口干不欲饮水，胸脘作胀，大便通而不爽，舌白苔腻，脉弦滑。

[处方]佩兰（后下）10g，藿香（后下）10g，厚朴6g，川连3g，半夏10g，佛手10g，大腹皮10g，煨姜3g，保和丸12g（布包同煎），焦麦芽10g。

另：沉香末 0.3g，白蔻仁末 1g，二味同研，分 2 次药汁送下。

（4）轻扬宣化法：常用于暑湿互阻肺胃，身热七八日不解，头晕沉重，咳嗽有痰，脘腹满闷，时欲太息，舌质红而苔白润，脉濡滑，按之略有力。

［处方］香豆豉 10g，炒山栀 6g，前胡 6g，象贝母 10g，杏仁 10g，炙杷叶 10g，鲜芦根 10g，保和丸（布包同煎）12g。

（5）宣肃疏化法：常用于湿热蕴郁，上迫于肺，咳嗽痰多，身热不扬，胸中满闷异常，周身酸沉乏力，舌苔黄腻，脉象濡滑，右寸滑实有力。

［处方］前胡 6g，象贝母 10g，杏仁 10g，香豆豉 10g，山栀 6g，炙杷叶 10g，炒牛蒡 6g，黄芩 10g，焦麦芽 10g，苏子 10g。

（6）辛开苦降法：常用于暑热湿滞互阻中焦，身热不扬，头晕且胀，胸中满闷，周身酸软乏力，漾漾泛呕，大便不畅，小便色黄，上半身头面部阵阵躁汗，舌白苔腻质红，脉象缓濡，关尺部按之似有滑数之意。药用辛开其郁以利三焦，苦降其热以燥湿邪，少佐淡渗分消。

［处方］白蒺藜 10g，佩兰叶（后下）10g，白芷（后下）6g，半夏 10g，杏仁 10g，白蔻仁 1g，滑石 10g，炒苡米 10g，黄芩 10g，黄连 3g，赤苓 10g。

（7）宣解导滞法：常用于湿热夹暑互阻不化，胃肠积滞不清，症见发热下午为重，周身酸软，脘腹胀满，口中作苦，矢气频作，恶心欲呕，大便三四日未通，舌苔白腻根垢且厚。湿热当宣解，积滞宜消导，但切不可用猛药攻下，防其肠穿孔。

［处方］佩兰叶（后下）12g，藿香（后下）10g，香豆豉 12g，炒山栀 6g，新会皮 6g，佛手片 6g，槟榔 10g，杏仁 10g，前胡 6g，通草 1g。

另：酒大黄 0.3g，太乙玉枢丹（紫金锭）1g，二味共研细末，用佛手片 10g，煨姜 3g，煎汤俟凉送下，半小时后再服汤药，服药当凉服、少服（此是止吐法，谨记之）。

（8）泄化余热，少佐和中法：常用于湿温初愈，身热已退，症状皆去，胃肠湿滞亦消，但胃纳不佳，当善后调理，用甘润和中。

［处方］丹皮 6g，香青蒿 6g，川石斛 10g，杏仁 10g，半夏 10g，鸡内金 10g，茯苓 10g，冬瓜皮 20g，香砂枳术丸（布包）15g。

（9）善后调理，香运中焦法：湿热 3~4 周后，身热已退净，皮肤潮润，夜已成寐，二便尚调，有时心中烦急，脉已细弱平稳，可用本法调理，防其反复，饮食当慎。

［处方］旋覆花 10g，香砂枳术丸（布包）15g，半夏 10g，陈皮 6g，木香

3g，鸡内金 10g，焦麦芽 10g，香稻芽 10g。

（10）病后调理，益气扶中：正气已伤，胃纳渐开，周身乏力，四肢逆冷不温，下肢浮肿。处方：台党参（或人参亦可）10g，茯苓 10g，白术 10g，炙甘草 6g，木香（后下）3g，砂仁（后下）2g，黄芪 10g，当归 10g，龙眼肉 10g，焦麦芽 10g。

（四）辨湿热轻重施治

1. 湿重于热

本证多见于湿温初起，内外合邪，表里皆病，症见身热不扬，恶寒少汗，面色淡黄，胸闷不饥，头重如裹，口黏不渴饮，有汗在头额部，汗出身热不减，舌苔多为白腻润滑，脉象濡滑或沉缓。病以湿为主而热郁次之。治疗当以芳香宣化，宣畅气机，疏调三焦，化温清热法，方用藿朴夏苓汤或三仁汤之类。

［处方］藿香 10g，厚朴 6g，半夏 10g，杏仁 10g，白蔻仁 2g，炒苡仁 10g，淡豆豉 10g，生山栀 6g，茯苓 10g。

［加减法］①若头晕恶心较重时，加佩兰（后下）10g，菊花 10g，晚蚕沙 10g。②若心烦口苦，夜寐多梦，胆热上扰，方中加竹叶、竹茹各 3g，川连 3g。③若呕吐较重时，加太乙玉枢丹 2g，食盐 2g 同研细末，用凉开水送下，15 分钟后再服汤药，服药当缓服、凉服，少服多次，以防止呕吐。

2. 湿热并重

本证是湿热交蒸，郁阻气分，蕴毒上壅，症见身热不扬，头晕且胀，中脘满闷，呕吐恶心，口渴心烦，周身酸楚，舌黄腻而质红，脉濡数，小溲色黄，大便溏软。治疗当以化湿清热法，方用甘露消毒丹加减。

［处方］薄荷（后下）2g，茵陈 10g，藿香（后下）10g，石菖蒲 6g，川贝 3g，黄芩 10g，连翘 10g，白蔻仁 3g，射干 6g，木通 3g，滑石 10g。

［加减法］①若属郁结较重，脉象以沉涩为主，方中减苦寒之药而加蝉蜕 6g，僵蚕 10g，片姜黄 6g。②若热在血分时，酌加丹皮 6g，赤芍 10g，白头翁 10g。③若属热偏于气分时加杏仁 10g，炙枇杷叶 15g，芦根 15g。④若舌黄根厚，胃肠积滞不化时，加焦麦芽 10g，莱菔子 10g，槟榔 10g。⑤若有寒热营卫不调时，加苏梗 10g，芦根、茅根各 10g。⑥若属湿热郁蒸肌腠，而发白痦，加用苡仁 10g，僵蚕 10g，蝉蜕 3g。⑦若痰湿郁热蒙蔽心包，可用菖蒲郁金汤以清热利湿，豁痰开窍，药如：菖蒲 10g，郁金 10g，山栀 6g，连翘 10g，牛蒡子 6g，菊花 10g，丹皮 10g，竹叶 3g，太乙玉枢丹（研冲）1g，苏合香丸 1 丸，

分 2 次化服。⑧若药后神志已清，大便不通时，原方中加用瓜蒌 30g，元明粉 2g，枳实 6g。

3. 热重于湿

症见高热不退，口渴引饮，头面汗出，面色赤红，脉洪滑较有力，身重脘痞，可用白虎加苍术汤。

［处方］生石膏 15g，知母 10g，佩兰叶（后下）10g，藿香（后下）10g，粳米 20g，苍术 2g，半夏 10g，滑石 10g。

［加减法］若心烦恶心，得食则吐，方中加黄连 3g，竹茹 6g，俟汤药凉，缓缓服之，防吐；若头晕呕吐，暑热秽浊者加白蔻仁粉 1g，食盐粉 1g，用凉开水先送服，以定呕吐。

4. 湿温大便下血

湿温 3 周左右，温邪化燥，内结阳明或传营入血，损伤肠络，迫血下行，心烦躁扰，舌质红绛，脉象沉细弦数。此属危象，势将成为肠穿孔，可转外科手术，或急与犀角地黄汤。

［处方］生地黄 20g，白芍 20g，丹皮 10g，生地榆 10g，生三七粉（冲）3g，犀角粉（冲）2g，其中犀角粉亦可用水牛角 10g 代用。

［加减法］若便血过多，阳虚气脱时，当急予抢救，如参附汤之类，药如人参粉（冲）10g，党参 30g，附子 20g，黄芪 60g，急煎频饮。

五、温毒

温毒病是感受温热邪毒引起的疾病。多发于冬春季节。温毒发病急，变化快，往往有一定的传染性。如治疗不及时，可内陷入营，或窍闭动风。本篇只介绍属于温毒范围的痄腮（腮腺炎）、大头瘟（颜面丹毒）、烂喉痧（猩红热）的辨证论治方法。

（一）痄腮

痄腮（流行性腮腺炎）是温毒邪气蕴于少阳所引起。发于腮腺，延及耳前后，以耳下腮腺肿痛为特点。一般可分为三个阶段。

1. 火郁初发阶段

症见身热恶寒，头痛咽红，周身不适，两耳后、腮腺肿痛，但初起无明显红肿。舌质略红，苔薄白，脉象多以浮滑数为主。用宣郁疏化法，按卫分温病论治。不可早用凉遏之品，否则热郁不宣，邪无出路，郁而化脓，病势加重。

［处方］薄荷（后下）1g，炒牛蒡6g，僵蚕10g，大青叶10g，前胡6g，荆芥穗3g，淡豆豉10g，芦根10g。

［加减法］①若舌红口干，心烦，咽峡红肿，大便干者，加连翘10g，银花10g，野菊花10g。②若舌苔黄厚，便秘者加大黄2g，黄芩10g。同时需用热敷法，每次必须热敷1小时左右（用湿毛巾上加热水袋）。

2. 热邪炽盛阶段

症见腮腺红肿热痛，身热恶热，心烦少寐，口渴引饮，舌红苔黄根厚干裂。此里热之势转重，用普济消毒饮加减。

［处方］柴胡3g，前胡6g，淡豆豉10g，山栀6g，马勃2g，元参25g，连翘10g，板蓝根15g，片姜黄6g，茅根20g。同时外用如意金黄散10g，醋调湿敷。

［加减法］①若腮腺肿痛减轻，身热稍退，脉象滑数之势亦缓，舌红干裂，唇焦口渴，改用甘寒清滋之法，药如生地18g，银花10g，知母6g，元参24g，连翘10g，赤芍10g，川贝母粉（冲）3g，天花粉12g。②若舌苔老黄垢厚，大便秘结，4~5日未行，加全瓜蒌30g，枳实6g。③若大便仍不解，方中加大黄粉1g，元明粉0.6g。④若热退肿消，二便如常，可用活血通络方法，药如赤芍10g，当归尾6g，丹参10g，生地黄10g，沙参10g，天花粉10g，焦三仙各10g。

3. 恢复阶段

症见热退，红肿消，或余热未清，脉仍略数，此时可用调和气血，滋阴清余热法。

［处方］赤芍10g，当归10g，天花粉6g，丹皮10g，元参10g，僵蚕10g，片姜黄10g，焦山楂10g。

（二）大头瘟

大头瘟（颜面丹毒）以猝发头面红肿为特点。因为本病头面红肿急剧，所以又称为"大头风"。在《千金》《外台》中均称为丹毒。本病形成往往有两个方面：一因感受外界温热毒邪；二因伏邪郁火从内而发。

本病多发于成年人，与腮腺炎不同（腮腺炎多见于儿童时期）。一般可分为三个阶段：一是温毒蕴热发于卫分，二是温毒蕴热发于气分，三是温毒与湿邪互阻，皮肤滋流黄水。

1. 温毒蕴热发于卫分

症见头面急剧红肿，头痛恶寒，身热烦躁，不得安睡，下午热势更甚。舌红苔白浮黄。脉象浮滑数。治疗当以清疏方法，不可早用凉遏之药。

［处方］薄荷（后下）1g，前胡 6g，蝉蜕 6g，僵蚕 10g，片姜黄 6g，连翘 10g，板蓝根 10g，芦根 10g。

［加减法］①若舌红苔白不干，恶寒重，脉象数，可加荆芥穗 6g，淡豆豉 6g，山栀子 6g。②若舌红口干，脉数有力，可加连翘 10g，大青叶 10g，银花 10g。③若脉洪数，口干渴饮，头面有汗，当于方中酌加生石膏 10g。④若皮肤光亮，头面红肿，是为湿热互结之象，当加清疏之品，如荆穗炭 6g，白芷 3g，黄芩 10g。⑤若舌红且干，浮黄糙老，可于方中加紫草 10g，地丁草 10g，赤芍 10g，天花粉 10g，蚤休 10g。另用赛金化毒散 6g，醋调外敷。

2. 温毒蕴热发于气分

颜面头部红肿，发热口苦，心烦急躁，甚则思凉饮，大便干结。六脉洪滑且数，舌红苔黄糙老，可用加减普济消毒饮，外敷如意金黄散。

［处方］薄荷 1g，蝉蜕 6g，僵蚕 10g，马勃 1g，玄参 25g，炒牛蒡子 6g，黄连 3g，竹叶 3g，黄芩 10g，连翘、银花各 10g。另用如意金黄散 10g，醋调外敷，频换。

［加减法］①若头面红肿光亮，奇痒难忍者，或滋流黄水，属于湿邪较重，加风药如荆芥穗 6g，桑叶 10g，野菊花 10g，蚤休 10g。②若红肿较重时，加入凉血之品，以凉血活血祛风为主，即治风先治血，血行风自灭之意，药如荆芥穗炭 10g，防风 3g，黄连 3g，川黄柏 10g，蝉蜕 6g，蚤休 10g，白鲜皮 10g，丹皮 10g，地肤子 10g，花槟榔 10g。

3. 温毒与湿邪互阻不化

皮肤滋流黄水，发热头面红肿，来势甚猛，一夜即发，头面皮肤光亮，舌苔白滑润质红。治疗必须用散风祛湿泄热方法，此应特别注意，不可过服寒凉，更不可早用泻剂。

［处方］苍术 6g，黄柏 6g，杏仁 10g，荆芥穗 6g，防风 6g，赤芍 10g，白鲜皮 10g，蚤休 10g，川连粉（冲）3g。

外敷二妙散（苍术、黄柏）10g，醋调频换。或用三黄二香散（黄连、黄芩、黄柏、没药、乳香）外敷醋调频换。当注意忌荤腥。

（三）烂喉痧

烂喉痧（猩红热）是冬春感受温热邪毒所引起的，以身热、咽喉糜烂、全身肌肤痧疹、杨梅舌、口周围苍白，甚则发青等为特征。因其具有传染性，故又称为"疫喉痧"。痧疹指潮红的肌肤上密布细小针尖状的痧点，斑点状连接成片。病痧消退后，皮肤脱屑。发病年龄多为 2~8 岁的小儿，愈后有少数人并发肾炎、风湿病等。

本病开始即为气热过盛，逼营发疹。由于阳明热郁，故口颊发青，甚则青紫。本病须与白喉、麻疹、急性扁桃体炎鉴别。白喉无皮疹，喉部有白色伪膜；麻疹虽有皮疹，疹形为点状，高出皮肤，有明显咳嗽；急性扁桃体炎有咽红肿痛、化脓，但肌肤无病痧。

1. 温热毒邪，侵袭肺卫

温热毒邪，初侵肺卫，正邪交争，发热微恶寒，咽喉肿痛，头痛心烦，口干渴饮，溲短赤，肌肤隐见病痧，舌红起刺，脉象滑数。治当清疏宣肺为主，用银翘散加减。

［处方］竹叶 3g，炒牛蒡子 6g，淡豆豉 10g，山栀子 6g，连翘 10g，银花 10g，前胡 6g，杏仁 10g，僵蚕 10g，茅根、芦根各 10g。

［加减法］此属温毒蕴热，虽在肺卫，亦不可用辛宣疏解之品，因属热郁于内，来势又猛，俗谓温疹，一触即发，切不可宣，更不可表。①若发则口干渴饮，舌红起刺满布的，当酌情加生石膏 15g。②若大便 2~3 天未通，可加川大黄粉（后下）1g。

2. 毒壅气分

症见壮热心烦，口干渴饮，咽红肿糜烂，阵阵有汗，周身又肌肤病痧显露，溲黄便干，舌红苔黄，脉象洪滑且数。用清气以解毒，方如凉膈散加减。

［处方］生石膏 15g，黄芩 10g，山栀子 6g，大青叶 15g，蝉蜕 6g，僵蚕 6g，片姜黄 6g，竹叶 6g，银花 15g，连翘 10g，紫草 10g，茅、芦根各 10g。

［加减法］①若便秘者，可加生大黄粉 0.5~1g，元明粉 0.5~1g。②若舌红且干糙者，加生地黄 10g，知母 10g，天花粉 10g。③若舌黄根厚者，加焦三仙各 10g，枳壳 10g，鸡内金 6g。

3. 气营两燔，火毒炽盛

高热烦渴引饮，呼吸气粗，声音嘶哑。咽红白腐，肌肤病痧满布，舌绛干起芒刺，状如杨梅，脉细小数。此属温毒气营两燔，阴液大伤，络脉瘀阻。用清气凉营、甘寒育阴方法。

［处方］细生地 15g，丹皮 10g，赤芍 10g，元参 10g，石斛 15g，麦冬 10g，沙参 10g，生石膏 20g，连翘 10g，竹叶和竹茹各 3g，犀角粉（分冲）1g（或用水牛角 10g 代用，先父生前用蝲蛄水代犀角用，制做法：将蝲蛄放于坛中，在地下深藏 1~2 年取出可用）。

［加减法］①由于高热神志不清时，可用安宫牛黄散 1g 冲服。②若因高热，四肢抽搐时，加钩藤 10g，羚羊角粉（冲）1g。

4. 疹退余毒未清

高热已久，阴分大伤，尚有低热，手足心热未减，咽干舌红，脉象细数，周身痧疹已退。当以养阴生津，肃清余热方法。

［处方］北沙参 10g，青蒿 4g，天麦冬各 10g，生地黄 15g，白芍 15g，元参 15g，天花粉 10g，远志 10g。

［外用］锡类散 3g，频频吹喉部，清洁口腔药用生石膏 40g，先煎半小时，再加薄荷 3g，沸后即成，俟温漱口，以保持口腔清洁。

治疗温病的几点体会

（一）关于温热病的发病特点

温热病乃温邪自口鼻而入，鼻通于脑，藉咽喉为通道，非邪从皮毛所感受。故温病初起必咽红而肿，口干舌红，咳嗽甚则有痰，或胸痛而喘。始在上焦，故曰在卫。

伤寒乃寒邪外伤太阳之经，寒为阴邪，太阳为一身之表，故曰表证。温病与伤寒虽同为外感热病，二者迥然不同。咽为肺胃之门户，温病热盛伤阴，故咽红肿，口干舌红。肺主皮毛，主宣发肃降，其受邪则闭，宣肃失常，因之咳嗽为必有之症。所以陈平伯《外感温病篇》曰："风温为病，春月冬季居多，或恶风或不恶风，必身热咳嗽烦渴，此为风温病之提纲也。"温病初起，邪在上焦肺卫，卫司开合，病邪轻浅，其发热微恶寒，不同于伤寒之风寒外束皮表，发热轻而恶寒重也。

（二）关于湿热病的发病特点

湿热病亦属温病之一，重者湿与温合，如油入面，混成一体，名曰湿温。此为温热与湿邪互阻而成，非温热挟湿可比，论其治法与温热病亦非一途也。

湿热病包括湿温、伏暑、温热挟湿等。湿温病是因湿阻热郁所致，热因湿阻，久郁则热邪更炽；湿因热蒸，弥漫全身上下表里内外，且湿在热外，热处湿中，互相襄结，难解难分，治之最为棘手。因湿为阴邪，水之类也，其性重浊黏腻，法当温化；热为阳邪，是熏蒸之气，治应苦寒以清之。若徒治湿而用温燥，则易助热。反之，徒清热而过用苦寒，则湿邪又不易化。湿邪不化，阻遏气机，则热无出路，故不能清。所以说：治湿热病与温热病用清热法不同。

湿温病不是感邪即发，而是由于郁久化热，湿与热合，才成湿温。特别是一些情志不遂、气郁较重的人感受湿热邪气，由于气机不畅，最容易转化成湿温。一些素体湿盛之人，既使感受了湿热之邪，也不会变成湿温。温热挟湿则不同，是温热中又兼挟湿邪，其湿并未与热郁结，治之较易，如叶天士《外感温热篇》中谓："挟湿者，加芦根、滑石之流……或渗湿于热下，不与热相搏，势必孤矣。"因之温热挟湿治疗较为容易，其挟湿阻滞三焦而小便不利者，加芦根、滑石之类以渗之。其挟湿阻于上焦兼见胸闷者，可加藿香、郁金之类以宣化之，与湿温病用药不同。湿温病治疗当宣畅三焦，要分湿重、热重或湿热并重，要分析湿在上焦、中焦和下焦，分别采取芳香宣化、苦温燥湿及淡渗利湿等法。

（三）伤寒与温病的区别

伤寒古人述之甚明，是皮毛感受风邪或寒邪，故脉浮紧或浮缓。头痛项强而恶寒，或体痛呕逆，脉阴阳俱紧。方用辛温解表或解肌，以求其汗。因此，伤寒、中风与温病根本不同，用药亦异也。

温病卫分证与伤寒表证不同。卫分证发热，微恶风寒，是肺经郁热证。肺主宣发肃降，即卫阳之气达表，如《内经》云："上焦开发，宣五谷味，熏肤、充身、泽毛，若雾露之溉。"肺为娇脏，受邪则郁闭。而卫阳之气不能外达，所以发热微恶风寒，而且发热重恶寒轻，不同于伤寒之寒邪袭表，是直伤表阳，故恶寒重而发热轻。

温病卫分证实为肺经郁热证，其舌红、口渴、咽干、咳嗽均是热盛伤阴之象。治宜疏卫开郁，即宣郁清热之法。使其郁开热清，恢复宣发肃降功能，津液得以布散，营卫通畅，自然微汗出而愈。温邪卫分证，邪在肺卫，病轻邪浅，其在上焦，治宜轻清，宣泄上焦，忌用辛温，但亦不可过于苦寒。凡寒凉则易使气机闭塞，郁不能开，热不得外泄，病必增重。药如银花、连翘、桑叶、菊花、豆豉、桔梗、杏仁、枇杷叶、芦根等。即使是辛凉之味亦不可过重。

曾治一老妪，年已八旬，感冒初起，发热恶寒，咳嗽痰鸣。前医开始即用抗生素，热势不退，继服羚翘解毒丸，并开汤剂：银花、连翘、大青叶、板蓝根各30g，且有石膏、知母等。病人服后，不但热势不减，竟大便泄稀水，周身浮肿，神志不清。余诊之：舌白苔腻，质红，脉象已沉弦数而按之不畅。此过服寒冷，热遏于内，肺气不宣，肃降失职，故咳喘；寒伤中阳，三焦不畅，湿阻下陷，故泄泻如水。此时当温散寒凝，宣畅气机，少佐化湿。令寒凝解、气机调、湿邪化，三焦宣畅，病从卫分而解。药用葛根10g，苏叶10g，荆芥炭

10g，防风 6g，黄连 2g，灶心黄土 30g，茯苓 10g。1 剂则神志清，热退泄减，2 剂则遍体小汗，肿消知饥而愈。再以调理中焦，恢复健康。

热郁肺卫，虽属卫分，但亦有在肺与在卫之不同，临床不可不知。温邪在卫，初起为卫分证，但其发热较重，治宜银翘散之类辛凉宣卫；邪偏于肺，则以咳嗽为重，治重在肺，宣降肺气为主。肺为清肃之脏，宜微苦微辛之味，即吴鞠通谓："微苦则降，辛凉则平"，如桑菊饮之类；素体阴分不足，可酌加甘寒之味，但不可过于滋腻，防其阻滞气机而恋邪也。

（四）温病卫分证的治法

温邪在卫，当以疏卫为主，宣其阳，开其郁，佐以清热。热多则清，郁多则宣，湿遏用芳化，火郁当升降，切不可以解表求汗而用辛温，否则伤津损液，不利于病。故火郁当发。

"发"，今谓其疏散也，重在调其气机，可用升降散、栀子豉汤之类，气机输转则郁开火散，切忌寒凉滋腻。栀子豉汤中豆豉可入卫气而宣其郁，栀子清三焦之火而有宣发之能，其郁热多以宣疏而解。且不仅用于温病，杂病中因热郁者加减运用也有效。

曾治一多汗症，男，30 岁，身体壮实，汗出如洗，病已二年，经中西医药止汗皆无效。症见心烦、舌红起刺，脉沉弦细。此热郁于内，用栀子豉汤加黄连、竹叶、麦冬，服 3 剂汗减，6 剂汗止，心烦失眠皆愈。升降散可宣全身之气机，令其邪热从大便而去。其加减变化用于杂病亦效。

又：曾治一人，女，年 32 岁，手足不温，心烦梦多，面色花斑，舌红起刺，苔腻脉弦涩，曾服四逆汤，附子用至 30g 仍不效。改用升降散去大黄加荆芥炭、防风、苏梗、藿梗，服 2 剂后，大便泄下秽浊甚多，服 10 剂后，则四肢温暖如常，面色花斑亦退。

湿遏上焦，邪在卫气之分，上焦肺气为之郁闭。湿为阴邪，忌用寒凉，当辛微温或芳香之品，开肺气、化湿邪，微汗出，使湿从汗解，热随湿祛。肺为水之上源，且主一身之气，肺气开，则水道宣畅，湿从小便而去。肺气宣发，湿浊可散，即所谓气化则湿亦化、气行则湿亦行也。用药如：藿香、佩兰、苏叶、白芷、香薷、大豆卷、淡豆豉、桔梗、杏仁、前胡、芦根等味。

温为阳邪，最伤人之阴液，温病初起，邪在肺卫即伤肺阴，故见口干、微渴之症，不可以辛温发汗。辛温必伤阴助热，且汗为心液，心阴受伤，热邪炽盛，即可内陷心包，发为昏厥之变。故吴鞠通告诫道："太阴温病不可发汗，发汗，汗不出者，必发斑疹，汗出过多，必神昏谵语。"

温病卫分证，用辛凉清解之法，并非发汗之意，而是宣郁疏卫，以清透郁热，辛可开郁，凉能清热，郁开热清，肺之宣发肃降功能得复，表清里和，营卫通畅，津液得布，自然微汗出而愈。寒凉之中少佐辛温之味，是开郁以宣畅气机，又避免一派寒凉，反使气机涩而不流之弊，用量当较轻，所以说并非辛温发汗之用。

（五）温病气分证的治法

> 清代叶天士谓："到气才可清气"。温病若未到气，切不可清气。初至当以疏卫之外略佐以清气，中至仍不可过清，若实为至气，亦不可一味寒凉。寒则涩而不流，气机不宣，三焦不畅，早用寒凉郁遏其邪，邪无出路反致病不能除。清气之法甚多，包括凉膈、利胆、泄火、导滞、通腑等，在治疗时均以宣气机为本。

气分证病变部位广泛，包括肺、胸膈、胃、肠、肝胆、膀胱等，其以热盛、口渴、舌红苔黄、脉数为主症。卫气分证都属功能性病变，其邪热均有外达之机。治疗气分证虽用寒凉，但必须注意其热势轻重，以寒而不凝塞气机而利于邪气外达为原则。

"到气才可清气"就是说邪不到气分，还在卫分时，虽发热亦不可清气。卫分之邪当用辛凉清解之法，使之从卫分而解。若误用清气，因过于寒凉，卫分郁闭，胃气受伤，邪不能解反内逼，病必加重。当改用疏卫展气之品，使邪仍从卫分而解。举例如下。

孙某，男，59岁。始头痛，微恶寒，咳嗽不重，发热38℃左右，口干心烦，二便如常舌白苔腻根略黄，脉浮数。医为速取其效，用清气之味：生石膏30g，连翘9g，银花9g，芦根40g，大青叶30g，黄芩10g，知母9g，并冲服紫雪散0.9g。药后身热未退，头痛恶寒未解，且一身酸楚乏力，苔白腻而滑，面色暗浊。改用疏卫展气之品治之：薄荷3g，荆芥穗6g，豆豉12g，炒山栀9g，桑叶9g，菊花9g，炒牛蒡子6g，前胡6g，杏仁9g。1剂后面及周身小汗，卫气得疏，热退而愈。

所谓中至气，即气分热邪当盛不盛时，亦不可过用清气之品。邪气完全入气分，虽一派里热蒸腾之象，但其热有外达之机，展气机宜轻清，不可寒凉滋腻。吴鞠通谓"白虎本为达热出表",在使用白虎汤时,切勿加入生地、麦冬、元参之类滋腻之品。阴凝之味,阻滞气机,使辛凉之剂变为寒凝之方。邪热不能外达而反使寒凉戕伤中阳,由"热中"变成了"寒中",若加入黄连、黄芩之类,因其苦寒直折之味,药性直降而下行,这样白虎汤就失去了达热出表之力,遂变为苦寒直折之方。应引起临床用药的注意。

(六)温病营分证的治法

> 气热灼津,病仍不解,即可渐渐入营。营分属阴,其气通心。见身热夜甚,心烦不寐,反不甚渴饮,舌绛脉细而数,或斑点隐隐,时或谵语,皆营热阴伤之象。治之必须清营养阴,透热转气。吴鞠通创清营汤、清宫汤皆治温热日久入营之证,并佐以增液,但必须注意透热转气。热邪入营,来路不一,临证问病,必详诊细参。

热在气分,煎灼胃阴,里热炽盛,迫津外泄。汗为阴液,汗出热不退即渐渐消灼心阴入营。热邪入营则以营热阴伤为主。入夜阴气来复,正气抗邪力强,发热则甚。营热扰心,心烦不寐,营中热盛,蒸腾营阴上潮,口得津液之濡润,故并不甚渴或不渴。郁热内迫营血而见斑点隐隐。脉细而数,细为脏阴之亏,数乃热象。

治当清营养阴以透热转气。"热淫于内,治以咸寒,佐以苦甘"。清营必用犀角之类,佐以苦泄之品,但其热伤了营分之阴,治应加甘寒养阴增液生津之品,如生地、麦冬、元参,养营阴而清营热。营阴重伤,气机不畅,当加甘寒养阴增液之品,又可利于气机枢转。营热内炽,不能外达,皆因气机不畅。造成气机不畅、营热不得外达的原因很多,如阴伤大甚、痰湿内阻、瘀血内停、腑实内结、食滞中阻、湿浊内搏等。治疗时当在清营养阴之中,有针对性地加入相应宣畅气机药物,开营热外达之路,使已入营之热复透出气分而解。这种宣展气机的方法在营分证治疗中即是透热转气。

痰湿内阻者,可见痰涌气粗,舌绛苔腻之象,或体丰湿盛之人;热易与湿相结而成痰。治宜加入宣气化痰之品,如菖蒲、郁金之类;热甚则用"三宝"以清心开窍。

痰血内停者,气机本不通畅,热邪不得外达,热与瘀血相合极易成内陷心包之证。其舌质紫暗,胸腹刺痛,舌望之干,扪之当湿润,并兼见神昏谵语等症,治之当加入活血通络之药,如红花、桃仁、赤芍、丹皮等,以宣畅气机,营热即可外达。

腑实内结，郁热不得外泄，煎灼阴液，腑热上冲而致热陷心包者，兼见腑实证。治当清心开窍与通腑泄热并用，心窍开，心包之热有外达之机；腑气通，心包之热方能外达。此清心开窍、通腑泄热合以宣展气机，为开营热外达，透热转气之用。

验案举例

吴某，男，15 岁，1953 年 9 月 7 日初诊。

[主诉] 发热 4~5 天，加重 2 天。

[现病史] 体温 39.7℃，头昏恶心，呕吐项强，神昏谵语，大便已 2 日未通，舌绛苔黄厚，小便短少，两脉沉滑濡数。此属温湿热内陷心包，当以芳香化湿，凉营开窍泻热法。

[处方] 佩兰 12g，藿香 9g，生石膏（先煎）24g，连翘 9g，竹叶、茹各 6g，菖蒲 6g，郁金 9g，黄连 6g，银花 15g，半夏 12g，六一散 12g，紫雪丹 3g，服 2 剂。即刻煎服 1 剂，随即送协和医院检查，并做腰穿，诊为乙型脑炎，当晚又煎服第 2 剂汤药。

二诊（1953 年 9 月 8 日）：大便通畅 2 次，且色深气臭甚多，身热已退，神志转清，体温正常，想吃食物，舌质红苔微黄，脉濡滑，停药，于 9 月 9 日出院。

三诊（1953 年 9 月 10 日）：身热已退，体温正常，无恶心呕吐，舌苔略黄，脉濡滑且弱，再以养阴清热兼助消化法。药如北沙参 24g，麦门冬 9g，连翘 9g，元参 9g，焦三仙各 9g，鸡内金 9g，茅根、芦根各 24g，服 3 剂，药后愈。

按：本案为暑湿气营两燔内陷心包。因暑湿阻滞，气机不畅，气热复炽，热不得外达，遂内逼营血而热陷心包。欲使心包之热外达，应排除造成气机不畅、热不外达的原因，以畅营热外达之路。方中以藿香、佩兰芳香宣化湿浊于中上；六一散通利膀胱，以渗三焦之湿浊；银花、连翘、竹叶轻清宣泄透热；生石膏清气分无形之热以外达出表；菖蒲、郁金、半夏涤痰开窍；又以紫雪丹清心开窍，使湿去、窍开、热达，气机宣畅，大便畅通，营热外达，故热减神清。

神昏、谵语皆热邪扰心的结果，所以神志转清是营热外达的重要标志。热由营分透到气分，可出现气分见证，如壮热、口渴、知饥索食、脉由细数变为洪滑有力等均为佳象，可按气分证论治。营分证一般舌绛无苔，若出现舌苔，也是营热外透，胃气渐复之象。

由上述可知，营分证应具有营热炽盛，热邪灼伤营阴，且有气机阻滞，入营之热不得外达等3个特点，所以在营分证的治疗中应清营热（药应咸寒、苦寒如犀角、元参、黄连等）与滋养营阴（药应甘寒如生地、麦冬、元参、石斛、天花粉、西洋参等）。透热转气药应有针对性，当根据营分证中造成气机不畅，入营之热不能外达的原因而选用。

（七）温病热陷心包的特点

心包者，心之宫城也。热盛阴伤，津液被蒸，煎灼成痰，最易成热陷心包证。其舌绛鲜泽，又见神昏谵语者即是心包受病。由于手太阴传入者，又称逆传，病在手厥阴也。手厥阴之病最易传入足厥阴肝经而见动风之证。

心包为心之外围，且有行心主神明之令并代心受邪的作用，温邪犯心，则心包先受。热陷心包证是在热伤营阴的基础上又兼有痰热蒙蔽心包，堵塞心窍。因心窍郁闭，郁热不得外达，内扰心神，逼心神外越，故神昏谵语，甚则昏愦不语。神昏谵语是热扰心神的结果，其在温病不同阶段只要热邪扰心都可见到。如阳明腑实内结，腑气不通，邪热上冲，熏蒸心包，则可有神明内乱而见神昏谵语，此热并非入营，入营必见舌绛。若神昏谵语兼见舌绛者，则为热陷心包证。所以叶天士说："舌绛而鲜泽者，包络受病也。"王孟英认为泽为痰，若无痰，舌必不泽，其痰为热灼液而成。热陷心包，病势迅猛，津液不得敷布，为热邪熏蒸煎灼而成痰，痰随火势而上，极易成热陷心包之证。

热陷心包证中由手太阴而传入者又称逆传心包。其"逆传"是对"顺传"而言的。所谓"顺传"是指邪气由手太阴肺下行传至足阳明胃，即由上焦传至中焦，由中焦传至下焦，"始于上焦而终于下焦"。"逆传"是指由手太阴肺传至手厥阴心包。手厥阴心包属营分证。热邪所以传手厥阴心包，其原因主要有：心与肺同居上焦，为相邻之官，且肺主气，心主血，气血关系密切，易于相传；若平素痰湿较盛的人，痰湿阻滞气机，热最易与痰相合且痰湿随热势而上最易成痰热蒙蔽心包之证；如暑热邪气，来势迅猛，可直中心包成暑厥之证。在热陷心包证中（逆传）最多见的是误治伤阴助热或闭塞气机，逼邪内陷。误治之中又以误汗、误用寒凉、滋腻为多见。

温病忌辛温发汗，误用辛温则伤阴助热。汗为心液，汗出过多伤及心阴，心阴既伤，为邪气逆传内陷提供了内因根据。所以吴鞠通说："太阴温病不可发汗，发汗汗不出者，必发斑疹，汗出过多者，必神昏谵语。"

温病邪在肺卫，病轻邪浅。只宜辛凉轻消宣郁清热，热去营卫通自然微汗出而愈。过用寒凉则闭塞气机，邪反不能外透而内逼入营，则为昏厥之变。

滋腻之品，壅滞气机，常有留邪之弊，气机不畅，邪不得外达，郁而热炽，可内逼入营。

验案举例（温病误用寒凉入营医案）：

王某，男，50岁，1974年1月初诊。

［主诉］患者发热5、6日，由外地转入院。

［现病史］入院后以发热待查治疗4日，曾用生石膏、知母、瓜蒌、连翘、生地、元参、天花粉、白茅、芦根、生牡蛎、犀角、羚羊粉、安宫牛黄丸、紫雪丹等药，数剂而效不显著，并用过西药青霉素、卡那霉素、四环素等，效果均不明显而邀请会诊。

［诊见］神志不清，热势不退，两目不睁，唇焦色深，前板齿燥，舌瘦质绛、龟裂无液，张口困难，脉沉弦滑数。此属误用寒凉，气机为寒凉所遏，三焦不通，升降无路，温邪被逼深入营分，津液不至，势将内闭外脱。治宜调升降以利三焦，宣气机求其转气。

［处方］蝉蜕4.5g，杏仁6g，前胡3g，佩兰9g，菖蒲9g，芦、茅根各30g，片姜黄6g，白蔻仁3g，半夏9g，通草15g。2剂热退身凉，脉静神清，遍身小汗出而愈。

按：此为温热病因误用寒凉，气机为寒凉所遏制，邪无外达之路而内逼入营。只要气机宣畅，三焦通利，邪气外达之路畅通，入营之热即可外透。

本案曾服药多为寒凉滋腻之品，热虽入营，但营阴伤不太重，症见齿燥舌瘦龟裂无液，皆因气机被阻，三焦不通，升降无路，津液不得上承所致，笔者治以宣畅气机，故而见效。若为湿热误用寒凉滋腻而入营，又宜温中通阳，芳香宣化以畅气机使之透热外转。

（八）温病热陷心包证的治法

热陷心包，非因下陷，最忌提升。此时内窍闭塞，气机不畅，邪热深入于内，昏厥谵语，脉舌色症俱当，详诊细辨，且不可一见昏迷即用安宫牛黄丸、至宝丹。必须审其因，观色脉，在卫当疏，在气当清，入营方考虑透热转气，入血仍需加入宣畅气机之品，万不可妄用过凉以防寒凝，或过用滋腻，以防气机不畅，反使热不外达。用药轻则灵，重则滞。灵能开窍宣通助热外达也。

热陷心包之"陷"是深入之意，与内科杂病之中气下陷含义不同。热陷心包即是热邪击溃了心包的防御功能而深入于心包之中。

热陷心包证是营分证的一个重要类型，它除具有营热阴伤的特点外，而且有痰，痰热相结，蒙蔽心包，堵塞心窍。对此，清代以来的很多著名温病学家都有论述。热陷心包中痰热蒙蔽、堵塞心窍之痰是怎样形成的呢？其一，热陷心包证因发病急骤，传变迅速，热势深重，打乱了人体正常的气机升降运动，津液不能正常敷布，为热郁熏蒸煎炼而成痰。热邪炽盛，火势上炎，热随火势而上，遂成痰热蒙蔽心包，堵塞心窍之证。其二，平素心虚有痰内停，热与痰结成蒙蔽心包之证；其三，湿热病中，从阳化热，热蒸湿为痰。热陷心包证因有痰蒙蔽心包，堵塞心窍，内窍郁闭很重。热郁于内，逼心神外越，而见神昏谵语重症。

热陷心包证的治疗重在清心开窍。窍开，心包之热始能外达。热陷心包之轻症，所谓"膻中微闭"者，菖蒲、郁金即可开。如叶天士谓："舌绛而鲜泽者，包络受病也，宜犀角、鲜生地、连翘、郁金、石菖蒲等。"对热陷心包之重症，则内窍郁闭较重，自非菖蒲、郁金所能开，必须用"三宝"，即安宫牛黄丸、局方至宝丹、紫雪丹，或清宫汤送服"三宝"。以咸寒清心、芳香走窜之味，辟浊开窍，以使内闭心包之热外达。热陷心包常兼腑实内结、食滞中阻、瘀血阻络、营阴重伤等，治疗时应与通腑泄热、消食化滞、活血通络、甘寒滋养营阴并用才能收效。

热陷心包证是营分证的一个类型，必有舌绛脉细数及营分证的其他特点，又兼有神昏谵语者，才可诊为热陷心包。

温病过程中，只要气机闭塞，邪热不能外达，热邪内逼熏蒸心和心包，都可引起神志的改变。轻则烦躁，重则神昏谵语，因之临床上见到神昏必按卫、气、营、血的病程阶段进行辨证论治，不可一见神昏即投"三宝"，否则寒凉闭塞气机，邪不能祛，病必增重。

卫分之邪未解，肺卫郁闭，郁热内蒸心包，亦可见神昏，其时应兼见肺卫郁闭之证：如高热无汗（卫分郁闭）、咳嗽（肺气郁闭）、舌苔白、脉浮（邪在卫分）等见症，此时若用"三宝"，则有冰伏邪气之虞，治疗仍应轻清开宣肺卫，令邪外达。

（九）温病血分证的治法

"入血就恐耗血动血，直须凉血散血"。动血包括发斑、吐衄、溲血、便血及内脏出血等。其为热盛动血，不能一味止血，首当凉血解毒。血凉不妄行，瘀散血可止。

血分证是热病最深重的阶段。多从营分传来，以伤阴、动风、动血、耗血为特征。症见吐血、衄血、尿血、便血、发斑及妇女时经血等。此热郁灼伤血络，热迫血行所致。故称之为热盛动血。

耗血是指热邪灼伤了血中的营养物质，即肝血、肾精，因此耗血较动血更重。

治疗血分证的凉血散血是对热盛动血及致瘀而言的。凉血是指咸寒、苦寒之类清解血分热毒，以除动血之因。热不清则血不能止，徒用炭类药物止血，则热闭内阻。血热未清，不仅血不能止，且郁久而热愈炽，必导致更大出血证；散血是指活血散瘀，养阴以畅血行。

热盛动血致瘀原因有二：一是热迫血行，离经之血于脉外成瘀，如发斑、蓄血之类，此必须活血化瘀以散而逐之；二则热盛阴伤，血涩不畅，必须以甘寒养阴增液，以畅血行，热祛瘀散，动血可止。

杂病论治

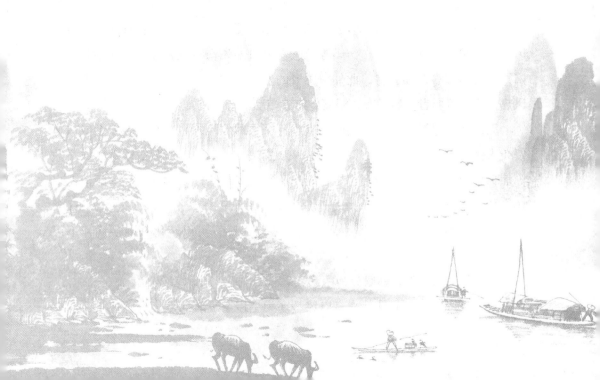

感　冒

感冒是感受时令之邪或非时之气所引起的。初起以鼻塞、流涕、喷嚏、咳嗽、恶寒、发热、头痛等为主要表现的常见外感疾病。一年四季均可发生，但以冬春季节为多。

冬季严寒当令，春季温暖多风，夏季暑湿蒸迫，秋季天凉气燥。气候反常，冬应寒而反温，春应温而反寒，夏应热而反凉，秋应凉而反热，这些都给感冒的发生提供了外在条件。但是如果人体正气强盛，调摄适宜，腠理固密，六淫之邪并不能侵袭人体，或即使侵入，病也很轻微。如果人体禀赋薄弱，正气亏虚，或起居不慎，肺卫失调，腠理不固，六淫之邪便可乘机凑之，引起感冒病。诚如《灵枢·百病始生》所云："风雨寒热，不得虚，邪不能独伤人……此必因虚邪之风，与其身形，两虚相得，乃客其形。"

一、病因病机

感冒之病，由于四时主气不同，受邪各异，故其性质亦有差别，春季多感风热，夏季多冒暑湿，秋季多触燥凉，冬季多受风寒。因而，感冒的性质就有风寒、风热、伤湿、伤暑、伤燥等。感受风热多先伤肺卫，感受风寒多先犯太阳，感受湿邪多兼损脾胃，此外，感冒的发生还与体质有关，素体热盛者多病风热，阳虚卫弱者多感风寒，湿盛体丰者多受暑湿，阴虚消瘦者多伤燥邪。

无论何种感冒都有一些共同的基本特征：即邪从外来，经肌表皮毛或口鼻侵袭人体，阻遏卫阳的输布，出现恶寒、发热、头痛、脉浮紧或浮缓，或浮数等症，病位较浅、病情较轻，尽管起病急骤，只要治疗及时妥当，一般消退也快，预后良好，很少传变。但若迁延失治，由于正气渐伤，机体抵抗力下降，亦可兼挟或合并它邪，而致变证丛生。故曰：感冒可以转化其他疾病，不可轻视。

感冒的病因分类，一般分为两大类。

（1）风寒邪气：邪从外来，以风、寒为主侵袭皮表而发生外感症状，治疗以发汗解表，解除风寒的方法。

（2）温热邪气：邪从口鼻吸受而来，从口鼻经咽喉气管而入于肺，治疗方法不是发汗解表，而是清温热、利咽喉而曰清解。

风邪、寒邪侵袭皮表，太阳主表层，太阳经受风或寒侵袭，太阳经起于目内眦，上额交巅入络脑还出，别下项，循肩夹脊抵腰中，故周身各关节疼痛，而恶寒重，发热高，头痛，腰痛。外邪风寒侵袭皮表，在治疗时一定用辛温解表药，以开腠理解风寒用汗法，并在药后要喝稀粥以助发汗之力。通过发汗以解除外袭之风邪寒邪，从皮表祛逐体外，也叫作发汗解表法。

温热邪气（就是外界的传染源）从口腔或鼻腔吸受而来，经过口腔、咽喉、气管而到肺。这种温热邪气本身就是热，通过机制反应，是脉象不缓（不是风邪）不紧（不是寒邪）而动数，两部寸口脉独大是热盛的意思，尺肤热说明是内热为主。头痛、微恶风寒不是表邪闭涩，是热郁于内，热蒸上焦，故头部略胀而痛，与风寒外袭之头痛不同。所谓微恶风寒是热郁于内，荣卫不调，必见舌红口干，自汗、口渴，都是热郁之象，发热的情况不像风寒外袭之突然、势猛。有时因热郁于肺故咳嗽，这种咳嗽是温热上灼于肺的结果，与风寒袭肺决然不同，因为热郁于内，属于温邪热盛，故发热也是午后较重，因为是热故脉以数为主，或浮数病在卫分，或滑数热郁于内，区别之。

这种发热，是以内热外温为主，治疗时一定不可以再用发汗伤津的方法，必须针对内热外温之热邪伤阴，而用清解内热为主之辛凉清解方法。

《温病条辨》中吴鞠通从开始一直提出温邪忌汗，汗为心之液，误汗伤阴的理论，一定记之。

二、辨证论治

俞根初指出："冒寒小疾，但袭皮毛，不入经络。重型感冒，处理不当，变化较多。"然其辨治方法大体相同，为便于临床辨证治疗，兹按感冒的性质将其分为四个证型：一是风寒感冒；二是风热感冒；三是暑湿感冒；四是湿邪感冒。燥邪引起者，可参考秋燥病论治。

（一）风寒感冒

风寒感冒是感受风寒邪气引起的一类常见外感疾病。可以分为伤风和伤寒两类，风邪引起者曰伤风，寒邪引起者名伤寒。然临床上，风与寒邪，每相兼为患，伤风、伤寒只是程度轻重差别，受邪各有所偏而已。然都是皮毛受邪，治法必须解除皮毛所受之风或寒，故必须用解表法，再加喝热粥以助药力从汗而解。宋·陈言《三因极一病证方论·叙伤风论》中，指出伤风、伤寒的不同关键在于：寒涩血，风散气；伤寒无汗恶寒，伤风有汗恶风。扼要指明了伤风与伤寒病机、症状的区别。张介宾在《景岳全书·伤风》篇中，也将伤风和伤寒作了区别，他说："伤风之病，本由外感，但邪甚而深者，遍传经络，即为伤寒；邪轻而浅者，止犯皮毛，即为伤风。"提示人们根据感邪轻重和传变与否来区别伤风、伤寒。

外因主要是在季节交替，冷暖失常之时，感受风寒。《素问·骨空论》说："风者，百病之始也。"风邪为六淫之首，在不同的季节中，每兼时气而侵入人体。冬令严寒，阴气盛极，初春乍暖，阴寒未退，人若调摄不慎，多感受风寒之邪，故病。

内因则与正气虚弱和素有伏邪有关，风寒之所以能够侵入人体，必先因于正气虚弱，肺卫失调。《素问·评热病论》指出："邪之所凑，其气必虚。"强调了正气在发病上的作用。只有在人体正气虚弱（或暂时局部之虚）不足以抗御外邪时，病邪才能乘虚而入，侵害人体而发病，禀赋素虚或起居劳作失度，冷暖不调，致使毛窍开张，腠理不固，卫气泄越，极易招致外邪侵袭。此外，素有伏邪，肺有停湿、痰热、伏火，亦易为风邪所乘，发为本病。《证治汇补·伤风》篇说："有平昔元气虚弱、表疏腠松，略有不谨，即显风证者，此表里两因之虚证也。肺家素有痰热，复受风寒束缚，内火不得疏泄……此表里两因之实证也。"

以病机而言，风为阳邪，其性升散疏泄，易伤人体上部；寒为阴邪，其性收引凝滞，多犯太阳寒水之经，故风寒感冒头面、肺系及太阳经见症较多。治疗当以疏风散寒，宣肺解表为原则。风寒感冒有以下几类证型。

1.风袭皮毛

[主症]鼻塞声重，流清涕，喷嚏，头痛，微热恶风，舌不红，苔白润，脉浮缓。

[病机分析]此为风邪感冒之最轻者，风邪初犯皮毛，尚未传经入里，风性轻扬，上干清窍，则鼻塞流清涕、喷嚏、头痛，肺气不和则发热恶风。脉浮缓说明风邪在表。

[治法]辛散微温，疏解风邪。

[方药]葱豉汤加味。葱白6~9g，淡豆豉6~9g，鲜生姜3g。

水煎2碗分2次温服，亦可以沸水浸泡后频饮。服药后卧床覆被休息，使身得微汗。

［方解］葱白辛温，发汗解表，通阳化气；淡豆豉辛微温，宣阳透表，鲜生姜辛微温，发汗散风，和胃定呕。共奏散风发汗之功，药煎10分钟即可。

2. 风邪犯肺

［主症］鼻塞流清涕，发热微恶风寒，头痛胸闷，咳嗽，痰多而稀白，甚者微喘，咽不红，舌苔薄白或白腻，脉浮滑或浮缓。

［病机分析］此型感受风邪较上证略重，由表渐及于肺，肺为清虚之脏，职司宣发肃降，肺气以下行为顺，今风邪犯肺，阻遏肺气的正常宣降，肺气逆而上奔则咳嗽，肺气失宣则胸闷。苔白腻亦为肺气不宣，水津内停。水为阴类，解表当化其水。

［治法］辛温散邪，宣降肺气。

［方药］杏苏散加减。杏仁9g，苏叶3~9g，半夏10g，陈皮6g，前胡6g，苦桔梗6g，甘草6g，枳壳6g，茯苓10g，生姜2g，大枣7枚。

［方解］杏仁辛苦微温，配苏叶宣降肺气而解表止咳；半夏、陈皮为二陈汤主药，善于燥湿化痰、降逆止咳；前胡宣阳解表，疏理肺气；甘草、桔梗为甘桔汤，开上焦气机壅闭，利咽止咳；枳壳宽中下气，助肺气下行；茯苓利湿和中，以助夏、陈之力；生姜、大枣调和营卫。

若感受风邪，以咳为甚，其他表证较轻，治当以宣肺止咳为主，兼祛风邪。

［方药］用《医学心悟》止嗽散加减。桔梗9g，荆芥6g，紫菀6g，百部6g，白前6g，陈皮3g，甘草3g。水煎服。

［方解］桔梗性苦，宣肺气以上咳；荆芥辛温解表；紫菀宜宣肺化痰止咳；百部润肺化痰；白前通畅肺气止咳；陈皮调胃，甘草缓中。

［加减法］①风寒较重，喉痒咳甚，加苏叶6g或炒牛蒡子6g。②痰湿内阻，苔白滑腻，加莱菔子6g，苏子6g。③若素有食积，复受风邪，或受风之后，进食过多，导致脾运不及，食滞内停，除见发热恶寒、头痛咳嗽外，又见胸闷腹胀，不欲饮食，嗳腐吞酸，甚或呕吐，恶闻食臭，腹泻如败卵，苔黄厚腻，脉沉紧或滑等一系列食滞症状，治疗除解表疏邪外，当兼以消食导滞，使风邪无所依附而速去。选用葱豉汤（风邪重者）或杏苏散（咳重者），苔厚者加消导药如焦三仙10g，莱菔子10g，鸡内金6g，半夏6g，或保和丸10g（布包同煎于药内）。应根据食滞多少灵活加减，同时嘱病人控制饮食，忌食肥甘荤腥。可酌情少进稀粥之类。

3. 风伤于卫

［主症］恶寒发热，头痛身痛，或有汗，呕逆，舌淡白，脉浮缓。

[病机分析]此即仲景所谓太阳中风证。系感受风寒之邪而以风邪为主,较上证又重一层。风伤卫分,其卫外温煦及司开合功能失职,是以寒热身痛自汗出;呕逆为肺气不降,胃气失和所致。

[治法]辛温解肌,疏风散寒。

[方药]桂枝尖 6g,秦艽 10g,大豆卷 10g,葱白 2 条,生姜 3g。

先将药物水煎滤出,温服,服药后必须喝热稀一碗,以助药力,然后卧床盖上被子取汗,使遍身微汗出,热随汗解,邪随汗出。尚未痊愈者,过 1~2 小时后,将药渣再煎服。仍喝热粥取汗而解。

[方解]此方系仿桂枝汤意化裁而来,用桂枝尖、葱白辛温通阳;秦艽祛风除湿,擅止身痛;大豆卷、生姜宣发上中焦之气机,解表散风,降逆止呕。风邪去,营卫和,则病愈也。

4. 表寒里热

[主症]恶寒发热,头痛身痛,烦躁,汗出,口渴,脉数有力或滑数有力。

[病机分析]此为伤于寒邪之后,未及时使用解表药物,致使寒邪留滞肌表不解,郁久入里化热,故既见寒热身痛之表寒证,又见烦躁汗出口渴脉数之里热证。

[治法]辛温解表,辛寒清里,表里双解。

[方药]大青龙汤加减。麻黄 3g,桂枝 6g,杏仁 6g,甘草 6g,生石膏 15g,生姜 2g,大枣 5 枚。

先煎麻黄 30 分钟,去上沫,然后纳诸药。因邪已化热,故服药后不喝热粥。

[方解]方中麻、桂辛温解表以祛表寒;生石膏辛寒清里以除郁热;杏仁宣降肺气以助营卫运行;姜枣调和营卫;甘草调和诸药。本方寒湿共济,清宣并举,诸药协力,使表寒去,里热清,肺气行,营卫和,则诸症可愈。

5. 寒郁热炽

[主症]高热烦躁,口渴引饮,汗出,脉洪大有力。

[病机分析]此为上证的进一步发展,寒邪日久,入里化热,传入阳明,故寒热身疼等表寒症状消失,阳明乃两阳合明为多气多血之经,邪传阳明,正邪剧争,里热蒸腾,故高热脉洪;郁热不能外达则烦躁不安;热迫津外泄则汗出;津伤则口渴欲饮。

[治法]辛寒清热,兼护阴津。

[方药]白虎汤加减。生石膏 15g,知母 10g,粳米 20g,甘草 6g。

［方解］石膏辛寒，清热解肌，达热出表，以开阳明之郁；知母苦寒而润，清热养阴，二药合用，使清热之力大增；甘草泻火解毒，配粳米可保养胃气，配石膏则甘寒生津。四药相配，共奏清热生津之功，无寒凉败胃之弊。

［加减法］①若患者素有食积，热传阳明，热邪与胃肠糟粕互结，阻止胃肠气机正常通降，形成阳明腑实证，症见高热口渴，大便干结，数日不下，腹部胀满硬痛拒按，矢气恶臭，舌苔黄厚而干，脉沉滑数或洪大有力。治当攻下里实，用小承气汤。药用枳实、厚朴各6g，调气机，除腹胀；大黄（后下）3g攻下热结，三药相合，能攻下邪实，使胃肠之气畅达，津气上下相承。②若阳明经证、腑证俱盛者，可将白虎汤与小承气汤合用，名曰白虎承气汤，药用生石膏15g，甘草10g，知母10g，粳米（白米）20g，厚朴6g，枳实6g，大黄（后下）3g，水煎服。

6. 风寒挟湿

［主症］头痛沉重，恶寒发热，鼻塞流涕声重，胸闷咳嗽，痰多而稀白，周身关节酸痛，疲乏无力，口不渴，小便欠畅，舌苔滑润或腻，脉浮缓濡软或沉濡力弱。

［病机分析］本证多发于春夏之交或深秋时节。余寒未尽，雨湿始多，或深秋之际，天气转凉，小雨霏霏。风寒湿气相杂，人若调摄失宜，则易感之。风寒邪伤太阳之经，肺气不宣则胸闷咳嗽痰多，鼻塞流涕；邪正相争则恶寒发热；湿性重浊，上蒙清阳则头痛且沉重，阻滞经络则周身酸痛乏力；肺气不降，水道不利则小便不畅。

［治法］辛温解表，宣肺祛湿。

［方药］用《通俗伤寒论》苏羌达表汤。苏叶6g，防风6g，杏仁10g，羌活4g，白芷6g，橘红6g，茯苓10g，生姜2g。

［方解］风寒湿邪侵袭肌表，亦当用汗法，使病邪仍从外解，但须是服药后微微汗出，则风与湿邪俱去，不可峻汗，峻汗则风虽去而湿独存，正气伤，病必不除，反致留滞，喻嘉言曾明示人们："此因宜从汗解，第汗法与常法不同，贵徐不贵骤。"此堪为治疗风湿在表之准则。方中苏叶、防风辛温发汗，祛除表邪，且苏叶善理气机，表闭有湿，气机不畅，常用此药；若略加苏梗则降逆气，加苏子则治气逆咳嗽；羌活辛温入太阳经，祛风散寒除湿，擅治身痛；白芷辛温芳香，能散风寒而化湿浊；生姜发汗解表，温肺止咳；气能行水化湿，气行则湿亦化，肺主一身气，通调水道，故用杏仁降肺气，止咳祛湿；橘红宣肺化痰止咳；茯苓渗利水湿，使入里之水湿从下而去，诸药合用，使风寒湿邪得以尽除。

［加减法］①咳重加金沸草 6g，半夏 6g，芦根 10g。②若感受外邪，风寒较轻，湿气较重，症见头痛，发热、微汗、恶风、骨节烦疼，体重微肿，小便欠利，脉来浮缓，当用雷氏两解太阳法以解太阳风湿之邪。药用桂枝 4.5g，羌活 4.5g，防风 4.5g，茯苓 9g，泽泻 4.5g，生薏米 12g，苦桔梗 4.5g，流水煎服。雷少逸为此方作解曰："风邪无形而属外，所以桂枝、羌、防，解其太阳之表，俾风从汗而去；湿邪有形而居内，所以用苓、泽、米仁，渗其膀胱之里，俾湿从溺而出；更以桔梗通天气于地道，能宣上复能下行，可使风湿之邪，分表里而解也。"

7.体虚受风

［主症］发热缠绵不解，汗出恶风，咳嗽痰少，面色淡白，周身乏力，神疲气短，舌质淡，苔白润，脉濡软，常易反复发作。

［病机分析］这是由于禀赋薄弱，或年老久病体虚，感受风邪所致，由于正气虚抗邪无力，邪气每易乘虚而入，故常反复发作，且不易速愈。证候表现除有寒热咳嗽等表证外，尚兼见一派气虚之象。

［治法］扶正祛邪，益气疏风。

［方药］参苏饮加减。太子参 10g，苏叶 6g，前胡 3g，半夏 6g，葛根 6g，茯苓 10g，陈皮 6g，枳壳 6g，桔梗 6g，甘草 3g。

［方解］苏叶、葛根解表祛风；前胡、桔梗、枳壳宣肺止咳，疏调气机，助气之运行；太子参、甘草益气扶正；陈皮、半夏、茯苓燥湿健脾，以调气血生化之源。诸药合用，使正气充，风邪祛，则病可愈。

［加减法］①气虚较轻者用太子参，较重可用党参，老年极虚可用红参 3~10g（另煎兑）。再重者用高丽参 3~8g（另煎兑服）。②气虚汗多者加黄芪、白术各 10g。③湿重者加苍术 6g。

若风邪化热或伴有其他疾病，当参考有关病证辨证施治，此不赘述。

（二）风热感冒

风热感冒是内有郁热，感受风热邪引起的急性外感疾病。多发于春冬季节。春季阳气升发，温暖多风，口鼻吸受温邪，或冬季气候反常，应寒反温。风与热合，形成风热之气，但是风热邪气能否侵入人体或侵入人体后能否发病，则取决于机体正气的盛衰、抵抗力的强弱。春季厥阴风木行令，主升发疏泄，人体之阳气也向上向外发泄，腠理松懈，若再加之人体阴分素亏，内热偏盛，或过度劳累汗出，肺气失于清化，腠理不能固密，风热邪气即易乘虚直入，正邪相争，病遂起矣。风热之邪伤人，主要从口鼻吸受，不是皮毛受病，风为阳邪，其性轻扬，侵袭人体多先伤人的上呼吸道，即《内经》所谓："伤于风者上先受之"。肺位最高，为脏腑之华盖，且鼻为肺窍，故风热感冒多肺系症状。因系风热为患，故治当以辛凉轻剂，散风清热为原则。

风热感冒多发于春冬，此时亦常见风寒感冒，风温、春温等证，均须详加区分。

风热感冒是风热邪气从口鼻而入，首犯手太阴肺经，导致肺失宣降，卫外失司，症见发热、微恶风寒，咳嗽、涕黄、目赤、咽红或痛或肿、口渴、舌边尖红、脉浮数等肺卫证候。

风寒感冒是风寒邪气从皮毛而入，侵袭足太阳膀胱经。由于寒邪外束，表阳被郁，而见恶寒重，周身关节痛，发热高，口中和，咽不红，扁桃腺不肿，苔薄白而润，脉浮紧等表寒证。

风温初起与风热感冒相似，但风温病情较重，传变较快，变化较多，病变过程中易逆传心包。风热感冒病情较轻，传变较少，一般多病在卫分或入气分。

春温属伏气温病的范畴，由于冬季感寒，邪伏体内，或邪郁化热，至春自内向外发或为风热邪气所诱发。发病急骤，初起以高热烦渴，甚至神昏痉厥等里热症候为特征。

根据风热感冒的发病季节和临床特点，现代医学的上呼吸道感染、扁桃腺炎、咽炎、支气管肺炎等病，均可参之辨证施治。

1. 风热犯肺

［主症］发热，微恶风，咳嗽少痰，鼻塞流黄浊涕，头痛，无汗，苔薄白，脉浮数或滑数，两寸脉大。

［病机分析］风热上受，首先犯肺，肺失宣降，清窍不利，则咳嗽鼻塞；肺主气属卫，肺气不宣，则卫气不布，皮毛开合无权，故无汗恶风；卫气被郁则发热；风热上扰则头痛。

［治法］疏散风热，宣肺透邪。

［方药］用雷氏辛凉疏解法。薄荷（后下）2g，蝉蜕3g，前胡4.5g，淡豆豉12g，瓜蒌壳10g，牛蒡子5g，水煎服。

［方解］由于感受风热，治当以辛凉，辛以散风，凉以祛热，用薄荷、蝉蜕轻透其表，辛凉退热；前胡、豆豉宣解风邪；瓜蒌壳、牛蒡子开宣肺气，使气机调畅，营卫通达，津液四布，微微汗出而咳止病除。

［加减法］①若兼挟湿邪，胸闷身重，舌苔黄腻，脉濡数，加陈皮3g。②若

咳嗽较甚，身热不重者，可改用桑菊饮以疏风宣肺止咳，药用杏仁 6g，连翘 4.5g，薄荷（后下）2g，桑叶 9g，菊花 6g，苦桔梗 6g，甘草 6g，苇根 10g。

2. 素有蕴热，复受风邪

[主症] 发热较重，微恶风寒，头痛汗出，咳嗽，咽红微痛，目略红，心烦懊恼，舌微红，苔白腻，脉浮滑数。

[病机分析] 本证乃素有痰热，又感受风热时邪所致，风热在表，则见寒热头痛；因系风热为患，故热重寒轻；风性开泄，腠理疏松则汗出；风热扰上则咽红目赤；肺气上逆则咳嗽；心烦懊恼为热邪内郁，不得宣泄使然；脉浮滑数说明内外俱热。

[治法] 辛凉散邪，疏泄表里。

[方药] 用《通俗伤寒论》葱豉桔梗汤加减。葱白 6~9g，苦桔梗 6g，炒山栀 6g，淡豆豉 10g，薄荷（后下）1~2g，连翘 6~10g，竹叶 3g，甘草 3g，水煎服。

[方解] 方中薄荷辛凉宣透，疏散风热；葱白辛而微温，配入大队清凉药中，主要取其辛散通阳之力，以祛除在卫之风热；连翘苦寒，质地轻清上浮，即能解除肌表之风热，又能清泄心经之郁火；炒山栀苦寒，能升能降，既能宣散郁热，又能降泻心火；淡豆豉宣阳解表，配栀子为栀豉汤，是治疗心烦懊恼的要药；竹叶清心火而除烦热，以助栀豉之力；桔梗善宣肺气，既能化痰止咳，又可助其疏散风热；甘草清热解毒，配桔梗为甘桔汤，长于解毒利咽，是治疗咽痛音哑的良药。诸药合用，使表邪去，内热清，咳止热退烦除，配伍精当，法度谨严，颇堪效法。

[加减法] 若素体阴虚内热者，加玉竹 10g，白薇 10g。

3. 风热外袭，邪火内炽

[主症] 发热口干，微恶风邪，头胀，时有微汗或汗出不彻，咳嗽气呛，咽干且痛，溲黄便秘，甚或衄血，舌质红苔薄黄，脉象浮数或浮滑数，或滑细弦数。

[病机分析] 本证与上证相较，内热更加炽盛。发热恶风是风热在表，郁热化火，上冲肺金，气逆于上则咳嗽气呛，损伤血络则衄血。火热内郁，不得外散，熏灼于上则口干咽痛头胀，攻窜于上，则溲黄便秘。

[治法] 辛凉清化，苦甘泄热。

[方药] 薄荷（后下）3g，前胡 6g，大青叶 12g，板蓝根 12g，银花 15g，连翘 15g，鲜茅根、芦根各 30g，山栀 6g，黄芩 10g。

［方解］薄荷辛凉，疏散风热；前胡苦辛微寒，宣散风热，化痰止咳；黄芩清泻肺热以保治节；山栀宣泻三焦之火；大青叶、板蓝根、银花、连翘清热解毒；鲜芦根清热生津止渴、鲜茅根清热生津凉血止血。

［加减法］①头痛甚者，可加桑叶10g，菊花10g，晚蚕沙（布包）10g。②咳嗽较重者，加杏仁10g，桔梗6g，白前6g。③若见高热、头痛、口渴、心烦，舌红苔黄之重证者，可加生石膏15g，知母10g，天花粉10g，使热退津回。④兼见衄血者，可加生地10g，丹皮10g，茅根10g。

4. 外感风热时疫

［主症］发热，微恶风寒，头痛咽痛，甚则咽喉糜烂，或生白膜，舌质红，脉浮滑数。

［病机分析］春冬天气暴暖，多致风热疫气为患。邪伤肌表则发热恶寒，邪入肺卫，聚于咽喉，则疼痛溃烂。

［治法］辛凉清解以宣肺卫，苦寒泄热而利其咽。

［方药］桑叶6g，薄荷（后下）3g，川贝母10g，桔梗6g，生甘草6g，银花10g，锦灯笼10g。外吹锡类散，1日4次。

［方解］桑叶、薄荷疏散风热；川贝、苦桔梗、生甘草开宣肺气，解毒利咽；银花、锦灯笼清热解毒，消肿止痛；锡类散清热利咽解毒，去腐生新。

［加减法］①若头痛重而微恶风寒者，可加牛蒡子6g，蝉蜕6g以加强疏风宣卫之力。②若咽痛发热重者，可加蒲公英10g，大青叶10g，板蓝根10g。③若风热感冒日久不解，热势转盛，内传心包，深入营血，可参考风温、春温等病辨证治疗。

（三）湿邪感冒

湿邪感冒是感受水湿之邪引起的急性外感性疾病。一年四季均可发生，但以夏秋季节最为多见。因此时淫雨绵绵，空气潮湿，人处于阴湿之气的包围之中，皮肤之所触，呼吸之所受，空气之间皆有湿邪，加之此时人体的脾胃运化功能多较呆钝，防护稍有不慎，湿邪便可侵人为患。湿邪伤人，有内外两途：因于外者，是由于居湿涉水，冒雾早行，雨露沾衣，使湿从外受，伤于体表，束于躯壳；中于内者，是由于喜饮茶酒，恣食生冷瓜果，损伤脾胃，运化无力，湿从内生，但内湿外湿常互为因果，内湿素盛者易受外湿，感受外湿后，又易损伤脾胃，产生或加重内湿。湿邪感冒主要是感受外湿，但其发病与内湿也有着密切关系。

湿为阴邪，其性重浊黏滞，易郁遏阳气，阻滞气机，故湿邪感冒常见清阳被蒙，气机阻滞之象，发为拘束沉重，痞闷胀满之症。因于湿，首如裹，由于湿性黏腻，不易速去，故其病程亦常较风寒、风热感冒病程时间略长。

湿邪感冒为湿伤于表，治疗上亦喜汗解，但湿性黏腻，不易速去，不可峻剂发汗，孟浪用之，徒伤其表，而湿邪不去。当用辛香宣透之品，芳化湿浊，宣通腠理，使气机畅达，微微汗出，则湿可尽去，亦即喻氏"贵徐不贵骤"之意。药如藿香叶、佩兰叶、大豆卷、青蒿梗、陈香薷、淡豆豉之类。由于气不能化湿，湿易阻气，而肺主一身之气，通调水道，故常配用宣降肺气之品如苏叶、桔梗、杏仁之类，使气化则湿化。湿易伤脾，脾能运湿，亦常配用燥湿健脾消导之品如苍术、砂仁、蔻仁、谷麦芽等。若内湿较重，还可加入茯苓、泽泻、薏仁等淡渗之品，分利湿邪，使湿从小便而去。总之，本证的治疗应着眼于散化外湿，兼以蠲除内湿。

1. 湿冒上焦

［主症］头目不清，沉重如裹，遍体不舒，微微恶风，舌苔薄腻，脉濡缓或力弱。

［病机分析］本证由于犯冒雾露，或淫雨湿蒸，触犯湿邪而起，病势轻浅。湿性重浊，上蒙清窍则见头目不清，沉重如裹；湿邪郁遏皮毛，卫阳不伸，则遍体不适，微微恶风；湿浊上蒸则苔腻，脉濡缓皆为湿浊之象。

［治法］轻疏皮毛，宣肺化湿。

［方药］用雷氏宣疏表湿法。苍术（土炒）3g，防风4.5g，秦艽4.5g，藿香3g，陈皮4.5g，砂仁壳2g，生甘草1.5g，生姜3g，水煎服。

［方解］方中苍术、防风、秦艽宣通肌表之湿；藿香、陈皮、砂壳芳香化湿，宣通气滞；生姜温散通阳；甘草润燥和中，以防诸药之辛燥太过，达微微汗出、湿去病解之目的。

2. 湿伤肌表

［主症］头胀而痛，身体疲倦，四肢酸懒，胸痞口淡，恶寒发热，无汗或汗出不畅，舌苔白滑，脉濡缓或濡弱。

［病机分析］此证多由居湿涉水，冒雨劳作，致使湿邪侵袭肌表，较上证为重。湿伤肌表，卫阳不得宣达，则恶寒无汗；湿性重浊，郁阻气机，三焦不利，致湿气弥漫，故见周身沉重，酸懒乏力；头为诸阳之会，湿阻阳气不能宣通，故头重胀闷；肺合皮毛而主表，湿遏肌表，肺气不展则胸痞；卫阳不宣，郁而化热则发热汗出；舌苔白滑，脉濡缓说明湿邪为患，络脉受阻。

本证见恶寒无汗头痛，与风寒感冒相似，但风寒感冒为感受风寒，由于寒性凝滞，故身痛较明显，脉象浮紧；本证为感受湿邪，由于湿邪重浊，故常突出表现为沉重酸困，身痛不甚，脉多濡缓。治疗时，风寒感冒宜辛温发汗；本证宜芳香疏化，以展气机，二者不可相混。

［治法］芳香化湿，辛散透邪。

［方药］藿香（后下）10g，香薷（后下）10g，羌活6g，苍术皮6g，薄荷（后下）2g，牛蒡子3g，桔梗10g。

［方解］湿邪在表，治当芳化，故用藿香、香薷，辛香走窜疏散表湿，又能行气和中，内去秽浊；羌活、苍术祛风胜湿止痛，兼理气机；薄荷、牛蒡子疏解透邪；桔梗开达肺气，通调气机，使气行湿化。

［加减法］若湿邪化热，不恶寒，舌苔黄腻，脉濡数，去苍术、羌活，加滑石10g，大豆卷10g，通草3g。

3. 湿困中焦

［主症］头目沉重，身热不扬，恶寒，周身酸软，口淡无味，胸闷如痞，时或恶心呕吐，腹胀便溏，舌苔滑腻，脉象沉濡。

［病机分析］本证为湿遏肌表，同时内困中焦犯及脾胃，使脾胃运化失职。湿在肌表，卫气不行，阳气不通，则恶寒、头重、周身酸软；湿阻蕴热，不能外达，则身热不扬；脾为湿土之脏，胃为水谷之海，二者同居中焦，主司运化水湿，为全身气机升降的枢纽，湿邪侵入，每易困阻脾胃，运化不健则口淡无味；气机升降失司则胸闷腹胀；胃气上逆则呕恶；湿邪下渗则便溏；湿浊上蒸则舌苔滑腻；湿滞于里则脉濡且沉，按之无力。

［治法］健脾利湿，分消走泄。

［方药］鲜佩兰（后下）6g，鲜藿香（后下）6g，大豆卷10g，苏叶6g，草豆蔻3g，马尾连10g，冬瓜皮30g，厚朴6g，姜半夏10g。

［方解］藿、佩、苏叶芳香走窜，祛除表湿，且又能醒脾和胃宽中；草豆蔻、尾连、厚朴苦温燥湿，行气除胀；马尾连苦温燥湿，兼除蕴热；姜半夏辛温燥湿，蠲饮和胃止呕，半夏之辛，配马尾连或黄连之苦，辛开苦降，调理脾胃，疏调气机而除痞满；大豆卷、冬瓜皮渗利湿邪，使从小便分消。内外兼治，湿邪去，脾胃健，气机畅，则呕止胀消，病渐除矣。

［加减法］①若呕吐较重者，加生姜汁2~3滴冲入药内。②表邪较重，头巅作痛，恶寒体痛，加藁本3g，香薷（后下）6g。③腹痛作泄，加木香3g，灶心土30g。

（四）暑湿感冒

暑湿感冒是夏月感受暑湿之邪引起的一种外感疾病，常以肌表和上焦肺卫为病变重心，病位较浅，病情较轻，传变较少。本病的发生具有明显的季节性，经云："后夏至日为病暑。"夏季天气炎热，暑热下逼，人多易感为患。同时，此季雨水较多，天气潮湿，人体脾胃功能又较呆滞，故常兼挟湿邪。加之人们每喜贪凉饮冷，露宿当风，往往又兼感寒邪。

对于暑病，历代医家从不同角度进行了分类。如元代朱丹溪、清代雷少逸分为冒暑、中暑、伤暑3类，是从病情轻重程度立论，雷氏又从发病角度分伤暑为阴阳，"长夏伤暑，有阴阳之别焉。夫阴暑之为病，因于天气炎蒸，纳凉于深堂大厦，大扇风车得之者，是静而得之之阴证也……又有阳暑之病，缘于行旅长途，务农田野，烈日下逼得之者，是动而得之为阳暑证也。"并指出"冒暑者较伤暑为轻，不过邪冒肌表而已。"冒暑以及伤暑中的阴暑，均属暑湿感冒的范畴。

由于本病是感受暑湿，病在于表，暑宜清泄，湿宜芳化，表宜透散，故其治疗应以清暑化湿疏表为原则，若湿邪重，还可配入淡渗之品分利湿邪。由于暑湿感冒以上焦肺卫为病变中心，湿土之气，同气相求，常涉及脾胃，肺为水之上源，通调水道，脾为湿土之脏，运化之枢。湿邪重浊黏滞，最易阻塞气机，气机不畅则水道不通，湿不易祛，故在清暑化湿的同时，需适当配伍宣肺理气，健脾消导之品。兼感寒邪者，当佐以辛温疏散。

1. 暑湿俱轻

［主症］头晕而胀，微有寒热，汗出不多，周身酸楚乏力，胸中满闷，咳嗽有痰，二便如常，苔薄微腻，脉濡略数。

［病机分析］本证为暑湿侵袭上焦肺卫之轻证。暑邪袭表，卫气失调，故见寒热有汗等邪气在表之象；暑邪上扰，清窍不利则头晕且胀；暑邪袭肺，肺失宣降则咳嗽胸闷；湿困肌表，清阳不布，则周身酸楚乏力；苔薄微腻，脉濡略数，提示暑湿俱轻。

［治法］芳香疏化，清凉淡渗。

［方药］藿香（后下）10g，佩兰（后下）10g，淡豆豉10g，山栀6g，鲜西瓜翠衣30g，黄连粉（冲服）3g，六一散（布包）10g。

［方解］藿香、佩兰芳香辛窜，疏化湿浊；豆豉、山栀宣郁泄热；西瓜翠衣清涤暑热；六一散清暑利湿；黄连粉燥湿清热。诸药合用，使湿去暑清，

气机宣通，表证自解。本证只宜清透分利，不可大寒苦燥，以免导致凉遏之变。

［加减法］①若咳嗽较重加杏仁 10g，前胡 6g，瓜蒌 10g，芦根 10g。②若呕吐加半夏 10g，灶心土 30g。③若头晕加菊花 10g，荷叶 10g。

2. 暑湿俱盛

［主症］发热汗出，恶寒，头晕沉重，咳嗽，呕恶泄泻，苔白腻，脉濡缓。

［病机分析］本证与上证相比较，暑湿均较明显，病变不仅在肺卫，且伤及脾胃，脾胃运化失职，胃气上逆则恶心呕吐；湿浊下迫则泄泻；卫气被湿阻遏，故寒热之症亦较上证为重。

［治法］清凉涤暑，化湿和中。

［方药］青蒿梗 3g，连翘 10g，佩兰叶（后下）10g，鲜西瓜翠衣 10g，六一散（布包）10g，通草 3g，茯苓皮 10g，川黄连 3g，竹茹 10g。

［方解］方中青蒿、连翘质轻而走表，性寒而清热，轻清宣透，疏散上焦在表之暑热，透邪外出；佩兰醒脾化湿，解暑辟浊；黄连、竹茹清热和胃，降逆止呕；西瓜翠衣清涤暑热；六一散利湿清热止泻；通草、茯苓皮渗利水湿，共奏涤暑祛湿止泻之功。

［加减法］①若呕吐重，加半夏 10g，生姜汁 3 滴，或玉枢丹 3g 研末，或单用清水加生姜汁 3 滴送服。②若腹痛、便泻，去佩兰加灶心土 50g，葛根 10g。

3. 暑重湿轻

暑重湿轻型暑湿感冒的临床表现又有病偏于上和病偏于中的不同。

（1）病偏于上

［主症］身热，汗出，口干喜冷饮，胸脘满闷，咳嗽痰多，舌红苔黄腻，脉滑数略濡，右脉有力。

［病机分析］本证可由上证发展而来。暑热偏盛，耗伤津液，故见身热汗出，口干渴喜冷饮；暑湿阻于肺，宣降失司，气机不调，故咳嗽痰多，胸脘满闷；舌红苔黄脉滑数为暑热之征，苔腻脉濡为挟湿之象，病偏于肺，肺主气，右脉候气，故右脉有力。

［治法］清解暑热，化湿宣肺。

［方药］薄荷细枝（后下）2g 连翘 12g，佩兰叶（后下）10g，鲜荷叶 1 角，炙枇杷叶（布包）10g，前胡 6g，杏仁（后下）10g，黄芩 6g，白蒺藜 12g，益元散（布包）12g。

［方解］薄荷、连翘、荷叶疏表清热解暑；佩兰解暑化湿；杷叶、前胡、杏

仁宣降肺气，以平咳除满；黄芩清肺燥湿；白蒺藜疏肝燥湿，以助气机之疏通；益元散利湿清热，兼防暑邪散气。

（2）病偏于中

[主症] 头晕身热，有汗不解，甚则汗出较多，心烦口渴，胸闷乏力，漾漾欲呕，小便短赤，舌苔滑腻，脉象濡数。

[病机分析] 本证亦为暑重湿轻之候。暑热偏盛，蒸迫津液，则身热汗出口渴。熏灼于上则头晕。攻窜于下则溲赤。内扰神明则心烦。湿困中焦，气机不利，胃失和降则胸闷逆恶。苔腻脉濡数，提示内有暑热湿邪。

[治法] 清解暑热，化湿和中。

[方药] 鲜藿香（后下）6g，鲜佩兰（后下）10g，马尾连10g，竹茹10g，鲜芦根30g，灶心土30g，川厚朴6g，前胡6g。

[方解] 藿香、佩兰辛香疏解，醒脾化湿；马尾连、竹茹清热和胃止呕；厚朴、前胡行气除湿；灶心土健运中焦；鲜芦根解暑清热，生津止渴。

[加减法] ①若口渴欲饮较重者，加生石膏（先煎）20~40g。②若汗出过多，脉虚软无力，心烦气短者，加生黄芪15g以益气止汗。③若呕吐较重者，加玉枢丹1.5g研末，以佛手10g，生姜6g煎汤送下。④若汗多阴伤者，必须急用甘寒增液之品，以复其阴而折其热。

4.外寒内暑

[主症] 恶寒发热，头痛无汗，身形拘急困重，胸脘痞闷，心烦口渴，小便短赤，舌苔薄白而腻，脉沉濡滑数。

[病机分析] 本证多由先受暑湿，蕴郁于内，复因贪凉露宿，寒束肌表所致。寒邪外束，腠理闭塞，卫阳被郁，故恶寒无汗；寒湿困表，气血受阻，则头身拘急重痛；正邪相争则发热；湿邪弥漫，阻滞气机，则胸脘痞闷；暑热伤津则口渴，小便短赤；暑热扰心则心烦不安；舌脉所见，均为暑湿之征。

[治法] 散寒解表，解暑化湿。

[方药] 陈香薷6g，鲜藿香（后下）10g，鲜佩兰（后下）10g，六一散（布包）10g，大豆卷10g，厚朴6g，连翘10g，芦根10g。

[方解] 香薷、藿香辛温芳香，散寒解表，祛暑化湿；佩兰、厚朴解暑化湿，宣通气滞；六一散、大豆卷利湿泄热；连翘清热涤暑；芦根清热护阴。

[加减法] ①中焦湿阻较重，胸闷脘痛，便溏，苔白润滑，加草豆蔻2g，半夏10g。②热邪较重，口苦，心烦，急躁多梦，加黄连2g，黄芩10g。③兼挟食滞，脘腹胀满，加木香6g，大腹皮10g，焦三仙各10g。

三、感冒的护理及预防

（1）无论何种类型感冒，一旦发病，即应卧床休息，寒解热退后，可适当在室内做些轻微的活动，直至身体完全康复。

（2）保持室内空气新鲜疏通，但不可令患者当窗临风。室温应寒暖适宜。

（3）风寒感冒，恶寒较重者应注意全身保暖，可用热水袋并适当加盖衣被，以助汗出，待寒解则去之。若伴发热则不用热水袋，汗出畅快，即不宜过热过暖。汗湿之衣被要及时更换，并用干毛巾擦干皮肤，注意避风。凡感受风热而咽干、舌红者，加盖衣被不宜过多，以免过汗伤津。

（4）凡单纯感受风寒而舌白淡润，恶寒体痛者，用发散风寒之剂可酌饮热米粥，以助发汗，若非风寒不必饮之，防其助热增重。

（5）发热而津伤口干，可适当饮温开水。对舌苔滑腻、脉濡之湿邪感冒，可少量频饮或漱口。

（6）咳嗽较剧，痰多者或鼻塞较重，呼吸困难者，可取半坐体位。

（7）感受风寒鼻塞者，可将毛巾用热水浸透敷面部或鼻腔周围，以开宣肺气。毛巾宜勤换，连敷 30 分钟以上，以头部微微汗出为佳。衄血时可将毛巾用冷水浸透敷面部。

（8）伴有头痛，属风热者用菊花 10g 急煎服；属风寒者兼有项部强痛，针刺风池、风府穴；属暑湿者用鲜藿香、鲜佩兰各 20g 开水沏服。

（9）高热不退，将所服汤药之药渣加多量水再煎，滤汁擦浴全身，亦可用酒精擦浴，热郁较重者，可配合刮痧、放血等方法。

（10）无论何种感冒，饮食总以清淡为宜，可食稀粥、米汤、烂面及新鲜蔬菜，宜热吃少吃，每顿主食不超过 100g。高热病人，可适当进食水果，如雪梨、苹果、橘子等，可先用热水烫后再吃。忌食油腻黏滞酸腥之物，如鸡鸭鱼肉等，感冒初愈，亦当素食调养，且不能多吃，以防食复，导致病势再起，对于湿邪和暑湿感冒病人，饮食调摄更具特殊意义。因暑湿侵袭，困阻于内，脾胃呆钝，消磨运化功能非常低下，故饮食尤当慎重，每餐只能半饱，一切生冷、辛辣（如葱、蒜、椒等）、甜滞（如点心、甘薯、香蕉、柿子、黏糕、元宵等）、油腻（如肥肉、油饼等）和不易消化之品，皆在所忌，防其助湿生热。

四、典型病例

例1　周某，女，50 岁，1987 年 3 月 25 日初诊。

身热头痛，体温 38.3℃，微恶风寒，无汗咳嗽，咽红且痛，口微渴，舌边尖红，苔薄白，两脉浮数。风温之邪，侵袭肺卫，用辛凉疏卫方法，以宣肺退热。饮食当慎，荤腥宜忌。

［处方］薄荷（后下）1.5g，前胡 6g，浙贝 12g，桑叶 9g，银花 9g，连翘 15g，淡豆豉 9g，炒牛蒡子 3g，芦根 30g。

二诊：服药 2 剂后，小汗出而头痛身热皆止，体温 37℃，咳嗽有痰，咽红，已不痛，口干，舌苔白面尖红，脉象已变弦滑。风热已解，肺热留恋，再以清解肃化法。

［处方］薄荷（后下）1.5g，前胡 3g，黄芩 9g，杏仁 9g，芦根、白茅根各 30g，焦三仙各 9g。

又服 2 剂，药后诸恙皆安。

按：患者发热恶寒，头痛无汗，表证悉具，与风寒无异。唯其咽红且痛，即可定为温邪。若为风寒之邪，咽必不红。以此为辨，则寒温立判。况又有口微渴、舌边尖红、脉浮数为佐证，其为风温犯肺无疑。故投以辛凉平剂，疏卫达邪。药后得汗而热退。再以清宣，以泄余热。观此案可知叶氏"在卫汗之可也"之心法，汗之并非发汗，而是轻宣疏卫，卫分开则自然微微汗出而邪自外泄。赵老用药，轻清灵动，正合吴鞠通"治上焦如羽，非轻不举"之义。秦伯未誉之"平正轻灵"名不虚传。

例2 李某，男，21 岁，1987 年 5 月 4 日初诊。

身热不甚，但咳微渴，体温 37.8℃，舌苔薄白，咽红微痛，脉象浮数。本是风温之邪，侵于肺卫，肺失宣降，应予桑菊饮加减为法。今误用辛温发汗之药治之（麻黄、杏仁、炙甘草），药后发热增剧，体温 39℃，咽红肿痛，舌红苔黄燥，脉象滑数。本是风热，过用辛温，既发汗以伤阴，又助热以化燥，故高热咽红且肿，势将发热增重，姑以清润宣肺，肃化清解。防其咳嗽暴作，饮食宜慎。

［处方］沙参 12g，浙、川贝母各 6g，杏仁 9g，炒栀皮 6g，淡竹叶 3g，连翘 9g，黄芩 9g，鲜芦根 24g，鲜梨 1 个（连皮去核切片）。

二诊：服药 2 剂之后，身热大减，体温 37.5℃，咽红肿略退，小便短赤，大便略干，舌红苔黄，脉象从浮数已转为滑数。昨服甘寒清润，阴复而热减，再以甘寒养阴折热。辛辣油腻皆忌。

［处方］浙、川贝母各 9g，沙参 15g，杏仁 9g，麦冬 9g，炙枇杷叶 15g，黛

蛤散（布包）15g，瓜蒌仁 24g，鲜梨皮 2 枚，洗净切片。

服药 2 剂，身热退净，体温 36.7℃，咽红肿痛皆愈，饮食二便正常。原方续服 3 剂而康复。

按：本案与上案均为风温初起即误服辛温发汗之剂而致病情陡然加剧。然救误之法却各不相同。本案患者因素体阴虚，加之服麻黄剂过汗伤阴，故于清解之中，参以甘润养阴。服后便得热退。转方甘寒养阴兼以折热，以为善后之计。观此可知，温病宜刻刻顾护阴液，岂可发汗以重伤其阴哉！

例 3 龚某，男，47 岁，1992 年 4 月 5 日初诊。

形体消瘦，素体阴虚，复感温燥之邪，发热口干，头痛咳嗽，干咳无痰，微恶风寒，心烦口渴，尿少且黄，舌红绛且形瘦，两脉细弦小数。阴虚之体，又感温邪，滋阴以养其液，疏卫兼以退热。

［处方］白薇 3g，玉竹 9g，豆豉 6g，前胡 3g，薄荷（后下）1.5g，山栀 6g，芦根 24g。

二诊：服药 2 剂，身热退而恶寒解，头痛减而咳嗽除，咽干口渴，小便色黄，舌绛形瘦，两脉细弦小滑，温邪已解，阴分不足，再以甘寒清热，养阴生津。

［处方］玉竹 9g，山栀 6g，前胡 3g，鲜芦根 24g，鲜石斛 15g，桔梗 6g。

三诊：服药 3 剂。诸恙皆减，微咳无痰，咽干口渴，舌干质红形瘦，脉象弦细小滑，按之略数。外感温邪已解，阴虚内热未除，再以甘寒养阴，润燥折热方法。

［处方］细生地 15g，石斛 10g，桔梗 6g，生甘草 9g，麦冬 9g，北沙参 24g，川贝 6g，鲜茅芦根各 24g。

又服药 3 剂后，诸症皆减，舌红口干，心烦而欲饮，脉仍细小且滑，阴虚已久，肝肾两亏，改用丸药，以善其后。

按：素体阴虚，暮春患感，正合《内经》“冬不藏精，春必病温”例。其形瘦干咳，舌瘦且绛，脉象弦细小数，合为阴亏之征。故首用养阴疏化，终用养阴和胃之丸药。冀以从根本上改善阴虚体质。

例 4 张某，男，65 岁，1991 年 7 月 26 日初诊。

雨后天晴，暑热湿动，起居不慎，感邪致病。今觉身热头晕，胸脘满闷，周身酸楚乏力，微有恶心，胃不思纳。大便尚可，小溲不畅，舌白苔腻，脉象濡软略滑。病属暑热外迫，湿阻中、上焦，气机不畅，法当芳香宣化，辛开苦泄。

[处方] 鲜佩兰（后下）10g，鲜藿香（后下）10g，大豆卷10g，制厚朴6g，陈皮6g，川连3g，六一散（布包）10g。

服药1剂，遍体小汗，身热渐退，头晕已减，身酸楚亦轻。但中脘仍闷，略有恶心，舌白苔腻，脉象濡滑，再以前方增损之。原方加草蔻1g，杏仁10g，连服3剂而愈。

按：湿热证一般分为湿阻、凉遏、寒凝、冰伏四个阶段治疗。湿阻为初起阶段，湿邪偏盛，阻滞于中上二焦，尚未化热，或虽热而不盛。在上焦肺先受邪，湿阻于肺则肺气不利，清阳不升，则头晕头沉重如裹；肺合皮毛，营卫不和，则周身沉困酸楚；肺失宣降则咳嗽、胸闷，甚或作喘。治之当芳香宣化，以展气机，气化则湿亦化，此治湿阻于肺之要诀也，药如前胡、杏仁、浙贝母、芦根之属。若湿阻滞中焦，则升降之机枢失司，此必素体太阴内伤，脾虚湿盛之人，客邪外至，与内湿相合，困阻脾胃，则成中焦湿阻之证，多见胸脘痞闷不舒，呕恶纳呆，大便溏而不爽，伴见一身倦怠乏力，四肢沉重，无力以动等证。湿阻中焦当以运脾气为主，脾主升清降浊，职司运化，故药宣灵动，忌守中，用辛开苦降法，辛开气机，以化湿邪，苦以燥湿泄热，则湿热分消而去。药如半夏、陈皮、厚朴、杏仁、大腹皮、黄芩、黄连等，并须注意芩连等苦寒之药用量宣轻，以防过用伤阳。凡湿阻之证，无问邪在中焦上焦，其脉象多呈濡软缓滑之象，舌苔白腻润滑，是湿盛之征也。有此舌脉，即为湿阻之征象，皆当先治其湿，不可过用寒凉，俟湿化再泄其热可也。此案即典型的湿阻之证，邪在中上二焦，故用药以芳香宣化与辛开苦降同投，气机畅行，湿邪自化而证愈矣。

咳　嗽

咳嗽是肺系疾病的主要症状之一，分别言之，有声无痰为咳，有痰无声称嗽。而痰声俱有谓咳嗽。早在《内经》对此症就有专篇论述。《素问·宣明五气篇》说"五气所伤……肺为咳"，《素问·咳论》又说"五脏六腑皆令人咳，非独肺也"。可见，五脏六腑功能失调，病及于肺，均可导致咳嗽。

咳嗽常见于上呼吸道感染、支气管炎、支气管扩张、肺炎、肺结核等疾病。

一、病因病机

咳嗽的病因有外感、内伤两大类，外感咳嗽为六淫之邪，侵袭肺系；内伤咳嗽为脏腑功能失调，内邪犯肺。无论邪从外入或自内而生，均可引起肺失宣肃，肺气上逆而咳。

肺主气，司呼吸，连喉咙，开窍于鼻，主宣发，外合皮毛，直接与外界相通，一旦遭受外邪侵袭，或从皮毛而入，或从口鼻而受，使肺卫受病，则致肺气壅遏不宣，清肃之令失常，痰涎阻塞气道，影响气的出入，因而引起咳嗽。外邪致咳在《内经》中早有述及，如《素问·咳论》说："皮毛者，肺之合也，皮毛先受其邪，邪气以从其合也。"刘河间论述更为具体，"寒暑燥湿风火六气，皆令人咳"。然由于体质的阴阳之偏，四时主气之异，因而感受外邪亦有区别。风为六淫之首，余邪多随之侵袭人体，所以外感常以风为先导，挟有寒、热、燥、湿等邪，表现出风寒、风热、燥热等不同类型。

内伤咳嗽，或缘于肺系疾病，或由于肝、脾、肾等脏腑功能失调，累及于肺，影响肺之宣肃功能而形成，所以古人有"肺不伤不咳，脾不伤不久咳，肾不伤不咳喘"之说。常见有以下几个原因。

1.肺脏虚弱

肺系疾患，迁延不愈，肺阴亏耗，失于清润，气逆而上，引起咳嗽；肺气不足，肺主气，功能失常，肃降无权，气逆而咳。

2. 脾失健运

嗜烟好酒，或过食肥厚辛辣，内蕴湿热，阻碍脾运，酿生痰浊，上犯于肺，肺失宣肃，气逆而咳。

3. 肝火犯肺

肝脉行于两胁肋，上注于肺，肝气郁滞，气郁化火，气火循经，熏灼肺脏，炼液为痰，阻塞气道，气逆而咳。

4. 肾不纳气

肾脏主纳气，若肾脏亏损，气失摄纳而上逆，可致咳嗽气喘。据上分析可知，感受外邪引起的咳嗽，称为外感咳嗽；脏腑功能失调引起的咳嗽，称为内伤咳嗽。外感咳嗽若误治或失治，日久不愈，耗伤肺气，肺主清肃难复，常可发展为内伤咳嗽。内伤咳嗽由于脏腑损伤，卫气不足，营卫不固，常因气候变化或寒冷季节，复感外邪，使咳嗽加剧。内伤咳嗽，反复发作，经久不愈，日积月累，可使脾、肺、肾俱伤，影响脏腑功能及气血运行，津液不能正常敷布，而变生他症。

二、辨证要点

咳嗽的辨证应首辨外感、内伤，《景岳全书·咳嗽》篇说："咳嗽之要，止惟二证，何为二证？一曰外感，一曰内伤而尽之矣。"再依据舌、脉、色、症，掌握全部症状的属性，尤其应了解咳嗽的声音、性质、时间、节律，以及痰的变化，详加分析，以定其虚实寒热。

（一）辨咳声

一般而言，咳声洪亮有力者属实；咳而声低气怯者属虚，常见有以下几种类型。

（1）风寒咳：新感，病势急而病程短，咽痒作咳，咳而急剧，声重且小，发作在白天多于夜间，伴有寒热、头痛等表证。

（2）风热咳：为新感风热，咳嗽频作，气呛、咳声粗浊，或声音嘶哑，伴喉燥、咽痛、舌红。

（3）燥热咳：干咳，喉痒，咳嗽连声作呛，痰少。

（4）火热咳：咳声尖锐，气呛，高亢有力，面红唇干且紫。

（5）暑湿咳：多发于长夏，顿咳，咳声闷浊，面黄，舌滑。

（6）痰湿咳：咳嗽连声、重浊、气促似喘。晨暮阵发加剧，痰多白稀，咳出症减；若痰热则咳嗽气息粗促，或喉中有痰声；若饮邪停留，则咳作水鸡声。

（7）阴虚肺燥咳：干咳单声，咳声轻微短促，午后、黄昏、夜间加重，舌红绛口干，脉细数。

（8）肺气不足咳：咳声低弱，气不接续，劳动后尤甚。

（9）麻疹咳嗽：小儿春季连声干咳，伴发热、眼胞浮肿、目泪汪汪等症，则属麻疹郁热在肺。疹出期咳嗽甚重，说明疹子有自然透出的趋势，为佳象。疹透后，咳嗽连绵不已，舌绛，身体消瘦，是余热未清，胃肠食滞，饮食当慎。

（10）百日咳：咳嗽气急成顿，咳则头倾胸曲弯腰，甚则呕吐，手足拘挛，终止直身时作鹭鸶叫声。继而又连续作咳，如此反复不已，一日可发6~10余次，60天以后咯血则愈。

（二）辨脉

脉有力为实，无力为虚；脉数为热，迟则多寒。

（1）风寒：脉浮略紧，若寒包火证，则轻取浮紧，重按弦滑且数。

（2）风热：脉浮数，若风热重，则脉见滑数。

（3）燥热：脉细小数，或弦细急数。

（4）火热：脉滑数有力，肝经郁热，化火灼金，脉见弦小滑数，或细小弦滑数。

（5）暑湿：脉濡滑或濡滑数，或濡软虚数无力。

（6）肺阴不足：脉弦细略数。

（7）肺气虚损：脉虚数，重按无力。

（8）脾肾阳虚：脉沉弱而缓，甚则迟缓无力。

（9）水饮咳：咳作水鸡声，脉弦。

（三）辨舌苔

察舌应详辨舌质和舌苔，舌苔主功能，舌质为本质，如舌质红绛多为热，舌淡色白多主寒；苔白多主表，在卫分，主外感类疾病，苔黄多主里，主偏热一类的疾病。

（1）风寒：舌质淡红，苔薄白且润。

（2）风热：舌边尖红，苔薄白欠润。

（3）燥热：舌质红，苔干燥略黄。

（4）火热：舌质红绛干裂，苔黄燥。

（5）痰湿：舌胖嫩，或边有齿痕，苔白水滑。

（6）肺阴亏耗：舌瘦而红，苔干略黄糙老，有裂痕。

（7）肺气不足：舌胖而白，苔滑润液多。

（8）肾虚：舌胖苔腻质淡滑润。

（四）辨痰

辨痰应注意痰色、痰质、痰的黏稠、痰量、痰味等。凡痰白质黏者，属燥热阴伤；痰白清稀，或透明呈泡沫状属水湿或气虚，或为寒邪；痰黄而稠者属热、火、阴伤；咳而少痰多为燥热，阴津不足；痰多白稀属湿痰；咯吐血痰多为肺热或热在血分；有腥味或腥臭味为痰热肺痈之象。

总之，咳嗽的辨证应首辨外感、内伤。外感咳嗽多为新病，起病急，病程短，初期常伴有寒热头痛等表证，实证居多；内伤咳嗽，多为久病，起病缓慢，病程较长，往往有咳嗽病史和脏腑功能失调的证候，虚证居多，并应该在四诊合参的基础上，详辨咳声的特点及痰的色、质、量、味，结合分析。

三、辨证论治

咳嗽是肺系疾病的主要证候之一，肺系疾病或脏腑功能失调均可形成此症。咳嗽的治疗应区分外感、内伤，辨别邪正虚实。外感咳嗽多为新病，起病急，病程短，初期常伴有寒热、头痛等表证，治宜宣肺疏表，邪去则正安，不宜过早使用滋润收敛之品，以免留邪。内伤咳，多为久病，起病缓慢，往往有咳嗽病史或脏腑功能失调症候，治宜以调理脏腑为主，对于虚实夹杂咳嗽，治疗宜标本兼顾，不可偏执一方。

咳嗽的治疗应辨邪正虚实。外感咳嗽治宜宣肺疏表，不可过早应用滋润收敛之品，以免碍邪；内伤咳嗽不宜温散伤卫，同时应注意体质的差别、四时气候之变异，如体质弱者，不宜泻药；体质强实者，当宣发邪气；春时肝木升发，治应柔肝抑阳，不可过于升散……咳嗽是机体的一种防御性措施，通过咳嗽以排出痰液，故不可见咳就止，应审慎辨别。

"正气存内，邪不可干"，故平素应注意锻炼，增强抗病能力，气候异常及四时交替或寒热骤变之时，应注意保暖，避免受邪。既病后，要适当休息、喝水，减少煤烟、油腥、辛辣气味的刺激，及时治病，彻底根除，以免因咳变生他患。

（一）外感咳嗽

1.风寒咳嗽

[主症] 发热恶寒，头痛鼻塞，咳嗽急剧、声重、喑哑、无痰或有痰清稀，

咽不红，舌苔薄白且润，脉浮略紧。

[治法]辛温解表，肃降止咳。

[方药]苏叶6g，苏子10g，前胡6g，浙贝6g，杏仁10g，百部10g，紫菀10g，陈皮6g。

[方解]方中苏叶疏表散寒；苏子降逆；浙贝、前胡、杏仁宣肺化痰止咳，兼以降逆；百部、紫菀止咳化痰；陈皮理气解郁化痰。

[加减法]①若风寒较重，体痛，脉紧者，加麻黄3g，桂枝6g，羌独活各6g，辛温解表方中加重散寒之力。②若老年体弱，中阳不足者，仿参苏饮意加黄芪10g，党参3g益气扶正，以固其本。③若阳虚湿阻，脉濡胸闷，加干姜3g，细辛1.5g，茯苓10g以温化痰浊。④若内有食滞者，加焦三仙各10g，大腹皮、大腹子各10g以消食导滞。⑤若内有郁热，外感风寒（即寒包火证），症见发热恶寒，咳嗽，周身疼痛，口干，心烦，小便黄，大便干，脉轻取浮紧，重按弦滑数，舌质红，苔白润，治宜疏风透邪，兼清内热。可用苏叶6g，防风6g，秦艽6g，前胡6g，杏仁10g，浙贝10g，牛蒡子10g，石膏15g。⑥若郁热不解，里热炽盛者，可加重石膏用量，配知母清热；辅以牛蒡子、前胡、杷叶等宣阳透邪，以恢复肺之宣降功能。

2. 风热咳嗽

[主症]身烦热口渴，咽干红肿疼痛，咳嗽气呛、粗浊，痰稠，小溲黄赤，大便干结，舌红苔薄白欠润，脉象滑数。

[治法]疏风清热，肃降止咳。

[方药]桑叶10g，薄荷（后下）1g，前胡6g，杏仁10g，白茅根、芦根各30g，浙贝母10g，黄芩10g。

[方解]方中桑叶、薄荷轻清宣透，疏解肺卫风热；白茅根、芦根清热生津止渴；前胡、浙贝宣阳化痰止咳；杏仁肃肺止咳；黄芩清肺热。诸药相伍，共奏疏风清热，肃降止咳之功。

[加减法]①风热初起，似有恶寒者，可加淡豆豉10g，炒山栀6g，苦桔梗10g宣郁透热。②风热较重，咽红肿痛，肺滑数有力者，可加生石膏15g，瓜蒌30g，大青叶20g，连翘10g辛凉清解。③火热上炎，口舌生疮，可加山栀子6g，黄芩10g，黄连3g清心泻火；牙床肿痛时，用清胃散或冰硼散外用以泄热止痛，再用生石膏30g先煎半小时加薄荷6g，俟凉漱口，不可下咽。④若病在初期，未予疏解，过用寒凉，形成凉遏，表现为咳嗽不愈，寒战，壮热，一身尽痛，烦躁，大便干，小便黄，舌苔白润，质红或绛，脉轻取浮

紧，按之弦滑有力，治以宣郁疏卫，肃降止咳，使表解郁开热泄则病自愈。药用苏叶 6g，前胡 6g，牛蒡子 10g，栀子 6g，杷叶 10g，浙贝母 6g。⑤若声音嘶哑者，加用苦桔梗 10g，甘草 10g，牛蒡子 10g，杏仁 10g 宣肺利咽。局部热敷 30~50 分钟。⑥大便干结者，加沙参 10g，生地 10g，麦冬 10g 以滋阴润肠。

3. 火热咳嗽

〔主症〕形体消瘦，呛咳咽干，口渴思冷饮，痰黄稠，时或带血，心烦急躁梦多，易怒，鼻干唇裂，口舌生疮，舌红绛，脉滑数有力。

〔治法〕泄火清金，润肺止咳。

〔方药〕苏叶 3g，苏子 10g，生石膏 15g，黄芩 10g，杏仁 10g，麦冬 12g，芦根 30g，瓜蒌 30g，知母 6g。

〔方解〕方中苏叶宣郁疏邪；杏仁、苏子肃肺降气止咳；生石膏、黄芩清热；麦冬、芦根、瓜蒌仁、知母清热化痰，生津润肺，以增止咳之力。

〔加减法〕①若内热炽盛，大便干结者，加大黄 3~6g，以泻热通便。②若热盛阴伤较重，加沙参 10g，麦冬 10g，玉竹 10g 润肺养阴。③咳损肺络见痰红者，加芦根 20g，小蓟 10g，丹皮 10g，赤芍 10g，生地 10g，蒲黄 6g 以凉血止血，养阴润肺。④若郁怒伤肺，火热炽盛，迫血妄行而见咯血、尿血者，宜用凉血止血方法，药加茅根 10g，荷叶梗 10g，牛膝 6g。⑤若火热挟滞者，加鸡内金 10g，焦三仙各 10g。⑥胎热咳嗽，观其体质，视其脉象，热当清、燥当润、水饮当化，泻胎火不可过用寒凉，禁用滑泄之品，防其损伤胎气。

4. 燥热咳嗽

〔主症〕干咳连声，音小而脆，痰稠不易咯，口鼻发干，舌红苔干略黄，脉沉细小数。

〔治法〕清肺润燥，化痰止咳。

〔方药〕沙参 12g，天冬 10g，麦冬 10g，生石膏 15g，枇杷叶 12g，杏仁（后下）10g，梨皮 2 个，生海石 12g，黛蛤散（包）12g，川贝母 6g。

〔方解〕方中沙参、天麦冬、梨皮养阴润肺；杏仁、川贝、杷叶化痰止咳；生石膏、生海石、黛蛤散清热化痰。

〔加减法〕①若阴伤燥热较重，加天花粉 10g，知母 10g，瓜蒌 20g，阿胶（烊化）10g 增强清肺润燥之力。②若燥伤肺络，咯痰有血者，加小蓟 10g，芦根 10g，茅根 10g，赤芍 10g，麦冬 10g，沙参 10g 凉血育阴。③燥热伤阴，大便干结者，加杏仁 10g，瓜蒌 15g，生地 10g 润肠通便。

5. 暑热咳嗽

［主症］头晕如裹，咳嗽声闷，顿咳，胸闷心烦，小溲黄赤，苔白滑腻，脉濡滑沉取滑数。

［治法］芳香疏解，清化湿浊。

［方药］藿香（后下）10g，佩兰（后下）10g，苏叶3g，杏仁10g，半夏10g，陈皮6g，厚朴6g，牛蒡子10g。

［方解］方中苏叶疏表散邪；杏仁、牛蒡子宣肃肺气；藿香、佩兰芳香化湿；半夏、陈皮、厚朴理气燥湿。

［加减法］①若暑热较重，表现为口渴且干，脉洪大者，加沙参10g，莲子心3g，竹茹6g，六一散（包）10g清心祛暑。

②若暑季感寒，症见咳嗽、恶寒、头晕、心烦、胸闷恶心，苔白而润，脉浮紧，治宜辛温芳化，宣肺止咳。药用香薷（后下）6g，藿香（后下）10g，佩兰（后下）10g，苏叶6g，浙贝6g，前胡6g，黄连3g，半夏10g，陈皮6g，厚朴10g。

③若夏季过食生冷甜黏之品，则凉遏肺气不宣，症见咳嗽闷重，胸憋甚，舌苔白滑润，脉濡软，沉迟涩滞，治宜芳化疏解，燥湿温通。药用苏叶6g，藿香梗10g，草豆蔻3g，厚朴6g，半夏10g，苍术3g，枳实6g。

④若凉遏重，脉沉迟，面色淡，加干姜3g。

⑤若素体中虚，复感暑湿者，多表现湿邪阻遏中阳，胸闷，中满，闷咳较重，舌胖苔滑腻，治宜醒脾燥湿，芳化湿浊，方中可加用草豆蔻2g，干姜3g，茯苓10g。

6. 湿邪咳重

［主症］咳嗽痰多而稀、色白，体胖，胸闷，头重，乏力，腰转不利，舌白苔腻厚，脉沉软滑缓。

［治法］芳香化湿，肃肺化痰。

［方药］苏叶6g，藿香（后下）10g，前胡6g，浙贝10g，杏仁10g，半夏10g，厚朴6g，陈皮6g。

［方解］方中苏叶辛开湿邪；藿香芳香化湿；前胡、杏仁、浙贝宣肺降气，化痰止咳；半夏、陈皮、厚朴燥湿理气。

［加减法］①若胸闷较重，痰涎壅滞，脉滑实有力者，加苏子10g，白芥子6g，莱菔子10g降气化痰止咳。②若湿蕴化热，痰热阻肺者，治以清热化痰，肃肺止咳方法，可用黄芩10g，半夏10g，陈皮6g，苏子10g，白芥子6g，莱菔

子 10g，桑白皮 10g，杏仁 10g。③若有表寒，表现为恶寒，周身不适，脉浮滑，可加苏叶 3g，防风 6g，羌活 6g，增强疏表散邪之力。

（二）内伤咳嗽

1. 肺阴不足

[主症] 咳嗽日久，咳嗽短促轻微，干咳无痰或痰中带血，两颧发红，夜间口干，喉干嘶哑，形体消瘦，五心烦热，夜寐梦多，面色晦浊，舌红且干，甚则起刺，脉细弦小数。

[治法] 养阴润肺，降逆止咳。

[方药] 银柴胡 6g，白芍 12g，鳖甲 12g，知母 6g，地骨皮 10g，天、麦冬各 10g，川贝 6g，沙参 10g。

[方解] 方中银柴胡、沙参、地骨皮甘寒以清虚热；鳖甲入阴分，清热除蒸；白芍、天麦冬、知母养阴润肺；川贝止咳化痰。

[加减法] ①阴虚内热较重者，加青蒿梗 6g 芳香退热。②阴虚阳亢，热伤血络咯血者，加芦茅根各 20g，赤芍 10g，小蓟 10g，清热凉血，养阴退热。③火郁于内，症见口干舌绛，畏寒怕冷，治宜苦宣折热方法，用苦桔梗 10g，栀子 6g，淡豆豉 10g，黄芩 10g，炒连翘 10g，玄参 10g，麦冬 10g。④肾阴亏虚，水不生金，宜补肾增水，润肺止咳，可加用生熟地各 10g，芡实米 10g，百合 10g，生牡蛎 10g。

2. 内热阴伤

[主症] 血虚木郁日久，阴分早伤，阴虚则阳亢，亢则化火，灼阴伤肺，见心烦，干咳无痰，口干，便秘，舌红，脉多细数。

[治法] 滋阴清热，调肝疏郁，肃肺止咳。

[方药] 前胡 6g，柴胡 6g，沙参 12g，生石膏 12g，天花粉 12g，川贝 10g，白芍 12g，石斛 12g，知母 6g。

[方解] 方中沙参、天花粉、石斛养阴润肺；生石膏、知母清气泻热；柴胡以疏调木郁；白芍养阴柔肝；前胡、浙贝宣阳化痰止咳。

[加减法] ①若木郁较重，大便干结，夜梦纷纭，舌绛起刺，宜泻肝疏郁，加川楝子 10g，蝉蜕 6g，僵蚕 10g，黛蛤散（包）6g，芦荟（研细末冲服）2g。②因血少大便干结者，可加生地 10g，白芍 20g，杏仁 10g，润肠通便。

3. 肺气不足

[主症] 咳嗽声低气怯，痰多稀白，短气乏力，中脘满闷，面色萎黄，食少

便溏，舌胖边有齿痕，苔滑润液多，脉虚数力弱。

［治法］补中益气，止咳化逆。

［方药］黄芪 12g，党参 12g，白术 10g，陈皮 6g，柴胡 6g，半夏 10g。

［方解］方中黄芪、党参补中温肺益气；白术益气健脾，燥湿；陈皮、半夏燥湿化痰；柴胡疏肝调郁。

［加减法］若肾气亦虚，肾不纳气，治宜益气固肾，可加都气丸或钟乳石 12g，诃子肉 6g，生牡蛎 20g 或熟地、仙茅、淫羊藿等药亦可。

4. 中阳不足

［主症］多见于体丰之人，病程长、朝暮重，面多光亮，四末多见浮肿，痰稀白，咳嗽气呛如水鸡声，畏寒，舌胖润液多，脉沉软而迟。

［治法］温寒化饮。

［方药］干姜 6g，桂枝 6g，麻黄 3g，白芍 12g，甘草 3g，细辛 3g，半夏 10g，茯苓 15g，五味子 12g，生牡蛎 20g。

［方解］方中麻黄、桂枝宣肺气以平喘；白芍配桂枝以调和营卫；干姜、细辛温肺化饮；五味子温敛肺气而止咳，并防肺气之耗散；半夏燥湿化痰，蠲饮降浊；茯苓健脾化湿；生牡蛎镇摄止咳化痰。

［加减法］①若初起有热象，而见口干渴者，可加生石膏之类清泄肺热。②若年岁过高，正气虚甚者，可酌加甘温益气之品，饮食纳呆，中满者尤当慎重。③若肝热而见痰黏者，可加蛇胆陈皮末 1~2 支冲服，以清肝热而化痰浊。

5. 肺肾两亏

［主症］体质薄弱，面色黧黑，头晕健忘，咳嗽无力，呼多吸少，气不接续，或见汗出肢冷，面青，形体疲惫，颧红，手足心热，舌红干瘦欠润，脉沉软或见脉沉细，本证多见于老年人。

［治法］填精补肾，敛肺止咳。

［方药］熟地黄 20g，补骨脂 10g，金狗脊 10g，南百合 10g，白芍 10g，芡实米 10g，生牡蛎 20g，五味子 10g，款冬花 10g。

［方解］方中熟地黄、补骨脂、金狗脊、芡实米等补肾填精，温肾壮阳；南百合补肺肾，止咳嗽；生牡蛎镇咳化痰；五味子敛肺止咳；款冬花止咳化痰。

四、典型病例

例1　张某，女，20 岁。

风寒束表，肺气受伤，故恶寒发热，头痛咳嗽，气呛无痰，舌白，脉象浮紧。以辛湿解表方法，防其化热增重。饮食当慎。

[处方] 麻黄 2g，苏叶、苏子各 6g，生紫菀 10g，嫩前胡 6g，象贝 6g，苦杏仁（后下）10g，枇杷叶 10g，鲜芦根 30g。

按：本案属风寒外束，肺失宣肃证，治以辛温解表，止咳化痰法，用麻黄、苏叶疏表散寒；生紫菀、嫩前胡、象贝母宣阳化痰止咳；苦杏仁、枇杷叶肃肺止咳；配以鲜芦根润肺而不留邪，表邪解，肺气润，则咳嗽平。

例2 陈某，男，30岁。

外感风热，身热咳嗽、头目眩晕，舌黄垢厚，咽红肿痛，脉象滑数，先以辛凉清热方法，防其郁热增重。辛辣油腻皆忌。

[处方] 薄荷（后下）2g，前胡 10g，浙贝母 6g，苦杏仁（后下）10g，牛蒡子 6g，鲜杷叶 10g，苏子 10g，鲜茅、芦根各 30g，大青叶 12g，连翘 10g，加味保和丸（布包）15g。

按：本案属风寒热上受，肺失宣降而致咳。用辛凉清解，肃肺化痰方法，以薄荷轻清疏表；前胡、贝母、牛蒡子宣阳化痰；杏仁、杷叶、苏子肃肺止咳；大青叶、连翘清肺热；茅、芦根清热生津止咳；加味保和丸健胃消食。

例3 邱某，男，69岁。

春寒料峭，咳喘复发，喉中痰鸣，状似水鸡声，中脘满闷不舒，一身酸软无力，舌白苔滑，脉象沉软，素体阳虚，湿阻中焦，风寒外束，引动内伤，用射干麻黄汤加减。

[处方] 麻黄 3g，射干 6g，茯苓 10g，桂枝 3g，半夏 10g，新会陈皮 6g，冬瓜子 30g。

按：本案辨证根据喉中痰鸣、脘痞、舌白苔滑、脉沉软，辨证属阳虚湿阻，为风寒之邪引发。所以用解表散寒、肃肺止咳、健脾化湿方药而获效。

例4 王某，女，50岁。

体丰痰湿素盛，咳嗽痰吐白黄，一身酸软，呼吸痰鸣，舌黄垢厚，脉象弦滑且数，此全是痰火郁热之象，先以三子养亲汤加减，忌食盐味为要。

[处方] 苏叶（后下）6g，苏子 10g，白芥子 3g，冬瓜子 30g，莱菔子 10g，皂角子 6g，杏仁 10g，泽泻 10g，甜葶苈 10g，焦三仙各 10g，花槟榔 10g。

按：本案属痰火郁热，阻于肺经，肺失宣肃，发为咳嗽。故用苏叶宣阳疏郁；苏子、白芥子、冬瓜子、莱菔子等药肃肺涤痰止咳；焦三仙、花槟榔调中导滞，从生痰之源论治。本方重用祛痰之药，痰去郁开而热自解，决非大量应用苦寒泄肺之剂。

例5 赵某，女，6岁。

百日咳将已1个月，每于晨暮咳势尤甚，重则呕吐痰水，舌红苔腻根厚，脉象弦滑且数，先以肃降化痰，防其咯血大作。辛辣皆忌。

[处方] 苏叶（后下）6g，苏子10g，杏仁（后下）10g，前胡6g，川贝母6g，白前6g，百部10g，焦三仙各10g，水红花子10g，赤芍10g。

按：本案病属百日咳，根据咳嗽、脉弦滑且数、舌红苔腻根厚，辨证属热邪未解，肺失宣肃。所以用疏表解郁，肃肺化痰方药，以防咯血大作。

例6 孙某，男，9岁。

咳嗽阵作，痰吐不多，唇红目赤，口渴思饮，脘腹胀满不舒，大便三四日未行，全是痰火积滞内蕴，上迫于肺，拟肃肺化痰，导滞通腑法。

[处方] 炒莱菔子10g，水红花子10g，苏叶、苏子各3g，皂角子6g，大黄（后下）3g，黄芩6g，保和丸（布包）3g，大腹皮、大腹子各10g。

按：本案属内伤咳嗽，根据渴饮、腹满、大便三四日不行，辨为痰火积滞内蕴，上迫于肺，肺失宣肃证，故治疗用炒莱菔子、水红花子、大黄、大腹皮、大腹子等消食导滞；保和丸导滞和胃；苏叶宣郁；苏子、皂角子肃肺化痰，数剂收功。

例7 彭某，女，60岁。

老年肺肾不足，咳喘经常发作，面目浮肿，腰酸肢软，日暮下肢肿势尤重，呼吸短促，畏寒，四肢不温，全是肺肾不足，中阳又虚。温肾阳，以补其肺，化湿饮，肃降止咳。

[处方] 款冬花10g，炙黄芪10g，熟地黄25g，清半夏10g，霞天曲12g，参贝陈皮10g，南百合12g，川贝母10g，生牡蛎15g，远志肉10g。

按：老年之体、肺肾不足，中阳又虚，故见面目浮肿、腰酸肢软、畏寒、呼吸短促等症，所以用健脾益气、温肾壮阳、补肺肃降止咳之方药而获效。

喘　哮

喘哮皆为肺经疾患，表现为呼吸困难。喘以呼吸急促、张口抬肩、鼻翼煽动为特征；哮则表现为喉间痰鸣辘辘，喘息有声。哮与喘金元以前统属于喘促一门，中医文献多不加区别，常把哮证附于喘证之后，合称喘哮，但喘哮二者性质实有不同。简而言之，哮有宿根，每因气候变化或饮食不慎等诱因而发作，平时无所苦；喘则多并发于各种急慢性疾病中，随原发疾病的变化而加重或减轻。哮必兼喘，但喘未必兼哮。由于喘哮均与肺有关，且病因病理有相类似处，故本篇仍将二者放在一起讨论。

现代医学之支气管哮喘、慢性喘息性支气管炎、肺炎、肺气肿、心源性哮喘等，可以参照本证治疗。由于严重喘促持续不解，可发生虚脱，因此，病情严重时，可先给氧或采取其他应急措施，以免延误病情。

一、病因病机

引起喘哮发生的原因很多，病情变化亦颇为复杂，但总以肺为主。

1.外邪袭肺

风寒、风热之邪犯肺，使肺之宣发肃降功能下降，肺气不利，呼吸急迫则喘哮发作。

2.痰浊壅肺

饮食不慎，损伤中焦脾胃，水湿不化，蕴湿成痰；或肺火素旺，蒸津成痰，痰阻气道，肺气壅阻，宣降不得，气逆作喘；若痰湿蕴久化热，痰热互阻，热迫痰壅，则更易作喘。

3.情志不遂

郁怒伤肝，逆乘肺金，肺之肃降无权，亦能致喘。

4.肺肾亏虚

久咳伤肺，气阴两虚，或虚损伤肾，肾气不固，摄纳失司，则呼吸无力，短气喘促。

根据病邪的虚实不同，喘哮大致可有虚实两证。因于外邪、痰浊和肝郁气滞而成者为实证；由于精气不足，肺肾虚弱所致者为虚证。因为哮证病有宿根，每由于内伏之痰为诱因，触动而发，不发作时亦如常人，故哮证发作多实，缓解之后多虚。喘哮之实多归于肺，其虚多责之于肺肾两脏。二者发展到最后为严重阶段，不但肺肾俱衰，心阳也同时受累，心阳受累则可见血行滞涩，面色、唇舌均见青紫，同时心气虚而不敛阳，汗液大量外泄，导致心阳更虚，往往易发虚脱。喘哮持续加重的原因主要是阳虚水泛或阴虚火升，上干于肺。

二、辨证要点

1.喘宜辨虚实

《医学正传》说："喘之为证，有实有虚，治法天渊悬隔者也。"临床辨证，实喘气长有余，声高气粗，呼出为快，脉数有力，病势急骤；虚喘气短难续，气怯声低，深吸为快，脉微弱无力，病势稍缓。

2.哮多分寒热

哮证有发作期和缓解期。缓解期症状不明显，故无所苦。发作期，病多属实。其发病初起骤然，亦可有先驱症状如喉痒、打喷嚏之类，状似过敏。临床哮有冷热之分，冷哮表现为痰白而黏，或稀薄多沫，胸闷如窒，面色晦暗发青，舌苔白滑，脉多浮紧；热哮常见胸高气粗，咳呛阵发，痰黄稠且胶黏，咳吐不利，胸闷不安，汗出喜饮冷，舌红苔黄腻，脉滑数。冷哮日久，则可转为热哮，是寒痰化热，表示疾病加重。

三、辨证论治

喘哮的治疗总以祛邪扶正为大法。初起病属实者，治在肺，法以祛邪展气，宣肺降逆为主；病久见虚象，治关肺、脾、肾，多以培补摄纳为法，兼以清利肺气。《医学正传》云："未发时，以扶正气为主；已发后以攻邪为主。"临床可宗此论。至于虚实夹杂之证，当权衡标本，分清主次，随证治之。

（一）实喘

1.风寒束肺

[主症] 风寒之邪自皮毛而入，内舍于肺，邪实气壅，肺失宣降则胸满咳喘，甚则汗出，头痛恶寒，痰多稀薄，发热不渴，周身酸楚，舌苔白腻，脉浮

紧。若内蕴之寒痰为外寒引动，痰升气阻，则可致喉中作痒，胸闷如窒，面色晦暗，成为冷哮。

[治法] 疏散风寒，祛邪宁肺。

[方药] 麻黄 1.5g，桂枝 1.5g，杏仁（后下）10g，苏梗 6g，苏叶、苏子各 6g，半夏 10g。

[方解] 用麻黄、苏叶、子宣肺定喘；桂枝辛温解肌以通阳化寒；半夏降逆；杏仁、苏梗以畅胸阳。

[加减法] ①痰涎稀薄如泡沫样，胸闷息粗，口不渴伴头痛、发热、恶寒者，此表寒外束，内有寒饮。治宜温化寒饮，肃降肺气。上方加细辛、干姜、五味子，或用小青龙汤。②痰白黏稠难咯，呼气困难，胸中满闷，唇甲青紫者，此肺中寒饮上迫。治宜温肺化痰利咽。用射干麻黄汤。③药后汗出而喘仍作者，此表邪仍在，肺气不利。治宜宣肺化痰。用桂枝加厚朴杏仁汤。④喘满心烦，口干，苔黄白相兼，此为寒包火之证。治宜散表寒、清里热。主方中加石膏、豆豉、山栀之类。⑤喘则面白汗出，四肢不温，乏力倦怠，气短难续，舌淡胖，脉沉弱者，此上盛下虚证。治宜补肺气以定其喘，温寒痰以畅中阳。用苏子降气汤、补肺阿胶汤合方治疗。⑥喘作期间，大便难行者，加瓜蒌仁、大腹皮、杷叶。

2. 风热犯肺

[主症] 风热犯肺，热盛气壅，肃降无权，故喘促气急，胸高气粗，痰黄黏稠，咯痰不利，若风热之邪触动内蕴之痰热，痰随热升，搏击咽喉，辘辘有声，发为热哮。风热上受，尚有烦闷不安，口渴喜冷饮，身热汗出，舌红苔黄腻，脉浮滑或浮数。

[治法] 宣肺泄热，化痰降逆。

[方药] 生石膏（先煎）12g，苏子 10g，前胡 6g，生甘草 3g，苏叶（后下）6g，杏仁（后下）10g。

[方解] 本方以苏叶、苏子、前胡宣肺降逆；杏仁润肺定喘；生石膏清胃热，热清则喘定。

[加减法] ①喘逆目如脱状，此风水相搏，热气奔迫，治宜宣肺清热化痰。用越婢加半夏汤。②面涨红，气粗声高，痰黄黏稠难咯者，此为热淫于内，炼津成痰。治宜清化痰热。用麻杏石甘汤加桑叶、菊花、桑白皮、黄芩、瓜蒌。③咳喘痰血者，此为热伤肺络，治宜清热以宁肺络而止血，用桔梗汤合《千金》苇茎汤。④时值炎夏，喘则汗出，身热倦怠，尿短赤黄者，此为暑热伤肺，治

宜消暑化湿，益气生津。用白虎加人参汤或酌加六一散。⑤痰黏难咯，胸闷且痛者，痰热壅气，治宜肃肺化痰，主方加葶苈子、旋覆花。⑥喘而痰多，苔白腻，脉弦滑者，此为痰浊内盛。治宜清化痰浊。主方加苏子、莱菔子、白芥子。⑦痰少而黏或无痰，气短难续，盗汗虚烦，舌红少津者，此为病久阴虚。治宜益气养阴润肺。主方加沙参、麦冬、五味子。⑧喘满大便秘结者，此为肺气不宣，肠腑之气不降。治宜通降肺气。主方加瓜蒌仁、大黄、枳实。

3. 痰湿壅肺

［主症］湿痰素盛，壅阻肺窍，呼吸不利则喘咳痰多胸闷，痰色白且黏，咯出不爽，恶心纳呆，大便不畅，苔垢厚，脉濡滑略弦。

［治法］化痰利窍，肃肺平喘。

［方药］苏子10g，白芥子6g，冬瓜子12g，莱菔子10g，甜葶苈6g，大红枣5枚。

［加减法］①喘促气短，神疲乏力，面萎不华者，中气不足，体质薄弱。治宜健脾化痰。主方减药量并加二陈汤。②恶寒发热头痛者，此为表邪未消。治宜疏散表邪，化痰宁喘。主方加苏叶、茅根。③气粗声浊，痰稠浊，舌红苔垢厚，溲黄口干，脉滑数者，此为痰郁化热。治宜清热化痰。主方加黄芩、杏仁、前胡、款冬花、生海石、生蛤壳。④痰色黄稠难咯，面涨红，气难出者，痰热壅阻，方中加黛蛤散、川贝母，重者加礞石、大黄。⑤咳痰腥臭，苔黄腻厚，脉滑数有力，此为热毒挟痰伤肺。治宜清热解毒，化脓排痰。主方加鱼腥草、白茅根、芦根、瓜蒌、黄芩。⑥喘促胸闷，胃脘痞满，呕恶纳呆，苔黄垢厚者，此为食滞于中。治宜消食导滞，化痰平喘。主方加焦三仙、保和丸。⑦喘促心烦，夜不能寐，口苦者，痰热上扰。治宜清化痰热。主方加竹茹、枳壳、菖蒲。

4. 肝郁肺胀

［主症］平素忧思气结，复因精神刺激，肝气逆上犯肺，肺金肃降失司，胸中气满，则呼吸短促而喘，咽中不适，甚则胸胁作痛。常伴有心悸、不寐，舌红苔薄，脉弦。

［治法］疏肝解郁，降气平喘。

［方药］苏梗10g，枳壳6g，川楝子12g，沉香3g，杏仁（后下）10g，木香（后下）6g，大腹皮、大腹子各10g，台乌药6g。

［加减法］①气逆而喘，面红喉干，咳引胸痛者，此肝郁化火。治宜清泄肝热。主方去沉香、台乌药，加青黛、黄芩、柴胡、瓜蒌仁。②眩晕欲仆者，此为肝郁化热，上攻头目，治宜解郁疏肝泄热。主方加菊花、蝉蜕、珍珠母、夏

枯草。③脘腹胀满，食入不化者，此为饮食积滞。治宜消食导滞，理气化痰。主方加莱菔子、鸡内金。④心烦不寐，舌红脉弦者，肝热上扰神明。治宜解郁泄热平肝，主方加炒枣仁、远志、生龙骨。

（二）虚喘

1. 气阴两虚

［主症］肺虚不能纳气，故呼吸急促，言语乏力，自汗畏风，或咽喉不利，夜寐不安。肺虚卫阴不固，腠理不密，外邪易犯机体，气候骤冷时尤为明显。宿痰内伏之人，每易导致哮喘发作。肺虚作喘，舌多胖嫩，脉微弱。

［治法］益气养阴，补肺定喘。

［方药］人参（研冲）3g，五味子10g，麦冬10g，茯苓15g，诃子肉10g，芡实15g。

［加减法］①吐痰稀薄，时觉形寒，口不渴者，此中阳不振。治宜温中散寒、健脾益气。主方去麦冬，加干姜、黄芪、甘草。②痰黄稠，呛咳者，此为肺虚痰热。治宜清虚火化痰结。主方人参易为沙参（或西洋参），加黄芩、知母。③喘促、气短难续、肢冷面青者，此为肺肾虚弱，治宜温肾补肺。主方加熟地、蛤蚧尾（另煎兑）。④肺虚之人，平时宜用玉屏风散或桂枝加黄芪汤，以补肺固卫。若平素咳嗽痰多，食少脘痞，每多食用海腥之品而作喘哮者，此属过敏体质，多为脾胃虚弱，宜健脾化痰可长服六君子汤。若有肝胆郁热可用温胆汤。

2. 肺肾阴伤

［主症］燥热淫肺，耗液伤阴，肺失濡润，则咳喘胸痛，咽干口渴，胸中躁烦，痰黏如胶，溲黄便秘。燥热引动伏痰，搏击气道则可发为哮鸣，其声啾啾然。燥热迫肺，舌红津少，苔白糙老，脉滑数。

［治法］甘寒育阴，润燥平喘。

［方药］沙参15g，知母6g，麦门冬10g，地骨皮10g，玉竹10g，阿胶（烊化）10g，桑白皮6g，川贝母3g。

［加减法］①面红、心烦躁动，唇红口干者，此为邪热淫盛，治宜养阴润燥，清除烦热，主方加天花粉、淡豆豉、炒山栀。②咽红咽痛者，痰热结于喉中。治宜清咽利膈，主方加桔梗、甘草、橘红。③痰胶黏如块者，此燥热炼液而成。治宜养阴润肺，咸寒软坚化痰，主方加海浮石、生牡蛎、海蜇、荸荠、黛蛤散。④大便干燥带血者，此燥热之邪淫及肠腑。治宜养阴润肺，润肠通便

止血。主方加白茅根、赤芍、炒地榆、小蓟、瓜蒌仁。⑤喘促而夜寐不实者，此多虚火挟痰，上扰心神。治宜滋阴清肺，化痰宁心。主方加炒枣仁、远志、玄参、生牡蛎。⑥咳喘减轻，脉渐细弱，舌红转浅、津液渐润，此为病久阴血受伤。治宜滋阴养血。主方加白芍、生地黄、旱莲草、女贞子、清阿胶。

3. 肾阴不足

[主症] 肾为五脏之根，下元不固，摄纳失司，故喘促久延，呼多吸少，动则气短难续，腰痛乏力，咽痛，手足心热，脉微弱无力。

[治法] 固肾助阳，补水生金。

[方药] 熟地15g，党参6g，芡实15g，白芍15g，茯苓15g，诃子肉10g，五味子10g，胡桃肉10g，生牡蛎30g，蛤蚧1只（先煎兑），黑锡丹3g（分2次服，量宜少，慎用）。

[加减法] ①心烦难寐，舌红脉细数者，此为虚热内扰。治宜滋阴敛肺、清热除烦。主方易党参为沙参，熟地为生地，加石斛。②兼头痛、恶寒发热者，此挟表证，治宜佐用解表法。主方加苏叶、杏仁、杷叶。③喘逆加剧，躁烦肢冷，汗出如珠，脉浮大无根，此为心阴欲脱。治宜益气回阳。急进参附汤加龙骨、牡蛎粉，并吞服黑锡丹或紧急抢救。④当喘哮未发时，此属肾虚病人宜平补肺肾两脏，可用党参、黄芪、胡桃仁、紫河车等。⑤喘延日久难愈，此肺肾又虚，主方加人参、蛤蚧以固肺肾之气。

四、典型病例

例1 费某，男，50岁。

风寒外束，咳喘复发，自觉背部形寒，一身酸软无力，舌暗苔白腻，脉象浮滑，按之弦细，体质薄弱。风寒触动，旧疾复发，先以辛温发汗，稍佐肃降定喘。

[处方] 麻黄1.5g，桂枝1.5g，杏仁（后下）10g，枇杷叶10g，半夏10g，厚朴6g，细辛1g，茯苓10g，苏叶、苏子各10g。

按：哮喘宿疾之人，风寒触发，肺气失宣；哮喘日久，寒湿风蓄而蕴郁于内，困阻于肺，肺气失降，肺失宣肃，则肺气上逆，上逆为咳，甚则喘哮。治疗用麻黄汤加味，辛温发汗以散表寒，辛温苦燥以除寒湿。麻黄、桂枝辛温发汗；杏仁苦、微温，润肺化痰止咳，配合麻黄使用，并能宣肺降气，止咳平喘；枇杷叶苦、平，化痰止咳，降气肃肺；苏叶、子辛温，疏风化痰止咳；细辛辛温，祛风散寒，温肺化饮；茯苓、半夏辛温苦燥，化湿理气；厚朴辛、温、苦，行气燥湿，降气平喘。

例2 单某，男，25岁。

咳喘痰鸣，心烦急躁，渴思冷饮，舌红苔白浮黄，脉象洪滑有力，热郁于肺，仿麻杏石甘汤方法。饮食当慎。

[处方] 麻黄1.5g，杏仁10g，甘草6g，生石膏（打碎、先煎）25g，浙贝母10g，前胡6g，苏子6g。

按：本案病者痰热蕴肺，肺失清肃，肺气上逆，气挟痰升，则咳喘痰鸣；热邪伤津，故渴思冷饮，舌红苔黄；热邪上扰于心，心神不宁，而见心烦急躁；热迫血行，痰阻脉道，故脉象洪滑有力。用麻杏石甘汤治疗，既疏在表之风热，导邪外出，又清在里之痰热，以利肺气清肃。麻黄辛温，发汗解表，宣肺平喘；杏仁苦、微温，宣肺化痰，止咳平喘；石膏甘、寒清肺止津，配合麻黄使用，清肺、宣肺之功兼备，即可使肺气清肃；甘草甘、平润肺止咳；浙贝苦、寒，清热化痰止咳，以增强麻杏石甘汤之清化痰热之力；前胡、苏子辛温，疏风宣肺，化痰止咳，以增强麻杏石甘汤之解表宣肺之功。

例3 宋某，女，38岁。

体质薄弱，哮喘有年，每遇气候变化，喘鸣即作，面色萎黄，舌暗苔白滑润。先以调和营卫、镇咳平喘，缓图补正。

[处方] 桂枝15g，白芍药10g，甘草6g，生姜6g，大枣5枚，生龙骨、生牡蛎（先煎）各20g。

按：此案病者哮喘日久，每遇气候变化即作，属素虚易感之体，系营卫不和，表虚肌疏，表虚受邪，触发旧疾，哮喘发作。治疗先以调和营卫、镇咳平喘，用桂枝加龙骨牡蛎汤，喘哮平缓之后，再图补正固本。桂枝加龙骨牡蛎汤中桂枝辛温，解肌发表，通阳散寒；芍药苦酸、微寒，养血敛阴，与桂枝合用，则可调和营卫，使营卫和而表邪去；生姜辛、微温，发汗解表，温中止呕，温肺止咳；甘草甘平，润肺止咳，益气和中；大枣甘温，益气养血；生姜、甘草、大枣与桂枝、芍药相配，增强调和营卫、益气养血之功。再用龙骨、牡蛎，咸寒重镇，潜纳虚阳入肾，镇咳平喘。

例4 文某，男，59岁。

素体肺肾两亏，寒饮中阻不化，哮喘发作，面色萎黄无华，舌白滑润，胖嫩液多，两脉沉细且弱，化饮邪以畅胸阳，补下元金水相生，喘逆可平。

[处方] 麻黄1.5g，桂枝6g，干姜2g，白芍10g，细辛1g，半夏10g，五味

子 2g，炙甘草 6g，茯苓 10g，生牡蛎 20g，熟地 25g。

　　按：此案病人肺肾两虚，为金水不足之体，而又有寒饮内蓄。寒饮乘虚郁阻于肺，肺气失于宣发、肃降及通调水道，则肺气上逆，寒饮痰浊亦随之上行，互阻喉间，故喘咳气促，喉间痰鸣；寒饮水泛，水不化气，而见舌白滑润，胖嫩液多；寒饮阻滞，脉道不利，故两脉沉细；体虚久病之体，气血失养，故脉弱、面色萎黄无华，治宜小青龙汤加味。方中麻黄、桂枝辛温解肌，宣肺通阳，止咳平喘；细辛温肺化饮；干姜辛热温暖肺胃，以化寒饮；白芍、五味子酸甘、苦、咸、微寒，收敛肺气，养血敛阴，以防病久由肺及肾，两味寒药也可牵制温热之药以防温燥太过；半夏辛温，燥湿化痰，降逆止呕；茯苓甘、淡、性平，利水渗湿；熟地甘、微温，益肾填精；生牡蛎咸寒，潜虚阳入肾，助肾主纳气。全方具有温肺化饮，补益肺肾之功，以达寒饮除、喘哮平之目的。

　　哮喘之证，由肺气壅实者，祛邪利气则愈，治疗较易；若为根本不固者，补之未必即效。哮证病人随年龄增长，肾气日盛，肺气渐旺，辅以药物治疗，注意避免诱发因素，多可获愈。成年患者，反复发作者，多因不注意生活调摄，不守禁忌，又不锻炼，故难痊愈。

　　哮喘病治疗重在平时护养。发病时据脉舌色症审因论治，可使病情得到缓解。缓解期宜注重综合调理，以防复发。应做到生活规律，起居有时，适寒温以防感冒，避免忽冷忽热；慎饮食，忌食寒凉生冷、辛辣、肥甘、海腥等物，应以五谷和新鲜蔬菜为主；调和情志，心情保持畅快，避免恼怒忧思等不良刺激；还应坚持锻炼身体，多做室外活动，增强体质，提高抗病能力，从而减少复发，逐渐达到根治。

胸　痛

胸痛是以胸部疼痛为主症的一类疾病的总称。胸居阳位，内藏心肺，胸痛多与心肺二脏有关，尤其现代所说的心脏疾患，特别是老年冠心病表现为胸痛者尤多。但胸痛并非都是虚证、寒证或供血不足，也并非可以苏合香丸、硝酸甘油即可统治。其有阳虚阴盛，亦有瘀血阻络、气机闭郁、痰热壅阻等不同，临证当细审其脉、舌、色、症，辨其寒热虚实，以免误治。

一、文献溯源

（一）胸痛的病名沿革

胸痛古名有"胸痹""真心痛""厥心痛""膈痛"等。《灵枢·厥病》中详细论述了"真心痛"的临床表现，认为"真心痛，手足青至节，心痛甚，旦发夕死，夕发旦死"。汉代《金匮要略》则以胸痹统括胸痛，并详细记载了不同类型胸痹的临床表现，较之《内经》更为详细，并补充了脉象，认为胸痹之脉是"阳微阴弦""寸口脉沉而迟，关上小紧数"。根据病情轻重分条论述其症状，重症表现为"心痛彻背，背痛彻心"，一般多见"胸背痛，短气"，再轻者只表现为"胸中气塞，短气"。

唐代《备急千金要方》系统地概括了胸痹的临床表现，认为"胸痹之病，令人心中坚满痞急痛，胸中苦痹，绞痛如刺，不得俯仰，其胸前部皆痛，手不得犯，胸中愊愊然而满，短气，咳唾引痛，咽塞不利，习习如痒，喉中干燥，时欲呕吐，烦闷自汗出，或彻引背痛，不治之，数日杀人。"

至宋以后，针对前人对心痛与真心痛概念上表述不清进行了深入的探讨。严用和《济生方》认为："夫心痛之为病，医经所载凡有九种……皆因外之六淫，内伤七情或饮啖生冷果食之类，使邪气搏于正气，邪正交击，气闭塞郁于中焦，遂成心痛。"真心痛为邪伤"心之本经"，而厥心痛为"邪气乘于心之别络。"

元时《丹溪心法》根据《素问·六元正纪大论》"木郁之发，民病胃脘当心而痛。"指出"心痛即胃脘痛。"

明代这一问题基本明确，李中梓《医宗必读》指出："心痛在歧骨陷处，胸痛则横满心胸间。""胃脘痛在心下，胸痛在心上也。"从部位上区分了两种不同的疾患。明·戴思恭《证治要诀》用"膈痛"来描述胸痛，"膈痛与心痛不同，心痛则在歧骨陷处，非真心痛，乃心之别络痛耳。膈痛则痛横满胸间。"

以上各家所述，尽管名词上比较紊乱，但可归纳为：心痛当为胃脘痛，不属胸痛范围；真心痛、厥心痛、膈痛三者是对轻重程度不同的胸痛的概括，其中真心痛最重，厥心痛次之，膈痛最轻。仲景所论胸痹，其本身包含了胸痛的病机，同时也分轻重进行分条论述。

（二）胸痛的病因病机

《内经》强调胸痛与心的关系，《素问·刺热论》说："心热病者，先不乐，数日乃热，热争则卒心痛。"《素问·标本病传论》更明确地指出："心病，先心痛。"病因方面，《素问·刺热论》论述了心热病热争而作胸痛，《素问·举痛论》论述了寒气内客之胸痛，《素问·脉解篇》则认为："阳明所谓胸痛少气者，水气在脏腑也，水者阴气也，阴气在中，故胸痛少气也。"可见《内经》已认识到热、寒、水邪都是胸痛的重要发病原因。《金匮要略》详细论述了阳虚阴盛胸痹之证，论云："夫脉当取太过与不及，阳微阴弦，即胸痹而痛，所以然者，责其极虚也，今阳虚知在上焦，所以胸痹心痛者，以阴弦故也。"同时还认识到风热犯肺，痰热壅盛之肺痈病也可以出现胸痛，《金匮要略·肺痿肺痈咳嗽上气病脉证治第七》云："若口中辟辟燥，咳即胸中隐痛，脉反滑数，此为肺痈。"唐代《备急千金要方》及金时《疮疡全书》均强调胸痛还与外科胸部疮痛有关，《备急千金要方》记载胸中结痛可表现为："胸中痛而短气。"宋以后对胸痛病因病理的认识，可归纳为以下几方面：其一，寒邪内侵，《医学正传》所谓"大寒触心君"；其二，瘀血阻络，明代虞天民所论："污血中心"；其三，痰邪所干，《证治要诀》认为胸痛乃"因积冷与痰气而成"，《医学入门》则认为胸痛乃"内因酒食积热，痰郁发厥"。其四，心虚失荣，《医学入门》论述了心气亏耗，心无血辅，气血俱虚均可发为胸痛。

（三）胸痛的治疗

针灸治疗始自《内经》，如《灵枢》将厥心痛分为肾心痛、胃心痛、肺心痛、肝心痛、脾心痛五种，分别配以相应的穴位。晋代《甲乙经》把胸痛按寒、热、虚、实及轻重分类，配以相应主治穴位。同时历代医家也采用针灸方法救治胸痛急症，如《丹溪心法》中提出："卒心痛不可忍，吐冷酸水及原脏气少，灸足大指、次指内纹中各一壮。"药物内治，自仲景始代有发展。《金匮要略》对胸痹重症用乌头赤石脂丸，一般者用瓜蒌薤白白酒汤、瓜蒌薤白半夏汤，后者用于痰浊偏甚者，而轻证反见胸中气塞，偏水饮者用茯苓杏仁甘草汤，偏气滞者，用枳桔姜汤。宋金元时期，由于方剂学的发展，胸痛方剂逐渐整理归类，如《太平圣惠方》《圣济总录》等都有专门篇章记载治疗胸痛的方剂。其中《太平惠民和剂局方》所载苏合香丸仍为目前临床急救之品。明清之际，对胸痹辨治渐为完善，如《医学入门》以虚实立论：实者一为寒邪抑遏元气，用草豆蔻丸、鸡舌香散温散之，或神保丸温利之；二为寒邪化火或七情化火所致，以苦寒泻火为主。虚者一为气虚用六君子汤加肉桂；二为血虚用四物汤；三为气血俱虚用古归术散。

总之，历代论述胸痛多从心病出发，而对肺病所致者，多有忽略，在临床辨证之时又不可不辨，当补入为妥，因为肺与心同居上焦胸中故也。

二、病因病机

胸为清旷之区，清阳之所聚，内居心肺，心主血脉，肺主诸气，气血以疏通条达为顺，一有郁痹，即可发为痛证，胸痛的病因病机可归纳为以下几方面。

1. 胸阳不振，阴寒内盛

由于素体阳气不足，或年老体弱，久病之后，或因劳倦所伤，上焦阳气不足，阳虚阴盛则生内寒，寒则涩而不流，气血失畅，阳气郁遏，络脉痹阻而为胸痛。

2. 瘀血内阻，络脉不通

胸部外伤或久病入络，或情志不畅，气郁日久，皆可导致瘀血内阻，心胸络脉痹阻不通而发胸痛。

3. 气机不畅，络脉不和

多见于老年之人，平素不爱活动或生活无规律，情绪急躁，七情失和，致胸阳不振，气机不畅，络脉失和导致发病，较之上条，本证以气滞为主，瘀血见证多不明显。

4. 痰邪内蕴，郁闭胸肺

外感风热，邪袭肺经，灼液为痰，痰热互相不化，多见于肺痈之证。再者平素体丰，嗜食肥甘，亦可内生痰浊，遏阻胸阳而发胸痛。

总之，胸痛之因有寒、虚、瘀、痰、气滞、火郁等不同，而七情不畅，多为其诱因，诸种病机多夹气郁，临证之时应详审病史，细察舌脉，别其所因。

三、辨证要点

1. 辨病位

胸居上焦，内藏心肺，胸痛一症首当分其在肺、在心，在肺者多伴咳嗽等症，在心者其痛多在于左胸前部，此外胸腔病变如积液、胸膜炎等均可表现为胸痛，当明辨分析，必要时结合胸透、心电图等检查。

2. 审虚实

胸痛之病，多注重活血化瘀，虽有其临床效验的一面，但对于体弱心肺不足者，或阴伤热郁者，过用重用活血化瘀及破气之品，每易耗伤心气损及心血，临证之时当分清虚实，可考虑用攻补兼施方法，但绝不是用补泻之品混为一炉。

3. 当抓急救

胸痛，《内经》早就认识到其重症如真心痛之类每易导致死亡，属现代医学所说的心肌梗死之类，在急救治疗时，应采取中西结合的方法，以缓其急。

4. 早预防

根据目前情况看，胸痛多见于心肌一时性供血不足等如冠心病之类，而这类疾病发生多与平素生活失调有关，因此加强锻炼，控制饮食如少吃肥甘之品，稳定情绪，以保持气血通畅调和，对有胸痛既往史者，更应注意，否则一时失调，气血逆乱，每致危症发生。

四、辨证论治

胸痛古多谓之胸痹、真心痛等，其病多与心、肺两脏有关，证有虚实寒热不同，均关乎胸中气血、络脉之调畅，一有不通则可作痛，临床见证又非单一，对于危急之真心痛，应采取积极的抢救方法。

1. 胸阳不振

［主症］素体阳气不足，阴寒内盛，气机失于通畅，胸中结痹，而见胸背痛、短气、咳唾、呼吸不畅，舌白苔润，脉沉迟。

［治法］通阳化湿。

［主方］瓜蒌薤白半夏汤加味。瓜蒌 20g，薤白头 10g，半夏 10g，白酒 2~3滴冲入药内，旋覆花（包）10g，苏梗 10g。

［加减法］①急救方法：真心痛其发病急剧，除了详审脉证之外，还须结合

现代医学检查，可选用苏合香丸之类，并配以现代医学方法，以救其急。②温通助阳：阳气虚弱较重者，于方中加桂枝 6g，炙甘草 5g，甚则加用四逆汤方。

2. 血瘀阻络

［主症］心络受阻，血行瘀滞，胸中作痛，痛处不移，舌紫有瘀斑点，脉迟且涩。

［治法］活血通络。

［主方］复元活血汤加减。柴胡 6g，天花粉 6g，当归尾 6g，炒山甲 10g，桃仁 6g，大黄粉（冲）1g，片姜黄 6g，杏仁 10g。

［加减法］①行气活血法：病发恼怒之后，气郁不畅，胸痛且闷，加用旋覆花（包）10g，香附 10g，青陈皮各 6g，以行气活血止痛。②通阳活血法：病由阳虚而起，日久兼夹血瘀之证，可于方中加入通阳之品如薤白头 10g，桂枝 6g 等。

3. 络脉失和

［主症］胸痛时发时止，为日已久，胸阳不通，络脉失和，治疗诸法罔效，须根据胸阳不通的机制，不可动辄以辛通，以防耗气伤阴。

［治法］通络脉，宽胸阳。

［方药］瓜蒌薤白半夏汤加减。旋覆花（包）10g，瓜蒌 20g，薤白头 12g，半夏 12g，郁金 6g，水红花子 10g，代代花 6g，白檀香 2g，紫绛香 2g。

［加减法］①调肝缓痛法：因肝郁气结而发，加柴胡 6g，香附 10g，木香 6g，桔梗 6g，枳壳 6g。②清宣通络法：兼火郁者加川楝子 10g，蝉蜕 6g，僵蚕 10g，黄芩 10g，香附 10g，杏仁 10g，郁金 6g，瓜蒌 10g。③化痰通络法：痰热阻遏治当加苏子 6g，莱菔子 10g，白芥子 6g，皂角 6g，冬瓜子 20g，片姜黄 6g，杏仁 10g。④益气通络法：兼见中阳不足，动则喘息者加用党参、黄芪、白术、茯苓等。

五、典型病例

例 1 陈某，女，50 岁，1982 年 6 月 10 日初诊。

胸痛彻背，背痛彻胸，二便如常，舌红苔白，脉弦细，按之略数，病由恼怒抑郁而起，当以越鞠丸方法。

［处方］旋覆花（包）6g，越鞠保和丸（布包）18g，霞天曲 10g，四制香附 10g，天台乌药 6g，川楝子 6g，延胡索 3g，炒枳壳 10g，焦麦芽 10g。

例2 李某，男，61岁，1966年5月6日初诊。

体丰痰湿素盛，中脘满闷不舒，胸痛彻背，甚则绞痛，周身酸软无力。气机不调，热郁于内，先以瓜蒌薤白汤加减，防其因痛致厥，饮食当慎，辛辣皆忌。

[处方]瓜蒌30g，薤白头10g，半夏10g，旋覆花（包）10g，炒枳壳10g，苦桔梗10g，陈皮6g，莱菔子、焦三仙各10g，大腹皮、大腹子各10g，姜黄6g。

例3 赵某，男，50岁，1984年3月15日初诊。

胸闷且痛，大便不畅，舌苔黄厚且垢，脉弦滑有力，素嗜饮酒及膏粱厚味，痰湿蕴热互阻膈上，先以三子养亲汤方法，防其增重，辛辣油腻皆忌。

[处方]苏子10g，莱菔子10g，白芥子6g，猪牙皂6g，大腹皮、大腹子各10g，郁金10g，杏仁10g，枇杷叶20g，焦三仙各10g，大黄炭6g，枳实6g。

按：胸痛之证，以老年冠心病患者表现为多，但与西医虽同为一病，而中医辨治可为数种类型，临证时以实证及虚实夹杂证尤多见。

案1乃由气郁而起，故用越鞠丸方法，以理气开郁止痛，案2、案3均属痰邪为患，但案2以痰湿为主，痰浊互阻，热郁于内，故先以瓜蒌薤白半夏汤化其痰浊，开其郁闭，止其厥痛。案3为嗜食肥甘醇酒之人多见，致痰热积滞互阻不化，以三子养亲汤方法，取三子以开郁结，化痰浊，加大黄炭、枳实、郁金、牙皂以开郁泻热化浊，助三子之力；更以杏仁、枇杷叶，开宣肺气，宣达胸阳；大腹皮子、焦三仙，调中化滞，以杜生痰之源。此外，治疗时应细嘱患者注意饮食，少吃肥甘，戒辛辣，并注意调和七情，增加锻炼。

胁　痛

胁痛是以一侧或两侧胁肋部疼痛为主症的一类疾病的总称。《临证指南医案》说："伤寒胁痛属少阳胆经，以胁属少阳之部，杂证胁痛属厥阳肝经，以肝脉布于胁肋。"感受湿热而致的胁痛往往多伴有寒、热及黄疸，此是郁结之象，拟在黄疸中论述，此篇不重复叙述。

一、文献溯源

1.胁痛的病位

《内经》认为以肝胆为主，因为"肝足厥阴之脉，挟胃属肝络胆，布胁肋"（《灵枢·经脉篇》），"足少阳之别入季胁之间"（《灵枢·经别篇》）。《素问·藏气法时论》则更明确地指出"肝病者，两胁下痛引少腹，令人善怒。"《热论》则云："三日少阳受之，少阳主胆，其脉循胁络于耳，故胸胁痛而耳聋。"《内经》认为寒邪、瘀阻、恼怒、气竭肝伤等都可导致胁痛。《素问·举痛论》说"寒气客于厥阴之脉……则血涩脉急，故胁肋与少腹相引痛矣"，《素问·腹中论》认为"年少有所大脱血，若醉入房中，气竭肝伤"可致胁痛。《灵枢·邪气脏腑病形篇》及《本神篇》论述了情志所致胁痛。在治疗方面，《素问·腹中论》及《灵枢》用乌贼骨蘆茹丸来治疗。《金匮要略》首先提出肝着之病名，并创立旋覆花汤，至今仍为临床广泛运用。仲景还提出"水在肝，胁下支满，嚏而痛"，《中藏经》则从虚实辨论胁痛，"以肝实引两胁下痛"，"肝虚冷则胁下坚痛"。同时还提出"肺有积则胁痛，虚则乏力，喘促，有胁胀"。

2.对胁痛的认识

唐宋以前对胁痛的认识：《备急千金要方》首先从症状特点区分别胁痛，认为"痛属肝实热，满属肝虚寒"。《儒门事亲》论述了癥积胁痛的证治，指出："癖积两胁刺痛，三棱、莪术之类，甚则甘遂。"《东垣十书》从虚损出发，认为脾胃虚损可累及肝经，指出："饮食劳倦伤脾胃，致胁下痛或急痛者，俱宜补中益气汤加柴胡。"《丹溪心法》把胁痛病因归纳为："有肝火盛、有水气实、有死血、有痰饮流注，有肝急之分。"

明清时期对胁痛的认识：这一时期主要探讨胁痛分左右论治这一难题。自《内经》始以左胁属肝，右胁属肺，后世从此立论，大阐胁痛当分左右。《证治准绳》说："胁痛有左血右痰之分。""其左胁多因留血作痛，右胁悉是痰积作痛。"《医方考》从用药方面提出："左胁作痛抑青丸主之。""两胁作痛，小柴胡汤主之。"对此《景岳全书》提出异议："胁痛有左右血气之辨，其在诸家说，有谓肝经居左而藏血，肺经居左而藏气，故病在左者为血积，病在右者为气郁，脾亦系于右，一般湿痰流注亦在右"认为"此实属后世谬谈"，并提出了自己的见解："然则在气在血何以辨之？但察其有形无形可知矣。盖血积有形而不移，或坚硬而拒按。气道流行而无迹，或倏聚倏散，若食积痰饮，皆属有形之证，自可辨识。"治疗上张氏指出："凡治此者，无论是血是痰必兼顺气为主。"此说颇合实际，但是前人论左右胁痛不同，主要在于探讨胁痛的脏腑定位，以明确诊断，从现在临床来看，胁痛之因虽以肝为主，胆经等病变也可以表现胁痛，治疗上也有所不同，虽然古人认识较为粗略，不免臆测，但对现在临床研究仍有一定启发。至清代，对胁痛辨治已臻完善，如《证治汇补》将胁痛分为气滞、血瘀、火郁、食积、肺虚、肝实、湿热郁、痰饮等八类。《石室秘录》从脏腑相关立论以辨治胁痛，有其可取之处，有胁痛从肺论治，因为"肺金之虚，气不能制木，则木益盛"，有从肾论治者，因为"肾水足而肝气自养"。

概而言之，胁痛病在肝胆与肺肾有关，证有寒热虚实，治有攻补温清之不同。此外古人还把胁痛分左血右气论治，其虽不免臆测，但也给我们一定启发。

二、病因病机

《临证指南医案》首从外感及内伤两方面推究胁痛之因，颇与临床相合，湿热蕴结肝胆之胁痛，虽与饮食不节，湿热内生有关，但其临床所见与黄疸相似，或为黄疸中之一见症，因为把这类胁痛放于黄疸中论述，可参照辨治。除此之外，胁痛主要与肝郁、血虚、血瘀有关，其病位与肝胆两经关系尤为密切，肝主疏泄，一有怫郁，木失条达，络脉失和，则可发胁痛。

1. 肝郁气滞

《金匮翼·胁痛总论·肝郁胁痛》说："肝郁胁痛者，悲哀恼怒，郁伤肝气。"肝属木，最喜条达而恶抑郁，若平素忧思多虑或暴怒都可以导致肝失条达，气郁络脉不和发为胁痛。

2. 瘀血阻络

肝郁日久，气滞不通，气为血帅，气不行则血亦滞，久则为血瘀之变，或因跌扑闪挫，胁部受伤，恶血归肝，瘀阻络脉而为胁痛。此即叶天士所谓"久病入络"及《金匮翼》所谓"污血必归胁下"而为胁痛。

3. 阴血亏虚

多因劳欲过度或久病体弱致肝血肾精亏损，肝木失荣，络脉失养，拘急作痛，正如《景岳全书·胁痛》云："凡房劳过度，肾虚羸弱之人，多有胸胁间隐隐作痛，此肝肾精虚。"

总之，胁痛责之于气郁、血虚、肝肾亏损，正如《症因脉治·胁痛论》说："内伤胁痛之因……或死血停滞胁肋，或恼怒郁结，肝火攻冲，或肾水不足。"

三、辨证要点

1. 辨虚实

肝虚多为肝血少，肝阴不足而致络脉失养；肝实多为气滞、血瘀。治疗应究其病因，调其不平，若一见胁痛，便以辛香开郁、理气之品，若为肝虚之证，反有燥伤阴血之弊，尤其虚实错杂之证更应审慎。

2. 分气血

古人每以左右分气血，但从临床来看，胁痛有形，痛处不移，加之舌有瘀斑，脉沉涩为在血分；反之，痛而无形，走窜不定则多气病。此外，因肝体阴而用阳，病在气多为肝郁实证，虚实不同，不可不辨。

3. 定病位

从现代临床角度来看，胁痛不仅与肝胆系统有关，胰腺、脾脏等病变也可表现为胁痛，尽管在临床上可按胁痛辨治，但对肿瘤性病变，应当配合现代医学的检查，明确病位，以免漏诊，治疗上必须配合消癥瘕、抗肿瘤的药物。

四、辨证论治

肝居胁部，体阴而用阳，凡肝体不足，血亏阴伤，或肝用失调，木郁太过均可导致胁痛。虽然临床肝郁者多，但肝体不足之证亦不少见，证当审其虚实，定其血气，尤其虚实错杂之证，更应分其主次，审慎用药。此外，湿热蕴结之胁痛亦属多见，可参照黄疸篇论治。

1. 肝气郁结

［主症］由于悲哀恼怒，肝气失于调达，郁结作痛，其痛多走窜不定，舌白

苔腻，脉象弦滑。

[治法] 疏调气机，以缓其痛。

[方药] 逍遥散加减。柴胡 10g，当归须 5g，白芍 10g，赤芍 10g，茯苓 10g，旋覆花（包）10g，绿萼梅 6g，生香附 10g。

[加减法] ①兼泄肝热法：肝郁化火，心烦梦多，口干且渴，舌绛苔黄，脉弦数，可加苦泄之金铃子散，如玄胡索 6g，川楝子 10g。②兼养阴血法：若素体阴血不足，脉弦细者，应加重白芍量，可适当加入养肝之品，如生地 12g，白芍 15g，炙鳖甲 15g 以软坚破结。③兼消食滞法：若兼见木郁乘土，中焦失运，食滞内停者，苔垢厚脉弦滑，可加保和丸之类。

2. 瘀血阻络

[主症] 肝气郁结之后，血随气结，阻于络脉而不行，夜间尤甚，痛处不移，舌暗质红且干，脉沉涩。

[治法] 活血通络，佐以疏调。

[方药] 复元活血汤加减。柴胡 10g，天花粉 10g，当归须 6g，金铃子 10g，苏木 10g，香附 10g，桃仁、杏仁各 10g，郁金 6g。

[加减法] ①行气活血法：气滞不畅或气郁症状较明显者，当加重理气之品，可加用青陈皮各 6g，香附 10g 等。②养血活血法：血虚血瘀者见脉细涩，应配合养血之品，如赤白芍各 10g，生牡蛎 15g。③胸膜粘连或增厚经 X 光透视证实者，除了药物治疗之处，还须适当活动锻炼，注意饮食。

3. 血虚失于濡养

[主症] 久病体弱，肝血不足，络脉失于濡养，舌红口干，心烦便干，脉弦细。

[治法] 养血和阴，活络缓痛。

[方药] 滋水清肝饮加减。木瓜 10g，白芍 12g，没药 12g，旋覆花（包）10g，生地 12g，生牡蛎 15g，钩藤 10g，旱莲草 10g，女贞子 10g。

[加减法] ①泄热治标法：若郁热明显，脉见弦急小数时，当先泄其郁热，方用蝉蜕 6g，僵蚕 10g，片姜黄 6g，赤白芍各 10g，川楝子 6g，柴胡 6g。②滋水涵木法：因劳太过，下元亏损，肝木失养，当增以填补下元方法，可加用女贞子 10g，旱莲草 10g，熟地 10g，何首乌 10g。

五、典型病例

例1 甘某，女，40 岁，1982 年 10 月初诊。

胁痛病在少阳，肝家之郁，以肝布两胁故也，脉象细弱，按之带弦，细为血虚，弦脉主郁，当以疏调气机以缓胁痛，宗逍遥散法加减。

［处方］柴胡 3g，黄芩 10g，川楝子 10g，当归 10g，赤、白芍各 6g，茯苓 10g，郁金 6g，杏仁 10g，青陈皮各 5g，焦三仙各 10g。

例2 李某，女，50岁，1984年5月4日初诊。

肝硬化已4年有余，胁痛经常发作，两脉弦细且数，弦则为郁，细主血虚，数是热象，全是血虚阴伤，络脉失养，先以养血育阴，活络缓痛。

［处方］柴胡 6g，制鳖甲 15g，木瓜 10g，白芍 12g，钩藤 10g，香附 10g，木香 6g，青、陈皮各 5g，当归（乳香 1g 同炒）10g。

例3 钱某，男，31岁，1985年4月5日初诊。

结核性胸膜炎1年有余，形体消瘦，五心烦热，脉细弦滑数，全是阴伤已久，虚热上灼，络脉失和，先以养血柔筋，苦泻折热，防其增重，辛辣皆忌。

［处方］银柴胡 10g，杭白芍 12g，全当归 6g，青蒿 5g，地骨皮 10g，制鳖甲（先煎）12g，知母 6g，丹参 10g，生地黄 12g，石斛 12g，远志肉 6g。

按：胁痛一证可见于多种疾病，且轻重程度不同，因一时情志不畅，肝郁不达，气机不畅，络脉失和而起，故宗逍遥散法，仍调气养血活络为治，此证以女性为多见。案2、案3则病情较重。案2为肝硬化日久不愈，发为胁痛，审其脉弦细且数，知为阴虚有热，治宜养血育阴方法，方中以鳖甲、木瓜、白芍、当归养血育阴，软其硬结；柴胡、钩藤、香附、木香、青陈皮以疏肝理气；当归与乳香同炒，意在加强活络止痛之功。案3为结核性胸膜炎而导致胁痛，治疗时切不可以一派香燥理气，以免燥伤阴血，因其脉弦细滑数，为阴伤日久，虚热内生，络脉失濡之象，故以青蒿鳖甲汤养其阴血，退其虚热，加入丹参活络缓痛。

腰 痛

腰痛是以一侧或两侧腰部疼痛为主症的一类疾病的总称。病因有内伤、外感、外伤之不同；其证又有寒热虚实之异。腰痛的发病与肾关系尤为密切，但又不止于肾。总而言之，论治腰痛当从脉、舌、色、症仔细辨析。

一、文献溯源

1.腰痛的成因

《内经》认为主要有内伤、外感及外伤三种。外感责之于寒、湿两邪，与气候有关，《素问·气交变大论》说："岁水不及，湿乃大行，民病腰股痛发。"又说，"岁火不及，寒乃大行，民病胁下与腰背相引而痛，甚则屈不能伸。"《素问·六元正纪大论》更明确地提出："腰脽病，寒湿推于气交而为疾也。"发于内伤者，病在于肾，《素问·脉要精微论》说："腰者肾之府，转摇不能，肾将惫矣。"同时还认识到精神因素与腰痛发生有关，《灵枢·本神篇》云："肾盛怒而不止则伤志，志伤则喜忘其前言，腰脊不可以俯仰屈伸。"《内经》还论述了其他脏腑的病变也可以引起腰痛，非专在于肾，如《素问·藏气法时论》说："心病者，虚则胁下与腰相引而痛。"《灵枢·邪气脏腑病形篇》说："小肠病者，腰脊控睾而痛。"外伤方面，《素问·刺要论》言及："刺筋无伤骨，骨伤则内动肾，肾动则冬病胀腰痛。"认为针刺伤骨至冬则易发为腰痛。汉代《金匮要略》主要论述了虚劳及外感寒湿腰痛。从隋唐时起，对腰痛的病因进行了广泛的探讨，隋·巢元方《诸病源候论》把腰痛的病因分为五类"一曰少阴……二曰风痹……三曰肾虚……四曰臀腰，坠堕伤腰，五曰寝卧湿地。"唐代《备急千金要方》的认识与巢氏相仿。而至宋代陈无择《三因极一病证方论》首以三因统论腰痛之病因，认为"腰痛属肾虚，亦可涉及三因所致，在外则脏腑经络受邪，在内则忧思怒恐，以致房劳坠堕，皆能致之。"金元至明清时期，对腰痛病因的认识更加深入，分类也越来越细。《丹溪心法》分为湿热、肾虚、瘀血、挫闪、痰积五种。明代戴元礼《证治要诀》分为涩血痛、风痛、血痛、痛虚、闪扑五种。李中梓《医宗必读》则细分为感寒、伤湿、风痛、热痛、闪挫、瘀血、气滞、痰积、肾虚九类。清代《医宗金鉴》把历代认识归纳为："腰痛肾虚、风、寒、湿、痰饮、气带与血瘀、湿热、闪挫凡九种。"不过尽管后世分类很细，终不如宋代陈无择三因统括，简明切要。

2.腰痛的病位

《内经》强调腰痛病位以肾为主的同时，还认识到本病与心、肝、小肠、肺、膀胱等脏腑有关。同时提出经脉、经筋之病也可致腰痛，非必深入脏腑。《灵枢·经筋篇》云："足少阴之筋病，在外者不能俯，在内者不能仰，故阳病者腰反不能俯，阴病者不能仰"经脉病理方面，主要责之于足太阳膀胱经，这是因为膀胱经"其直者从巅入络脑，挟脊抵腰中，其支者，从腰中下挟脊贯膈。"（《灵枢·经脉篇》）后世有关腰痛病位的认识，都没有超越《内经》所述的内容。概而言之，其浅者在经络、筋肉；其深者在脏腑。

3.腰痛的辨治

《内经》虽未记载药物疗法，但以经络分证进行针刺治疗是独树一帜的。对此《素问·刺腰痛篇》作了专题讨论，论述了足太阳令人腰痛、阳明令人腰痛等14类腰痛的针刺疗法。汉代《金匮要略》首以理法方药结合论治腰痛，《金匮要略·五脏风寒积聚病脉证并治》用甘姜苓术汤治疗外感寒湿的肾着腰痛，《金匮要略·血痹虚劳病脉证并治》以肾气丸治疗虚劳腰痛。

隋唐以后，随着对腰痛病因认识的深入及方药学的发展，腰痛治法日趋详备，各家根据各自的病因分类，提出了相应的方药。凭脉辨治腰痛较为系统的当为宋代严用和《济生方》，其认为："大抵腰痛之病，脉皆沉弦，沉弦而紧病者，寒腰痛；沉弦而浮者，风腰痛；沉弦而濡细者，湿腰痛；坠堕闪肭以致气血凝滞而痛者，脉多沉弦而实也。"

根据疼痛情况辨治腰痛者以元代《丹溪心法》论述较详，认为："湿热腰痛者，遇天阴或久坐而发者是也，肾虚者疼之不已者是也；瘀血者，日轻夜重是也。"明标本，辨虚实，论治腰痛，当推明代李中梓《医宗必读》，其言腰痛："有寒有湿有风热有闪挫，有瘀血有气滞有痰积皆标，肾虚其本也，标急则从标，本重则从本，标本不失，病无遁状矣。"关于腰痛的具体治法，明时《医学正传》提出："虚者补之""挫闪者行之""瘀血者逐之""湿痰流注者消导之"。具有较高的临床实用价值。手法治疗腰痛，《备急千金要方》首先提出腰痛正骨手法，名之为："腰痛臀痛导引法。"此外历代治疗腰痛的剂型十分多样，除肾着汤、独活寄生汤等常用汤剂之外，历代医家根据各自的临床经验总结了许多丸、散、膏、酒剂，就《三因极一病证方论》而言，就记载了青娥丸、牛膝酒、杜仲酒、橘子酒治疗腰痛，简便易施。

腰痛治疗方面存有争议的，以丹溪及景岳观点之争影响较大。《丹溪心法》认为："凡诸痛皆属火，而寒凉峻补药不可用，必用温散之药。""诸痛不可用人参，盖人参补气，气旺不通则痛愈甚。"张景岳对此提出异议，认为："凡劳伤虚损而阳不足者，多有气虚之证，何为参之不可用？又如火聚下焦痛极而不可忍者，速宜清火，何为寒凉不可用？但虚中挟实，不宜用人参者有之，虽有火而热者，不宜过用寒凉药者亦有之，若概不可用，岂宜然乎。"据其所论，《丹溪心法》针对利弊提出腰痛不可峻补及过用寒凉有其历史意义，而景岳所论对现在临床仍不失其指导意义。

二、病因病机

腰为肾之府，腰痛与肾虚有密切关系，肾虚是腰痛发生的根本内因，但外感、痰浊、瘀血等标邪也不可忽视，明代王肯堂及李中梓对此均作了详细论述，如《证治准绳》认为腰痛"有风、有湿、有寒、有热、有挫闪、有瘀血、有滞气、有痰积，皆标也，肾虚其本也。"综合历代所论及临床所见，腰痛的病因及病机可归纳为以下几方面。

1. 外邪侵袭，络脉失和

外感六淫均可导致腰痛，但以风、寒、湿、热为多。感受风寒多见于冬季寒盛之时，多由风寒入侵太阳膀胱经致其经气不利而作。寒湿之受多为日久坐卧湿地或涉水作业或汗出当风而致。至于湿热之受，多见于夏秋湿热主令之时，此外寒湿郁久亦可化热而为湿热腰痛。

2. 劳伤肾亏，腰府失荣

由于素体禀赋不足，或房劳过度，或长期情志刺激，劳伤肾志，或年老体亏，下元不足，均可导致肾中阴阳精气亏损，使腰府失于濡养温运而发为腰痛。同时，摄生不当致使肾虚又为外邪侵袭创造条件，所谓："邪之所凑，其气必虚。"而且往往易形成虚实错杂之证。

3. 跌扑闪挫，瘀血阻络

劳伤筋骨，或不慎闪扑或为外物器具所伤，致腰部肌肉、筋骨、络脉损伤，轻者致气血不畅，络脉一时受阻为病，重者伤及筋骨，瘀血内留而痛。正如张景岳所说："凡跌扑伤而腰痛者，此伤在筋骨而血脉凝滞也。"此外，外感腰痛日久，久病入络，亦可形成瘀血腰痛，致使病情更为复杂难疗。

总之。腰痛与下焦有关，虚是它的一个方面，因虚而邪气侵袭是另一方面，另外一个问题就要考虑邪实的方面，必须从客观的脉、色、舌、症加以分析。

三、辨证要点

有凭《内经》"腰者肾之府"之论，而专治于肾，其实《内经》同时也提出"太阳所至为腰痛"，说明外感之后，太阳经气不利，必能出现腰痛，因而辨治腰痛也应以脉、舌、色、症综合分析。根据临床所得，把腰痛的辨证原则归纳如下。

1. 明辨标本

肾虚是导致腰痛的根本内因，是外邪入侵的先决条件，但内伤肾虚与外感标邪，在临证之时亦有主次轻重不同，因此分其标本轻重，才可以确立是以补为主，以祛邪为主，还是攻补兼施，正如李中梓所言："标急则从标，本急则从本，标本不失，病无遁状矣。"

2. 细察寒热

明代张景岳认为"凡腰痛有寒热证"。以外感言之有外感风寒、寒湿与外感湿热之不同；以内伤言之，有肾阳虚之虚寒证与肾阴虚之虚热证，在临证之时当细察分明。

3. 病证结合

在中医辨证的同时，还必须结合现代医学的内容，辨病与辨证相结合。以现代医学而言，急性腰扭伤、腰椎间盘突出、腰骶部骨质增生、类风湿性脊柱炎、结核性及化脓性脊柱炎、急性脊髓炎；肾脏病如肾炎、肾积水、肾结核、肾结石等均可出现腰痛。此外，如急性胰腺炎、胃溃疡、胆囊炎、胆石症、前列腺炎有时会出现腰背反射痛，此时应当详细分析病情，不应误当腰痛治疗。再者，外伤引起的腰痛，由于损伤程度不同，处理也不一样。轻度者可按一般常规处理，但重度腰部损伤如脊柱损伤致骨折及脱位，应当审慎处理，必须与外科医生配合，以免延误病情。

四、辨证论治

腰痛之形成与肾关系密切，但外感风寒湿热也可致之，更有外伤闪仆而致者也不少见。因此临证当细审病史，详察脉舌色症，审虚实，明标本，定寒热，方可立法处方，切不可言及腰痛，动辄补肾。此外，多种方法综合治疗如针灸、按摩、药物外用等，可取得更好的疗效。

1. 风邪外袭

[主症]外感风邪，太阳之脉受阻，腰痛并多抽掣，牵引腿足，上连脊背，或有寒热头痛，舌白苔腻，脉浮滑。

[治法]祛风化湿，活络缓痛。

[方药]独活寄生汤去补品加减用之。独活6g，细辛1.5g，荆芥穗10g，防风6g，秦艽6g，桑枝30g，鸡血藤10g，丝瓜络10g。

[加减法]①疏散风寒法：若恶寒较重，咳喘气促，表闭无汗，舌苔白滑，可加麻黄3g，桂枝6g。②兼清里热法：若口干舌红，心烦咽痛者，此有内热，当去细辛、独活、芥穗之辛温药，加防风3g，忍冬藤15g，连翘10g，鲜芦根20g，丝瓜络10g。③兼化湿浊法：外风夹湿内袭，致腰痛伴沉重感，舌苔白滑润腻，脉象见濡软，可加羌、独活各6g以祛风化湿。

2. 外感寒湿

[主症]寒湿犯太阳之络，周身酸楚沉重乏力，转侧不便，每遇阴雨则腰痛即重，舌苔薄白，脉沉濡。

[治法]温化寒湿。

[方药]甘姜苓术汤加减。苏叶6g，桂枝6g，干姜6g，茯苓12g，苍、白术各10g，羌、独活各6g。

[加减法]①解表祛寒法：若患者体痛，恶寒，无汗，风寒较重者可去苏叶改用麻黄3g以宣郁解表祛寒。②化湿泻热法：若湿已渐化热，舌质变红，脉略有数意，方中加黄芩6g，生石膏10g，减桂枝、干姜、羌独活之用量。③兼补下元法：若素体下元不足而感寒湿者，可加杜仲、续断以补肾壮腰。④兼祛风邪法：寒湿挟风邪入侵，伴关节痛发游走者可加独活6g，防风6g。

3. 湿热阻络

[主症]湿浊蕴热，阻于络脉，气机不调，而发腰痛，溲黄，大便不爽，肛门灼热，心烦多梦，口苦纳差，舌苔黄腻质红，脉濡滑数。

[治法]清热化湿，疏风缓痛。

[方药]加味二妙散加减。荆芥穗10g，防风6g，大豆卷10g，黄柏6g，苍术6g，泽泻10g，丝瓜络10g，石楠藤15g，路路通10g。

[加减法]①权衡变通法：湿热阻络当分湿热轻重多少，及在气在血不同，初起以宣散开郁化湿为主，晚期久病入络当兼以活血之品。②兼凉血通络法：湿热久蕴不化，湿阻热入血分，舌红绛，口不渴，面色苍白，痛有定处，当以活血通络方法，加片姜黄6g，桃仁10g，鸡血藤15g，制乳没各2g，赤芍10g。

③兼化痰浊法，体丰之体，素体痰湿偏甚者，可加用三子养亲汤，如白芥子6g，莱菔子10g，苏子10g。

4.肾虚腰痛

（1）阳虚腰痛

[主症]肾阳不足，小便清长，下肢逆冷，腿膝无力，遇劳即重，舌胖苔白，脉微无力。

[治法]温补肾阳。

[方药]肾气丸合青娥丸加减。补骨脂10g，杜仲12g，桑寄生10g，胡桃肉10g，白术10g，熟地10g，芡实米10g。

（2）阴虚腰痛

[主症]腰痛以酸软为主，遇劳则剧，心烦不眠，手心灼热，夜梦失精，溲黄便结，舌红口干，脉小细数，沉取弦滑。

[治法]滋阴降火，填补下元。

[方药]大补阴丸加减。生、熟地各10g，知母6g，芡实12g，补骨脂10g，金樱子10g，龟甲（先煎）12g，续断12g，杜仲10g。

[加减法]①兼养阴血法：若兼见血虚便干者可加旱莲草10g，女贞子10g，稽豆衣10g。②兼泄虚热法：若心烦梦多躁急者，可兼以泄其虚热，加竹茹6g，马尾连10g，服2~3剂后再加白芍20~30g，沙苑子15g以补其阴。③丸药缓补法：无论肾阴虚还是肾阳虚的腰痛，凡药后有效者，均可改用丸剂，每早晚服，同时增强锻炼。④扶正祛邪法：肾虚之证多夹感外邪，诸如风、寒、湿、痰诸邪，临证之时当于虚实中详细分析其轻重偏颇，若以邪实为主者当以祛邪为先，若正虚为主者扶正不忘祛邪，诸法变通宜予权衡为用。

5.闪挫腰痛

[主症]由于动作不慎，腰际闪挫，动则痛甚，不能俯仰转侧，每于呼吸亦牵引作痛，因其多有明显外伤史，较易诊断，初期舌脉多无明显变化。

[治法]理气和血，兼以缓痛。

[方药]复元通气散（茴香、穿山甲、玄胡索、白丑、甘草、陈皮、南木香）、跌打丸每早1丸以黄酒送下。

[加减法]急性腰扭伤常以疼痛为主，缓解疼痛是治疗主要目的，内服跌打丸可达理气和血止痛的目的，但其起效较慢，为了增强止痛效果可配合外治法。

6.瘀血腰痛

[主症]曾有外伤病史或久病瘀血阻络，腰痛如刺，日轻夜重，大便黑或秘

结，舌质暗或有瘀斑，脉以涩为主。

［治法］活血祛瘀止痛。

［方药］四物汤加桃仁、穿山甲、土鳖虫、大黄（醋炒）。当归尾 6g，桃仁 10g，生地 15g，川芎 12g，土鳖虫 3g，赤芍 10g，旋覆花（包）10g，醋炒大黄 1g。

［加减法］①益气活血法：久病体弱者舌淡脉濡软无力，一派气虚之象，可加益气补中之品，但不可多用，以防壅补滞邪。②温通活血法：若瘀血夹寒或久病肾虚，阳虚生寒，寒瘀阻络，可加附子 5g，肉桂 3g 以温阳散寒，活血通络。③壮腰活血法：若腰痛且酸软无力，两脉尺弱，下元不足，腰府失荣，可配合补肾壮腰之品，如杜仲 10g，川断 10g，补骨脂 10g。④泄热活血法：瘀血内阻，郁而化热而观舌质红，脉见数意，心烦易急，可加入泄热之丹皮 10g，丹参 10g，蝉蜕 6g，僵蚕 10g，片姜黄 6g。⑤养阴活血法：久病阴血亏损，瘀血内留，两脉细涩，此时可增加四物之量并配入白芍 10g，熟地 10g 以养阴血，但此时不可一味填补，应以行补兼施，使行血不伤正，养阴不壅补，应以行补兼施，使行血不伤正，养阴不留瘀。

五、典型病例

例 1 钱某，女，49 岁，1985 年 10 月 7 日初诊。

腰痛如带五千钱，舌白苔腻，脉象沉软。湿阻不化，先以宣郁化湿，活络缓痛方法。

［处方］大豆卷 10g，秦艽 10g，防风 6g，威灵仙 10g，炒地龙 10g，土鳖虫 5g，独活 6g，丝瓜络 10g，桑枝 30g，伸筋草 10g，鸡血藤 10g。

例 2 李某，男，42 岁，1979 年 7 月 5 日初诊。

扭伤之后，腰痛经常发作，每遇阴雨则病势更甚，舌白苔腻，脉象细弦。疏风缓痛，稍佐化瘀，戒恼怒，勤活动，以络通为务。

［处方］全当归 10g，独活 6g，制乳没各 3g，防风 6g，细辛 2g，秦艽 6g，土鳖虫 3g，茜草 10g，桑枝 30g，丝瓜络 10g。

例 3 俞某，女，65 岁，1978 年 12 月 4 日初诊。

面色萎黄不华，形体消瘦，腰痛经常发作，每遇劳累病势更增，两脉沉软无力，按之缓软。老年下元不足，肝肾亏虚，法当填补下元，宜乎静摄修养，防其因虚致怯。

［处方］熟地黄 30g（盐砂仁 2g 同炒），沙苑子 30g，桑寄生 15g，补骨脂 10g，川续断 10g，厚杜仲 10g，菟丝子（乳香 3g 同炒）10g，鸡血藤 10g。

例4 赵某，男，70 岁，1983 年 11 月 21 日初诊。

腰痛已久，每冬发较重，下肢不温，行动痿软无力，舌白腻滑润且胖，脉象沉迟。老年中阳不足，下元亏损，先以温阳固本，以观其后，防其增重。

［处方］淡附片 15g，淡干姜 10g，淡吴萸 10g，肉桂子 5g，胡芦巴 10g，仙茅 15g，淫羊藿 15g，当归 15g，山萸肉 6g，枸杞子 10g，鹿茸粉 1g（分 2 次冲服）。

按：腰痛的发生，从病因而言，外有风、寒、湿、热、瘀血（损伤）等，但其本在肾，因为腰为肾之府也。虽云其本在肾，并非谓治腰痛当以补肾为先。须从脉、舌、色、症详分其正虚与邪实的轻重偏颇，惟邪已祛尽，方可用大量填补下元之品，否则易致胶着难解，留邪为寇。

案 1、案 2 均为邪实之证。案 1 为湿阻不化，络脉不和所致，故脉见沉软，腰重痛，苔白腻，治以防风、独活、大豆卷疏风宣郁化湿；威灵仙、桑枝、丝瓜络、伸筋草化湿通络；土鳖虫、地龙、鸡血藤活络止痛。案 2 为扭伤之后，肾府已伤，瘀血内留，再感风湿，故用独活、防风、细辛、秦艽、桑枝等疏风化湿和络；当归、地鳖虫、茜草、乳没以活血化瘀止痛。案 3、案 4 均为正虚之证，多属老年下元不足所致，《内经》云："男子不过八八，女子不过七七，而天地之精气皆竭矣。"肾精亏损，腰失所养，每发腰痛。但同为虚证，亦有阴血不足与阳气亏损之别。案 3 乃肾之阴精不足，治以熟地为君，填补肾阴，当归补之；继用沙苑子、杜仲、川断、补骨脂、芡实米等补肾壮腰，补而不温，又有"阳中求阴"之妙，用为佐药；使以乳香、鸡血藤活络止痛以治标。案 4 为肾阳不足，中阳又虚，治以温阳为先，方中用大量附子、干姜、吴茱萸、肉桂子、胡芦巴、仙茅、淫羊藿、鹿茸以温肾壮阳，茯苓以助中阳；当归、枸杞子、山萸肉补阴助阳，所谓"阴中求阳"也。

六、腰痛的其他疗法

1. 热熨法
此法适用于风寒腰痛、寒湿腰痛、肾阳虚腰痛及血瘀有寒之腰痛。

方法：可将上述介绍之内服验方，煎汤取汁后剩下的药渣加温后放入纱布袋中，放于腰痛部位，热熨 10~30 分钟，每日 2~3 次。

本法具有温经散寒止痛之功，而且较为经济，有利于充分利用药源又有较好的临床效果。

2. 针灸法

各种腰痛都可以适用，但灸法主要适用寒性腰痛。

取穴原则：①阿是穴；②肾俞、委中；③虚寒腰痛可艾灸命门。

行针手法：随其虚实，虚者补之，实者泄之，对于瘀血腰痛可采用平补平泻手法。

3. 耳针疗法

适用于各种腰痛，可把王不留行子用胶布贴于腰骶椎穴、肾穴、皮质下穴，每穴 1 粒，每 7 日为 1 疗程，休息几天，可进入第 2 疗程。

4. 按摩疗法

（1）急性腰痛的按摩疗法：原则上因急性腰痛多伴局部组织肿胀，有炎症存在，所以不宜按摩，但为了缓解疼痛可用轻手法松解腰背肌肉，用抖腿法理顺腰部肌筋。

（2）慢性腰痛的按摩疗法：此时可采取轻重手法结合，先以轻手法放松腰部肌肉，再采用重手法如阿是穴点按镇痛，弹拨肌筋以理顺紊乱之肌肉筋膜，点按肾俞、环跳、承山等穴，酌情配合斜扳、侧扳方法，以上各手法每次选 2~3 种即可。

胃脘痛（附：吐酸、嘈杂）

胃脘痛又称胃痛，以胃脘部疼痛为主要症状。胃脘部在上腹近心窝处，胃脘痛和心绞痛要区别开来，在体表定位上经常有重叠现象，故古代文献常有胃痛混称心痛的现象。其实胃痛和真心痛是有区加别的，以脏腑定位者，前者在胃，后者在心，对比，前代医家不少人已有明确的认识，如《证治准绳》云："因胃脘痛处在心下，故有当心而痛之名，岂胃脘痛即心痛者哉？"指出了胃脘痛可以表现为心下痛，但不是心病。虞抟云谓："古方九种心痛……详其所有，皆在胃脘，而实不在于心也"。指出了胃脘痛病位不在心，胃痛和真心痛可以依据发病时的伴随症加以鉴别。一般说来，胃痛多兼有本经病变，如"或满或胀，或呕吐吞酸，或不食，或便难，或泄利，或面浮黄，四肢倦怠"等（可参《杂病源流犀烛》）；若真心痛则常常表现为"手足青至节，心痛甚，旦发夕死，夕发旦死"（《灵枢·厥病》）。另外，结合现代医学的检查，区分二者也不很困难。

长期胃痛的病人，应密切注意病情变化，如疼痛加重，形体日渐消瘦者，当作进一步的检查，如心电图、胃镜等以确定是否有其他严重病变存在，以防癌变或冠状动脉供血不足等。

胃脘痛多见于急慢性胃炎、胃十二指肠溃疡病、胃癌、胃神经官能症等，临床上以胃脘痛为主要表现者，可参照本篇论治。

一、文献溯源

胃脘痛病名始见于东垣著作中，但类似胃痛的症状描写在《黄帝内经》时期已经出现，并且《内经》中还提出了肝郁、客寒和饮食等可以导致病痛的观点。《内经》称胃脘痛为心痛，《素问·至真要大论》谓："厥阴司天，风淫所胜，民病胃脘当心而痛。"相似论述还见于其他篇中。张仲景《金匮要略》指出了宿食和疼痛虚实的鉴别方法；孙思邈有九种心痛之论，从病因学和临床表现等对心胃痛加以归类；李东垣主张用益气、温中、理气、和胃等法治疗胃脘痛；朱丹溪指出了中焦脾胃是病变的重心，有寒、热、气、湿、痰积、死血、虚、虫之分，均对胃痛的论治做出了贡献。

明清以后，不少医家对胃脘痛理论做出了积极的发展，如心胃痛的鉴别和痛无补法的认识等均有提高。值得一提的是江涵暾氏，他在《笔花医镜》中分虚实寒热论治胃痛，至今仍有较高的参考价值。

二、病因病机

胃病常见病因有饮食不节、七情郁结和脾胃虚寒等。

1. 饮食不节

过食生冷，或过食肥甘等，寒积于中，湿热内生，或停食不化，皆可壅遏气机而发生痛胀。亦有寒邪直犯胃肠而作者。《医学正传·胃脘痛》："致病之由，多因纵恣口腹，喜好辛辣，过饮热酒煎熬，暴餐寒凉生冷，朝伤暮损，日积月累……故胃脘疼痛。"指出了饮食不节可致胃痛。

2. 肝胃不和

七情郁结，肝木失于疏调，横逆犯胃，气机阻塞，因而发生疼痛。这种认识首见于《内经》，所谓："木郁之发，民病胃脘当心痛。"即说明肝木偏盛能影响心下胃脘作痛。《杂病源流犀烛》亦云："胃痛，邪干胃脘病也……惟肝气相乘为尤甚，以木性暴，且正克也。"肝气郁结，久郁化火，火邪又可伤阴，使胃痛加重或病程缠绵。

3. 脾胃虚寒

多见于素体脾胃虚弱，或久病劳作之人。若脾阳不振，则胃络失于温养；或感风寒，饮食生冷，内外合邪，寒结于内，络脉凝涩不畅，皆可导致胃痛，实寒者痛多暴发。

胃痛之因虽有饮食不节，肝气横逆和脾胃虚寒等不同，但其要则一，病位在胃，乃气机壅塞，络脉失和而成。气机不利，气滞即可作痛，所谓"不通则痛"。气郁化火，灼伤胃阴，亦能致痛。气滞日久可导致瘀血内结，脉络不和，疼痛多固定而且缠绵。至于虚寒胃痛，虽多从胃络失于温养阐释，实际上也是气机不和的结果。

三、辨证要点

1. 辨心痛和胃痛

心痛病在胸中，胃痛则病位在胃脘，即上腹部偏右。胃痛以钝痛、隐痛常见，亦有疼痛剧烈如针刺者，但一般不如心痛之剧烈。心痛出现绞急如割，彻引胸背，发时心悸、憋闷，来时速，甚则汗出晕厥，病人常有濒死的感觉。心绞痛多发于过劳之后，心电图阳性。胃痛一般预后较好，来势较为缓和，胃痛与饮食不适有关，心电图正常，舌苔多厚，而心痛多病情严重，疼痛持续不已，甚至危殆立至。

2. 辨缓急

凡胃痛暴作，起病急者，多是寒痛，或为积滞不化。凡胃痛发，起病缓者，多是肝胃不和，气滞血瘀，或木旺乘土，或土壅木郁。

3. 辨寒热

胃痛之寒热多依伴随症状而定：若疼痛见腹满拒按、纳呆、苔白、脉弦紧者，为寒邪犯胃；若疼痛隐隐、喜暖喜按、遇冷加剧、四肢不温、舌淡苔薄、脉弱等，为虚寒作痛；若伴烦渴欲饮、恶热喜凉、小便黄赤、大便秘结、苔黄少津，脉弦数者，多是郁火犯胃。

4. 辨虚实

新病体实，一般疼痛拒按，食后则痛，疼痛固定不移，胀痛便秘及脉实者多为实证；反之，疼痛喜按喜温，食前痛，痛处不定，久病体虚及脉虚者多虚证。治疗时用补法不效者多实，用攻法加重者为虚。

胃痛之虚、实、寒、热、缓、急，临床辨证虽有多端，但总以虚实为纲，治疗上不外补泻两途。补泻之中兼参寒热，则治法备矣。如虚寒胃痛之用温养，寒积胃痛之用散寒化积；阴伤胃痛之用养阴益胃；肝火犯胃之用清降，皆是虚则补之，实则泄之的方法。

5. 辨气血

胃痛有在气在血之分。一般初病在气，久病则入于血络。病在气分，以胀为主，痛无定处，时作时止，多随情绪好坏而变化；病在血分，多为持续性刺痛，痛处固定，夜间尤剧，舌质紫暗。

胃痛的基本病理是脾胃纳运升降失常，气血瘀阻不畅，即所谓"不通则痛"。治疗多以通为法，以使脾胃气机调达。前人认为"凡痛必须温散"，故通法以理气和胃为主。通法之内涵，前人更主张从广义的角度去理解并加以运用。胃寒者散寒，停食者消食，气滞者理气，热郁者泄热，血瘀者化瘀，阴虚者益胃养阴，阳弱者温运脾阳，凡此种种皆本于审因论治，均可谓通。故运用通法关键在于把握病机，针对病机采取相应的治法。叶天士所谓"通字须究气血阴阳"，也是指的这个意思。

四、辨证论治

临床上胃痛可有不同证候。初病之时多属实，有寒凝、气滞、食积之异，三者多相互影响；若疾病进一步发展，气郁可以化火，寒邪郁久亦可化热，积滞久郁变生湿热；或初病在气，久病延及血络等，多为虚实夹杂，寒热互见，气滞血瘀证；若久病不愈，多由实转虚，表现为气血阴阳不足，临证时必须详查细审，辨证论治。

治痛证古有"不可补气"之戒，认为"气旺不通，则痛反甚也"。于此，个人意见不能一概而论。证属实者固然不宜补，若虚寒瘀者温养为是。

1. 七情郁结

[主症] 恼怒忧思之后，肝气郁结，气机失于调达，肝木乘土，疼痛因作，胸胁为肝经之布野，肝气不舒则胸中满闷，时或太息或感气窜胀痛。

[治法] 疏调气机，以缓胃痛。

[方药] 四七汤化裁。苏叶、苏梗各 6g，半夏 10g，陈皮 6g，香附 10g。

[方解] 四七汤由半夏厚朴汤加大枣而成，有行气开郁，降逆化痰之功。本证用四七汤加减意在取其主治而切合病情。方中半夏化痰开结，和胃降逆；陈皮气香性温，理气运脾，调中快膈；苏叶、苏梗顺气导滞宽胸，宣通郁气；香附功善疏肝解郁，调理气机，行气止痛。诸药同用有理气和胃之功，如此，郁得开，胃能和，则疼痛可止。

[加减法] ①疼痛较重者，可加木香、延胡索、川楝子、枳壳以增强理气解郁止痛之功；②嗳气较频者，可加沉香、旋覆花以顺气降逆。

2. 肝胃郁热

[主症] 若气郁日久化火，则胃脘灼痛，痛势急迫，兼见烦躁易怒，嘈杂泛酸；肝胆相为表里，肝热则胆火上熏，迫灼津液，则口干口苦，苔黄，脉弦或数，为肝胃郁热之证。

[治法] 苦宣折热，疏肝和胃。

[方药] 左金丸加味。①苏梗 10g，旋覆花（包）10g，半夏曲 10g，香附 10g，马尾连 10g，吴茱萸 1.5g，川楝子 10g；②川楝子 12g，马尾连 10g，吴茱萸 1.5g，延胡索（研冲）6g，香附 10g，炒五灵脂（包）10g，黄芩 10g，柴胡 6g。

[方解] 左金丸，一名回令丸，由黄连、吴萸两味药组成，有清肝泻火，降逆止呕作用，临床加用疏肝和胃之品，对于治疗肝胃郁热型胃脘痛有较强作用。

上两方即是左金丸基础上的加味。二方皆用马尾连代替黄连以减轻其苦寒之性而效用不减，笔者临床喜用。方1着重和胃降逆，故用半夏曲、旋覆花、苏梗等味；方2重在清肝胆郁热兼理气化瘀止痛，故用黄芩、柴胡、炒五灵脂、延胡索等。方证各有所宜，临床可审证施用。

［加减法］①胃脘灼痛，嘈杂泛酸甚者，左金丸合丹栀逍遥散去白术、生姜。②肝火伤阴者，加生地、丹皮或用一贯煎，兼治其咽干口燥、舌红少津、脉细数或虚弦。③兼心烦多梦，脉弦舌干，左金丸合金铃子散即可。

3. 阴伤胃痛

［主症］胃痛日久，因寒邪化热，或气郁化火，或胃热素盛，或治疗上长期使用温燥之药。或肝阴虚，肝阳上亢，迫灼胃阴，下汲肾水，而致胃液枯槁，郁火内盛，故胃痛隐隐，口燥咽干，或口渴，大便干燥，舌红少津，脉多细弦。

［治法］和其阴分，泄其虚热。

［方药］一贯煎加味。沙参 12g，川楝子 12g，麦冬 10g，生香附 10g，炒五灵脂（包）12g，生蒲黄 10g，生白芍 12g，吴茱萸 1.5g，马尾连 10g。

［方解］一贯煎功善滋阴养肝，疏肝理气。上方取沙参、麦冬、川楝子合左金丸、失笑散加味而成。方中沙参、麦冬、生白芍养阴益胃柔肝；川楝子疏肝理气清热；更用左金丸清泻肝火，和胃降逆，则阴得助，虚热清；香附助川楝子疏肝解郁，行气止痛；阴虚胃痛，时日较久，痛久则入络，故用失笑散化瘀止痛。

［加减法］①口燥咽干，烦渴甚者，可加石斛、芦根、玉竹、生地甘润养阴益胃，竹叶石膏汤清热生津，益气和胃。②若肝胃火燔，下劫肾阴，可取一贯煎原方加味，即上方加生地、枸杞子滋阴，当归养血活血。③吞酸者加煅瓦楞子。④纳差者，舌根厚，可加少量陈皮及神曲、麦芽之类以助胃气通降。⑤疼痛较甚者，加甘草则为芍药甘草汤，柔肝缓急止痛。

4. 瘀血阻络

［主症］胃痛反复发作，从气分入血分，成气滞血瘀，瘀血阻络之证。胃痛如针刺或刀割，痛有定处而拒按，舌质紫暗或有瘀斑，脉涩滞不畅或沉涩。

［治法］活血化瘀，理气止痛。

［方药］失笑散加味。五灵脂（包）10g，生蒲黄（包）10g，川楝子 10g，白芍 10g，当归 10g。

［方解］失笑散能活血祛瘀，散结止痛，加当归补血养肝，和血调经；白芍和营养肝缓急；川楝子疏肝清热，如此则获活血和血祛瘀，养肝疏郁止痛之功。

［加减法］①痛甚者用失笑散合丹参饮，丹参能活血化瘀止痛，檀香、砂

仁理气和胃止痛。②若见呕血、黑便，宜辨寒热而治之。呕血鲜红，舌红苔黄，脉弦或数者，属肝胃郁热迫血妄行，可用大黄黄芩黄连泻心汤加味，以清火凉血止血；出血色暗，面色萎黄，四肢不温，舌淡脉细无力者，属脾胃虚寒，脾不统血，可用黄土汤以温脾益气摄血；呕血较重者，可酌加花蕊石、炒蒲黄炭、三七等以加强化瘀止血之效。

5. 寒邪犯胃

［主症］腹部受寒，或过食生冷，寒积于中，阳气为寒邪所遏而不得舒展，致发疼痛。寒凝气滞则胃痛多暴作，疼痛剧烈，畏寒喜暖、得热痛减，口不渴，喜热饮，舌苔白，脉弦紧或弦迟。

［治法］温胃散寒，行气止痛。

［方药］良附丸合香苏散加味。苏叶、苏梗各 10g，高良姜 6g，香附 10g，陈皮 6g。

［方解］良附丸有温胃散寒，行气止痛之效；香苏散理气散寒止痛，两方合用寒积胃痛最宜。

［加减法］①寒重者可加干姜、吴茱萸暖胃散寒。②气滞甚者可青皮、枳壳理气散结。③挟食滞者，可加枳实、神曲、鸡内金等消食导滞。④寒邪郁久化热，寒热夹杂，症见胸痞脘胀，恶呕纳呆，口干苦，苔黄腻，用半夏泻心汤。

6. 脾胃虚寒

［主症］胃痛日久不愈，脾胃阳虚，纳运不健，胃失温煦，中寒内生，故胃脘隐痛，喜暖喜按；时时泛吐清水，纳谷减少；脾主四肢，则手足欠温，脾阳不振，神疲乏力，大便溏薄。舌淡白，脉软弱。

［治法］温阳益气健中。

［方药］黄芪建中汤加味。黄芪 12g，桂枝 6g，白芍 12g，炙甘草 6g，炮姜 6g，大枣 10 枚，当归 12g，饴糖（冲）30g（可用红糖代替）。

［方解］此方乃当归建中汤与黄芪建中汤合方易生姜为干姜而成，实即小建中汤加黄芪、当归两味，也即小建中汤与当归补血汤合方，有温中补气生血、健脾散寒止痛之功。

［加减法］①泛吐清水者可加半夏、陈皮、茯苓以化饮降逆。②吞酸者去饴糖加黄连汁炒吴茱萸 2g。③痛发时合良附丸散寒止痛。④寒盛痛者用大建中汤扶阳温寒。⑤痛缓后用香砂六君子汤调理。

7. 饮食不节

［主症］食滞中焦，脾胃纳运失常，胃失和降，故胃脘胀痛拒按，呕恶不思

食；食积胃脘，浊气上逆，故嗳腐吞酸，呕吐不消化食物，腑行不畅则大便难。苔垢厚，脉滑而两关弦滑明显。

［治法］消食导滞，和胃止痛。

［方药］保和丸加减。焦山楂 10g，焦麦芽 10g，焦神曲 12g，半夏 10g，莱菔子 10g，枳实 8g，防风 3g。

［方解］保和丸有消食导滞，理气和胃作用，上方乃保和丸化裁而成，用山楂消一切饮食积滞，尤善消肉食油腻之积；麦芽消米、面、薯芋等食积；神曲辛温，能消酒食陈腐之积；上三药同用，主消各种食积。助以莱菔子降气并消表面痰气之积；半夏理气和胃；枳实、防风伍神曲有范志曲（出自《本草纲目拾遗》）之功用，消食化滞兼以散寒，诸药伍配，食积可化，胃痛可缓。

［加减法］①食积腹胀较重者可加大腹皮子、厚朴等以行气消胀。②食积热者加连翘、黄芩、黄连以清热泻火。③食积化热，便秘，苔黄者可加大黄、槟榔通便导滞。④食积兼脾虚者可加白术、枳实、茯苓等健运中土。

五、典型病例

例1 方某，女，40 岁。

中脘疼痛，心烦急躁，呕恶吐酸，夜寐不安，舌红口干，两脉弦细滑数，全是肝经郁热，脾胃受克之象，病由恼怒、抑郁而起，用金铃子散方法。饮食当慎，防其因循增重。

［处方］川楝子 10g，玄胡 6g，生蒲黄（包煎）10g，炒五灵脂（包煎）10g，木香（后下）10g，香附 10g，焦麦芽 10g，旋覆花（包煎）10g。

按：此案病人因恼怒而起，恼怒伤肝，肝失疏泄，肝气横逆犯脾胃，脾胃受克，气郁不舒，故中脘拘急疼痛。肝郁化热，上扰心神，则心烦急躁，夜寐不安。热邪伤津故舌红口干。呕恶吐酸，两脉弦细滑数，也是肝经郁滞横逆犯胃，经气不舒，胃气上逆所致。治宜疏肝解郁，行气止痛治疗用金铃子散合失笑散加味。川楝子苦寒性降，疏泄肝热；元胡苦、辛温，行气活血，善于止痛；生蒲黄甘、平，行血祛瘀；木香辛、苦、温，行气止痛，调中宣滞；五灵脂苦、甘、温，入肝经血分，活血化瘀；香附辛、微苦、微甘、平，疏肝理气，解郁止痛；旋覆花苦、辛、咸、微温，消痰降气止呕；焦麦芽甘平，疏肝和中。方中既用金铃子散加木香、香附、麦芽疏肝解郁，行气止痛，又有失笑散活血化瘀，防肝郁滞，日久化生瘀血，而病深难解。如此用药则肝郁解，疼痛缓，脾胃和。

例 2　刘某，男，36 岁。

中脘隐隐作痛，每遇饥寒则病势必作，得食则减，遇暖即舒，面色萎黄，舌淡苔白且腻，脉沉软弱，中阳不足，气分又虚，用黄芪建中汤方法。生冷皆忌。

［处方］黄芪 15g，桂枝 6g，芍药 12g，甘草 6g，生姜 6g，大枣 5 枚，饴糖（冲）30g。

按：本案病由中焦虚寒而致，中焦虚寒，经脉失养，失温煦，故拘急而致中脘隐痛。中阳不足，御寒无力，则遇寒病作，遇暖得舒；脾胃虚弱，得食则补，故得食则痛减。脾胃居中，中焦虚寒，脾胃化生气血之功受限，气血不足，面失充养，故面色萎黄。舌失滋养而舌淡苔白，气血不足，脉道不充，故脉沉软弱。治疗宜补中益气，温阳止痛。选用黄芪建中汤治疗，黄芪甘、微温、补气升阳；桂枝辛温，通阳散寒；芍药苦、酸、微寒养血敛阴，缓急止痛；甘草甘温益气，与芍药配，酸甘化阴，缓急止痛；生姜温胃，大枣补脾，饴糖甘温补脾益气，缓急止痛。全方具有温中补气，和里缓急的功效。

例 3　吕某，女，45 岁。

肝经郁热既久，中脘疼痛较重，呕吐酸水，心烦急躁多梦，舌苔黄腻根厚，两脉弦滑急数。饮邪郁热互阻，当以清肝热，化水饮方法以缓疼痛。

［处方］旋覆花（包煎）6g，川楝子 10g，元胡 6g，郁金 6g，法半夏 10g，陈皮 6g，黄连 6g，吴茱萸 2g，太乙玉枢丹 2g（研细末，分 2 次冲服）。

按：本案患者肝经郁热日久，肝经不舒，气机不畅，中焦脾胃受克。脾胃运化失常，水湿不化，蓄久成饮，则肝热与饮邪互阻于中。中脘受阻，故闭塞而痛。热邪与饮邪互阻，上扰心神，心神不宁，现心烦急躁梦多。肝气犯胃，胃气失降，肝主酸，肝气犯胃上逆为呕，故呕吐酸水。脉急数，舌苔黄，为肝经郁热的表现。脉弦滑，苔厚腻，为内有饮邪不化的象征。治疗应疏肝解郁，清热化饮。选用左金丸合金铃子散加味治疗。旋覆花苦、辛、咸，微温，消痰行水、降气止呕；川楝子苦寒降气，疏泄肝热；玄胡索苦、辛、温，行气止痛；胡黄连苦寒，清肝泻火；吴茱萸辛、苦，热，疏肝下气，燥湿化饮；吴萸配黄连，寒热并用，苦辛并具，共奏辛开苦降之效；郁金辛、苦，行气止痛，燥湿化痰；加用玉枢丹研冲，增强方中化湿除饮，降气止呕之功。全方应用使肝热清，水饮化，疼痛除。

附：吐酸、嘈杂

吐酸是胃病里的一个常见的症状，一般认为是热，《内经》"诸呕吐酸，皆属于热"，凡是木郁化火，多是酸味，可用左金丸或温胆汤治之。又有胃虚脾不健运而发生者，需用温养脾胃的方法，如香砂六君子丸或归脾丸之类。从脉、舌、色、症来分辨。制酸药物以清肝热为主，可佐乌贼骨粉或乌贝散、生牡蛎粉、瓦楞子粉等。忌食甜味。

单验方：笔者治疗经验，于吐酸不愈者，方中可加乌梅 2~3 枚，服之有效。

嘈杂是胃脘部嘈杂饥饿的一种感觉，甚则懊忱不可名状，得食暂缓（一定少吃，过则增重），有时食后嘈杂，常与吐酸并见。多属胃热引起，久病虚寒者亦有。胃热宜清，惟用药宜轻清，不宜过重。脾胃虚寒者以温养脾胃为主。临床体会，此症宜饮食量少，细嚼慢咽，走路活动以增加脾胃运动功能，久可自愈。

腹　痛

腹痛是一个症状，习惯指胃脘以下、耻骨毛际以上的部位发生疼痛而言，腹痛与腹内脏器发生异常及有关经脉受邪关系密切，除此之外，食滞、虫积和其他因素，凡是阻碍气血运行的都可能导致腹痛，腹痛的病情及预后差异很大。过食生冷或卒受寒邪，腹痛虽然剧烈，若无其他变化，脏器没有影响，病症控制之后，一般可逐渐痊愈。久病腹痛，时作时止者，原因很复杂，当先查明病因，用药解除原因，其预后不可一概而论。一般来讲，急性腹痛其病较重，当注意腹内脏器有无损伤，如脏器破裂、穿孔、坏死等；又如肠梗阻、肠扭转、宫外孕等原因，皆不可忽视，必要时请外科会诊处理。慢性腹痛见于肝胆炎症、结石、肠胃炎症及溃疡以及其他脏器存在的持续性刺激因素。腹腔内肿物也是以疼痛症状表现出来，早期症状大多不十分明显，晚期可伴有一系列消耗症状，处理很为棘手。

一、文献溯源

自《黄帝内经》时期开始，历代医家对腹痛的病因病机、辨证、立法、处方、用药等皆有论述，内容相当丰富。

《素问·举痛论》详细阐述了痛证机制并指出："寒气入经而稽迟，泣而不行，客于脉外则血少，客于脉中则气不通，故卒然而痛。"《灵枢·百病始生篇》则进一步说明了寒邪客于肠胃而致腹痛的机制，谓："留而不去，传舍于肠胃，在肠胃之时贲响腹胀，多寒……则膜满雷引，故时切痛"，"不通则痛"成为医家解释腹痛的病理根据。《金匮要略》论治腹痛尤以温法见著，诸如："腹中寒气，雷鸣切痛……附子粳米汤主之。""腹中寒上下痛而不可触近，宜用大建中汤。""腹痛，其脉沉弦者，大乌头煎主之。"

1.关于腹痛的病位

除《灵枢》指出"在肠胃"之外，《中藏经》认为寒邪中于中焦肠胃，指出："脾寒使人腹中痛"，"胃寒则腹中痛"。《诸病源候论》则认为寒中肠胃募原是腹痛发病之因，巢氏云："腹痛者，则腑藏虚，寒冷之气客于肠胃幕原之间，结聚不散，正气与邪气交争，相击故痛。"

2. 关于腹痛的性质

"寒气致痛"的观点，自《内经》时期至唐宋，一直是解释腹痛病因的主流。宋·杨士瀛《仁斋直指方》，首次明确提出了腹痛病因多样性的论点，从而打破了寒邪致痛的束缚，为准确地辨治腹痛开辟了广阔的途径。杨氏云："腹痛……有寒有热，有死血，有食积，有痰饮，有虫……"，并把虫痛与诸痛表现加以比较，指出："气、血、痰、水、食积、风冷诸证之痛，每每停聚而不散，惟虫痛则乍作乍止，来去无定，又有呕吐清沫之为可验。"此后诸家，各叙己见，远远超出"腹中寒痛"的范围，从而丰富了腹痛辨证施治的内容。

刘完素重视热郁腹痛，强调"热郁于内而腹满坚结痛者，不可言为寒也"。创立许多用于治热郁的方剂，如凉膈散、防风通圣散等。朱丹溪则着眼于"六郁"致病，认为治腹痛须以通因通用之法，强调"初得时元气未虚，推荡之"，指出"诸痛不可补气""盖补其气，气旺不通而痛愈甚"并指出治腹痛用药须分气血，"气用气药，如木香、槟榔、香附、枳壳之类"，"血用血药，如当归、川芎、桃仁、红花之类"，验之于临床，腹痛初起，虚者少见，故"诸痛不可补气"之说有一定参考价值，药分气血是对"通因通用"的补充，使"通"法不限于"推荡"一种，凡可行滞活瘀，使气血畅达各种手段皆可达到"通则不痛"的目的。

3. 关于腹痛的辨证

多数医家立足于病因与病位，如朱丹溪称"腹痛有寒积、热、死血、食积、湿痰"。并指出："脉弦，食；脉滑，痰湿。上者多属食，食能作痛"。又"腹痛以手重按者属虚……腹痛不可以手按者属实"等等。《景岳全书》主张"凡心腹痛证，必须先辨寒热。"李东垣以疼痛部位测病所属经脉，提出"腹痛分部位"的论点，略言之，"中脘痛，太阴也；脐腹痛，少阴也；小腹痛，厥阴也"。明·李梴《医学入门》不但以疼痛部位测知病位，而且由此推断病因，他说"大腹痛多食积、外邪，脐腹痛多积热痰火，小腹痛多瘀血及痰与溺涩，脐下卒大痛，人中黑者，中恶客忤不治"这些都可于临证时做参考。

辨腹痛寒热之法，医籍所载很多，如戴思恭《证治要诀》云："若腹痛，欲得热手按及喜热食者，此是冷积作痛"。《古今医鉴》亦云："腹中常觉有热而暴痛暴止者，此为积热。"此外，尚有以饮水测寒热方法，如："凡腹中痛甚，饮凉水一盏，其痛稍可者属热痛；若饮水愈加作痛，属寒痛。"

辨腹痛虚实，以按诊为最具特色，早在《伤寒杂病论》中就有不少记载，后世也有不少医籍涉及按腹诊病的方法，《明医杂著》所述："大凡腹满痛，按之不痛为虚，痛为实。"但若要确切测知虚实，还须以脉、舌、色、症互参，即《景岳全书》所谓的"脉与证参，虚实自辨"。

此外，张景岳谓腹痛当辨有形无形，其云："无形者痛在气分，凡气病而为胀为痛者，必或胀或止而痛无常处，气聚则痛而见形，气散则平而无迹，此无形之痛也。有形者痛在血分，或为食积，凡血蛊食积而为胀痛者，必痛有常所而胀无休止，不往不来，不离其处者，是有形之痛。"判断有形无形对治疗效果预测、疾病预后等有一定的参考价值。

二、辨证要点

1. 辨寒热

《景岳全书》指出："凡心腹痛证，必须先辨寒热"。寒痛多有明确的诱因，如过食生冷之物，寒邪直接侵袭，起病多暴急，痛势无间断，甚则面色苍白，得温可减，遇寒则重，脉多有弦紧之象，舌质偏淡，苔白润滑。热痛病起于素积，疼痛阵作，痛势较剧，腹中灼痛，喜近凉物或饮冷，脉象弦滑且数，舌红苔黄垢腻。以上所说寒热，指实证而言，至于虚寒及虚热证候，当以虚证论治。

2. 辨虚实

腹痛发作，实证为多，缠绵日久，多成虚实夹杂之证，平素体弱或年迈老人，可能成纯虚之证。必须详细辨证，结合脉、舌、色、症，综合分析。一般说，新病暴痛，痛势急剧，脉实有力者为实证；久病腹痛，是时作时止，痛势缠绵，脉细弱无力者属虚证；脉轻触濡软，按之弦滑有力者，当考虑虚中夹实。判定虚实之后，还要进一步详察在气在血，所属脏腑经脉，定其病因、病位，才能全面分析病机，进而准确地推敲用药。

3. 辨气血

实证腹痛有在气在血之不同，虚证有气虚血虚的差异，临床上应当仔细辨别。初病多在气分、痰饮、气郁、食积诸因阻滞气机，腹痛且胀，脉弦劲有力；久病可深入血分，叶天士所谓"痛久入络"，即指此而言，病邪入络，痛势如针刺，腹胀不明显，部位多固定，舌呈瘀斑、瘀点或舌质紫暗，脉或见涩象。气虚腹痛多在于脾胃，舌淡脉弱。吴崐《医方考》称："腹中者，中气之所居也，一有疾痛则坏中气。"血虚腹痛临床少见，但有血虚血滞而作腹痛和气血俱虚而作痛者，当分别用养血活血和益气养血方法，求其经脉通畅，腹痛必解。

4. 辨部位

腹内脏器的病变往往反映在一定的部位，如肝胆疾患主要反映于胁肋，有时可窜及上腹部；脾胃、肠道病变，痛在脐上；虫积肠道痛在脐周；腹痛初起痛遍全腹，继而脐周痛，最后多定在右下腹部。足三阴经脉内联肝脾肾三脏，其路经过胸腹，三经受邪亦发腹痛，如李东垣所说"中脘痛太阴也，脐腹痛少阴也，小腹痛厥阴也"可做参考。此外，腹以外部位的病变也可以表现出腹痛症状。凡属肝胆气滞、郁热、胁肋作痛，都可连及腹部，胸痹多表现为上腹疼痛；每随情志不遂而发作，移时缓解。凡属外因而发作的疼痛，治当辨明痛因，不可因痛在腹部而忽略他故，必求其本，治其因，防其复作。

5. 辨性质

中医对腹痛性质十分重视，其描述亦较为细致，如绞痛、隐隐作痛、痛有休止和痛无休止、痛有兼胀和不胀者等的，这些情况所反映的临床意义有所不同，当细加鉴别。痛且胀者为气机阻滞，绞痛者气血闭阻较甚，痛剧无休止多为实证腹痛，痛有休止或隐隐作痛者多属气血虚弱，失于温养，又有痛泻并作，泻后痛减者，多为食积，泄净病已。欲得温暖者为寒，思冷者为热。腹痛压痛明显，或有反跳痛者，急查白细胞，以助诊断，若能详察病因，细辨脉舌，确诊不难。

总之，腹痛辨证以辨寒、热、虚、实及病位为主要内容，其依据不外脉、舌、色、症，至于腹痛特点可做参考，不可拘泥于其症状即属某病。

三、辨证论治

腹痛是指以腹部疼痛为主要症状的一类疾病，其病因病机不外乎脏腑经脉受邪，气血阻滞和阴阳偏虚失于温养两个方面。治疗遵循"通则不痛"的原则，但"通"法不限于通下，凡能开结畅达气机，行瘀通畅血脉及温通阳气的方都可列入治疗腹痛的方法之中。因寒积而痛者散寒邪以通阳气；热郁者清热开郁；食积者化食导滞，虫疾腹痛以驱虫为主，兼以调畅气机。气虚者益气温养，气血双亏者补气养血，调畅经脉。临床见证往往虚实寒热错杂，在辨证时必须审明主因，细切脉象，分析主要症状，认证全面而且确当，然后方可立法、处方、用药。

"不通则痛"是中医对疼痛病因的基本认识，腹痛的基本病理是气血受阻，经脉不通，治疗总以畅通血脉，疏调气机为大法，至于具体施治，又要区别寒热虚实及气血部位等，分别调理。

（一）寒痛

［病机］寒邪侵袭，或恣食生冷，阳气因寒邪闭阻而不得畅行，不通则痛。

［主症］有明确的受寒诱因，腹痛暴急，得温痛减，遇冷更甚，小便清长，大便或溏，舌淡苔白滑润，脉象沉弦或沉迟。

［治法］温中散寒拈痛。

［方药］良附丸加味。高良姜6g，香附10g，炮姜3g，炒官桂3g，桂枝6g，苏梗10g，陈皮6g，青皮6g。

［加减法］①若中脘堵满，恶心欲呕，可用温中和胃以降逆止呕，主方加半夏曲10g，姜厚朴6g，竹茹6g。②若舌白滑润，闷满异常，可用温运中阳法以行寒积，主方加草果6g，焦三仙各10g，木香6g。③若饥则痛甚，遇冷加剧，脉来缓且濡者用温养中焦方法以缓其痛，主方加饴糖（冲服）30g，大枣20枚。④寒湿中阻，舌白润腻，胃痛满闷者，温中化湿以畅气机，主方加草豆蔻3g，易炮姜为干姜3g，艾叶炭5g。⑤老年因虚且寒，脉来细弱者，可用益气温阳散寒法，主方加炙黄氏20g，党参10g，白术10g，炙甘草6g。⑥中虚里寒，凝滞不下，舌白根厚滑润，可用温里通下以除积滞，主方加焦槟榔10g，巴豆霜0.1~0.3g。

（二）热痛

［病机］内热蕴积，阻于肠道，气机不畅而作痛。

［主症］腹坚拒按，痛势剧烈，口渴心烦，大便干结，小溲黄赤，脉象滑数，按之弦劲有力，舌红苔黄且燥。

［治法］泄热导滞，畅达气机。

［方药］金铃子散合小承气汤化裁。川楝子10g，元胡6g，大黄1g，枳壳6g，厚朴6g，木香6g，黄芩10g，黄连6g，赤芍、白芍各15g，炙甘草6g。

［加减法］①若舌苔垢厚糙老，脉象滑实有力，因于胃肠积滞，壅阻气机，可用导滞通下法以开达气机，方中加焦槟榔10g，焦三仙各10g。②若属湿遏热阻，郁于中焦，苔厚且腻，腹痛且胀，食后尤甚者用升降疏化法以除湿热，方中加草豆蔻3g，焦栀子6g，大腹皮子各10g。③若热郁于内，气血壅滞，脉络失和，用泄热疏郁方法以开热结，方中去甘草加蝉蜕6g，僵蚕10g，片姜黄6g。④若积滞与热邪互结阻于肠腑，气血不通，痞满燥坚实俱备，可用大承气方法，攻下开结以祛腑实，药用：大黄3~6g，枳实6g，厚朴3g，黄芩10g，郁金6g，柴胡6g，芒硝（冲服）6g。

（三）实证腹痛（实痛）

实痛范围较广，诸如气滞、血瘀、饮食积滞、虫积等。

1. 气滞腹痛

［主症］腹痛且胀，攻窜不定，得矢气则痛可减轻，恼怒忧虑则加重，甚则拒按或攻冲作痛，脉多沉弦，舌多无明显变化。

［治法］疏畅气机以缓疼痛。

［方药］木香顺气散加减。木香 6g，檀香 3g，降香 3g，陈皮 6g，青皮 6g，白芍 12g，半夏 10g，枳壳 6g。

［加减法］①若气滞日久，水湿停留，或因湿郁导致气机闭阻者，先祛其湿，湿行则气调，可用宣化升和以除湿郁，主方加苏叶 10g，杏仁 10g，桔梗 10g，升麻 6g，柴胡 6g。②肝郁克伐脾胃，络脉失和而作腹痛者，用疏肝和中以调木土，取逍遥散方义，主方去檀香、降香，加柴胡 6g，川楝子 6g，佛手 10g，茯苓 12g。③素体肥胖，气滞中焦，蕴湿生痰，痰气互结阻遏气机，日久入络而致疼痛，行气之中须配化痰开结通络之品，用疏郁化痰法以通络脉，上方加苏子 10g，莱菔子 10g，白芥子 6g，山楂 10g，片姜黄 6g。④若气滞日久，伤于血络，气郁血阻，偏于气郁重者，于调畅气机之中，配入活血通络之品，行气活血以通血脉，主方加赤芍 10g，生蒲黄（包煎）10g，五灵脂 10g，当归尾 10g。

2. 血瘀腹痛

［主症］痛势较剧，状如针刺，或如刀绞，痛处不移，见于久病之体或外伤之后，脉弦硬有力或见涩象，舌色青紫或有瘀斑及瘀点。病重且日久者，多见消瘦，面色黧黑，皮肤干燥状如蛇皮等。

［治法］活血化瘀通络。

［方药］少腹逐瘀汤加减。当归 12g，赤芍 15g，延胡索 6g，生蒲黄 10g，五灵脂 10g，没药 3g，片姜黄 10g，桂枝 6g，桑枝 10g，香附 10g。

［加减法］①若在腹部手术之后，因轻度粘连而作痛，用散瘀破血以止其痛，主方加泽兰 10g，藏红花 6g；如属跌仆创伤之后，瘀阻作痛，加王不留行 10g，三七粉（冲服）6g。②若血瘀因于寒凝气滞，或瘀血日久，阳气耗伤，经脉失于温煦者，用温经通络缓痛方法，方中加炒官桂 3g，小茴香 6g，艾叶炭 10g。③血瘀阻于肠道，与糟粕互结，大便不通或色黑者，方中加桃仁 6g，大黄 1~3g。④热郁阻络日久形成瘀血，或瘀血阻遏阳气，郁而化热，瘀热相搏，按

之腹痛尤甚，甚则可触及肿块，固定不移，舌红且绛，脉弦或涩，临床上可借助其他诊断手段加以鉴别，视情况可予以凉血活瘀通络方法，方中加莪术 6g，三棱 6g，丹皮 10g，土鳖虫 3g。

3. 食积腹痛

宿食停滞胃肠，壅阻中焦，气机升降失常，肠腑不通，不通则痛。多见于幼儿贪食或脾胃素弱者。

［主症］脘腹胀满且痛，食后尤甚，嗳腐吞酸，或痛而欲泻，泻后痛胀俱减，或大便秘结不通，厌食，恶心呕吐，舌苔垢腻，脉滑实有力。

［治法］消食导滞，和胃缓痛。

［方药］保和丸、枳实导滞丸化裁。枳实 6g，焦三仙各 6g，焦槟榔 10g，大腹皮 10g，黄芩 10g，大黄 1g，香附 10g，木香 6g，元胡 6g。

［加减法］①食滞中焦，郁而化热，食滞与蕴热互结者，可用清热化积方法，主方加马尾连 10g，连翘 10g，胡黄连 6g。②导滞和胃法，用于食滞胃失和降，痛胀且呕逆，方中加半夏曲 10g，陈皮 10g，姜竹茹 6g。③食滞蕴郁久则成为湿浊，可用化湿导滞方法，方中加苍术 6g，泽泻 6g。④因脾胃虚弱，运化失职，食滞作痛者，用健脾和胃方法，取枳术丸方义，导滞与健中并用，主方加白术 10g，茯苓 10g。⑤食积日久，化热耗液，形体瘦弱，幼儿将成疳积，当以化滞消疳方法，加重化滞之品，方中加莪术 6g，蟾蜍 1 只焙粉冲服。阴液耗伤明显，羸瘦腹大者，配养阴增液药物，如石斛（先煎）10g，白芍 10g，五味子 6g。或参考儿科积证、疳证篇论治。

4. 虫积腹痛

［病机］蛔虫内居肠道，扰乱胃肠气机，或虫体攻窜胆道而作痛。

［主症］腹痛发作有时，痛势剧烈，平时胃脘嘈杂，睡中齘齿，嗜食异物，面黄肌瘦，唇内有小点与粟粒状，或面有色黑花斑不匀。

［治法］驱虫为主，佐以理气化滞。

［方药］使君子散、化虫丸之类。使君子 10g，苦楝根皮 6g，槟榔 10g，木香 6g，乌梅 10g，枳实 6g，柴胡 6g，川楝子 10g。

［加减法］①虫积日久，气滞生湿，驱虫配入调畅气机，分化湿浊药物，方中加半夏 10g，陈皮 6g，苍术 6g，茵陈 10g。②驱虫之后，脾胃虚弱，可改用健脾调中方法，方中加健脾益气药物，或以香砂六君子汤调理。③若突发胁下，脘腹剧痛，按之明显，甚则汗出肢冷，呕吐蛔虫者。当认真鉴别，属蛔虫攻窜所致，称作蛔厥，可用酸苦辛温缓急之剂乌梅安蛔丸以缓急安蛔。若痛势剧烈，

持续不解，恐有蛔阻肠道，胆道蛔虫症，必要时请外科会诊。民间速饮热醋20~30g有效。

（四）虚痛

[病机] 中阳损伤，气血不足，不能温养脏腑，脉络失和而作腹痛，多属久病。

[主症] 腹痛绵绵，时作时止，喜温喜暖，饥饿及劳累之后痛甚，得食或稍事休息之后稍减，兼见气短乏力，怯寒神疲，舌淡苔白或滑润较多，脉沉细无力。

[治法] 温阳益气散寒。

[方药] 小建中汤加减。炒桂枝6g，白芍10g，炙甘草6g，炮姜4g，炒官桂4g，炒小茴4g。

[加减法] ①气血不足，中气虚弱较甚，加养血益气之品，或方中加饴糖（冲）30g，大枣10枚、炙黄芪20g。②气虚兼有气滞有者，以调畅中焦为主，方中加木香6g，砂仁（后下）6g。③温化寒湿用于中阳不足，脾失健运，寒湿内生者，方中加草豆蔻3g，苍术6g，半夏10g，陈皮6g。④气虚神疲，乏力自汗，益气补虚，方中加炙黄芪30g，太子参10g，生牡蛎20g。⑤中阳虚衰，日久伤及下元，脾肾阳气不足，取附子理中汤方义，温补脾肾，方中加炮附子6g，白术10g，芡实米10g。

四、典型病例

例1 余某，女，37岁，1932年9月10日初诊。

腹痛阵阵，以手按之则舒，脉象弦细带滑，中年禀质薄弱，木土不和，气分郁滞，络脉失养，用养血和阴，疏调木土方法。

[处方] 当归10g，乳香2g，旱莲草10g，女贞子10g，益母草10g，何首乌10g，生地黄10g，木瓜10g，白芍10g，炙甘草10g，桂枝6g，生牡蛎20g。

服5剂后腹痛逐渐减轻，再进5剂，诸症全失。

按：腹痛之证，要在辨虚实，本案痛而喜按，属虚无疑，且有肝木犯脾之象，病由禀赋不足，血虚失养所成，故方中用旱莲草、女贞子（二至丸）补益肝肾，培其不足；当归、生地、首乌养血和阴；白芍、木瓜味酸入肝，缓急止痛；木瓜且能伐肝理脾，桂枝抑肝扶脾，二药相伍，使肝木得疏，脾不受克，则木土自和；益母草、乳香活血化瘀，为防温补助热；生牡蛎咸、微寒，以清肝热。全方补而不滞，温而不热，切合病机，故能获效。

例2 郁某，女，30岁，1986年2月3日初诊。

形瘦面白，四肢不温，自觉疲乏无力，少腹时时作痛，舌白滑润，脉沉弱无力。中阳不足，虚寒内生，治以益气温经，缓急止痛。

[处方]党参10g，黄芪10g，茯苓10g，柴胡6g，半夏10g，香附10g，炮姜6g，淡吴萸6g，炒官桂6g，防风6g。

服5剂后，痛势减轻，再进5剂而愈。

按：中焦虚寒，脉络失和，则腹痛作，阳气不足，运血无力，则面白肢冷。方用党参、黄芪、茯苓甘温益气，以帅血行；官桂补命门之火，且通阳活血，善治心腹冷痛；炮姜入脾胃，温中散寒，守而不走；吴茱萸温肝经之寒，与官桂、炮姜三味共用，何虑寒之不去；柴胡、香附、半夏相配，疏肝理气和胃，助上药温行之功，使无内郁之患；防风通经脉，助阳气通达，以充四末。全方补行结合，温通并举，使寒去而阳回，其痛自止。

泄 泻

泄泻是指大便次增多，粪质稀薄或完谷不化，甚至泄出如水样便，伴有腹部不适感觉而言的。从发病来看有急性和慢性的不同；从病情来分有寒、热、虚、实等各异。其病理机制主要是脾胃功能失调而致清浊不分，水谷混杂而下，并走大肠而成。一般说与湿盛有关，即所谓"湿胜则濡泻""湿多成五泄""无湿不成泻"。一年四季均可发生，但以夏秋季节为多见。

一、文献溯源

祖国医学对泄泻早有论述，在《内经》中就有"鹜溏""飧泄""濡泄""注下""洞泄"等名称。病因可分为风、寒、湿、热及清气在下等。《难经》中提出了胃泄、脾泄、大肠泄、小肠泄、大瘕泄等五泄。后世历代医家对泄泻都各有论述，到明清之际其论述已较为全面而完善。如《景岳全书·泄泻》中有"泄泻之本，无不由于脾胃"；"泄泻之因，惟水、火、土三气为最"；"凡泄泻之病，多由水谷不分，故以利水为上策"。又认为"惟暴注新病者可利；形气强壮者可利；酒湿过度，口腹不慎者可利，实热闭塞者可利……若病久者不可利，阴不足者不可利，脉证多寒者不可利，形气虚弱者不可利，口干非渴而不喜冷者不可利"等。《医宗必读》中有治泄九法，即淡渗、升提、清凉、疏利、甘缓、酸收、燥脾、温肾、固涩。并认为"夫此九者，治泻之大法，业无遗蕴，至如先后缓急之权，岂能预设，须临证之顷，圆机灵变。"《医学心悟》中有"书云：湿多成五泻，泻之属湿也，明矣。然有湿热，有湿寒，有食积，有脾虚，有肾虚，皆能致泻，宜分而治之。假如口渴，溺赤，下泻肠垢，湿热也。溺清，口和，下泻清谷，湿寒也。胸满痞闷，嗳腐吞酸，泻下臭秽，食积也。食少、便频，面色㿠白，脾虚也。五更天明，依时作泻，肾虚也。"《临证指南医案·泄泻》徐评"治泻之法，不过分清降浊，利水通气""凡泄泻无不有痰，有湿，有寒，有风，故肠内不和而生此病"等。

本病见于胃肠、肝胆、胰腺等器官的功能性和器质性疾病引起，如急慢性胃肠炎、肠结核、肠功能紊乱、结肠过敏及消化系统的某些肿瘤等。

二、病因病机

1. 外邪侵袭

感受外邪，以暑湿寒热较为常见，尤以湿邪最为多见。脾恶湿而喜燥，湿邪困脾，脾失健运，升降失司，清浊不分，混杂而下，成为泄泻。寒、暑、热邪致泄也多伤及脾胃，以致脾胃腐熟、运化功能障碍，水谷不分，混杂而下，但多与湿邪相兼为病。

2. 脾胃损伤

饮食过量，停滞不化，或恣食肥甘，湿热内蕴，或误食生冷不洁之物，损伤脾胃，致运化失司，湿浊不化，下走大肠而成泄泻。

3. 七情内伤

忧思抑郁，肝气不舒，肝木克脾，脾失运化，水谷难消，而成泄泻。

4. 脾胃虚弱

多因久病体虚，或年老体弱，或素体薄弱，劳倦内伤。脾胃运化失司，每因伤食、精神紧张而泄泻作矣。

5. 脾肾阳虚

多因高年体弱，或久病伤及下元，脾肾阳虚，甚或命门火衰，脾失温煦运化失司，湿浊不化，而成泄泻。且肾为胃关，开窍于二阴，肾阳不足，阴气内盛，关闭不密，则大便下泄。

三、辨证要点

泄泻以排便次数增多，便质稀薄，或完谷不化，肠鸣腹痛为主要诊断依据，常伴有寒湿、暑湿、伤食、肝郁等见症，多有暴饮暴食，或误食生冷不洁之物及慢性消化系统疾病史等。本病以夏秋季节为多，但一年四季内均可见到。辨证过程应注意腹痛、便色、形状的辨析。

1. 辨腹痛

如风寒泄泻腹痛多为肠鸣腹中切痛，多伴头痛；寒湿泄泻腹痛，多为肠鸣辘辘，腹痛绵绵，得温则缓，逢寒则急；湿热泻腹痛，多为腹内肠鸣作痛，痛则即泄，伴有肛门灼热疼痛；火泄腹痛，多为腹中绞痛，痛一阵即泄一阵，伴有肛门灼热，便势急迫；食积泄泻腹痛，多为腹痛即泻，泻下痛减，伴有厌食嗳腐等；肝气犯脾泄泻腹痛，多为腹痛即泄，泻后痛减，常与情志有关；脾虚泄泻腹痛，多为脘腹胀满隐痛，伴有四肢清冷，神倦疲乏；肾虚泄泻多是老年久泄，脉象虚力，其腹痛多为隐隐，痛且喜按，多发于黎明之前，伴有肠鸣，痛则即泄，泄势缓慢，且有腰膝酸软、眼花耳鸣等。

2. 辨病因

起病急，便多稀水，小溲清长，伴有寒热时作者多为风寒致泻。大便水样清稀淡冷，后坠不畅，伴有肢体沉重困倦者多为寒湿致泻。腹痛泄泻，便色黄褐，状如藕泥，腥臭，小便赤热者多为湿热致泄。便势急迫，气味恶臭，得泄则痛势渐减，心烦恶心，多为火热泄泻。腹痛即泄，时轻时重，时作时止，每与情志有关，泄势似猛，其量不多，脉象弦急，多为肝脾不和之泄泻。泻下稀淡，甚则完谷，臭味不浓，每因食生冷油腻等难消化之食物则加重者多为脾虚泄泻。大便稀薄，多混有不消化食物，每遇黎明即腹痛肠鸣作泄者，若在老人或久病之后，多为肾虚泄泻。另外晨泄又有肾虚泄与肝热泄之不同。《张聿青医案》中有这样的论述"肾泄又名晨泄，每至黎明辄暴迫而注者是也。然肝病也有至晨而泄者，以寅卯属木，于旺时辄乘土位也。疑似之症，将何以辨之哉？盖肾泄是命门火衰微而无抑郁之气，故暴而不痛。肝病而木旺克土，则木气抑郁，多痛而不暴，以此为辨可以了然。"又肾泄脉多沉伏，肝热泄脉以弦急为主。

3. 辨轻重缓急与寒热虚实

泄泻的辨证除上述外，还应分清泄泻的轻重缓急寒热虚实。暴泄病程短，病情多急，且又有寒热之不同。久泄病程长，病情多复杂，似以脾虚为主，但又有肝郁、阳虚之不同。泄泻的辨证，最应与痢疾相鉴别，泄泻以大便次数增多，便质稀薄或如水样，或完谷不化为主症，腹痛或有或无，无里急后重及大便脓血。则痢疾以腹痛，里急后重，下利赤白脓血为主症。

4. 结合现代医学

现代医学对腹泻的诊断，十分重视对粪便的肉眼观察。以感染性腹泻为例，如粪便性状可决定病变部位：水样便，无里急后重，病变多在小肠；黏液便，病变多在结肠；黏液带果酱色血便，病变多在下段结肠；粪便表现带血或伴明显里急后重，病变多在直肠或末端结肠。粪便性状也可判断病变性质：水样便，无炎性细胞，病变多为非侵袭性；黏液脓血便，炎细胞甚多，病变多为侵袭性。粪便性状更可提示可能的病原：水样便见于病毒性、弧菌性、毒素性、大肠杆菌性及多数细菌性食物中毒；洗肉水样、淘米水样便，量多，不伴发热与腹痛，以霍乱类疾病多见；黏液无脓血属刺激性，见于贾兰鞭毛虫感染或过敏；黏液脓血便，伴发热腹痛，以志贺菌、空肠弯曲菌、沙门菌感染多见；呈不消化颗粒状，见于念珠菌感染或大肠杆菌感染；伴有明显呕吐的水样或血水样便，多见于各种细菌性食物中毒等；伪膜性腹泻见于抗生素相关性或金黄色葡萄球菌性肠炎等。

四、辨证施治

泄泻的施治，应以疏调分化，升清降浊，恢复脾胃功能为原则。暴泄多以热为主，治疗以清化分利为法，表邪未解者佐以疏解，兼热者佐以清热，挟寒者佐以温寒，有滞者佐以化滞，久泄以脾阳受困为主，治疗宜扶脾健运，见肝郁者，以疏肝，中气下陷者宜益气升阳提陷，久泄不止滑脱者宜温阳固涩，肾阳不足者，佐以温肾。暴泄忌补涩，久泄慎分利。治痢慎用补涩之法，治泄亦慎用补涩法，以防恋邪留病。

（一）暴泄

1. 风寒泄泻

［主症］风寒束表，寒邪克犯中焦脾胃，症见头痛寒热，腹痛，或肠鸣彻痛喜得温按，初起不渴，小溲清长，便多稀水，舌淡苔白腻，脉象浮紧或沉紧。

［治法］疏解表邪，温寒拈痛。

［方药］藿香叶 10g，苏叶 10g，葛根 10g，厚朴 6g，白芷 6g，炮姜 4g，炒官桂 4g，木香 6g，灶心土 30g。

［方解］本型是因风寒之邪外束皮表，寒邪内犯脾胃，使脾胃升力不及，降力过度而发生泄泻。故治疗在于外疏表邪，内和脾胃，以调升降。故用藿香叶、苏叶外解风寒，内和脾胃；用葛根、白芷升阳解表；厚朴、木香化湿理气和胃缓痛；炮姜、官桂温寒拈痛以缓其急；灶心土能温中止泻，但无壅滞之性，是治泄之佳品。加减之法乃是随症灵活变通之法，所列几则，只是在于立规矩，不可拘泥。

［加减法］①若寒邪重，舌苔白滑润，身痛腹疼，脉弦紧者，可加用桂枝 6g，干姜 3g，艾叶 3g；腹中痛甚者，可采用理中汤或丸。②若风邪偏重，发热恶风，体痛头痛者，可加荆芥 6g，防风 6g，或羌独活各 6g。③若挟有食滞不化，苔白腻中根厚，脉濡软，关尺滑甚者，可加用焦三仙各 10g，若腹胀明显者，可再选用草豆蔻 3g，半夏 10g，陈皮 6g，佛手 6g 等。④若外有风寒，内有蕴热，发热恶寒，体痛，并口干，心烦急躁，苔黄脉数者，可去姜、桂等辛温之药，加用川连 6g，黄芩 10g；若有积滞者，可加用槟榔 10g，莱菔子 10g，大

黄 1~2g 等。⑤若久病脾弱，伴有舌淡胖，苔白滑润，脉濡软者，可加用枳术丸 10g，焦三仙各 10g，以扶脾化滞。

2. 寒湿泄泻

[主症] 胸脘满闷，四肢乏力，肠鸣辘辘，腹痛绵绵，得暖则缓，逢寒则急，大便如水，清淡稀冷，后坠不畅，时而呕恶，面色淡黄，舌淡苔白腻滑润，脉濡软或沉缓。

[治法] 温中缓痛，化湿止泄。

[方药] 苏叶 6g，藿香（后下）10g，桂枝 6g，炮姜 5g，苍术 6g，茯苓 15g，灶心土 30g。

[方解] 本型是因寒湿之邪内伤脾胃，致使脾胃运化失司，水浊不化而泄泻，故治疗在于温寒化湿，疏调脾胃升降之机，方中选用苏叶、藿香芳香化浊升清；桂枝、炮姜温中散寒；苍术、茯苓、灶心土温脾化湿而止泻。诸药合用，能升能降，则寒自散，湿自化，气机调矣。

[加减法] ①若为寒湿重证，脉沉伏，舌苔白润，泄势重，四肢冷者，加炮姜到 6g，炒官桂 6g，淡附片 6g，或吴茱萸 3g，草豆蔻 3g。②若寒湿挟滞，苔白腻根厚，脘腹胀满，腹痛得泄则缓者，可加用枳壳 6g，草豆蔻 3g，焦三仙各 10g。③若湿邪偏重，可加陈皮 6g，半夏 10g，厚朴 6g，茯苓皮 10g。④若寒湿泄泻日久不愈，中气不足，则以温寒为主，可选用枳术丸加干姜、附子、吴茱萸等；若见脉软无力，舌胖润滑，气短乏力者，可在原方中加党参 6~10g，茯苓 10g，白术 10g，炙甘草 10g 以助阳气。

3. 湿热泄泻

[主症] 腹痛即泄，便色黄褐，状如藕泥，肛门灼热，略有下坠后重感，小溲短赤，口干欲饮或口淡无味，思凉而不欲饮，舌红苔腻黄厚或滑，脉濡滑且沉数。

[治法] 芳香化浊，苦泄坚阴以止其泄。

[方药] 苏叶 6g，藿梗 10g，葛根 10g，黄芩 10g，马尾连 10g，木香 6g，厚朴 6g，滑石 10g。

[方解] 本型属湿热为患，湿热交阻，脾胃运化失司，升降失调，气机不和而泄泻，治疗既要清热，又要化湿，但以和调脾胃为旨。方中用苏叶、藿梗、葛根，芳香解表，化浊升清而和胃；木香、厚朴理气化湿；黄芩、马尾连清热燥湿；滑石凉可退热，滑可利小便，导湿从小便而出，即所谓利小便而实大便。诸药合用，湿去热清。临床还应区分湿与热的轻重多寡而加减变化，不可拘泥

于一方。

［加减法］①若暑热较重，自汗烦渴，面赤油垢，脉洪有力，舌红苔滑者，加炒山栀 6g，黄柏 6g，白头翁 10g，焦麦芽 10g。②若积滞较重者，可加大腹皮子各 10g，大黄 1~2g。③若热不重，以湿象明显，头身困倦，下泄不爽，腹痛阵作，有下坠后重感，舌苔润胖，脉沉软者，可减芩连之量，加荆芥 6g，防风 6g，半夏 10g，陈皮 6g，冬瓜皮 10g，车前子 10g 等以升阳化湿和脾胃。④若服寒剂过量，出现凉遏现象，症见舌红或淡，苔白腻滑浮黄，脉沉细或沉细数，可去寒凉之药物，加用桂枝 6g，防风 6g，草豆蔻 3g，甚者可用干姜、附子各 6g，以宣阳化郁，去其凉遏，随症加减。

4. 火热泄泻

［主症］火热内郁、腹中绞痛，痛一阵，泄一阵，痛随泄减，发热中干，心烦思凉饮，肛门灼热，小便短赤，便势急迫，气味恶臭，舌红且干，脉象急数。

［治法］苦泄坚阴以止其泄。

［方药］葛根 10g，黄芩 12g，马尾连 12g，灶心土 30g，生甘草 6g。

［方解］火热泄泻，来势急，病情凶，变化快，多因火邪郁迫，内窜为患，易伤津液，耗伤正气，治疗急宜苦寒坚阴，折泄其热，以止其泄；若见脱水之象，又当急于补充体液，以防虚脱。方用葛根升清阳，发郁热而和胃；黄芩、黄连苦寒折热，坚阴以止泄；生甘草解热缓急；灶心土扶脾止泄，又能缓芩连之苦寒，与甘草合用有增强缓急之效果。

［加减法］①若腹中痛，舌红脉弦，肝经郁热明显者，加木瓜 10g，白芍 10g，生甘草 10g，以缓急止痛。②若挟湿邪，郁而不开，腹中痛不解，舌苔白滑而润，加木香 10g，吴茱萸 3g，白芍 12g。③若大热伤及气阴，口干舌燥，烦渴引饮，疲乏气短，两目凹陷，脉象细数，此属脱水之象，急当输液 2000~3000ml，药中可加入沙参、太子参、白芍、五味子等以益气生津。若脱水不严重者，可频饮酸梅汤、淡盐水或西瓜汁；也可用世界卫生组织推荐的口服补液盐，即采用 2% 葡萄糖电解质溶质，补液量应为排泄量的一倍半，少量多次。在急性期最好忌饮牛奶等以防增泄。④若因饮食或服药不慎，过于寒冷，而出现寒湿内阻之象，症见舌胖，苔白润，脉细弱，可用干姜 4g，肉桂 4g，艾叶 3g，木香 6g，乌药 6g，灶心土 30~60g，茯苓皮 10g，冬瓜皮 30g 等，以宣阳温寒化湿。⑤若挟有食滞不化者，可加用焦三仙各 10g，鸡内金 10g，重者可用大腹皮、子各 10g。

5. 食泄

［主症］泄下恶臭，矢气难闻，嗳腐吞酸，脘腹饱满，腹痛即泄，泄后痛

减，舌苔黄腻根厚，脉滑数有力，两关独盛。

[治法] 消食化滞，和胃止泄。

[方药] 葛根 6g，马尾连 6g，焦三仙各 10g，木香 6g，槟榔 10g，青、陈皮各 6g，黄柏 6g，鸡内金 10g，大黄末 1~3g。

[方解] 食泄多因饮食不节，或饮食过量，停滞不化，或恣食肥甘，湿热内蕴，或误食生冷不洁之物，损伤脾胃，致运化失司，湿浊不化，下走大肠而成泄泻。治宜消食化滞，和胃止泄。方中木香、槟榔、青陈皮、鸡内金消食化滞；大黄导滞推陈致新；黄柏、马尾连清热燥湿止泻；葛根升清阳化湿浊而止泻。

[加减法] ①若婴幼儿食泄，仍当以疏风和胃为主，可用防风 3g，荆芥炭 5g，灶心土 20g 等为佳，配以消食化滞。泄重者，可适当佐以扶脾。②若高年体弱者，可在输液的同时，服用中药，但峻攻泄下之药当慎用，可选用香砂枳术丸，佐以疏调胃肠之品，如荆穗炭 10g，葛根 10g，灶心土 30g，白术 6g。③若孕妇伤食，怀孕七六个月者，不宜用大攻峻补之剂，以疏调为主。若在怀孕初期或者习惯性流产者，忌用破气、破血、攻泻之药，以防堕胎，可用苏叶 6g，葛根 10g，荆芥炭 10g，黄连 6g，黄柏 6g，白术 10g，灶心土 30g，茯苓 10g，焦三仙各 10g，鸡内金 10g 等，以疏和安中。④若为久病脾胃虚弱者，可选用枳术丸加减，正气虚者可加太子参从 6g 渐增至 10g，以扶正气。

（二）久泄

1.肝气乘脾

[主症] 每因情志不遂而腹痛腹泻阵阵发作，时轻时重，甚则晨起即泄，腹中绞痛，势急迫，其量不多，舌红口干，脉象弦数或细弦滑数。

[治法] 泄其郁热，以缓其急。

[方药] 荆芥炭 10g，防风 6g，马尾连 10g，黄芩 10g，白芍 12g，陈皮 6g，灶心土 30~60g，冬瓜皮 30g，甘草 6g。

[方解] 本型主要机制是肝脾不和，木郁化火，克犯脾土，升降失和，而生泄泻。治疗关键在于疏肝郁而泄其热，扶脾土而缓其痛。故方用荆芥炭、防风疏肝解郁，升清阳而降其热；白芍、甘草酸甘化阴，柔肝缓痛；马尾连、黄芩泻肝热而燥湿；灶心土、冬瓜皮和胃化浊止泄，且补性不大，只有和中，防增肝热。

[加减法] ①若肝郁化热，心烦梦多，舌红口干，小溲赤热，脉弦细数，可

加白芍到 15g，甘草到 10g，另外加用左金丸（布包）6~10g，川楝子 10g 等以泄肝热。②若脾虚明显，食少，疲倦无力，舌润脉虚者，可加用扶脾之品，如香砂枳术丸类。③若血虚阴伤，口干舌红而瘦，头晕眼花，面色无华，脉弦细者，可加当归、川芎、木瓜、白芍等以养血育阴。④若兼有湿浊内阻者，可加苏叶梗各 10g，防风 6g，半夏 10g，陈皮 6g，大腹皮 6g 等。

2. 湿阻脾阳，升力不足

[主症] 湿郁中宫，胸腹满闷，大便次数增多，泄泻便溏，面色淡黄，舌淡胖，苔白腻滑润，脉濡软沉取无力，病已日久，正气不足。

[治法] 升阳化湿，扶其脾运。

[方药] 羌活 6g，防风 6g，升麻 6g，桂枝 6g，炮姜 6g，茯苓 12g，苍、白术各 4g，灶心土 30g，炒官桂 4g。

[方解] 本型病机关键在于湿郁与脾阳之间的相互关系，湿久不化，脾阳不升，则下垂而为泄泻。治疗在于升阳化湿，方中用羌活、防风、升麻以风能胜湿，且有升清阳之功；桂枝、炮姜、官桂温运脾土，而化湿浊；茯苓、苍白术、灶心土健脾温中，化湿止泄。诸药合用起到振运脾阳，而化湿浊的功用。

[加减法] ①若湿挟秽浊之气，内阻太阴，症见头晕体痛，腹痛拘急，呕吐泄下，胸脘堵闷者，加草豆蔻 3g，砂仁（冲）3g，藿香 10g 等，以化秽浊之气。②若素体脾阳不足，饮冷过多，寒湿内留，水谷难化，升降不利，上吐下泻，肢冷脉伏者，加干姜、肉桂、草果、杏仁等，仿大顺散加减。③若病久，湿渐化，而正气渐弱者，可加太子参 6~10g 或党参 6~10g，白扁豆 10g，焦麦芽 10g，若正虚不甚者，可仿薛氏七叶芦根汤以轻清芳化，醒脾和胃。

3. 脾胃虚寒

[主症] 面色萎黄，胃纳欠佳，食后脘腹胀满，四肢清冷不温，神倦疲乏，泻下稀淡，甚则完谷不化，臭味不浓，腹痛喜得温按，舌胖苔润腻，脉沉软无力。

[治法] 益气补中，升阳止泄。

[方药] 党参 6~12g，白术 12g，茯苓 12g，陈皮 6g，半夏 12g，扁豆 12g，苡米 12g，大枣 5 枚，升麻 6g。

[方解] 本型是脾胃虚弱，运化迟钝，寒湿内阻，升降不调，而致泄泻。治疗在于振奋脾阳，补益脾胃，方中党参、白术、茯苓、大枣健脾益气；扁豆、苡米健脾化湿；陈皮、半夏理气和胃化浊；升麻以升清阳，而降浊气。诸药合用，使脾阳得健，而湿浊得化，泄泻自愈矣。

［加减法］①若脾虚寒湿内阻，肢冷脉伏，舌淡苔腻，泄下稀水，完谷不化者，可加桂枝 6g，干姜 4g，附片 4g，荆芥炭 10g 等。②若脾虚气陷，头晕目眩，神倦乏力，气短懒言，肛坠明显，甚或脱肛者，可加用人参粉（冲服）1~10g，黄芪 15g，肉豆蔻 10g，灶心土 60g，葛根 10g 等以益气升阳，固摄正气。③若见少腹冷痛较甚者，可加炮姜 4g，官桂 4g，艾叶 3g，吴茱萸 3g 等。

4. 久泄滑脱

［主症］高年体弱，久泄不止，脱肛，少腹隐痛，神倦疲乏，动则气喘，泄后两目昏花，四肢麻木，舌淡胖润滑，脉沉微迟。

［治法］升阳益气，少佐固涩。

［方药］升麻 6g，黄芪 15g，党参 15g，白术 12g，白扁豆 30g，陈皮 10g，山药 30g，灶心土 60g，茯苓 15g，诃子肉 10g。

［方解］本型主要是久泄不止，正气内耗，脾肾两虚，关门不力，而致滑脱不固。故治疗重在益气升阳固涩。方中重用黄芪、党参、白术、扁豆、山药以温脾益气；陈皮、茯苓健脾化湿；升麻、灶心土、诃子肉升阳温涩而止滑脱，必要时还得重用益气温阳升提的药物。此外饮食禁忌尤当注意。

［加减法］①若高年体弱，气虚明显者，可加人参粉 8g，分 3 次温水冲服。②若中气下陷，升力不及者，加柴胡 3g，羌活 6g，肉豆蔻 10g，附子 6g 以温阳升提。③若肾阳虚，形寒肢冷，腰膝酸软，脉沉无力，加附子 6g，肉桂 4g，吴茱萸 3g，补骨脂 10g，淫羊藿 10g 等以温肾阳。

五、典型病例

例 1 姜某，女，41 岁。头痛寒热，肠鸣彻痛，喜得温按，便溏长，舌淡苔薄白，脉浮紧。风寒外束，寒克中焦，治以疏解表邪，温寒拈痛。

［处方］苏叶 10g，葛根 10g，桂枝 6g，炮姜 6g，炒官桂 5g，灶心土 20g，白芍 10g，炙甘草 6g。

服上方 3 剂，诸症皆释而愈。

按：风寒外袭，内犯中土，脾胃升降失司，清浊不分，水谷并走大肠则成泄泻，方用苏叶、葛根疏散表邪，使无内犯，且葛根升举脾阳；桂枝、官桂、炮姜温散中焦之寒；白芍缓急止痛；灶心土、炙甘草温中健脾。寒邪去，中阳复，脾胃升降有序，清浊各行其道，其泄泻何由不止？

例 2 陈某，男，27 岁。腹中绞痛，痛一阵泻一次，泻一次轻一些，心烦，口干思凉饮，舌红且干，脉象滑数。证属火热泄泻，治用苦坚泄热方法。

[处方] 葛根 10g，黄芩 10g，黄连 10g，生石膏 20g，秦皮 10g，灶心土 20g。

服上方 3 剂，诸症大减，再进 3 剂而愈。

按：火热内郁，犯扰脾土，升降失常而成泄泻，火热急迫则腹痛作，泄后其热势减，故腹痛轻。方用葛根黄芩黄连汤加生石膏、秦皮清透内蕴之热，灶心土性温，既能制上药之过寒，又可健脾止泻，全方共达清热止泻之功。

例 3 孙某，男，78 岁。半年来，晨起即泄，泄后则舒，心烦梦多，口干思饮，舌瘦尖红，两脉细小弦滑，重按力弱。此属老年阴分不足，久泄阳虚，肝经郁热，脾土受克，曾服甘温扶脾，似是扶正，然肝热加重，脾土倍伤，先以扶土泄木，调其中阳。

[处方] 荆穗炭 10g，防风 3g，土炒白术 3g，炒枳壳 3g，黄连 3g，鸡内金 6g，焦麦芽 6g，生苡米 10g，连皮茯苓 10g，灶心土 20g。

服上方 5 剂后，症情大减，再以调理肝脾，饮食消息收功。

按：《内经》云："湿胜则濡泻"，湿为阴邪，法当温化，然年迈之人，阴阳俱损，温之恐耗阴助阳，补阴又虑滋湿为患，清之又恐凉遏其湿。方中用白术、连皮茯苓、生苡米健脾渗湿，黄连清其郁热，灶心土止泻，全方祛湿健脾而不燥，清热而不寒，气机调，脾土健，则其泻能愈。

便　秘

便秘是大便秘结不行，排便时间延长，或欲大便而艰涩不畅的一类病症。

便秘的一般表现是大便干燥或秘结不通，如二三天或五六天才排便一次；或者排便时间隔不正常，但大便坚硬，排出困难；也有少数病人，常有便意而不下，大便不干结，又有排解不尽，临厕努挣，甚则临厕努挣亦不能顺利排出，还有大便未下而脱肛者等等。

本证多见于各种急慢性疾病之中，只是其中的一个症状，本篇专论便秘，是以便秘为主要症状者，范围包括习惯性便秘、老年性便秘、产后便秘等多种疾病。

一、病因病机

饮食入胃，经过胃之腐熟，脾之运化，吸收其精微之后，所剩糟粕由大肠传送而出，即为大便。正如《内经》所论："水谷者，常并居于胃中，成糟粕而俱下于大肠。""大肠者，传导之官，变化出焉。"大便通畅与否是胃肠功能是否正常的标志。若胃肠功能正常，则大便畅通。若胃肠受邪，或因燥热内结，或因气滞不行，或因气虚无力传送，或因血虚肠道干涩以及阴寒凝结等，都能引起便秘。便秘的形成主要是由于大肠气机阻滞和肠道干涩，传导失灵所致。

（1）凡阳盛之体，或恣食酒浆，过食辛热厚味以致肠胃积热，或热病之后，余热留恋，津液不足，导致肠道燥热，且津液失于输布而不能下润，于是大便干结，难于排出，致成热秘。

（2）忧愁思虑，情志不舒，或久坐少动，而致气机郁滞，不能宣达，于是通降失常，传导失职，糟粕内停，不得下行，因而大便秘结。或外科手术后肠道粘连，或跌打损伤，伤及胃肠，或虫积、食滞阻于胃肠，或肺气不降，或肠道肿瘤，或肠外脏器及肿物压迫，均可导致大肠气机郁滞，通降失常，传导失职，糟粕内停而形成气秘。

（3）病后、产后及年老体弱之人，气血亏虚，或病中过用汗、吐、下、利尿及燥热之剂，伤津损阴；或劳役过度，或房劳过甚，损伤气血阴津；或素患消渴；或放射化疗，阴津亏耗。气虚则大肠传送无力；血虚阴伤则津枯不以滋润大肠，都可致虚秘。

（4）嗜食寒凉生冷之物，或过用苦寒阴冷药物，克伐阳气；或素体阳虚；或年高体弱，真阳不足；或病久及肾，损及真阳。脾肾阳气虚弱，温煦无权，不能蒸化津液，温润肠道，于是阴寒内结，糟粕内滞，凝积于肠道而成冷秘。

便秘之病机。主要责之于肺、肾、脾、大肠。肺与大肠相表里，肺之燥热下移大肠，则大肠传导失职而成便秘。又肺主一身之气，肺气肃降正常则大肠功能如常。如肺失清肃，津液不能下达，且大肠气机不畅，则可见大便艰难，脾主运化，脾虚运化失常，糟粕内停，无力推导亦可形成便秘；脾阳衰微则阴寒内生，阴寒凝结则大便不畅；肾主五液，司二便，肾精亏耗则肠道干涩，糟粕滞而难下，真阳不足则阴寒凝结，传导不行而致便秘。

现代医学对便秘的病理认识有以下几个方面：排便动力缺乏，肠道所受刺激不足，神经精神紊乱；肠蠕动迟缓，或肠腔狭窄、肠麻痹等；直肠肛门疾病如直肠炎、肛裂、痔疮等引起的肛门括约肌痉挛；肿瘤、瘢痕性狭窄等均可引起便秘，以及妇科疾患如卵巢囊肿、子宫纤维瘤、妊娠等和腹腔各种肿物压迫肠道也可引起便秘。又如某些药物如碳酸钙、阿托品、溴丙胺太林、阿片等可致药源性便秘。

二、辨证要点

1. 审察病因

详细询问病史，从年龄、性别、体质、气候、饮食习惯等诸方面，细心诊察，寻求病因。如平素喜食辛辣厚味，煎炸油肉酒食，素体阳盛者，易致肠胃积热而成热秘。向来忧郁少动，抑郁寡欢，性格内向，或跌打损伤或有手术史者，所成便秘多为气血郁滞所致。年老体弱、久病、产后或经汗、吐、下、利误治，或有失血病史，多为气血阴津亏损之虚秘。年老体弱，平素阳气虚弱或嗜食寒凉生冷之物，或经寒凉阴冷药物误治，其所成之秘为冷秘。

2. 分析性状

仔细询问、观察大便性状和特点，也有助于诊断和辨证。如大便干燥，则多为热秘或阴血虚秘；大便不干硬者，则多为气秘；大便干燥，排便每需用力排泄方通，排出大便坚硬者多为热秘；大便虽不干，但无力排出，常须临厕努争者，多属气虚之秘；大便艰涩难解，排出时肛门自觉冰冷者，亦属冷秘。

3.分清内外

引起便秘不仅有肠内因素还有肠外因素。肠外因素腹腔器肿物压迫如腹膜后肿瘤、腹膜后脓肿以及妇科的卵巢囊肿、子宫纤维肌瘤和妊娠等，应结合现代医学，仔细检查清楚。由肠外因素引起的便秘，治疗时就应以治疗原发病为主。肠内因素所致之便秘，当结合现代医学认识，辨病与辨证相结合，进行治疗。如良恶性肿瘤所致便秘，治疗当以辨病为主，结合活血化瘀、软坚散结和抗肿瘤药物，如为肠粘连时，辨证之中少佐理气化瘀药物等。

三、辨证论治

（一）燥热秘

[主症]大便干燥，硬结如球，排便必须用力努争方通。口燥唇焦裂，面赤身热，喜冷恶热，舌红苔黄且干，脉多滑数有力。

[治疗]清热润肠通便。

[方药]凉膈散加减。竹叶6g，瓜蒌15g，薄荷（后下）6g，栀子9g，黄芩9g，枳实6g，生大黄粉（冲）1.5g，元明粉1.5g。

[加减法]①津伤明显者，加石斛15g，玉竹15g。②兼痔疮便血者，加槐花10g，生地榆10g。③郁怒伤肝者，见目赤易怒，脉多弦数，夜寐不安，可加更衣丸以清肝通便。④痰热壅肺致大肠结热便秘者，加瓜蒌仁、黄芩、冬瓜仁等以清肺润肠泄热。⑤因小便数而大便不利者，加郁李仁、麻子仁、杏仁。

（二）气秘

[主症]腹胀欲便，排便不畅，心胸痞满，胁肋胰胀，噫气不舒，舌白苔腻，脉象多沉涩。

[治疗]疏通气机。

[方药]仿六磨饮加减。苏梗9g，杏仁9g，瓜蒌皮15g，枳壳9g，青皮、陈皮各6g，枇杷叶12g，郁金6g，旋覆花9g。

[加减法]①若气分结滞时甚，可加木香6g，沉香1g，香附10g。②若体质偏弱而气滞又甚者，可于方中加白檀香2g，紫降香2g，蔻仁2g。③如体弱气虚者，不可专用破气散结，可用橘叶3g，绿萼梅6g，代代花6g以防耗散正气。④患者体质过虚而又气分郁结者，可于补正之中加砂仁1~2g研冲即可。破气之品不可多用，以防伤正。⑤气郁日久化火，症见口苦咽干，苔黄，脉数者，

加栀子 6g，龙胆草 3g 等。⑥七情抑郁，忧郁寡欢，沉默不语者，可加柴胡 6g，白芍 10g，合欢皮 10g。⑦食滞阻于肠间者，加莱菔子 10g，大腹皮 10g，水红花子 10g。⑧虫积阻滞者，加槟榔 10g，使君子 10g，雷丸 10g。⑨跌仆损伤后或术后肠粘连者，宜加赤芍 10g，桃仁 6g，当归 10g，丹参 10g。

（三）虚秘

1. 血不足

[主症] 大便干结，状如羊屎球，心烦多梦，面色不华，舌红口干，脉象弦细或细弱，多见于产后或失血之人。

[治则] 养血润燥通幽。

[方药] 仿五仁丸加减。生熟地各 12g，当归 9g，赤白芍各 12g，菟丝子 12g，黑木耳 9g，阿胶珠 9g，桑寄生 10g，肉苁蓉 20g。

[加减法] ①若湿邪较重，气机不畅，方中去生熟地加疏风化湿之品，防其湿阻。药如荆芥 6g，防风 6g。②若血虚而肝热又起，先以泄其虚热为主，可用苦泄折热之品 1~2 剂，俟热除再行养血育阴，药如柴胡 6g，黄芩 10g，川楝子 10g，炒山栀 6g 等。③血虚燥热明显，可加油润之品，如桃仁 6g，杏仁 10g，郁李仁 12g，松子仁 12g 等。④血虚有热，兼见口干心烦，苔剥，脉细数，宜加生首乌 15g，玉竹 12g，肥知母 6g 等生津清热，以润肠道。⑤另外，可用当归 60g 单味浓煎频服，其补血润燥之功甚捷。⑥血虚热重时，可用生白芍 50g 煎汤代茶饮用。

2. 气不足

[主症] 大便虽不干结，但无力排出，常临厕努挣乏力而惟出或所出甚少。面白神疲，便后汗出气短，神疲懒言，舌胖嫩而润，脉象细弱或虚濡无力，多见于老年人，或久病之人。

[治则] 补中行气。

[方药] 黄芪汤加味。党参 9g，黄芪 30g，白术 12g，茯苓 9g，炙甘草 5g，附子（先煎）9g，肉桂粉（冲）3g，升麻 6g，陈皮 10g。

[加减法] ①若阳虚气弱较甚者，可加人参粉（分冲）1.5g，黄芪加倍。②若遇气虚便秘者，单用升麻 3g，生白术 60g，每能奏效。③若病人腹胀，气机不畅时，可加砂仁 3g，木香 6g，或仿六君子汤加减。④气虚下陷脱肛者，可用补中益气汤治疗。⑤肺虚久咳气短者，加沙参 15g，麦冬 10g，五味子 6g，紫菀 6g。⑥气虚日久，病及于肾，宜兼补下元，加补骨脂 10g，肉苁蓉 10g，杜仲

10g。⑦用单味药肉苁蓉 60g 代茶，每日饮之有效。

3.血虚化燥

［主症］便干带血，状如羊屎，或有肛裂，面色黑浊，心烦梦多，形瘦，性情急躁，舌绛干裂，脉细弦数。

［治则］养营和血润燥，少佐泄热。

［方药］润肠丸加减。白芍 20g，生地 12g，黄芩 12g，麻仁 10g，黑桑椹 16g，黑芝麻 15g，瓜蒌 20g。

［加减法］①若血热肛裂，舌绛尖部起刺，全是燥热化火之象，加生地榆 10g，炒槐花 10g，鬼箭羽 10g，知母 10g，生地黄 15g。②若燥热较重，溲赤且热，加桃仁、杏仁以润燥，并可酌情加元明粉（冲）2~3g，但不可久用、过用。③此证每用单味生白芍 90g 煎汤频饮，多有显效。④用番泻叶 20g，煎汤代茶饮之。

（四）冷秘

［主症］大便干或不干，艰涩难解，或见腹中冷痛，唇淡、口和面色青白，小便清长，舌白胖苔腻，两脉沉迟虚弱，多见老年阴亏或久病阳虚，或素嗜生冷之人。

［治则］温阳化结，以运中焦。

［方药］补中益气汤合理中汤加减。淡附片（先煎）10g，淡吴茱萸 3g，淡干姜 6g，黄芪 30g，党参 10g，炙甘草 6g，肉桂 3g。

［加减法］①腹中冷痛者，加淡吴萸至 6g。②若腹痛引及少腹者，可倍用肉桂，加木瓜 10g，乌药 10g。③若服药有效，但不巩固，时有反复者，可酌情加重药量，附子可加至 15g，先煎半小时；党参可加至 15g，黄芪可加至 60g。④若年老肾不纳气，小便失禁，脉沉微若无者，另加硫黄粉胶囊吞服，每服 1g，每天早晨 1 次，或用半硫丸 3g，每早服 1 次。⑤遇阳虚甚而寒凝便闭不通者，可用白通汤（附子 10g，葱白 4 寸）。⑥可用单味肉苁蓉 60g 煎汤代茶送人参粉 6g，早晨服。

四、典型病例

例 1 吴某，女，50 岁。

便秘有年，痔疮出血，经常发作。形体消瘦，舌红口干，脉象弦细滑数。全是血虚阴伤，虚热化火之象。养血育阴以治其本，甘寒折热兼治其标。

［处方］银柴胡、当归各 6g，杭白芍、瓜蒌仁各 30g，生地黄 15g，玄参 12g，知母 10g。

例 2 邹某，女，60 岁。

大便经常干结，每遇便后气短乏力，舌胖苔白，面色萎黄，脉濡软，按之无力。中阳不足，运化无能，先以甘温益气，温运中焦。

［处方］生黄芪 30g，党参、当归、炙甘草、茯苓、焦麦芽各 10g，白术 12g，木香 6g，砂仁（研冲）1g。

例 3 阮某，男，35 岁。

病温半年有余，阴血早伤，脉象弦细，舌红且干。养血育阴，滋水通便。

［处方］玄参、生地黄、白芍各 30g，沙参 60g，麦门冬、知母各 15g，五味子 10g，天花粉 12g，石斛 15g，珍珠母（先煎）60g。

按：以上三案，均属虚秘之列。肠胃腐熟，受纳水谷，全凭气主温煦，血主濡润，阴津沃泽，则水谷化生精微，脾气转输，肺气宣布，脏腑得养，糟粕经肠道传导排出。气虚无力，血虚肠枯，则精微不生，糟粕不出。治当益气，养血，生津补液以治便秘。方选润肠丸加减养血，黄芪汤加减益气，增液汤加味补阴增液。

痢　疾

痢疾是见于夏秋季节的一种常见的胃肠道传染疾病，它以腹痛、里急后重、大便赤白带脓血为主要症状，其发病多由饮食不当或湿热蕴郁，暑邪外迫而引起，三焦不得宣通，大肠传导失职，气血失和是其主要病理基础。一般来说，痢疾初起以实证、热证多见，肠道积滞表现较突出，故有"无积不化痢"之说。缠绵日久或年迈体弱患者可兼见虚象，但纯虚无实者仍属罕见，因此又有"痢无补法"的见解。

临证时本病须与泄泻相鉴别，后者多因暑湿积滞互阻中焦，一般不损伤血络，也很少导致气机郁阻，故无里急后重，大便脓血等表现。必要时可检查大便有无脓球以为确诊。

一、文献溯源

痢疾，《内经》称"肠澼"，《难经》作"大瘕泄"，《伤寒论》谓之"下痢便脓血"。至《诸病源候论》《备急千金要方》时，方以"痢"字命名，沿用至今。又因本病以下痢涩滞不畅为主要见症，所以也称作"滞下"。《证治要诀》云："痢疾古名滞下，以积久成痢，气滞成积"故也。可见，自《内经》开始，医家们对痢疾就有了一定的认识。

《内经》对痢疾病因、病机、临床特点及预后的论述虽不详尽，但已初步奠定了基础。《素问·至真要大论》："太阳司天之政，四之气，风注交争，民病注下赤白"《素问·六元正纪大论》："少阴司天，火淫所胜，民病泄泻赤白……"《素问·太阴阳明篇》则认为："食饮不节，起居不时，则下为飧泄，久为肠澼。"说明痢疾的形成与外感六淫之邪、饮食失当等因素有密切的关系，如《素问·气厥论》说："肾移热于脾，传为虚，肠澼……"并且认识到邪热内迫这一重要病理机制，谓："三阳者至阳也，积并则为惊，并于阴则上下无常，薄为肠澼。"除此之外，《内经》对便脓血、腹痛等症状的辨析也较详细，并用以结合脉色，决断预后，如《素问·通评虚实论》问答所示：肠澼下白沫，脉沉则生，脉浮则死，下脓血者，脉悬绝则死，滑大则生等等。《难经》已认识到"腹痛、便脓血、里急后重"为本病的主要临床症状，认为与本病联系最密切的是大肠、小肠，故有"大肠泄""小肠泄"之称。具体辨治痢疾当首推《伤寒杂病论》，张仲景认为"下利圊脓血"是邪热蕴郁的缘故，清内热凉血分，用白头翁汤为主方治疗。其观点对后世影响很大，白头翁汤至今仍为治痢常用方。隋唐时期，由于医疗经验和药学知识的积累已达到一定程度，同时一大批较有作为的医家出现，临床水平提高很快。其中，巢元方、孙思邈两家尤为突出。《诸病源候论》对痢疾按临床表现进行了详细的分类，指出了治疗方法并附方药。《备急千金药方》对痢疾的认识突破了前人的水平，首次以病机为主要依据，结合临床表现分类，即所谓"痢有四种，谓冷热疳蛊。冷则白，热则赤，疳则赤白相兼，蛊则纯痢瘀血……"比起《难经》的"大肠泄""小肠泄"来，更符合临床实际。此外，《备急千金方》中还列举了治痢大法十九条，丰富了本病辨证论治的内容，为后世医家进一步探讨奠定了基础，到金元时期，医家们对本病的认识更加深刻，其主要表现是对病因病机的分析更加细致，在治法方面较前也更加充实了。刘完素从火邪及湿热入手，解释痢疾的形成和诸症状的发生，他认为"下迫后重里急……火性速而能燥物也，肠胃隔绝，传化失常而为滞下"，又谓"诸痢皆由于热，气不得宣通，湿热甚于肠胃之中"。首次明确地指出痢疾的发生在于邪滞肠胃，传化失常。并且提出了邪伤气血在痢疾发病中占有很重要的地位，因此，必须调气理血，至今尚为公认的治疗原则之一。另一位医家李东垣在病因上强调湿热蕴郁于肠胃是作痢之本，认为邪滞肠胃，"水谷与血另作一派"热自内迫，故见下痢赤白脓血，主张以凉血地黄汤为主治疗，并创升阳降火诸方，用升降分化方法祛除滞留之邪，调整人体气机，对临床医家启发很大，至今仍有较强的生命力。朱丹溪提出了痢疾虚实用药原则，指出"（痢疾）初得之时，元气未虚，必推荡之，此通因通用之法，稍久气虚则不可下。壮实初病宜下，虚弱衰老久病宜升之。"在《丹溪心法·痢篇》中还有关于"时疫作痢"的记载，进一步认识到了本病的传染性。

二、病因病机

痢疾多由外受六淫之邪或时疫之气，内伤饮食生冷不洁之物，导致肠胃积滞，渐伤气血而成，其发病多与季节有关。《证治汇补》指出："无积不成痢，痢乃湿热食积三者。"《医宗金鉴》把饮食不当与外感时邪作为致痢的两个因素，谓"痢之为证，多因外受暑湿，内伤生冷而成"。

1. 外感时邪

六淫之邪或时疫之气侵入人体，郁而化热，伤及气血，留滞于肠胃之间，大肠传导阻滞，邪热与气血搏结而化为赤白脓血，成为热痢甚至疫毒痢。《济生方》所谓"大肠虚弱而风冷暑湿之邪得以乘间而入，故为痢疾"。张景岳则更明确指出："酷热之毒蓄积为痢"，六淫致痢，尤以湿热突出，故本病于夏秋暑湿盛季多发。

2. 内伤饮食

饮食不当，日久可以致痢。如素嗜肥甘厚味，酿生湿热，湿热内蕴，腑气壅阻，气血凝滞，化为脓血而成痢。误食不洁之品，邪从口入，伤及胃肠，气机阻滞，邪蕴而渐伤气血，气滞血瘀，与邪气及肠中腐浊之气相互搏结，化为脓血而成痢，《景岳全书》又述："因热贪凉者，人之常事也，过食生冷，所以致痢。"说明了夏暑季节痢疾多发的客观原因。

本病病位虽在大肠，但与脾胃密切相关，如湿热痢、疫毒痢上攻于胃，或久痢伤正，胃虚不纳，而成为噤口痢，或反复发作，损伤脾胃，中气虚陷，下痢不止，甚至可进一步伤及下元肝肾而致滑脱，形成久痢。

总之，本病发生的原因与感受时邪及伤于饮食有关，其病位在肠，湿热、疫毒、寒湿之邪壅塞肠中，气血与之搏结，使肠道传导失职，肠络受伤，气血凝滞，腐败化为脓血而痢下赤白。里急是邪迫欲出的表现，肠痛乃气机阻滞腑气不通的结果，虽泄但积滞未尽，故便意不除，是谓后重。

三、辨证要点

痢疾辨证，当首辨寒热虚实，审邪滞部位，定邪气性质，《景岳全书·痢疾》说："凡治痢疾，最当察虚实、辨寒热。"《医门法律》除指出须审病情虚实之外，尚强调"分标本先后，分所受湿热多寡"。根据临床实践，治痢疾还必须进一步清楚表里、气血、升降、新久等问题，必须明确里急、后重、便脓血的临床意义，这样才能准确地立法用药。

1. 分表里

痢疾病证，表里往往相互关联。邪自外袭，使表气郁闭，可导致里热蕴邪，这个时候，表闭是本源，热郁是结果，清里不仅不能撤热，反而会使气机遏阻，表里俱闭，愈治愈重，永无愈期。若能以辛开方法开其表闭，畅其气机，里热可借此而消散，表里俱可安和，痢疾亦可遂愈，这就是所谓的"逆流挽舟"方法，是治病求本的一种体现。纯里无表者才可清其里，但仍要注意邪郁之机，于清剂之中配入宣透之品。有须用导滞通下者，也须配入畅气机、开郁结的药物，旨在使邪气宣畅，热郁尽除，正气回复。

2. 明气血

邪有伤气伤血之不同，它反映了病位的深浅，病情的轻重，治法用药都须区别开来，邪在气分病尚轻浅，阻碍气机，影响传导而已，症以后重，下痢涩滞，便脓血为主，审其郁滞之因，或化湿，或导滞，或消食，气调则病减。邪在血分，病已深入，损伤血络，迫血妄行，症以便血、腹痛为主，须凉血活血和络才得安宁。临床上多属气血俱伤，腹痛、里急后重、便脓血俱见，此时当区别在气在血之多寡，推敲病势进退，紧扣病机而用药。

3. 审升降

升降失常是邪干气机的结果，包括升降过度和不足两个方面，在痢疾中这个问题表现得很突出，因为影响脾升胃降这个环节，对痢疾来说是必然的。早期多为火热郁于上焦，胃降功能受制，邪火上亢，可出现头晕、耳鸣、目赤等症，后期因久痢伤气耗血，脾气衰弱，升力不足，可出现滑泄、脱肛等中气下陷，下元不固的伴随症状，大部分痢疾是邪郁于中焦，损及下焦，三焦壅滞，升降困难，全身气机因而不得宣畅，无论是热郁、湿郁，还是单纯气郁，都必须以调畅气机为主。热郁用清宣方法，湿阻用芳化方法，或化食导滞，通下腑实，三焦道路畅通，气机升降自可恢复正常。

4. 辨新久

新久是病程长短，但没有严格的界限。一般来说，发病急，体格壮实者，虽拖延数日，甚至月余，不宜按久病论。有年迈体弱，正气不支，反复发作达数十日者，或因误治邪气留恋不净，病轻病重时时反复，日久不愈者，方可认为是久病。新病当着眼于邪实，不可偏持一症，就认为是虚而投以补剂，久病频发，亦当首先考虑邪气的有无，湿邪伤人最易与虚混淆，且病程缠绵，当凭脉、舌、色、症细细辨别，辨证确当之后，才可定补泄之用。初宜轻补试服，循序渐进，总宜细致调理，不可单补单泄。

5. 脉、舌、色、症合参

痢疾的症状很有特点，几乎单凭症状就可以做出诊断，如里急后重、便脓血等，但是凭这几个特异性表现来判断病因病机则显得很不够，还必须结合其他症状，结合脉、舌、色、症全面考察，才能得出正确的结论。试就里急、后重、便脓血几个主要症状作一简要分析。

里急是指腹中不适，便意急迫的一种感觉，有时伴轻微疼痛，但不同于腹中痛，积滞内蕴而邪欲外达，二者相迫故作里急。临床上当以里急为特点，结合脉、舌、色及其他症状来推断其属性，如：里急频作，腹痛较甚，脉数滑数或弦滑且数，舌红且干，面色红赤可考虑热郁；里急，腹痛俱甚，下痢纯白或黏冻，四肢清冷，面色青灰，脉沉迟或弦紧，舌白润者，当考虑寒湿。

后重是指痢后肛门沉重下坠，便意不减，与大肠气滞、传导失司有关，无论湿热、暑湿、食积，还是单纯气郁引起的气滞，都可能产生此结果，因此刘河间指出"调气则后重自除"。这里的"调气"泛指能使气机条达的所有方法，不限于理气一法，如湿郁化湿即调、热结泄热即调、郁则开郁即调、有滞消导即调等都属"调气"的具体方法。

便脓血的临床意义，自古争论较大，刘河间认为"白属气，赤属血"。张从正则认为赤白当按新久断，赤白分心肺等等，究其争论原因，皆因忽视脉症合参，以症论证。白而黏腻恶臭者，脉必滑数，舌必红绛，其证属热；虽赤而便稀泄色淡，脉濡软无力，舌淡胖苔白者，可以定虚。根据整个病情，综合考虑，不拘于赤白，也不拘于时间，只可参考，详致分辨，寒热虚实气血自可清楚。

四、辨证论治

痢疾的临床特征是痢下赤白脓血、腹痛、里急后重，辨证当分寒、热、虚、实，明确在表在里，在气在血，查病程之新久，审气机升降之变化。感受外邪者，初病多兼有表证，或是暑湿郁热，夹滞互阻，注意"逆流挽舟"方法，有时可一药而愈。病程不久者多属实证，日久不愈可能夹虚，注意鉴别。湿热痢疾临床较多，证型亦较复杂，总以清化湿热，调理气血为主。纯寒湿型比较少见，多呈寒热错杂之证，当以苦温苦寒并用，宣阳化湿为主。热毒痢来势较急，虽多邪聚日久而成者，本型较易灼伤营阴，内犯心包，影响神志，当注意抢救。急证之后，多呈阴伤火旺之象，当以甘寒育阴为主，兼以苦寒折热，少佐化滞。久痢疾机较复杂，但总不外虚实夹杂，当细审虚实之多寡，邪气之偏属，区别开来。痢疾诊断当注意脉、色、舌、症合参，不可偏执一症而定虚实寒热。痢疾临床表现虽变化万千，治疗当仍守痢无补法之古训，防其积滞不清，导致留邪。

（一）湿热痢

夏暑季节，热盛湿重，湿热互阻不化，蕴郁留滞肠道，遏阻气血，形成痢疾，以头晕身热，周身酸楚，阵阵恶寒，胸中满闷为特点，其痢下脓血黏滞，泄而不爽，后重且坠，舌白苔腻或滑润，脉多濡滑数或弦滑有力。该证型在临床上可出现以下几种情况。

1. 初起表邪较重

[主症] 发热恶寒，头痛体痛，恶心发热，轻度下痢，以痢下黏滞白脓为主，里急后重亦较轻，舌苔白腻滑润，脉濡滑按之弦滑略有数意，或浮紧沉取滑数。此暑湿积滞阻于肠间，发为痢疾。

[治法] 疏表化湿，升降分化。仿喻昌逆流挽舟方法。

[方药] 荆防败毒散加减。荆芥炭10g，防风6g，葛根10g，羌、独活各4g，黄芩10g，马尾连10g（或黄连6g），焦三仙各10g。

[加减法] ①芳香醒湿，升降分化：感受秽浊之气，或暑湿较重，症见身热头痛且晕，恶心呕吐，饮食不进者，加藿香10g，佩兰10g，白芷6g，苏叶10g，灶心土30g。②理气畅中以除胀痛：湿热阻滞，气机郁结，腹胀且痛，加半夏曲10g，厚朴6g，木香6g，沉香（研细冲服）2g。③温运中阳重于化湿：湿邪偏重，遏阻中阳，或过用寒凉以致凉遏、寒凝、冰伏者，四肢不温，面色青灰，舌苔白腻水滑，加炒官桂5g，炮姜6g，草豆蔻3g。④化食导滞以通胃肠：胃肠积滞较重，脘腹胀满，嗳腐吞酸，舌苔腐垢且厚，加槟榔10g，大黄2g，大腹皮10g，或用保和丸（布包）20g。

2. 偏于热重

[主症] 恶寒轻微，胸闷烦热，口中干渴，痢下涩滞不畅，赤白脓血相兼，小溲色黄，舌白浮黄，质红口干，脉象滑数或弦滑而数。

[治法] 清化湿热，调理气血。

[方药] 葛根芩连汤加味。葛根10g，黄芩10g，马尾连10g（或黄连6g），生甘草10g，木香6g，防风6g，焦三仙各10g。

[加减法] ①凉血解毒以清肠热：痢下赤白较甚，肛门灼痛，舌红尖绛，于方中加炒槐花10g，炒地榆10g，忍冬藤10g。②宣畅三焦以除后重：胸闷腹胀，后重较甚者加苏梗10g，藿梗10g，木香3g。③消导中下以除垢滞：舌苔黄厚，小腹闷胀且痛者，加焦槟榔10g，莱菔子10g，冬瓜子10g。④稍佐甘寒以增阴液：痢下日久，身体自觉干热，舌红且干，口渴思冷，于方中加白芍20g，沙参15g，天花粉10g。

3. 湿热蕴郁，互阻不化

[主症] 表证已罢，湿热胶着，互阻不化。腹痛且胀，里急后重较甚，大便脓血黏滞，舌红苔黄根厚，脉弦滑数，两关尤甚。

[治法] 寒温并用，消导分化。

［方药］芍药汤加减。黄芩 10g，黄连 6g，炒官桂 5g，赤、白芍各 10g，葛根 10g，木香 6g，槟榔 10g，大黄粉（冲）1g。

［加减法］①疏风解表，调和升降：患痢期间，复感风寒而有表证者，加苏叶 6g，白芷 3g，防风 6g 以疏解表邪。俟表解卫疏，三焦通畅，痢下即除。②攻下腑实以畅气机：湿热郁久，腑实形成，虽下痢不止，但有形之积不去，与热结旁流相似，舌红口干，少腹胀满，当用大黄粉至 3g，枳实 6g，芒硝（冲）6g。

4.湿热积滞，病在血分

［主症］下痢脓血，赤多白少，腹中剧痛，里急尤甚，小溲赤热，舌红唇紫且干，脉象弦滑急数，舌苔垢厚黄腻。

［治法］苦寒泄热，升降分化。

［方药］白头翁汤加减。葛根 10g，黄芩 10g，黄连 6g，白头翁 10g，黄柏 6g，秦皮 6g，银花 10g，生地榆 10g，防风 6g。

［加减法］①腹中剧痛，舌赤且有瘀斑，痢下血色秽暗者，血热瘀阻，用活血通络方法以缓其痛，主方加桃仁 10g，丹皮 10g，赤芍 10g。②湿热入血，蕴生热毒，上冲心脑，邪入心营，神昏谵语，病势危急者，已成疫毒痢。用清心解毒方法以开窍醒神，主方加羚羊角（冲）0.5g，鲜生地 15g，菖蒲 6g，郁金 6g，或急用神犀丹、紫雪丹配合，必要时应根据情况采取急输液体以清神明。

（二）热毒痢

暑邪伤人，蕴郁不解，或平素嗜食辛辣，热毒自内而生，煎熬阴液，灼伤血络，病发于大肠则成痢疾。

［主症］痢下血色暗褐，里急较甚，次数频多，肛门灼热，形体消瘦，甚则干呕不止，饮食不进，俗称"噤口痢"，舌绛体瘦且干，脉象细数。

［治法］苦寒折热，甘寒育阴。

［主方］《医学心悟》之开噤散加减。黄连 6g，银花 30g，白头翁 12g，冬瓜皮 30g，沙参 15g，麦冬 10g，赤、白芍各 15g，荷蒂 10g，陈廪米（可用糙米炒黄代用）60g。必要时酌给输液以增液补充水分。

另配米汤、牛乳等调补，如有条件可配合输液。增加水分而护其阴，本证虽为阴伤至极，当清补结合，正邪兼顾。

（三）寒湿痢

素体阳虚，或因热食凉，脾阳受遏，升降失调，寒湿留滞中焦不去，凝滞于血脉，日久与肠中糟粕搏结而下，发为寒湿痢疾，当用温化方法。

1. 纯寒无热

[主症] 下痢白多赤少，如冻如涕，黏而且稀，里急虽较轻，后重尤甚，腹痛绵绵不休，喜温畏寒，得暖则痛缓。舌润苔白滑腻，脉濡迟缓，面色苍白或淡黄。

[治法] 温运中阳，芳香化湿。

[方药] 不换金正气散加减。苏叶 6g，苏梗 6g，苍术 3g，厚朴 6g，炮姜 6g，炒官桂 6g，木香 6g，桂枝 6g。

[加减法] 若脉濡软，舌胖嫩属中气不足时可改用补中益气，宣阳化湿方法，前方加白术 10g，太子参 6g，云茯苓 15g，葛根 10g。

2. 寒热错杂

[主症] 痢下赤白相兼，腹痛绵绵不休，里急后重较轻，肛门灼热，口干心烦，渴不欲饮，舌红苔白，脉象濡滑，按之弦滑有力。面色苍白或青灰。

[治法] 升阳疏化，分理寒热。

[方药] 仿加减正气散之意。藿梗 10g，厚朴 6g，葛根 10g，麦芽 10g，大腹皮 10g，苏叶 10g，炮姜 6g，肉桂 6g，黄芩 10g，黄连 6g。

（四）久痢

痢疾日久不愈，正气大伤，或因治疗失当或补涩过早，积滞不尽，痢下不止者为久痢。其病机特点多表现为虚实相兼，寒热错杂。治疗当视其寒热虚实以调之，尤其要重视分化积滞这一关键环节。

1. 食复痢

[主症] 痢疾新愈，脾胃功能尚未复原，余邪未清，饮食不节，积滞再度形成，痢疾又作，腹胀或痛，嗳意时作，痢下赤白臭秽，后重明显，自觉短气乏力。舌淡苔黄且厚，脉滑数，按之细弦数。

[治法] 分化滞热，疏调肠胃。

[方药] 香砂枳术丸加减。葛根 6g，升麻 3g，木香 6g，砂仁 3g，枳壳 10g，白术 10g，焦三仙各 10g，黄芩 6g，黄连 3g，炒官桂 3g，炮姜 3g。

[加减法] ①扶脾和胃兼以消导：脾气受损明显，周身乏力，神疲困倦，脉濡缓者，于上方加太子参 6g，黄芪 10g，保和丸（布包）10g。②开郁兼以泄热，导滞少佐升阳：积滞郁久化热，热与积滞搏结，症见手足心热，夜间汗出，舌绛苔垢，脉滑，按之弦硬有力。于主方中去官桂、炮姜、升麻，加蝉蜕 6g，僵蚕 10g，片姜黄 6g，焦三仙各 10g。

2. 休息痢

[主症] 下痢时作时止，日久难愈。便干黏液或杂有赤白之色，时时腹痛里急，舌淡苔腻根厚，脉濡软按之濡滑或带弦数。

[治法] 升和分化兼调理肠胃，以饮食为消息。

[方药] 仓廪汤加减。苍术 3g，白术 3g，干姜 3g，甘草 6g，黄连 6g，防风 6g，荆芥炭 10g，木香 6g，焦三仙各 6g，陈廪米 60g 煎汤代水。

[加减法] ①温阳键中以胜寒湿：脾阳虚弱，神疲倦怠，腹痛，肢冷，面色苍白者加炮姜 6g，炒官桂 6g，党参 6g，草果 3g，或改用《千金》温脾汤方。②益气补中以助脾运：老年久痢，虚证突出，饮食不进，倦怠嗜卧，动辄气短，舌白胖嫩，脉虚无力者，于主方中加人参 3g，黄芪 20g，山药 20g，芡实 10g。③清除积滞以利中下：久痢气血不足，积滞不除，痢下不爽，后重较甚，舌苔滑润且腻，加焦槟榔 6g，枳实 6g，大黄炭 3g。

3. 滑脱痢

泄痢日久，或反复发作，痢后气短，两目昏花，或年迈体衰罹患本病，脾肾虚衰，中阳不升，下元不固而成滑脱之象。

[主症] 痢下频繁，状若脂冻，稀解如水，泄后脱肛，俯首乍举，两目昏花，四肢冰冷不温，脉象沉细迟缓，舌淡胖大，苔白润滑。

[治法]

（1）升阳扶脾，调养中焦：用于脾阳虚衰，升力不足者。

（2）温中升阳，固脱止痢：用于脾肾阳虚，下元不固者。

（3）健脾和中，调补气血：用于久痢恢复期。

[方药]

（1）香砂六君子汤加味。党参 10g，茯苓 12g，白术 10g，甘草 6g，木香 6g，砂仁 3g，升麻 6g，柴胡 6g，葛根 6g，半夏 10g，陈皮 6g。

（2）真人养脏汤加减。人参 6g，白术 10g，苍术 6g，炮姜 6g，附子 6g，炒官桂 6g，芡实 10g，茯苓 10g，诃子肉 6g，升麻 6g。

（3）十全大补汤加减。熟地 10g，当归 10g，白芍 10g，川芎 10g，党参 10g，云茯苓 15g，白术 10g，甘草 10g，半夏 10g，陈皮 6g，木香 6g，砂仁 3g。

五、典型病例

例 1 霍某，男，35 岁，1974 年 8 月 10 日初诊。

发热恶寒，头晕恶心，周身酸楚疼痛，阵阵腹痛，大便一次，带有少量脓血，大便镜检大量脓球及红白细胞，舌苔白腻根垢而厚，两脉濡滑而按之弦细且数，小溲色黄，心烦急躁，暑湿积滞蕴蓄太甚，势将成痢，用升降分化，芳香祛暑，逆流挽舟方法，希图暑解表疏，湿热得化，则痢疾自愈矣，饮食寒暖，诸当小心。

［处方］陈香薷（后下）3g，苏叶（后下）4.5g，藿香（后下）10g，葛根8g，马尾连10g，炒官桂3g，炮姜3g，炒白芍12g，焦三仙各10g，莱菔子6g。

二诊：服药1剂后，遍体得汗而恶寒头痛皆解，身热已退，腹痛未作，周身酸痛大减，大便未行，苔白腻渐化，根部仍厚，今诊两脉濡滑，尺部有力，本属暑热积滞互阻不化，下迫于肠，痢疾已成，今用芳香疏化，以逆流挽舟方法，一药而缓解危势，改用升降疏化，兼以消导。

［处方］葛根10g，马尾连10g，黄芩10g，木香6g，藿梗、苏梗各10g，半夏10g，莱菔子10g，焦三仙各10g，槟榔10g。

三诊：又服2剂，身热退而腹痛痢下皆解，舌苔已化而根部略厚，今日大便已转正常。镜检无脓血，唯觉胸中满闷，胃纳欠佳，此暑湿积滞渐化，表里已解，湿邪减而未净，再以芳香升降并用，以善其后。

［处方］荆穗炭10g，防风6g，马尾连10g，黄芩10g，木香6g，半夏10g，焦三仙各10g。

3剂之后痊愈。

按：凡痢疾初起兼有表证者，谓其邪陷未深，可选用风药提出其邪，使邪由表外达，谓之逆流挽舟之法。惯以葛根芩连汤加风药，本案中用香薷、苏叶、官桂、葛根等达邪出表；用芩、连、大黄苦寒下行，直清里热，一升一降，故谓之升降分化；藿香、佩兰芳香化湿，透邪外出；木香调气，白芍和营。配伍恰当，2剂即愈。

例2 钱某，女，31岁。妊娠3个月，痢下赤白，腹痛下坠后重，脉象弦滑有力，舌红苔腻垢厚，胃纳欠佳，病已5日，湿热积滞互阻中焦，先以升和分化止痢方法，防其因坠胎下。饮食寒暖诸宜小心。

［处方］葛根10g，升麻6g，黄芩10g，白芍10g，藿香（后下）10g，苏梗（后下）10g，焦三仙各10g，木香（后下）6g，黄连2g，3剂。

药后痢止食进，足月分娩，母子全安。

按：妊娠患痢，恐伤胎元。俗手当加保胎。今仍以治痢为主，痢愈则胎元自固。即《内经》"有故无殒，亦无殒也，衰其大半而止"原则的体现。若加扶正固胎，必致痢疾迁延，恐反伤胎元，不可不知。

黄 疸

黄疸是一身面目黄染，溺黄为主症的疾病，其中以目睛黄染为主要特征。早在《内经》中就有关于此病的论述，如《灵枢·论疾诊尺》篇说："身痛面色微黄，齿垢黄，爪甲上黄，黄疸也。"

张仲景在《金匮要略》中对黄疸论之甚详，将其分为五类，即黄疸、谷疸、酒疸、女劳疸和黑疸，并提出了一些基本治则和方药，有的一直沿用至今。后世在此基础上有了不同程度的发展和提高，如《诸病源候论》将本病分为28候，《圣济总录》分为九疸三十六黄，《伤寒微旨论》提出了阴黄的辨证施治法则。张景岳在《景岳全书》中全面总结了古代医家对该病的认识，认为黄疸为病，不出阴阳二证，阳者多实，阴者多虚，并提出"胆黄"的概念，提高了对该病发展机制的认识。

一、病因病机

黄疸的病机要点是湿邪郁阻。《金匮要略》说："黄家所得，从湿得之。"湿邪内阻，或从外感，饮食所伤而来，或因中焦虚寒，运化失职而患，造成脾胃升降乘逆，阻碍肝胆疏泄，胆汁外溢，不循常道而成黄疸。

1. 感受外邪

外感湿热毒邪，内阻中焦，湿热交蒸，致肝失疏泄，胆汁浸淫，而成此病，若疫毒暴入，伤及营血，可见急黄，且有较强的传染性，古代称之"瘟黄"。

2. 饮食损伤

饮食不节，饥饱失常，或嗜酒过度，损伤脾胃，助湿生浊，蕴积生热，湿热交蒸，而生黄疸。

3. 中焦损伤

素体脾胃阳虚，或病后脾阳受损，运化不利，湿以寒化，寒湿阻滞，胆液被阻，外溢而发为黄疸。或素体阴虚，胃阳虚亢，湿从阳化热而为湿热，郁滞发黄。

4. 积聚内阻

瘀血，肿瘤阻滞胆道，胆汁外溢发为黄疸。

二、辨证论治

尤在泾指出"胃热与脾湿，乃黄疸之源也"。阳黄是湿从火化，热郁于里，湿热蕴蒸，胆汁外溢发，浸淫肌肉皮肤，故黄色鲜明而光泽如橘皮，发病急，病程短。阴黄湿困脾阳，运化无权，气血瘀阻，胆汁流通不畅，溢于皮肤，故色晦暗而无光泽，发病缓，病程长，两种黄疸病在病因病机上有本质的差别，治疗上也就因之而异。

（一）阳黄

一身面目黄色鲜明，呈橘子皮色，身热口渴，心中烦热或懊憹，发热口苦，胸闷纳呆，脘腹胀满，大便秘结，小溲赤黄短少，舌苔多黄腻质红且干，脉象濡滑或滑数有力。其证型可分为如下。

1. 表气郁闭，湿热并重

［主症］黄疸，发热恶寒，无汗，头重胸闷，周身乏力，口淡无味，甚则恶心欲吐。

［治法］宣阳疏解，化湿泄热。

［方药］麻黄连翘赤小豆汤加减。麻黄 3g，桂枝 6g，防风 6g，荆芥炭 10g，杏仁 10g，黄芩 12g，虎杖 30g，泽兰（后下）12g。

［方解］因表气郁闭，风寒湿外束，故见恶寒发热无汗，方中用麻黄、桂枝疏表开闭，俾邪有出路；湿邪郁遏上焦，见头重胸闷，泛恶无力，故以防风、荆芥、杏仁宣肺达邪，使肺气能畅，气机条达，湿浊能化；黄芩、虎杖清利湿热，利胆退黄，逼邪外出；泽兰叶芳香清灵，理脾渗湿以配合上述诸药，郁开湿化，黄染自退。

［加减法］①如胸闷泛恶加佩兰（后下）10g，藿香（后下）10g。②如脘痞嘈杂加厚朴 10g，郁金 10g。③如心烦加川连 6g，栀子 6g。

2. 湿胜于热

［主症］黄疸，口淡乏力，纳谷不香，胸脘痞满，时时泛呕，苔腻白滑润，脉象濡软。

［治法］淡渗利湿退黄。

［方药］茵陈五苓散合平胃散加减。茵陈 30g，泽兰（后下）12g，桂枝 6g，

防风 6g，苍术 6g，泽泻 12g，茯苓 12g。

［方解］湿热中阻，运化被遏，故见口淡乏力，纳谷不香，气机不畅，甚则逆行，而见胸脘痞满，时时泛呕。方中茵陈清热利湿以退黄；泽兰、泽泻、茯苓淡渗利湿，俾水湿下行；苍术理气燥湿与渗湿药相辅相成，加入防风取肺为水之上源，主一身之气化之意，以开郁、调气以化湿；湿邪较重，阳气被遏，故加入桂枝以通脾阳。

［加减法］湿重时当合平胃散。

3. 热重于湿

［主症］黄疸较重，口干而苦，胸满心烦，恶心欲吐，便秘，小便短少黄赤，舌红苔黄腻，脉滑数或弦数有力。

［治法］苦寒清泄。

［方药］茵陈蒿汤、栀子柏皮汤合栀子大黄汤。茵陈 12g，虎杖 12g，山栀 6g，防风 6g，荆芥炭 12g，黄柏 6g，大黄（后下）3g。

［方解］湿热亢盛，热耗津伤，故见口渴口苦，小便短少而赤，阳明热盛则便秘，湿热熏蒸则胸满心烦，恶心欲吐。方中茵陈、虎杖重用以清热利湿，利胆退黄；大黄、栀子、黄柏清热苦寒泄下，解除湿热蕴结；防风、荆芥炭宣肺理气，俾一身之气机调畅，热散湿化。

（二）阴黄

面目黄色晦暗如烟熏，精神萎靡，乏力气短困倦，四肢不温，畏寒少食，大便溏薄，小溲不利，舌淡苔白，舌体胖有齿痕，脉多沉迟或沉细无力。晚期腹部胀满如臌，或筋现脐突，常见类型如下。

1. 脾虚寒湿

［主症］黄疸，气短乏力，纳谷不香，四肢沉重不温，恶心呕吐，口淡不渴，腹胀，溲色淡黄，舌胖苔白，脉细弱无力。

［治法］健脾化湿。

［方药］茵陈五苓散加减。党参 3g，黄芪 6g，白术 6g，茯苓 10g，炙甘草 6g，附子（先煎半小时）3g，干姜 3g，肉桂 1g。

［方解］脾胃气虚，中焦湿阻，运化不利，胆汁排出不畅而成黄疸，同时伴见气短乏力，纳谷不香。脾阳虚亏，湿浊泛滥，故四肢沉重不温，口淡不渴，恶心呕吐。方中四君子汤加黄芪，重在益气补中，振奋中气；附子、干姜、肉桂温补中阳，兼顾肾阳，俾阳通而运化有力，水湿渐去，黄疸自退。

2. 寒湿偏重

[主症] 面色暗浊，手足逆冷，畏寒喜暖，大便溏薄，胃纳不香，舌胖苔白，脉沉迟，甚则沉细而涩。

[治法] 温化寒湿。

[方药] 茵陈术附汤加减。防风 3g，干姜 3g，吴茱萸 3g，桂枝 6g，白术 6g，苍术 3g，半夏 10g，陈皮 6g，苏木 6g。

[方解] 脾胃阳虚，阳气不达，故见面色暗浊，见手足逆冷，畏寒喜暖；湿困脾土，运化功能失常，故胃纳不香，大便溏薄。方中附子、干姜、吴萸温补脾肾，振奋阳气；苍术、白术、半夏、陈皮燥湿健中，温运脾气；因久病入络，气血不和，故以桂枝配苏木活血温阳通络，利胆退黄。

3. 体质薄弱

[主症] 肝气郁结，气短乏力，周身疲倦酸软，两胁胀满疼痛，黄疸晦暗不泽，急躁易怒，脉象细弦。

[治法] 疏肝健脾，理气解郁。

[方药] 逍遥散加减。柴胡 6g，当归 10g，白芍 12g，茯苓 12g，白术 10g，香附 10g，绿萼梅 3g，丹皮 10g。

[方解] 肝气郁结，络脉不畅，见两胁胀满疼痛，急躁易怒，胆汁不循常道故见黄疸；肝郁已久导致脾虚，正气不振，故气短乏力，周身酸软。方中柴胡、香附、绿萼梅疏肝解郁，理气利胆，退黄止痛；当归、白芍养血柔肝，配以丹皮活络软肝；茯苓、白术健脾益气，扶正祛邪。

4. 肝络瘀阻，水湿内蕴

[主症] 见于黄疸晚期，肝脾肿大，面色黑浊，黄疸晦暗，牙龈衄血，或吐血便血，大便干结，或见腹水如臌。

[治法] 理气活血，通络利湿。

[方药] 柴胡 6g，炙鳖甲 12g，苏木 6g，蛴螬 3g，赤白芍各 12g，当归 6g，茯苓 15g，冬瓜皮 30g，生苡仁（先煎）60g。

[方解] 肝络瘀滞，气血不畅，久则成结，故肝脾肿大，久瘀气血不荣则面色黧黑腻浊，肝络瘀阻，胆道失畅故黄疸，若久瘀血热动血则易出血，阴伤不润故便干，湿浊内蕴，水道不畅，水湿泛滥积而成臌。方中柴胡疏肝理气；炙鳖甲、苏木、蛴螬活血通络，软肝缩脾；赤白芍、当归养肝阴，柔肝止痛；茯苓、冬瓜皮、生苡仁化湿利尿，疏解湿郁。

肝郁气滞时以调肝为主；血热为主，重在凉血；络脉瘀滞，重者当以活血化瘀为主；正气不足时酌情益气补虚。

三、典型病例

例1 张某，男，30岁。面目一身皆黄，大便色白，溲色黄赤，两脉沉涩，按之弦数。全是湿热蕴郁之象，以茵陈蒿汤加味。

[处方] 茵陈12g，山栀10g，大黄（后下）6g，佩兰（后下）12g，藿香（后下）10g，马尾连10g，黄芩10g，丹参10g，赤芍10g，川楝子10g，槟榔10g，大腹皮10g。

按：湿热蕴郁，气机阻滞，一派阳黄之证，故主以茵陈蒿汤清利湿热，导滞下行。黄芩、马尾连加强清热化湿解毒退黄之力；佩兰、藿香芳香升宣，俾湿邪开透，与热分解；丹参，赤芍活血通络利胆；川楝子、槟榔、大腹皮行气化滞。

例2 杜某，女，42岁。两目暗浊色黄，肤色黄染，胸脘满闷，周身酸楚，纳食不香，脉沉弦涩无力。湿郁已久，气机不调，脾胃受伤，服药全是甘寒滋腻，湿遏中焦，法当芳香宣化为主，防其因循增重。

[处方] 旋覆花（包）6g，木香6g，炒枳壳6g，苏叶苏梗各6g，杏仁10g，炒豆蔻（后下）2g，香附12g，焦三仙各10g，姜黄5g，丹参12g，生姜6g，桂枝4.5g。

按：本案属湿浊中阻之黄疸，因前治误用甘寒，使湿郁更甚，遏滞不畅，气机失和，故治疗重在脾胃气机之宣通。旋覆花、木香芳香轻达；苏叶、苏梗、杏仁宣畅肺气；枳壳、豆蔻、香附理气畅中，全在疏理气机，气化则湿化，黄疸自去；配以丹参、姜黄活血通络；生姜、桂枝通阳化湿，则遏滞得开，焦三仙理中健脾助运。

例3 何某，男，29岁。黄疸色深，膨胀已成，脐突筋现，形体消瘦，枯槁无力，舌红少津，苔腻薄黄，脉弦滑，按之细数。心烦急躁，溲黄短少。臌胀黄疸重症，湿热泛滥，阴分又伤。姑拟一方，备专家厘定。

[处方] 沙参15g，麦冬15g，五味子10g，香附10g，木香6g，青、陈皮各6g，大腹皮10g，路路通10g，商陆6g，茯苓10g，冬瓜皮（煎汤代水）60g，舟车丸6g（分2次吞服）。

按：本案属本虚标实之证，湿热久蕴，黄疸不退，内耗阴液，水湿泛滥形成臌胀。养阴恐助其湿热，清利更耗阴液，两不可施，治疗最为棘手。处方意在标本兼顾，护阴救本兼以清利治标。用沙参、麦冬、五味子甘寒酸以补阴液，本固才堪祛邪；香附、木香、青陈皮行气化湿；大腹皮、路路通理气除胀；商陆、茯苓、冬瓜皮合舟车丸渗利逐水，退黄而治标急。

水　肿

　　水肿是体内水液潴留引起头面、眼睑、四肢、胸腹甚至全身浮肿的疾病。祖国医学认为水肿多与肺脾肾三脏功能失调，三焦水道不利有关。

一、文献溯源

　　中医学对水肿的论述早在《内经》中就有记载。《素问·阴阳别论》中说："三阴结谓之水。"《灵枢·水胀》中又说："水始起也，目窠上微肿，如新卧起之状，其颈脉动，时咳，阴股间寒，足胫肿，腹乃大，其水已成矣。"在《素问·汤液醪醴论》中对水肿的治疗也有论述，"平治于权衡，去菀陈莝，微动四极，温衣，缪刺其处，以复其形，开鬼门，洁净府，精以时服，五阳已布，疏调五藏，故精自生，形自盛，骨肉相保，巨气乃平。"自《内经》以后汉代张仲景在《金匮要略·水气病脉证并治》把水肿分为风水、皮水、正水、石水、里水、黄汗、心水、肝水、肺水、脾水、肾水等。并论述了其临床表现和治疗，丰富和发展了《内经》的治疗思想，认为："诸有水者，腰以下肿，当利小便；腰以上肿，当发汗乃愈。"并拟定了越婢汤、越婢加术汤、防己黄芪汤、防己茯苓汤、甘草麻黄汤、麻黄附子汤等治疗水肿的有效方剂。元·朱丹溪《丹溪心法·水肿》把水肿分为阴水和阳水两大类，认为"若遍身肿，烦渴，小便赤涩，大便闭，此属阳水……若遍身肿，不烦渴，大便溏，小便少，此属阴水。"其后医家对水肿的论述也不乏独到之处。如明·李梴《医学入门》对水肿病因的论述比较全面；张景岳对水肿的治疗强调补益脾肾；清·李用粹《证治汇补·水肿》中认为调中健脾，脾气自能升降运行，则水湿自除，是治水肿之大法。

二、水肿的病因病机

　　人体水液的运行有赖于脏腑气化，肺气的通调，脾气的转输，肾气的开阖，从而使三焦能够发挥决渎的作用。反之，肺、脾、肾三脏功能障碍，三焦决渎无权，膀胱气化不利，即可发生水肿。

1. 风水侵袭，肺气不宣

风邪外袭，肺卫不调，肺之宣肃功能不畅，则水道不利，以致风水相接，泛滥于肌肤，发为水肿。风为百病之长，或挟寒，或挟热，或风湿相聚，则其临床表现又有不同。

2. 湿热内蕴，肺脾不调

湿热内蕴，肺脾之气受阻，通调转输功能受阻，水液代谢障碍，水湿内聚，或因风邪外袭，水湿热泛溢于肌肤，而发为水肿。

3. 脾虚水泛

素体虚弱，或久病脾气不足，以致运化转输功能障碍，水湿内聚不化，或因脾气不足，中阳不振；或阳虚及阴，脾阴不足，均可导致气化不调，水道不利，而发为水肿。

4. 肾虚水肿

久病不愈，或素体不足，房劳过度，肾气内伤；或阳气不足，或阴精内耗，以致气化无力，开阖失常，水蓄于内，泛溢于肌肤，形成水肿。水肿的病因病机是多方面的，且也较复杂，但总以肺、脾、肾为中心，正如《景岳全书·肿胀》中所说的："凡水肿等证，乃肺脾肾三脏相干之病。盖水为至阴，故其本在肾；水化于气，故其标在肺；水惟畏土，故其制在脾，今肺虚则气不化精而化水，脾虚则土不制水而反克，肾虚则水无所主而妄行。"

三、辨证要点

水肿从头面、眼睑、四肢、腹背甚至全身浮肿为临床特征，严重者还可伴有胸水和腹水等，临床辨证应弄清病变性质、内伤外感、脏腑病位的辨别，但总以脉、舌、色、症为依据。

1. 辨阴水和阳水

水肿若见烦渴身热，小便赤涩，大便干结，皮肤润泽光亮，舌红苔白或黄，脉沉而有力或滑或数，证属表属实，多因风水侵袭，水湿浸渍，湿热蕴结所致者为阳水。水肿若以腰以下为甚，按之凹陷不起，不烦渴，小便少，大便溏，面色萎黄不泽，舌淡苔白滑，脉沉细弱，观其属里属虚，属表属实，以阴阳两不足所致者为阴水。

2. 辨内伤与外感

外感水肿多起病急，常有恶寒发热，头痛身痛，脉浮等症；内伤水肿，或因素体不足，或久病不愈，正气不足，多有便溏神疲，脘闷肢冷，面色不华，脉沉弱等症。

3. 辨病变性质

辨水肿应分清寒热虚实之不同，一般来说阳水多属实属热，阴水多属寒属虚，但也有寒热虚实兼夹者，当分辨清楚，再予处理。

4. 辨水肿的部位

水肿的病因，病机及病程长短不一，其水肿的部位也不一样，有以头面眼睑肿为主的，有以上半身肿为主者，也有以下半身为主或以下肢肿为主者，有全身皆肿甚或伴有胸水或腹水者，临证之际皆当分辨清楚，结合舌脉色症，以定病之寒热虚实。

四、辨证论治

水肿的病因虽不一，病机也复杂多样，但总以肺、脾、肾三脏的功能失调，气化失司，三焦水道不利为其征结所在。治疗当在恢复肺、脾、肾三脏之功能为主，使气化得力，则水湿自消。辨证应以脉、舌、色、症为依据，区别阳水与阴水之不同。关键在于谨守病机，有者求之，无者求之，以疏调气血，令其条达而致和平为治。当然也要看尿素氮，尿蛋白，尿中红细胞、白细胞、管型及上皮等，切不可滥用补药。

现代医学的急慢性肾小球肾炎、肾病综合征、充血性心力衰竭、肝硬化、内分泌失调及营养障碍疾病出现的水肿，可参照治疗用药。

（一）阳水

1. 风水侵袭，肺气不宣

［主症］湿热内蕴，风邪外袭，肺气不宣，三焦失利，身热头晕，眼睑头面浮肿，逐渐波及上肢、胸部及全身，恶风，骨节酸痛，舌白苔腻，脉浮数。

［治法］宣肺气，化湿邪，利三焦以消水肿。

［方药］麻黄 3g，生石膏 25g，杏仁 10g，甘草 10g，生姜 3g，大枣 5 枚，苍术 6g。

［方解］湿热内蕴，风邪外袭，则风湿相搏，气机被阻，肺气不宣，水道不利，发为水肿。治当以宣肺气以化湿邪，气化则湿亦化；利三焦以消水肿，水道通则湿自消。方中麻黄宣肺气，祛风寒而利水道；杏仁开肺气化湿邪；生石膏清肺热；苍术化脾湿，以治水湿之源；姜、枣、草以和营卫。

2. 肺气不宣，湿热蕴蓄

[主症]一身浮肿，身热烦渴，头晕且胀，甚则神志昏迷，小溲赤少，舌绛口干，脉象弦滑且数。

[治法]清热凉血，宣肺化湿，通利三焦。

[方药]苏叶 3g，荆芥炭 10g，防风 6g，生石膏 30g，杏仁 10g，赤芍 10g，连翘 25g，鲜茅根、芦根各 30g，焦山栀 12g，菖蒲 10g。

[方解]湿热蕴郁较重，肺气不宣，三焦不利，当以宣郁化湿以利三焦。方中苏叶、荆芥炭、防风疏风调气化湿；杏仁、菖蒲宣气化湿；赤芍凉血清热；生石膏、连翘、鲜茅根、芦根、焦山栀清热泻火。诸药合用使湿郁得开，热郁得清，气分宣通，三焦通利，水湿自化。

[加减法]①若热郁重而神志蒙闭，酌情加局方至宝丹半丸，分 2 次服。②若肺胃热盛者，加滑石 10g，黄芩 10g 以泄肺胃之热。③若舌苔黄厚者，加入消导之品如保和丸之类。④若尿中带血或蛋白（+），尿素氮升高至 17.8mmol/L 以上，可于原方酌减辛宣药物，加炒地榆 10g，炒槐花 10g，白头翁 10g，以清化下焦湿热，凉血止血。

3. 湿热蕴郁，三焦不利

[主症]热与水结，三焦不通，发为水肿，周身沉重，胸脘痞满，小溲黄少，大便干结，舌苔老黄垢厚，质红且干，两脉沉弦且实，按之有力，脉症皆实。

[治法]宣气机以通三焦，泄腑浊峻下逐水。

[方药]苏叶 6g，羌活 6g，防风 6g，青、陈皮各 9g，茯苓皮 15g，大腹皮 10g，赤小豆 15g，商陆 6g，黑白丑粉各（冲）1.5g，太乙玉枢丹（研冲）1.5g。

[方解]热水互结，水道不利，腑气不通，湿浊内盛。治当宣气通腑，逐水泄浊。方中苏叶、羌活、防风疏风胜湿；青陈皮、茯苓皮、大腹皮、赤小豆理气化湿消肿；商陆、黑白丑、太乙玉枢丹逐水泄浊兼通腑气。诸药合用，能开能泄，有升有降，气机宣通，水浊自泄。

[加减法]①若服药后大便泄势较重者，暂停服药，缓 1 日再服；若脉症仍实者，可再服 1 剂；凡峻剂只可暂用，中病即止。②若患者体质较差，服 1~2 剂后，改用利水、祛风、扶脾等平和之剂治疗。③若腹满不减，大便秘结，可合用己椒苈黄丸加减治疗。

4. 阳水日久，脾不运化

[主症]水肿为时较久，水肿四肢较重，肿处皮肤光泽，按之凹陷而不起，

小便不畅，舌淡苔白腻，两脉濡缓。

［治法］温阳化水，扶脾健运。

［方药］黄芪 12g，桂枝 6g，苍、白术各 6g，防风 6g，防己 12g，茯苓 20g，大腹皮 10g。

［方解］水肿日久，脾运大伤，气不化水，治当扶脾健运，温阳化水。方中黄芪、苍白术、茯苓扶脾健运；桂枝、防风、防己、大腹皮温阳理气化水，脾运健，阳气化，则水自消。

［加减法］①若药服后见效，可酌加剂量。②若药服后，心烦梦多，肿势不减，甚则口干舌红，此内有郁热之象，宜先清郁热，后议温阳。③若湿浊中阻，脘闷便溏，舌腻滑口淡，湿郁较重者，可加草豆蔻 3g，炮姜 3g。

（二）阴水

1. 脾气不足

［主症］水肿日久，正气不足，脾阳不振，运化无权，全身高度水肿，面色萎黄不华，胸脘闷胀，食欲不佳，大便溏薄，小溲不畅，四肢发凉，舌质淡，苔白滑，两脉沉缓。

［治法］益气健脾，温阳化水。

［方药］黄芪 30g，防己 12g，防风 6g，苍、白术各 10g，茯苓 20g，桂枝 10g，淡附片 6g，干姜 6g。

［方解］水肿日久，正气不足，脾阳不振，气不化水，治当益气扶脾，温阳化水。方中黄芪、苍白术、茯苓益气健脾；防己、防风化湿消肿；附片、干姜温阳化气行水。

［加减法］①水肿较重，加薏苡仁 30g，冬瓜皮 30g，陈皮 10g。②脾阳不振，因于命门火衰者，可加大桂、附、姜温阳化水之用量，以温命火，壮脾阳则水自化。

2. 脾阴不足

［主症］水肿为日较久，中阳不足，脾阴也伤，心烦口干，周身浮肿，胃纳不佳，小溲短赤，手心灼热，舌质红，脉细数。

［治法］益脾阴，清虚热，通络化湿。

［方药］沙参 10g，生山药 20g，生扁豆 20g，生苡米 20g，冬瓜皮 30g，生白术 10g，丝瓜络 10g，大腹皮 10g。

［方解］水肿因于脾阴不足者，多因脾不足虚热内生，络脉不和，水湿内滞

之故。治法当以益脾阴，清虚热，通络化湿。方中沙参、生山药、生扁豆、生白术益脾阴；生苡米、冬瓜皮、丝瓜络、大腹皮通络化湿。

[加减法]①阴虚较重，便干溲赤，可加天花粉 20g，石斛 10g，知母 10g。②若湿邪较重，也可加风药，以疏风胜湿。③若胃中积滞不化，舌苔糙垢者，可加焦三仙各 10g。

3. 肾阳虚

[主症]水肿日久，全身弥漫作肿，腰以下为重，按之凹陷而不起，下肢寒冷，精神困倦，舌体色淡苔滑润，脉沉迟。

[治法]温肾通阳，化气消肿。

[方药]淡附片（先煎）10g，淡吴茱萸 6g，淡干姜 6g，炒川椒目 3g，云茯苓 30g，冬瓜皮 30g，肉桂 3g。

[方解]肾阳不足，气不化水，水湿内蓄发为水肿。当以温肾阳，化气消水为法。方中附片、肉桂、干姜、吴茱萸温阳化水；云茯苓、冬瓜皮、川椒目化气行水消肿。诸药合用，肾阳得温，阳气得化，水湿自消。

[加减法]①若肾阳不足，下肢清冷，可酌将药量加重，以助温化之力。②如兼中气不足时，加参、芪、术、草之类以补中益气。③若虚阳上浮，头目眩晕，可加生龙骨、生牡蛎各 30g，以潜阳定眩。

4. 肾阴阳俱虚

[主症]久病脾虚及肾，阴阳两亏，浮肿经久不愈，下肢尤甚，面色萎黄，一身乏力，腰脊酸痛，有时心烦急躁，舌胖腻而尖部发红，脉沉弱按之弦细。

[治法]益火填精，调补阴阳，化气行水，以退其肿。

[方药]附子（先煎）10g，白术 12g，芍药 12g，茯苓 3g，当归 12g，熟地 18g，芡实 25g，山药 25g，山萸肉 10g，泽泻 6g。

[方解]肾脾不足，阴阳两亏，气不化水，治当以益火填精，脾肾双补，化气行水。方中附子温肾阳；白术、茯苓益脾气以化湿；当归、熟地、芡实、山药、山萸肉益肾填精；泽泻化浊行水。

[加减法]①本方既治脾肾之阳虚，又顾脾肾之阴亏，临床可根据脉、舌、色、症，分清阴阳两者亏损之程度，酌情加减。②若阴阳两虚之外，又有热郁于内之证，可先用丹栀逍遥散以调肝解郁清热，俟郁热除，再行调补。

五、典型病例

例1 邱某，男，12岁。面目一身皆肿，身热咳嗽，体温38℃，中脘满闷，小便量少色黄，舌红苔白，脉沉细弦数，查血压 130/80mmHg，尿蛋白（+++），尿红细胞 10~15/HP，尿白细胞 15~20/HP。风热上扰，三焦不畅，先拟越婢汤加减，以观其后，防其增重。

［处方］麻黄 1g，杏仁 10g，生石膏 12g，生姜 6g，大枣 5 枚。

服 3 剂后，肿势大减，再进 6 剂其肿全消，后以他方进退，月余而愈。

按：风热外袭，肺失宣发，风水相搏，水郁气结，水道不畅，而成水肿。方以麻黄、生姜宣肺行水；石膏清透内蕴之热；杏仁肃降肺气，以利水气下行；大枣补益脾肺，使中焦健旺，营卫调和，微微汗出而风水随汗而去。全方宣中有降，温清相宜，使表邪去而水湿行，故其肿能消。

例 2 程某，女，20 岁。体质薄弱，一身疲乏无力，面目一身日渐作肿，胃纳不佳，小溲不畅，舌苔白腻滑润，脉沉迟，中阳不足，气分亦虚，先拟益气补虚，以观其后。

［处方］黄芪 15g，党参 6g，白术 10g，茯苓 10g，粗桂枝 6g，防风 6g，炒薏米 12g。

服上方 5 剂，病势见轻，再以本方进退月余而愈。

按：水为阴邪，最喜温化，且水惟畏土，故其制在脾。脾胃阳气不足，无以制水化气，则水湿泛溢而成水肿。方用党参、茯苓、白术、黄芪有四君子汤意，而健脾益气之功尤甚；桂枝、茯苓、白术有苓桂术甘汤之功，温阳化气行水；防风、防己胜湿利水；炒薏米健脾利湿，脾土得健，阳气得复，则水湿有制而不肆行，其肿自能消退。

例 3 徐某，男，8 岁。热郁于内，湿滞中阻，昨夜突然面目一身皆肿，咳嗽气粗，小溲短少，湿热蕴郁，又感风热，查尿蛋白（+）；上皮管型（+），红细胞 10~20/HP，先拟疏风清热化湿，以退其肿。宜节饮食，慎起居，防其增重。

［处方］苏叶 1.5g，荆芥 6g，防风 3g，前胡 3g，杏仁 6g，枇杷叶 10g，茅根、芦根各 10g，生地榆 6g，丹参 6g，焦三仙各 6g。

按：水肿之证，虽以水湿为患，但不能一味利水消肿，应详加辨证，视其病机证结之所在进行施治。本案乃是风邪外袭不解，内热蕴郁不清之故，治以疏风清热化湿，虽未用利水之品，仍达水去肿消之功。另外，水肿患者节饮食，慎起居，加强锻炼也是十分必要的。

遗　溺

遗溺，是指小便不受意识控制，自行排出体外而言，其中小便频数不禁者，多见于老人、妇女或病后；睡中遗尿者，以幼儿为常见；若发于青壮年，则病多复杂，当仔细推敲，辨证施治。

一、文献溯源

遗溺早在《内经》就有记载，如《素问·宣明五气篇》说"膀胱不利为癃，不均为遗溺"，《灵枢·本输》又说"虚则遗溺，遗溺则补之"，不仅认识到遗溺的病位在膀胱，病性多属虚，还指出补法为一般的治疗原则。而后汉代张仲景补充了《内经》理论，提出了外感热病的危重阶段可出现小便失禁，如《伤寒论·辨太阳病脉证并治上》说："太阳病，发热而渴，不恶寒者，为温病……若被下者，小便不利，直视失溲。"自汉以降，后世医家对此病多有阐发，如《诸病源候论·尿床候》认为："夫人有于睡眠不觉尿出者，是其禀质阴气偏盛，阳气偏虚也"，又《诸病源候论·小便病诸候》说："遗尿者，此由膀胱虚冷，不能约制小水故也，"并专列《诸病源候论·小便不禁候》云："小便不禁者，肾气虚，下焦受冷也"，进一步认识到遗尿与禀赋素质有关，且病机多属阳虚阴盛，下焦膀胱虚冷。唐·孙思邈《备急千金要方》提出治疗遗溺，应用方药、针灸、外治等，大大丰富了治疗方法。宋《太平圣惠方·治遗尿诸方》明确提出"治遗尿恒涩"的原则，在《内经》温补的基础上，又增加了收涩一法。唐宋医家注重温补与收涩的治法，主要是从下焦虚冷立论。此外，《仁斋直指附遗方论》指出下焦蓄血，心肾不交亦可引起小便不禁。

金元诸家多循《内经》与《诸病源候论》之说，惟朱丹溪认为，小便失禁有"属热属虚"和"虚热虚寒"之分，对其病机的认识有所发挥。明·王纶《明医杂著·卷三小便不禁》总结前人经验，归纳遗尿，小便不禁的病因病机有虚寒、火邪、血少、气虚等，并论述说："小便不禁或频数，古方多以为寒，而用温涩之药。殊不知有属热者，盖膀胱火邪妄动，水不得宁，故不能禁而频数来也"。《赤水玄珠》提出湿热致病之说。《证治准绳》指出其病位涉及肺、肾、肝、膀胱。到了清代，林佩琴在《类证治裁·闭癃遗溺》中阐发《内经》关于督脉生病为遗尿，肝所生病为遗尿之旨，说"小便不禁，虽膀胱见症，实肝与督脉三焦主病也"，尤其强调"治水必先治气，治肾必先治肺"的论点，颇有见地。至此，遗溺的病因病机和治疗方法，渐趋完备。

二、病因病机

遗溺的病因有内伤、外感两大类。以内伤为多见，多由五脏虚损，三焦气化不利而致；外感方面由湿热太盛，或邪热内迫引起。

1. 脏腑虚损

劳伤过度，忧思气结，损伤肝脾肺，水液代谢失常，则发遗溺。肺主气，通调水道，下输膀胱，肺虚治节失司，则膀胱不约；脾主运化，职司转输水液，脾气不足，中气下陷，水液无制而自遗；足厥阴肝经循阴器，系延孔，肝气不调，疏泄失司，可发遗尿。此外，心气亏损或心肾不交之时，亦可发生遗尿或失禁，如《奇效良方·遗溺失禁》说："盖心属火，与小肠为表里，二气所以受盛，是为传送；又肾属水，合膀胱为表里，膀胱为水之府，水注于膀胱，而泄于小肠，实相交通也。若心肾气弱，阴道衰冷，传送失度，必遗尿失禁。"

肾主水，主膀胱气化，若房劳伤肾，或病后，老年体虚肾亏，下焦虚冷，固摄无权则发遗溺。

2. 湿热下注

外感湿热，或脾湿内停，郁久化热，湿热蕴结，下注膀胱，膀胱失约，则发遗尿，如《医学六要·遗尿》说："亦有下部湿热太盛，迫水妄行者，其人必嗜酒。"

3. 肝郁化火

肝经绕阴器，抵少腹，七情内伤，肝气郁结，疏泄不及，久郁化火，郁火下迫，经气阻滞，影响膀胱气化，则可发生遗溺。如《灵枢·经脉》篇指出："肝足厥阴之脉……是主肝所生病也……遗溺闭癃。"

综上所述，本病的部位虽在膀胱，但与肺、脾、肾、肝均有关系。一般来说，肺气虚弱，脾气不升，肾气亏虚多属虚证；湿热蕴结，肝郁化火多属实证。

三、辨证要点

遗溺以肾与膀胱虚寒为多见。睡中遗尿多见于儿童，常随年龄增长，发育日趋健全而自愈；心肝郁热下迫，亦发遗尿，积滞蕴郁亦可发作；成年遗尿者，多与禀赋素弱或肺脾肾不足有关。小便失禁多见于老人、病后体虚、产后损伤和虚劳病患者，多发生在白昼，且多见于女性。

1. 辨轻重

遗溺虽是虚证者多，实证者少，但应注意辨别虚证的轻重。一般而论，幼年患病阳气未充，病轻，可随其发育生长而自愈；少年患病，脾气不足，俟其气壮即固，病亦轻；成年患病，脾肺气虚，必须调理后可愈；壮年患病，阳气渐衰，病较重；老年患病，元气亏衰，阳气虚极，病则更重。若以症状而论，有梦而遗尿者，病较轻；无梦而遗尿者，病较重；夜有遗尿而昼有不禁者，则病重。咳嗽或谈笑而尿不禁者较轻，无故不禁者较重。在其他病变中，如热病过程中，出现昏迷、尿失禁，更是病情危重的象征。

2. 辨寒热

遗溺虽是寒证居多，但热证亦有之。其辨别之要着重从全身症状和舌脉分析。寒证多畏寒神怯，脊背冷凉，平日小便清长，舌质淡，苔白，脉沉缓。热证常夹阴虚，多手足心热，面颊潮红，口干咽燥，小便短黄，舌质红，苔少，脉细数；如兼湿热，则舌苔黄腻。

四、辨证论治

遗溺病势较缓，恒多虚寒，故以温补为治本之常法，佐以固涩以治其标，此为治遗溺之常法。必须根据脉、舌、色、症分析用药。如病实邪，有湿热、肝火者，则大忌温补收涩之品，必待实邪已去，方可用之，否则，易留邪为患，反生他证。

遗溺是指小便不能控制而自行排出的一种病证。其病因病机主要为肺、脾、肾、肝及督脉虚损，也可因湿热、肝火引起，一般以下焦虚冷最为常见。治疗上除清热利湿，清泄肝火外，多以温补、固涩为大法，适当配合针灸、敷贴则效果更好。在热病等疾病过程中出现昏迷、尿失禁则是病情危重的征象，治疗较难。

1. 湿热下注

[主症] 湿热下注，厥阴受扰，宗筋失和，遗溺时作，溲赤而热或尿滴涩淋沥，苔白腻，脉象濡滑略数。

[治法] 苦辛芳化。

[方药] 泽兰叶（后下）15g，苏梗、藿梗各10g，柴胡6g，黄芩10g，防风6g，苍术6g，黄柏6g，杏仁10g。

［方解］方中杏仁宣肃肺气，通调水道；防风味辛以化湿郁，苏藿梗芳化湿邪；柴胡疏肝、理气、解郁；黄芩、黄柏清热燥湿，苍术性温燥湿，泽兰叶轻清利湿，共奏清化湿热之邪。

［加减法］①若湿热较重，下肢浮肿，小溲时遗而不畅，周身酸沉，舌苔黄腻，可于方中加防己 10g，茯苓皮 15g。②若热重，大便干结，脉象弦实者，可加川楝子 10g，龙胆草 1~2g。③若经络不和，周身作痛，可于方中加秦艽 10g，羌独活各 6g，丝瓜络 10g，桑枝 15g。

2. 肝热化火

［主症］肝热化火，眩晕耳鸣，心烦口苦，大便干结，溲赤而臭，时而遗溺，舌绛干裂，六脉弦实有力。

［治法］清泄肝火。

［方药］龙胆草 4g，炒山栀 6g，黄芩 10g，柴胡 6g，防风 6g，杏仁 10g，黄柏 6g，知母 6g，川楝子 10g，灯心草 0.5g。

［方解］方中龙胆草、炒山栀、黄芩、黄柏味苦性寒清肝泻热；柴胡疏肝解郁，川楝子清泻肝热；杏仁、防风宣郁，知母清热，伍以少量灯心草清心利尿。合方共奏清泄肝火之热，火祛则遗溺止。

［加减法］①若舌绛口干，阴分不足者，可于方中加凉营养阴之品，如生地 30g，丹皮 10g，赤芍 10g，白头翁 10g，炒地榆 10g。②若挟有血瘀者，可加赤芍 10g，丹皮 10g，茜草 10g，当归 10g 等。

3. 脾肾两虚

［主症］老年体弱，脾肾气虚，失于固摄，症见经常腰痛，四肢逆冷，小便点滴而下，不能自禁，舌白质淡，脉沉溺迟缓。

［治法］健脾补肾。

［方药］生黄芪 12g，桑螵蛸 10g，海螵蛸 10g，补骨脂 10g，覆盆子 10g，麻黄 2g，生牡蛎 30g。

［方解］方中生黄芪益气健脾；桑螵蛸、海螵蛸、补骨脂、覆盆子、生牡蛎补肾壮阳，固肾缩尿；麻黄少许宣开肺气，以利水道。

［加减法］①若属命门火衰，肾阳不足者，加附子 6g，肉桂 6g，炒川椒 3g，胡芦巴 6g，对蚕蛾 6g。②若督脉不足，腰脊冷痛，小便失禁者，加鹿茸粉（冲）1~2g，胎盘粉（冲）3g，人参粉（冲）2g。③若气短少气，以肺气不足为主者，可加党参 6g，白术 10g，山药 10g 以加大益气作用。

五、典型病例

例1 张某，男，7岁。遗溺经常发作，指纹色紫，大便干结，舌苔黄厚，脉象弦数。全是肝胆郁热下迫，胃肠积滞不清，先以清泄肝胆方法。辛辣油重皆忌。

[处方]柴胡6g，蝉蜕6g，龙胆草2g，防风3g，木瓜6g，钩藤10g，鸡内金10g，焦三仙各10g，水红花子10g。

按：肝脉绕阴器，抵少腹，七情郁结，久郁化火，郁火循经下迫，膀胱气化不利，则发为遗溺。据指纹色紫，苔黄厚，脉弦数，辨为肝胆郁热下迫，胃肠积滞不清。以柴胡、蝉蜕、防风疏肝解郁；龙胆草清泻肝热，木瓜、钩藤柔肝缓急；鸡内金、焦三仙、水红花子消食导滞以利肠腑。

例2 王某，女，10岁。遗溺时作，素体薄弱，心烦急躁，夜寐不安，屡服滋补肝肾，皆未见效，全是血虚阴伤，木郁日久，先以清肝热，泻胆火方法。

[处方]川楝子10g，蝉蜕6g，柴胡6g，黄芩6g，片姜黄5g，大黄3g，钩藤6g，木瓜6g，茅根、芦根各10g，焦三仙各10g。

按：遗溺有虚、实两大类，虽以五脏虚损、三焦不利为多见，但对邪热下迫者也不能忽视。本案先用滋补肝肾无效，证属血虚阴伤，肝经郁热。用柴胡、黄芩、川楝子疏肝泻热；蝉蜕、片姜黄、大黄宣郁清热；钩藤、木瓜柔肝缓急；茅根、芦根养阴凉血，故服数剂则遗溺止。

例3 孙某，男，87岁。遗溺经常发作，形体消瘦，四肢不温，腰酸肢软，舌胖苔白，填补下元，治在肝肾。

[处方]桑寄生15g，补骨脂10g，金樱子10g，桑螵蛸12g，木瓜10g，白芍12g，炙甘草10g，焦麦芽10g。

按：本案属老年肝肾不足，下元亏虚，失于固摄之证，故用养肝补肾，壮阳缩尿方法，病情日见减轻。

头　痛

　　头痛是临床上的一个自觉症状，多见于各种急慢性疾病过程中，有因风、寒、暑、湿、燥、火引起，或因颅压过高，脑血管疾患。关于头痛部位也是各有不同，当分别论治。当以头痛为主要症状时，可按本篇有关证型论治。若属某种疾病过程中所出现的兼症，则参考相应疾病论治，不在本篇讨论范围。

　　头痛的差异很大，除与疾病轻重程度及疾病部位特点有关之外，还根据个体的耐受性有很大关系，因此，临床诊断要通过脉、舌、色、症或结合其他诊断手段判定性质，把握本质。

　　现代医学认为，引起头痛的病变部位可在颅内组织，也可在颅骨或颅外组织，也可由于全器官性疾病或功能性疾病所致。临床上有必要加以辨别，以判断预后和参考治疗。

一、文献溯源

1. 对头痛的认识

　　《内经》对外感和内伤因素所致头痛，已有初步认识，《素问·奇病论》指出："犯大寒，内至骨髓，髓者以脑为主，脑逆故令人头痛。"脑髓受邪，功能紊乱则出现头痛，《素问·藏气法时论》则谓："气逆则头痛。"言气机逆乱，经气有上无下，则头痛作。为后世详论头痛之病因病机奠定了理论基础。

　　《难经》根据受邪病位和发病特点的不同、把头痛分作"厥头痛"和"真头痛"两类。云："手三阳之脉，受风寒伏留而不去，则名厥头痛"，"入连脑者，则名真头痛。"头为三阳之会，三阳经受邪，经气不利则头痛，病在于经脉。邪侵入脑，脑髓受邪，头痛尤剧，故曰"真头痛"，有如"真心痛"之谓。

　　《伤寒论》不仅更详尽地论述了外感、内伤致头痛的机制，而且立足临床，开创了辨治头痛的先例。外感头痛以风寒病因为主，根据风寒之邪所在部位，划分六经，把头痛作为六经病中的症状之一，加以辨证施治。内伤头痛有寒饮所致，用茱萸汤，谓"干呕、吐涎沫，头痛者，茱萸汤主之。"但是，张仲景并没有把头痛作为一个病来论述。

宋·严用和《济生方》对《内经》"厥头痛"和"真头痛"的发病机制更进一步解释。说"气血俱虚，风寒暑湿之邪，伤于阳经，伏留不去者，名曰厥头痛"，"痛引脑巅，甚而手足冷者，名曰真头痛"。此外，他认为"风热、痰厥、气虚、肾厥、新沐之后，露卧当风，皆令人头痛"。已包含了头痛发病的外感、内伤两个因素。直到明·徐春甫《古今医统大全》才把外感和内伤的不同明确区分开来。他说："头痛，自内而致者，气血痰饮五脏气郁之病；自外而致者，风寒暑湿之病。"外感头痛以三阳经受邪为主。《儒门事亲》谓："夫头痛不止，乃三阳经受病也。"并进而区分疼痛性质之不同，"头与项痛者，是足太阳膀胱之经也；只额角上痛，俗呼为偏头痛，是少阳头痛"等。内伤头痛有虚实两种，朱丹溪认为："头痛多主于痰，痛甚者火多，诸经气滞亦作头痛。"又谓："头风痰者多，有热，有风，有血虚。"

在医书中，头痛门尚有头风一病，《证治准绳》解释说："医书多分头痛头风为二门，然一病也。但有新久去留之分耳。浅而近者名头痛，其病卒然而至，易于解散速安也；深而远者为头风，其痛作止不常，愈后遇触复发也。"区别如此。

2. 头痛的辨证

伤寒学派辨外感六经甚详，宋·朱肱《南阳活人书》继承《伤寒论》辨证方法，谓"太阳证头痛，发热恶寒……阳明证头痛，不恶寒反恶热……少阳证头痛，小柴胡汤（以方代证）"等。李东垣则略辨内证、外感云："内证头痛有时而作，有时而止；外感头痛常常有之。"《景岳全书》辨证最为详尽，谓："凡诊头痛者，当先审久暂，次辨表里。盖暂病者必因邪气，久病者，必兼元气；暂病有表邪者，此风寒外袭于经，治宜疏散，最忌清降；有里邪者，此三阳之火炽于内，治宜清降，最忌升散，此治邪之法也。其久病者，则或发或愈，或以表虚者，微感而发，或阳盛者，微热则发，或以水亏于下而虚火乘之则发，或以阳虚于上而阴寒胜之则发，所以暂病者当重邪气，久病者当重元气。此固其大纲也。"张氏此论，指出了久病与暂病的不同机制，久病多因虚感邪而痛作，故重元气，但仍应区别虚实之主次不可盖言补也。暂病多因外感，治当疏散清降，因证而异。

3. 头痛的治疗

除遵照辨证论治总原则之外，医家们还总结出了一系列分证用药法，又谓"引经药"。《卫生宝鉴》说："太阳头痛，并诸血虚头痛用川芎，少阳头痛用柴胡；

阳明头痛用白芷；诸气虚，气血俱虚头痛用黄芪，太阳头痛必有痰者用半夏"法。

二、病因病机

头痛病因多端，但归纳起来不外内伤外感两大类别。头为"诸阳之会""清阳之府"又为"髓之海"，五脏六腑之精血阳气皆上注于头，是故六淫之邪外袭，随经上犯巅顶，邪气稽留，阻遏阳气，或内伤诸疾，致使气血逆乱，经脉瘀阻，脑失所养，均可发生头痛。

1. 外感头痛

因起居不慎、露卧当风，感受风、寒、暑、湿之邪，而以风邪为主。所谓："伤于风者，上先受之"，"高巅之上，惟风可到"。故外邪自表侵袭于经脉，上犯巅顶，清阳之气受阻，气血不畅，络道受阻，而致头痛。风为百病之长，风邪多夹时气而发。若挟寒邪，寒凝血滞，络道被阻，则为头痛；若挟热邪，风热上炎，侵扰清空，而为头痛；若挟湿邪，清阳不展，湿邪蒙蔽，而致头痛；又有湿热互阻，三焦不畅，清阳不升，浊邪上犯，是谓浊邪害清，亦可致头痛。

2. 内伤头痛

脑为髓之海，五脏六腑之精气上注为养，内伤头痛发病与肝、脾、肾三脏关系尤为密切，因于肝者，一因情志所伤，肝失疏泄，郁而化火，上扰清空，而为头痛；一因火盛伤阴，肝失濡养，或下元不足，水不涵木，导致肝阴亏损，肝阳上亢，上扰清空而致头痛。因于肾者，多由肾精久亏，脑髓空虚而致头痛。亦可因阴损及阳，肾阳衰微，清阳不展而为头痛。因于脾者，多系脾胃虚弱，生化不足，或失血之后，营血亏虚，不能上荣于髓，脉络失养，而致头痛。或因饮食失节、嗜食肥甘，脾失健运，痰湿内生，上蒙清窍，阻遏阳气而致头痛。

又有外伤日久，气滞血瘀，脉络瘀阻，不通则痛，亦可致头痛。

三、辨证要点

头痛辨证以辨外感内伤、虚实最为切要，其辨证除依据脉、舌、色、症之外，当结合病史，参考疼痛性质、部位，以求辨证确当，此外，还须注意络脉阻滞因素在头痛尤其是在久痛中的作用。

1. 辨内外

外感头痛，一般发病较急，痛势较剧，痛无休止，病程相对短。疼痛多表现为掣痛、跳痛、灼痛、胀痛、沉重痛，其中掣痛多属寒邪所致；跳痛为风邪甚；灼痛多为热；胀痛考虑风热上扰之象；沉重痛为湿蒙清阳之征。疼痛的部位可作判断病位参考，如太阳经头痛，多在头后部，下连于项；阳明经头痛，多在前额部及眉棱等处；少阳经头痛，多在头之两侧，并可连及耳部；厥阴经头痛，则在巅顶部位，或连于目系等等。

内伤头痛，一般起病较缓，痛势亦轻，时作时止，其发作及加重每每与过劳、恼怒等因素有关。因有虚实，临证见证各异。

2. 辨虚实

内伤头痛须辨虚实。虚证头痛多表现为逐渐而来的隐痛、空痛、昏痛，痛势悠悠，遇劳则剧；时作时止，以肾虚、血虚尤为常见。实证头痛有瘀血致痛、痰浊致痛、火热致痛等，瘀血头痛多见刺痛、钝痛、固定痛，或有头部外伤史、久病不愈史；痰浊头痛，常兼呕吐，痛且昏蒙；火热头痛，痛势剧烈，头痛如劈。又有因虚致实，虚中挟实者，如肝肾阴虚，肝阳上亢之证，痛必兼眩，怒则加剧，脉弦有力，按之细数。辨虚实之法，因证而异，但都须结合脉、舌、色、症，综合判断，方能做到辨证细致，用药精当。

3. 痛久入络

实证头痛日久不愈，邪留经脉，阻滞血络，每触即发，难以根除，古人谓之"头风"。头风之根源在于络阻，而不在于受风，因此，治疗主张活血通络以散风，是谓"血行风自灭"也。久痛入络，脉证多无明验，但舌质可见瘀暗或有瘀斑、瘀点。临证之时，全靠细心察看，结合病史，详参诸症，方能认得"头风"之病机。

四、辨证施治

头痛是临床常见的一个自觉症状，其原因多端，但临床辨证不外乎分清外感与内伤，辨别虚实寒热。外感头痛，为时短暂，风邪居多，临床上根据挟寒、挟热、挟湿之多寡，随证治疗。暑湿蕴郁而致头痛，时作时止，为病较多，有虚有实，有虚实夹杂，有寒有热，有寒热错杂，必须分清标本主次，找出主因，分析整体病理机转，因证候治疗。诊断方法以脉、舌、色、症合参。注意络脉阻滞在头痛病机中的主要地位，实证头痛兼用活络之品，虚证头痛当拟调理气血。临床见证复杂，当前后互参，灵活运用。亦可配合针灸、气功等疗法，以求速效。

（一）外感头痛

1. 风寒头痛

[主症] 头痛暴然发作，身热恶寒，鼻塞流涕，头痛引及项背、周身关节作

痛，如遇风吹则头痛加重，口不渴，时或咳嗽，舌苔白腻，脉象浮紧。

[治法] 疏风散寒，活络止痛。

[方药] 川芎茶调散加减。荆芥穗 10g，防风 6g，川芎 6g，细辛 2g，白芷（后下）6g。

[加减法] ①如体痛较重，风寒湿夹杂，当加祛风胜湿之品，方中配入羌活 6g。②临床上可根据疼痛部位适当配入引经药，如头顶痛甚者加藁本 5g；两侧额角痛者加柴胡 6g，僵蚕 6g；痛连项背者加葛根 6g。③若舌红口干，身热恶寒口渴者，为内热外寒，用疏透清化方法，方中加黄芩 10g，栀子 6g，淡豆豉 10g。④舌苔厚腻，腹中胀满，嗳噫食臭，为食滞内停，用疏化消导方法，方中加焦三仙各 10g，槟榔 10g，枳实 6g，鸡内金 10g。⑤若咳嗽明显，流涕清稀而多，为寒束肺气，宣降失司。当用宣肺疏调方法，方中加杏仁 10g，桔梗 6g，炒枳壳 6g，前胡 6g，枇杷叶 10g。⑥若鼻塞声重，呼吸不畅者，肺气郁闭明显，当于宣透之中，加入通鼻窍之品，如辛夷花、苍耳子之类。

2. 风热头痛

[主症] 头痛且晕，恶风身热，口渴，咽红且痛，阵阵烦热，小溲短赤，大便干结，舌红苔浮黄，两脉滑数，两寸尤甚。

[治法] 清透疏化。

[方药] 桑菊饮加减。桑叶 10g，菊花 10g，薄荷（后下）3g，钩藤 6g，连翘 10g，白蒺藜 10g，银花 10g，晚蚕沙 10g，茅根、芦根各 10g。

[加减法] ①如咽痛明显，是为肺热壅盛，加重清热利咽之力，方中加生甘草 6g，桔梗 6g，黄芩 10g，牛蒡子 10g。②若风热化火，内热炽盛，面赤口干，烦渴思凉，头痛如裂，目赤鼻干，便结溲赤，甚则口舌生疮，舌黄且干，脉弦滑细数，改用苦泄清化方法，取凉膈散方义，用药如川芎 6g，白芷（后下）6g，生石膏 15g，桑叶 10g，薄荷（后下）6g，白蒺藜 10g，黄芩 10g，苦丁茶 10g，大黄末（冲）1g。③若兼肝热上扰，烦躁易怒，头痛且晕，加清肝之品如龙胆草 3g，川楝子 10g，蝉蜕 6g，片姜黄 6g。④气分热盛，津伤口渴，舌红且干，脉洪数者，加生石膏 15g，天花粉 10g。⑤若风火炽盛，头痛且胀如裂，恶心呕吐，吐如喷射状，颈项强直，此颅内压过高，多系脑炎所致，应紧急处理。拟清肝息风之法，防患于未然。

3. 风湿头痛

[主症] 头痛沉重，周身酸楚，懒于言语，恶心欲呕，舌白苔腻，脉象濡滑。体丰痰湿素盛，过饮冷物或过食肥甘厚味者易患此证。

［治法］清化痰湿，以清头目。

［方药］半夏白术天麻汤加减。半夏 10g，胆星 6g，天竺黄 10g，钩藤（后下）10g，陈皮 6g，夏枯草 10g，苍术 6g，羌活 6g。

［加减法］①痰湿壅盛，过于肥胖者，方中加苏子 10g，莱菔子 10g，白芥子 6g，皂角子 6g，冬瓜子 10g。②湿痰壅阻阳气，胸中气机闭塞，用宣阳方法，方中加杏仁 10g，枳壳 6g，草蔻 3g，防风 6g。

（二）内伤头痛

1. 气虚头痛

［主症］头痛朝重夕轻，日渐而来，逐日增重，自觉头内空痛，倦怠乏力，时或恶寒，胸闷，胃纳不佳，面色萎黄，动则气促，过劳则甚，舌白润腻，脉象沉濡无力。

［治法］益气补中，升阳缓痛。

［方药］补中益气汤加减。党参 10g，黄芪 15g，白术 10g，升麻 6g，柴胡 6g，当归 10g，甘草 6g。

［加减法］①时时恶寒，阳气虚弱，重用参芪，加鹿角胶 10g，桂心粉（冲服）1g，以温阳益气，振奋中阳。②若下元不足，腰膝酸冷，用填补下元方法，加补骨脂 10g，桑寄生 10g，芡实米 10g，川断 10g。③中气不足，运化失权，胃纳不佳，食滞中焦者，配合疏调气机方法，加焦三仙各 10g，鸡内金 10g。④脾虚水湿不运，口中发甜，舌淡润滑者加茯苓 10g，半夏 10g，陈皮 6g。

2. 血虚头痛

［主症］头痛午后较重，形体瘦弱，面色不华，心悸怔忡，夜寐不安，癸事量少，大便干结，舌瘦口干质红，脉多细弦小数。

［治法］养血育阴，活络缓痛。

［方药］杞菊地黄丸加减。菊花 10g，枸杞子 10g，沙苑子 10g，赤白芍各 10g，茺蔚子 10g，生地黄 12g，旱莲草 10g，女贞子 10g，生牡蛎 30g。

［加减法］①阴伤不明显，仅以血虚为主者，方中去生牡蛎、枸杞子，加当归 10g，首乌藤 10g，熟地 10g。②气血双亏者，加黄芪 15g，以期益气养血，气血双补。③血虚有热者，加凉血活血之品，如丹皮 10g，生地榆 10g，川芎 10g。

3. 肾虚头痛

［主症］后脑作痛，兼或耳鸣，腰膝无力，男子遗精，女子带下，脉沉细且弦。

[治法] 滋养肝肾，填补下元。

[方药] 杞菊地黄丸加减。熟地黄15g，枸杞子12g，沙蒺藜15g，芡实米15g，山药30g，黑桑椹15g，楮实子12g，菟丝子12g，生龙骨15g，生牡蛎15g，杭菊花10g。

[加减法] ①肾虚阳衰、虚实之证，用阴阳双补法于阴中求阳，阳中求阴，方中加炒官桂6g，鹿角胶10g，制附片6g（先煎半小时）。②阳虚水泛，水饮上逆而作痛者，舌多白腻润滑，用温阳化饮方法，取真武汤方义，上方去枸杞子、杭菊花、芡实米、黑桑椹，加制附片6g，茯苓15g，白术10g，炒桂枝6g，水饮去后，再议填补调理。③偏于阴虚火旺者，舌红口干，心烦不寐，脉细弦且数，用育阴泄火方法，方中加知母10g，黄柏6g。④如兼中焦胃热，加苦泄折热之品如黄芩10g，栀子6g。⑤如下虚与胃肠滞热并存时，先用疏调中焦方法，后议填补下元。

4. 肝阳头痛

[主症] 恼怒之后，头痛即发，心烦梦多，面赤口干，便秘尿赤，舌红苔黄，脉象细弦滑有力。

[治法] 平肝息风，潜阳缓痛。

[方药] 羚羊钩藤汤加减。羚羊角粉（冲服）1g，钩藤10g，菊花10g，桑叶10g，生地10g，茯神10g，白芍10g，玉竹10g，川贝母6g，竹茹10g。

[加减法] ①若肝热便秘，加清泄肝热之品，如龙胆草3g，黄芩10g，栀子6g，川楝子6g。②血虚阴分不足，配合养阴凉血之品，如白头翁10g，炒地榆10g，炒槐花10g，鬼箭羽10g。③肝郁化火，伤阴而致阳亢者，用疏调肝经方法，方用晚蚕沙12g，菊花10g，钩藤10g，川楝子12g，黄芩10g，柴胡6g，炒皂角子6g。④若肝火过亢，大便干结，先以清泄肝火方法，用龙胆泄肝汤、当归龙荟丸之类。待热势稍减，再拟平潜。

5. 瘀血头痛

[主症] 头痛经久不愈，痛有定处，如针刺般，夜晚加重，舌质暗紫，或有瘀斑，脉多沉涩。多因其他疾病引起瘀血阻滞所致，亦有因外伤或脑震荡后遗症。

[治法] 活血通络，以止其痛。

[方药] 血府逐瘀汤加减。桃仁10g，杏仁10g，红花6g，川芎30g，赤芍12g，生地10g，柴胡6g，熟地15g，土鳖虫6g。

[加减法] ①若兼痰火郁热较重者，方中加苏子10g，莱菔子10g，黄芩

10g，礞石 10g，大黄 3g。②若兼胃肠积滞，壅阻不化者，方中加焦三仙各 10g，鸡内金 10g。③若兼阴虚肝旺时，川芎量酌减，另加当归 10g，白芍 15g，生地 10g。④若属肝阴不足，肝火偏旺时，可合入丹栀逍遥散，甚则加白头翁 10g，炒槐米 10g，牛膝 6g。⑤若头痛顽固，经久不愈，古人谓"头风头痛"者，方中重用川芎以活血疏风，另加白芷（后下）6g，细辛 2g。

五、典型病例

例1 文某，男，35 岁。身热恶风，口渴咽红，阵阵烦热，小溲短赤，大便偏干，两脉浮滑且数，寸口尤甚。此属风热上扰，当用清透疏化方法。

［处方］桑叶、菊花、白蒺藜、苦丁茶、蔓荆子、茅根、芦根各 10g，薄荷（后下）3g。

例2 白某，女，58 岁。体丰气分不足，头痛朝重夕轻，自觉疲乏无力，每于过劳则甚，面色萎黄，动则气短，舌体胖苔白滑润，脉象沉滑无力，一派气虚之象，当以益气补中方法。

［处方］党参 6g，黄芪 10g，升麻 6g，柴胡 6g，茯苓 10g，白术 10g，当归 10g，炙甘草 6g，生牡蛎 20g。

例3 王某，女，49 岁。形体瘦弱，面色不华，头痛午后较重，心烦夜不成寐，癸事量少色淡，大便干结。全是血虚阴伤之象。每遇恼怒则甚。治宜养血育阴，从本入手。

［处方］枸杞 10g，沙苑子 10g，白蒺藜 10g，茺蔚子 10g，生地 10g，白芍 20g，旱莲草 10g，女贞子 10g，当归 10g，川芎 10g，杏仁 10g。

按：头痛一症，病由多端。手三阴三阳经从手走头，足三阴三阳经从足走头或从头走足，头面经络最为丰富。内外之因通过经络，均可影响头面。经络受邪所阻，经络不通，不通则痛，故头痛之症极易出现，或为突出之症，成一主症，名曰头痛病；或为他病之中，兼杂出现，而为头痛之症。无论曰病曰症，均有病因，辨治必须清晰，临证必须明了，直察其因，对因治疗，如风、寒、暑、湿、燥、火、痰、湿、气、血、瘀、热等等，必将病因除去，纠正病理病机，方可痛止而愈。切勿一概止痛，不辨寒热虚实、外感内伤。

不 寐

不寐乃不眠之意，亦称失眠。是指经常不能获得正常睡眠为特征的常见内科病证。不寐的症情轻重不一：轻者入寐困难，有寐而易醒；有醒后不能再寐，亦有时寐时醒等；严重者则整夜不能入寐。

由于外感或内伤等病因，致使心、肝、胆、脾、胃、肾等脏腑功能失调，导致心神不安而成本病。不寐在古代医籍中又称为"不得眠""卧不安""目不瞑""不得卧"等等。

因为中医年代久远，用名不一，名称较多，看起来比较杂乱，但大致可分为二种，一种是本身睡眠机制正常，但因疼痛、脘腹胀满、水肿、咳喘、高热等病证影响而干扰不能安睡，另一种即通常所说的失眠。

一、病因病机

引起失眠的病因很多，最常见的是因劳心、劳神、思虑过度，其次是胃不和，病后阴虚生火，或痰热在胆经或嗜饮浓茶等均可引起。失眠的病机可以概括为心神失养和心神不安两大类，阴血亏虚，心神失养易致不寐；胆热、痰浊、食滞、湿邪、郁火等邪气上扰心神、导致不安。不寐的常见类型可分为六种。

1. 心脾两虚

思虑劳倦太过，内伤心脾，心伤则暗耗阴血，阴亏阳浮，神不守舍；脾伤则纳呆食少，生化之源不足，营血不足，难以上奉心神，心失养而致不寐。

大吐或大泻之后、久病伤及脾肾、饮食不节等，致使胃气不和、脾气不运，食少纳呆，气血生化之来源不足，无以上奉，都能使心神失养而致不寐。

其他如妇女崩漏日久、产后失血过多，或病后体虚未复，或大手术后气血大亏，以及老年人气虚血少等，均由气血不足，无以奉养心神，心神失养则不安，而致不寐。

2. 心肾不交

心主火，肾主水，水火既济，心肾交通，阴阳平衡，故能安睡。若素体虚弱、先天不足；或久病之人，或误治失治，肾阴耗伤，不能上奉于心，水不济火，则心阳独亢；或五志过极，心火内炽，不能下交于肾，心肾不交，心火亢盛、热扰神明，神志不宁，因而不寐。寒湿或饮邪遏阻胸阳，心阳不能下温肾水，阳气郁阻而成邪火，扰乱心神而致不寐。

3. 血虚肝旺

情志所伤，肝失条达，气郁不舒，郁而化火，火性上炎，清空受灼，或肝阴血虚，肝阳亢动，扰动心神，神不安宁以致不寐。暴怒伤肝或肝受邪扰，魂不内守亦致不寐。

4. 心虚胆怯

平素心气素虚，遇事易惊善恐，心神不安，夜寐不宁，或因暴受惊恐，恐畏伤肾，惊惧伤胆，情绪紧张，终日惕惕，渐至心虚胆怯而不寐，或胆气素虚，决断失司，不能果断处事，忧虑重重，影响心神不宁亦可致不寐。因虚、因惊恐二者，又互为因果恶性循环，不寐频作而难愈。

5. 痰热上扰

湿热之邪外袭，或饮食失节，恣食肥甘厚味，以致脾胃损伤，痰浊内生，郁而化热，痰热互结；若五志过极化火，火热煎熬津液成痰，痰热上扰，则心神不安而不寐。

6. 胃中不和

饮食不节，宿食停滞不化，或肠中有燥屎停滞，均能影响胃气不和，升降失常，阴阳动静转化失常，以致睡眠不安，而成不寐。

综上所述，不寐的病因很多，但大致可分外感和内伤两种。由外感引起者，主要见于各种热病过程中，以实证较多，后期亦可见虚中挟实证；由内伤引起者，原因多种多样，以虚实兼杂为多。本篇主要讨论内伤所致的不寐，如暴怒、思虑过度、忧郁不解、惊恐不安、劳倦、五志化火及痰热、郁热、食滞等病因。不寐的病变机制主要与心、肝、肾、脾等脏腑有关，尤其心、肾与本病的关系密切，如心肾既济，阴阳协调，气机调畅，则睡眠渐成。

二、辨证要点

1. 明辨特征

各种不寐由于病因病机不同而表现特征各异，临床须根据脉、舌、色、症予以明确辨别。如表现入睡困难，甚或彻夜难眠，过劳则甚者，或遇劳倦过度而发者，多属心脾两虚，来势暴剧者则多为胆热。此类病人常自觉头晕、心慌、记忆力减退等，一般不伴烦躁；或睡眠不实，噩梦绵绵，并伴心烦急躁，口干多汗舌红者，多属阴亏火旺。睡不深熟，稍一响动即易惊醒者，多属心胆气虚。若睡眠恍惚，伴脘腹胀满、恶心呕吐者，多属饮食停滞。若心烦急躁，夜寐梦多，甚则不成寐者，则多属痰热上扰。

现代医学将失眠分为起始失眠、间断失眠、终点失眠三种。起始失眠即开始时不能入睡，到后半夜或近天亮时才睡着，这一类病人最常见，多数属胆火上扰，久则心血不足所致，脑力劳动过度者所患失眠多属此类；间断失眠是时睡时醒，或睡不深熟，可伴有噩梦或梦魇，多见于消化不良的病人，中医的认识为饮食、痰湿积滞，胃不和夜不安者；终点失眠即入睡困难，半夜醒后即不能入睡，可见于动脉硬化和高血压等病的患者，相当中医所认识的痰湿郁阻或阴虚阳亢者。

2.分清虚实

凡治不寐当分虚实。补其不足，泻其有余，调其虚实，阴阳平衡，其病可愈。一般实证来势较剧，病程较短，且素体壮实、多属宿食停滞、脾胃不和、痰热内蕴、郁热阻遏等。一般虚证来势缓慢，病程较长，脉弱无力，常反复发作，且素体薄弱，多属阴血不足所致，如心脾两虚、肾阴亏虚等。但据临床所见，纯虚纯实证较为少见，常见的是虚中挟实，实中有虚，尤以精神紧张、思虑过度而阴血内耗又兼胆热者多见。正如张景岳所说："盖寐本乎阴，神其主也，神安则寐，神不安则不寐。其所以不安者，一由邪气之扰，一由营气之不足耳。有邪者多实证，无邪者多虚证。凡如伤寒、伤风、疟疾之不寐者，此皆外邪深入之扰也。如痰、如火、如寒气、水气，如饮食忿怒之不寐者，此皆内邪滞逆之扰也。舍此之外，则凡思虑劳倦惊恐忧疑，乃别无所累，而常多不寐者，总属真阴精血之不足，阴阳不交，而神有不安其室耳。知此二者，则知所以致此矣。"

3.详求病因

不寐的发生和发作都有原因可寻，但引起的因素较复杂，且常常多种病因兼挟致病。辨证可详察细诊，辨清病因和诱因，有助于明确诊断和分析病机、审因论治。如心脾两虚型患者，常有思虑劳倦过度的病史，且遇劳累过度而加重或发作；如因恼怒而复发，则心脾两虚而兼郁热，治疗时当先解其郁热，再议归脾或养心汤法。胃中不和型患者，则常有饮食不节病史，遇饮食不慎、过食而加重，晚餐过饱，尤为明显。治疗不可一味消导，邪去其半，则当调理脾胃，因饮食不节，脾胃必伤。心虚胆怯之患者，常素体薄弱，先天不足，或有惊恐之病史。但因其脏腑功能较弱，常易兼挟痰湿、食滞等邪。临床不可不察。

三、辨证论治

1. 心脾不足

[主症] 难以入睡且早醒，甚或通宵不能入睡，过劳则甚，但一般无烦躁征象。面色萎黄，饮食乏味，体倦神疲，健忘心悸，指甲无华，甚或凹陷，舌淡苔白，脉象细弱。

[治法] 补益心脾，安神求寐。

[方药] 归脾汤加减。白术 12g，党参 9g，黄芪 12g，当归 12g，炙甘草 9g，茯苓 12g，远志 12g，合欢皮 12g，炒枣仁 12g。

[加减法] ①若气虚较重者，可加益气药，如党参量增至 20g，黄芪增至 30g，再加桂圆肉 30g。②若血虚又兼心阴不足者，加入养血育阴之品，如旱莲草 10g，女贞子 10g，桑寄生 10g，桑椹子 10g。③若消化不良，舌苔黄厚者，加焦麦芽 10g，香稻芽 10g，鸡内金 10g，焦山楂 10g，大腹皮子各 10g。④若便溏属脾虚者，加山药 12g，干姜 3g，莲肉 6g，升麻 6g。⑤偏心血不足者，加熟地黄 15g，白芍 15g，阿胶珠 15g。⑥胸脘满闷，舌苔滑腻者，此湿阻中宫也，加清半夏 10g，陈皮 6g，杏仁 10g，枇杷叶 10g，防风 3g。⑦若失眠严重，心脾不足，脉虚软无力者，可加五味子 10g，柏子仁 12g，龙齿 15g，生牡蛎 20g。

2. 阴虚火旺

[主症] 不易入睡，心烦失眠，睡中恍惚，多梦，急躁，口干津少，头涨眩晕、耳鸣，舌红瘦且干，或舌尖红起刺，脉细弦数。

[治法] 泻南补北。

[方药] 黄连阿胶汤加减。阿胶珠（烊化）12g，川连（研冲）1.5g，白芍 20g，黄芩 10g，合欢皮 12g，沙参 12g，麦门冬 12g，鸡子黄（打冲）2 个，何首乌 10g，竹茹 3g。

[加减法] ①若大便干结者，白芍加至 30~40g，加知母 9g，柏子仁 10g，郁李仁 9g。②若大便干结兼有鲜血者，加生地榆 10g，生槐花 10g，瓜蒌 30g，杏仁 10g。③若属血虚者，加当归 9g，熟地 24g，旱莲草 9g，女贞子 9g。④若属虚热上扰者，加生龙牡各 20g，生石决明 20g，女贞子 10g。⑤阴虚而火旺偏重，或热病之后，心烦不寐者，可用黄连阿胶汤意，酌情加减。⑥阴虚血少，心肾不足，效法天王补心丹，丸药缓用。⑦经治后症情有减，可用朱砂安神丸每日

早晚各服 9g，坚持服用。但注意早晚活动。⑧心肾不交者，舌尖红，脉细数，可用交泰丸每晚服 3g；午服竹茹 3g，半夏 10g，枳壳 6g，陈皮 3g，水煎服。

3. 胆热上扰

[主症] 心烦急躁，夜寐不宁，梦多，动则惊醒，易早醒，五更时病势较甚。口苦、咽干、目眩、头重、胸闷，舌红苔白腻或黄腻根厚，脉象弦数，左关尤甚。

[治法] 泄胆涤痰，除邪安神。

[方药] 温胆汤加减。竹茹 10g，半夏 10g，陈皮 6g，茯苓 12g，甘草 6g，枳实 3g，珍珠母 20g，黄芩 10g。

[加减法] ①若舌红起刺，心火上炎时，加马尾连 6g，炒山栀 6g。②若舌苔黄厚，此属胃肠滞热，当以清腑通化方法，方中加大黄炭 3g，焦三仙各 10g，鸡内金 10g。③若心悸惊惕不安时，加蝉蜕 6g，郁金 6g，煅龙牡各 15g。④若痰热症状较重者，加天竺黄 9g，竹沥 10ml（冲服），制胆南星 6g，礞石滚痰丸（包）6g。⑤若大便秘结不通者，加大黄（后下）3g，竹叶 3g，瓜蒌 15g。

4. 湿痰壅遏

[主症] 难以入睡，寐不得安，神疲乏力，时或烦躁。头重肢软，口淡乏味，苔白腻厚，脉多濡缓，或按之弦滑。

[治法] 降逆化痰。

[方药] 半夏秫米汤加减。北秫米 30g，半夏 12g，炙甘草 6g，合欢皮 9g，陈皮 9g。

[加减法] ①若痰湿化火，舌苔垢腻时，加黄芩 9g，苏子 9g，莱菔子 9g，冬瓜子 9g。②若属肝经郁热挟痰者，方中加蝉蜕 6g，僵蚕 10g，蛇胆陈皮（冲）1g。③若湿重而气分不足时，用香砂六君子丸，每早晚服 3g，或橘红 9g，半夏 10g，苍术 3g，茯苓 10g。

5. 胃中不和

[主症] 夜寐惊醒不安，小儿夜啼，面赤便干。脘腹胀满，大便气臭或便秘，时有恶心或呕吐，指纹色紫，舌苔厚腻或垢厚，脉多滑数。

[治法] 疏导化滞。

[方药] 保和丸加减。半夏曲 12g，旋覆花 12g，陈皮 6g，焦三仙各 9g，莱菔子 9g，大黄粉（冲）0.6g。

[加减法] ①若滞热上迫，火热较重时，加黄芩 6g，马尾连 9g，竹叶茹各 3g。②若兼肝热而心神不安者，加黛蛤散（包）9g，远志 9g，茯苓神各 9g。

③若症重而便秘者，宜用调胃承气汤泄其腑热以和胃气，腑气通即止，不可过服久服。④若属小儿夜啼时，可仿用蝉花散，用蝉蜕 3g，竹茹 3g，水煎服。

6. 心虚胆怯

[主症] 夜寐不宁，睡不安稳，易惊醒，体质薄弱，胆怯恐惧，心悸，平素易恐善惊，舌淡苔白，脉象细弱略数。

[治法] 益气定志，安神养心。

[方药] 安神定志丸加减。党参 3g，沙参 10g，菖蒲 9g，远志 9g，生龙骨 20g，生牡蛎 20g，珍珠粉（冲）0.5g。

[加减法] ①若舌红口干时，加玉竹、麦冬各 9g。②若属阳气不足时，服上方效而不显，于方中加桂圆肉 30g，黄芪 30g，桂心 0.5g。③心虚胆怯，昼夜不睡，证情重者，可选用高枕无忧散或枕中丹另服。④若血虚阳浮，虚烦不寐者，宜酸枣仁汤化裁。

7. 病后体弱

[主症] 久病之后，或产后或年高体弱，虚烦不眠，夜寐早醒，面色萎黄，形体瘦削，易疲乏，舌淡，脉细弱。

[治法] 安神定志。

[方药] 琥珀多寐丸加减。党参 6g，黄芪 12g，当归 15g，生地 12g，玳瑁 9g，琥珀粉（冲）1g。

[加减法] ①若属气血不足，宜养血安神，归脾汤方法加减。②若心肾不交，虚阳上亢者，可用交泰丸（黄连、肉桂各等份）。③若病后，兼消化不良，加焦三仙各 10g，大黄炭 3g。

8. 血分瘀阻

[主症] 夜寐不安，将卧即醒，起未稳而又欲睡，一夜无宁刻，重者不能闭眼。每晚低热，或急躁易怒，或局部有固定性疼痛，常有外伤史或久病史，舌淡有瘀斑，或舌红绛，脉象细弱或沉涩。屡用养血安神药无效。

[治法] 活血化瘀，养血安神。

[方药] 血府逐瘀汤加减。琥珀粉（冲）1g，玳瑁 9g，当归 15g，川芎 6g，白芍 15g，地黄 15g，白术 10g，合欢皮 10g。

[加减法] ①若气分过虚，可于方中加人参粉（冲）3g 试服。②若虚热化火，舌红口干时，加五味子 6g，炒地榆 9g，炒槐花 9g，焦三仙各 9g。③若舌苔垢厚时，可于方中加焦三仙各 10g，鸡内金 10g。④若胸胁胀满，善太息者，可于方中加厚朴 6g，香附 9g，郁金 9g，枳壳 6g。

四、典型病例

例1 姚某，女，48岁，1956年10月初诊。长期脑力劳动，经常不能安眠，每服安定2~3片，已成习惯。心烦急躁，月事提前色黑，舌红口干，脉象弦滑有力，病属胆热痰火互阻膈上，先以清化痰浊郁火，俟热减则改用养心阴法。

[处方]胆草3g，竹茹6g，陈皮6g，清半夏10g，栀子6g，黄芩10g，苏子10g，焦三仙各10g。

5剂后病症减轻，且能安寐，后每晚以炒枣仁汤送服天王补心丹10g而收功。

例2 王某，男，45岁，1980年2月初诊。通宵不眠，甚则服安定也不能入睡，胃纳不香，大便不畅，病已20余年，顷诊舌苔垢厚，脉象弦滑有力，曾服养心、益气、补中、温命火等方皆无效，姑拟清化痰浊方法。

[处方]苏子10g，莱菔子10g，白芥子6g，皂角6g，大腹皮、子各10g，水红花子10g，胡黄连6g，珍珠母30g。

服药后即可入睡，近10年来每病即服此方而效。

例3 陈某，男，45岁，1984年7月初诊。案牍伤形，心烦多梦，夜寐不宁，心悸怔忡时作，纳谷不香，倦怠无力，面色萎黄，舌淡苔白，脉软无力。全是心脾两虚之象，当用归脾汤方法加减。

[处方]生白术10g，台党参6g，黄芪10g，当归10g，茯苓10g，炙甘草10g，远志肉10g，莲子肉10g，莲花头2枚，煅龙齿10g。

服药半月而安。

例4 周某，男，40岁，1986年9月初诊。心虚已久，胆热上扰，夜不成寐，脉象濡滑按之细数。久病心阴不足，心阳上亢，先以交通心肾方法，宜乎休养静摄。

[处方]川黄连（研冲）4g，肉桂（研冲）2g，煅龙齿10g，生牡蛎10g，炒枣仁10g，茯神10g，麦冬10g，沙参10g，当归身10g，桂元肉20g，五味子10g，金樱子10g。

3剂后病热大减，再服5剂寐如常人。

例5 李某，女，40岁，1985年2月初诊。常不安寐，病已半年，心烦梦多，阵阵惊悸，时或怔忡，舌白苔腻，脉象濡滑，全是水湿中阻之象，用半夏秫米汤加减。

［处方］制半夏12g，北秫米30g，粉甘草10g，茯苓10g，陈皮6g，茯神10g，炒枣仁10g，冬瓜皮、子各10g，焦三仙各10g，生牡蛎10g。

服5剂后，病热渐轻，后以上方化裁服用半月诸症全消。

按：不寐即失眠，病机主要与心神有关，脏腑机能紊乱，气血、阴阳失调，以及诸邪侵犯，是发生不寐的基本原因。治疗上大致可分二类，一则去邪以安神，一则滋阴养血，补虚宁神。

不寐一证，病状颇杂，变证纷纭，自己体会，临床妄用大队重镇安神之品常难获效，当以辨求病证为主，分清虚实，查明寒热及所涉脏腑，实者当去其邪，邪去正安，自然得寐，如案1用温胆汤、案2用三子养亲汤、案5半夏秫米汤，三方在加减化裁中，均重在祛邪，只少佐安神之品，均获良效。虚者当调补其阴阳气血，求其渐趋平衡，阴平阳秘，何寐不安。如案3、案4，医者宜细心体会。

不寐临床治疗比较困难，特别由精神情志因素所致者。治疗时，还要注意医患配合，使患者改变不良习惯，消除紧张情绪。积极配合治疗，加强体育锻炼，增强体质，促进身心健康。

神　昏

神昏是以不省人事，神志昏迷为特征的常见内科急症，中医历代所记载的"昏迷""昏蒙""昏厥"等均属神昏范畴，本病多系时行温病或中风，厥脱，喘逆等发展到严重阶段而出现的一种危急症候。现代医学中急性传染性和急性感染性疾病，在出现中毒反应的过程中，常出现神昏、肺性脑病、心脑缺血综合征、肝性脑病、酸中毒及食物中毒等出现神昏者，可参考本病治疗。

一、文献溯源

早在《内经》《伤寒论》中已论及神识昏迷，《素问·厥论》说："厥或令人腹满，或令人暴不知人"。并指出暴不知人是阴阳之气逆乱所致。张仲景《伤寒论》对外感病神昏证治有比较详细的认识，曾载有"伤寒若吐若下后不解，不大便五六日，上至十余日，日晡所发潮热，不恶寒，独语如见鬼状。若剧者，发则不识人，循衣摸床，惕而不安……"是谓热结阳明所致神昏，仲景创"清热""攻下"两大治法，对后世热病神昏治疗有很大的影响。

金·成无己《伤寒明理论》首用"神昏"一词，其涵义是"真气昏乱，神识不清"，"昏识不知所以然"。延到明朝，对其病因证治已有进一步发展，秦景明《症因脉治》论述"外感口噤不语"时说："内有积热，外中风邪，经络不通，发热自盛，热极生痰，上熏心肺，神识昏迷，则不语作矣。"陶华对瘀血昏迷病机已有所阐发。《伤寒六书》谓："凡见眼闭目红，神昏语短，眩晕迷妄，烦躁漱水，惊狂谵语……皆瘀血证也。"对于后世颇多启发。

清朝温病学说盛行，对热病神昏的认识尤为深刻，经验趋于丰富，叶天士将热灼营阴，心神被扰，热盛逼血，躁扰昏狂等作为温病营血辨证的重要标志，叶氏所说"外热一陷，里络就闭，非菖蒲、郁金等所能开，须用牛黄丸、至宝丹之类以开其闭"，"湿热熏蒸，将成浊痰蒙蔽心包"，"夏令受热，昏迷若惊，此为暑厥"及"瘀血与热为伍"阻遏窍机而致神昏的论述，对温病昏迷证治有重要指导意义。薛生白《湿热病篇》对温病由气入营，心包受灼，神昏谵妄，提出清热救阴，泄邪平肝为治，湿热蕴结胸膈而致神昏者，用凉膈散；热结胃肠，用承气汤。余师愚《疫病篇》对疫证昏愦为迷，力主清瘟败毒饮。吴鞠通系统总结叶氏经验，对热病神昏颇多发挥。俞根初《通俗伤寒论》对热病昏迷创立多种方剂，大大丰富了治疗手段，如邪热内陷包络用玳瑁郁金汤清宣包络痰火，瘀热互阻清窍用犀地清络饮，清宣包络瘀热；痰瘀阻塞心包，用犀羚三汁饮等等，既祖述前人，又多所创获。

中医学认为神志改变当责之于心，因为"心者君主之官，神明出焉"。心是人体精神活动的中枢，神藏于心，正如《素问·六节脏象论》中所说："心者，生之本，神之变也"。心包是心的外围，为心主之宫城，《灵枢·邪客》篇说："心者，五藏六腑之主也，精神之所舍也。其藏坚固，邪弗能客也，客之则心伤，心伤则神去，神去则死矣。故诸邪之在于心者，皆在于心之包络。"

二、病因病机

1. 热扰心神

感受温热疫毒之邪，热毒炽盛，传变入里，由气及营，内陷心包，或温热之邪，由肺卫逆传心包，或热结胃肠，因胃络通于心，邪热炽盛，扰及神明，此外暑热内扰，郁闭清窍，或卒冒秽浊之气，闭阻气机，清窍失利，均可导致昏迷。

2. 痰浊蒙蔽

湿热之邪外袭，弥漫上焦津液蒸酿为痰，蒙蔽心包，或饮食失节，恣食肥甘厚味，以致脾胃损伤，痰浊内生，郁而化热，痰热互结，上蒙清窍，神明不用，发而昏迷。

3. 瘀阻心窍

瘀热互结是引起神明受扰的另一个重要因素。吴又可说："气属阳而轻清，血属阴而重浊，是以邪在气分，则易疏透，邪在血分，恒多胶滞。"热邪久羁，每致血瘀，瘀血为有形之邪，瘀热互结，阻滞络脉，堵塞心窍，或成下焦蓄血，热入血室，侵扰心神，则见神昏谵妄，如狂发狂。

4. 亡阴失水

温病后期，热邪深入下焦，耗灼肝血肾精，肾之真阴消亡，全身水液枯涸，心阴大亏，心气告竭，心神失养，而神倦嗜睡，甚则神昏。或因热病中发汗，大泻，过用寒凉，或素体阳虚，正不胜邪可致阳脱之证，或形成阴阳俱脱。

三、辨证要点

内科急症的神昏，起病多较急骤，证情较为复杂，临床应掌握以下几点。

1. 审明病因病机

神昏病因，有外感内伤之分，热陷心营，腑实阳明和痰瘀交阻之神昏，多属温病逆传变证；喘促痰蒙和肝阳暴涨之神昏，多属内科杂症变化而来的急症；湿热上蒸之神昏，外感及内伤变证都可见，但其理则一，皆属脑、心闭塞，不用或神明失守所致。

2. 详察神昏的特点

温病热陷心营，表现为神昏谵语，或昏睡不醒，呼之不应；湿热痰蒙，表现为神志呆滞时昏时睡，或半明半昧状态；阳明腑实之神昏，多谵语、烦躁不已；瘀热交阻，则表现为神昏狂躁，脉多沉弦而细。

3. 辨析热型特点

热陷心营，多高热灼手；痰湿蒙蔽，多身热不扬；阳明腑实，为日晡潮热；瘀热阻窍，多为壮热夜甚。

4. 察舌苔、色、质变化

热入心包，纯绛鲜泽；热伤营阴，舌质红绛，苔黄燥；痰湿蒙蔽，苔白腻或黄腻垢浊；阳明腑实，舌质红，苔黄厚糙老，甚如沉香色，或焦黑起刺；瘀热交阻，舌质紫绛；真阴亏耗，舌瘦干裂，甚则龟裂且剥。

四、治疗原则

（1）首辨外感热病昏迷和内伤杂病昏迷的基础上，及早确定昏迷的性质，针对性治疗。

（2）正确使用开窍法。开窍法是治疗昏迷的急救措施，应根据不同证候的病机，分别予以清热解毒、清营凉血、豁痰化瘀等方法。神昏一证在卫气营血各个阶段均可出现，病位不同，病机亦异，治法更是大相径庭，必须根据脉、舌、色、症，全面分析，确定相应的治法，切不可一见神昏，谓其内陷心包而从营血论治，动辄安宫至宝，确系内陷心包者，投之固属相宜，若邪尚在卫、气，投之则不无引狼入室之虞。况寒凉太过则凝涩愈甚，气机愈闭，而邪终难出矣。

（3）注意内闭外脱轻重。由于闭脱并见，危在顷刻，此时必须分析闭多脱少或闭少脱多，或闭脱并重。若闭证为多，则开闭为先，里闭一开，神志自清；

若脱多闭少，急当救脱；闭脱并重，则两者兼顾。

总之，要注意病情的动态变化，脉舌的情况，方随证转。

五、辨证论治

神昏是内科常见的急症，其病因较多，证候危急而复杂，表现为心脑受扰，神机不运，其主要病机有热迫表遏，腑实阳明，热伤营阴，热陷心包，湿热蒙蔽，瘀热阻窍等，治疗时应据不同病机，分别选用适当治法和方药，要除外各种原因导致脑的病理变化。忌早用或过用寒凉重剂，以防寒凝气机，病邪冰伏不解，病势加重，对于重症昏迷，必须采用综合有效措施，争分夺秒进行救治。

1. 温热在卫

［主症］发热，微恶风寒，头痛，时有神昏，小儿多见，舌边尖红苔薄白且干，脉浮数。

［治法］轻清宣泄。

［方药］银翘散加减。银花10g，连翘10g，杏仁10g，前胡6g，荆芥3g，淡豆豉10g，炒山栀6g，钩藤10g，焦三仙各10g。

［治疗注意］邪在肺卫，误用寒凉，凝涩气机，郁闭益甚，郁热无外达之机，势必内迫而扰心神，神识遂致不清，或时清时昏。此时虽见神昏，邪热仍在肺卫，尚未深入气营，治疗必须辛凉轻清，宣泄肺卫，开其郁闭，使邪热外达，神志即能转清，切忌早投清心凉营，或投"三宝"及大剂寒凉，否则寒凉凝滞，气机愈闭，热邪内迫，病必加重。

2. 暑湿在卫

［主症］暑性炎上，湿性弥漫，暑湿相合，氤氲郁遏，内蒙清窍，可见沉困嗜睡，神识模糊，状若昏蒙，或时清时昧，舌苔白秽，右脉洪大，右脉濡滑。

［治法］宣化上焦，辛开苦降。

［方药］三仁汤、藿香正气散加减。佩兰（后下）10g，藿香（后下）10g，紫苏叶10g，杏仁10g，蔻仁3g，薏苡仁10g，厚朴6g，半夏6g，滑石10g。

［治疗注意］暑湿在卫，出现昏迷，不必惊慌，但当以法治之，使湿热分消而解，神识随之而清，唯其用药，大忌寒凉，以湿为阴邪，寒则凝涩，气机愈闭，恐病深难解。

3. 阳明热炽

［主症］壮热，口渴引饮，头痛有汗，邪热炽盛，熏蒸心包，内扰心神，则烦躁不安，神识不清，甚则昏迷不醒，舌红苔黄糙老且干，六脉洪数。

［治疗］辛寒重剂，清宣气热。

［方药］白虎汤加味。生石膏 20g，知母 10g，淡豆豉 10g，炒山栀 6g，银花 10g，连翘 10g。

［治疗注意］若气分之热不能外达而迫入里，波及营分；或因素体阴虚，气分之热未罢，营中之热复起，酿成气营两燔，而致神志不清者亦属多见。临床表现除气分热盛之证外，兼见神昏、舌绛、尖部起刺，或皮肤斑点隐隐，此时急当清气热，凉营阴，使入营之热透出气分而解，方如加减玉女煎之类。

4. 阳明腑实

［主症］此属胃家实，邪热炼肠中糟粕成燥屎，热与燥屎内结肠腑，腑气因而不通，郁热上蒸，扰乱神明，心包受邪，故见神昏，甚则谵语，或喃喃呓语，同时伴见腹满胀痛拒按，手足濈然汗出，大便数日不通或下稀水，气味恶臭，舌苔老黄糙厚，甚焦黑起芒刺，脉沉实有力。

［治法］急下存阴。

［方药］大承气汤加减。大黄 5g，芒硝 10g，枳实 10g，厚朴 10g，甘草 5g。

5. 热陷心包

［主症］身热灼手，神昏谵语，或昏愦不语，舌謇肢厥，舌质纯绛，鲜泽无苔，或有黄燥苔，脉沉，按之细滑数。

［治法］清心开窍。

［方药］清宫汤送服"三宝"。犀角（磨冲）3g，元参 10g，连翘 10g，竹叶 10g，麦冬 10g，丹皮 10g，银花 10g，菖蒲 6g，郁金 9g。

热势重者用安宫牛黄丸；痰郁重者用至宝丹；动风且便干者用紫雪丹。

［治疗注意］临床上热陷心包往往不是单独出现，常挟他邪为患，故在治疗时除清心开窍外，尚根据各种不同兼证，采取相宜的治法。如热陷心包兼有腑实者，当通腑开窍，方用牛黄承气汤；兼有瘀血阻络者，舌色必青紫黯润有瘀斑，当清心开窍兼以祛痰，方如犀地清络饮；若兼动肝风，症见神昏惊厥，四肢抽搐者，治当清心开窍，凉肝息风，方用羚羊钩藤汤加"三宝"。

6. 热伤营阴

［主症］身热夜甚，心烦不寐，口干不渴，时有谵语，或神识不清，舌绛少苔，脉来沉而细数。

［治法］清营养阴，佐以透热转气。

［方药］清营汤加减。犀角 5g，生地 10g，元参 10g，竹叶 10g，麦冬 10g，丹参 10g，黄连 3g，银花 10g，连翘 10g。

［治疗注意］透热转气是治疗营分证的关键，叶天士说"入营犹可透热转气"，意为使营分之热透出气分而解，清营汤中银花、连翘、竹叶具透热转气之功，此为邪热初入营分而设，临床病情不变，实难执一而治，兼有湿阻、食滞、痰蒙、瘀血，或过用寒凉，或早投滋腻，或滥施温补，皆可导致气机不畅，妨碍营热外达。必须针对不同病机，选用不同的药物，疏通气机，才能使营分之热透出气分而解。

7. 痰湿蒙蔽

［主症］面色垢滞，神志痴呆，语言错乱，或意识朦胧，语言不清，甚则深度昏迷，昼轻夜重，舌苔白腻或黄腻，脉濡滑或濡滑而数。

［治法］化湿清热，芳香开窍。

［方药］菖蒲郁金汤送服苏合香丸或至宝丹。石菖蒲10g，郁金10g，炒山栀6g，竹叶10g，连翘10g，菊花10g，滑石10g，丹皮10g，牛蒡子10g，竹沥10g，玉枢丹（冲）10g。

8. 瘀热交阻

［主症］热陷心包兼瘀阻心窍，可周身灼热，神昏深重，或谵妄昏狂，舌紫绛而润，下焦蓄血，其人如狂，少腹硬满急痛，大便秘结，或自利酱粪；热入血室，谵语如狂，或神气忽清忽乱，壮热口渴，经水适来适断，舌质深绛带紫，脉沉涩。

［治法］清热化瘀开窍。

［方药］犀地清络饮加减。犀角5g，赤芍10g，丹皮10g，连翘10g，桃仁10g，竹沥10g，菖蒲10g，茅根10g，灯心草5g。

［治疗注意］根据瘀阻的部位不同，灵活加减。热入血室，有谵语如狂之象，用陶氏小柴胡汤去参、枣，加生地、桃仁、丹皮等；湿热证经水适来，壮热口渴，神昏谵语，胸腹痛或舌无苔，脉滑数，邪入营分，宜大剂犀角、紫草、茜草、连翘、石菖蒲、赤芍、丹参之属；瘀阻甚者，用桃仁承气汤及当归尾、山甲等；若热蓄下焦，少腹硬满，神志如狂者，用桃核承气汤；若气血钝滞，机窍不运，神志若呆的昏迷不语，宜三甲散，此对某些热病后期的昏迷窍闭，痴呆不语等后遗症，亦有较好疗效。

9. 亡阴失水

［主症］神志昏迷，汗出，面红身热，唇红舌干，脉虚数。

［治法］救阴敛阳。

［方药］生脉散加味。人参（另煎）3g，麦冬10g，五味子10g，山萸肉5g，

沙参 10g，鲜石斛 10g，黄精 10g，龙骨 20g。

［治疗注意］若见舌红绛无苔，口反不渴，甚则舌体枯萎，神昏及痉厥动风，亦病入下焦，真阴亏耗当咸寒增液，酸甘化阴，宜加减复脉汤。

若亡阴失水，虚风内动者宜选用三甲复脉汤或大定风珠化裁使用。

10. 亡阳虚脱

［主症］面色苍白，神昏不语，呼吸气微，额头有汗，甚或大汗淋漓，四肢厥冷，二便失禁，脉微欲绝。

［治法］回阳救逆。

［方药］参附龙骨牡蛎救逆汤。人参（另煎）5g，附子 3g，龙骨 20g，牡蛎 20g，干姜 5g，鲜菖蒲 6g。

六、典型病例

吴某，男，15 岁，1953 年 9 月 6 日初诊。发热四五天，2 天来加重，体温 39.7℃，头晕恶心，呕吐颈强，神昏谵语，大便已 2 日未通，小便短少，舌绛苔黄厚，两脉沉滑濡数，此属暑温逆传心包，姑以芳香化湿，凉营开窍泄热方法。

［处方］藿香（后下）9g，佩兰（后下）12g，生石膏（先煎）25g，连翘 9g，竹叶、竹茹各 10g，菖蒲 6g，郁金 10g，黄连 6g，银花 15g，半夏 12g，六一散（布包）12g，紫雪丹 6g（分 2 次服），2 剂。

即刻煎服 1 剂，随即送某医院检查，并做腰穿，诊断为乙型病毒性脑炎，当晚又服第 2 剂汤药。2 剂服完，大便畅泄 2 次，且色深气臭甚多，身热已退，神志转清，体温正常，想食，舌微黄质红，脉濡滑，停药，于 9 月 9 日出院。

二诊：1953 年 9 月 10 日。身热已退，体温正常，无恶心呕吐，舌苔已化，浮而略黄，脉濡滑且弱，再以养阴清热兼助消化方法。

［处方］北沙参 24g，麦门冬 10g，连翘 10g，元参 10g，焦三仙各 10g，鸡内金 10g，茅、芦根各 24g。

服 3 剂后痊愈。

按：本案为暑温湿热逆传心包。因湿热阻滞，气机不畅，郁热日深，热蒸湿浊，遂成痰热，外阻气机，内闭心包，且大便 2 日未通，腑气不畅，心包之热外达不通，欲使营热外透，又以芳香之品化湿开郁宣畅气机；辛凉清气而透热外达。使内窍开而腑气通，湿化而气机畅，气得展布，心包之热便下泄外透而去，故神清热退知饥，再以养阴清热调理而安。

眩　晕

"眩"即眼花，"晕"即头晕，二者往往同时并见，故习惯统称"眩晕"，古代文献又称"眩运"，运为运转，眩乃旋转不定。眩晕症状轻重差别很大，轻者闭目即止，重者如乘车船，不能站立，或伴有恶心呕吐，甚则昏倒至厥。

发病之因有虚实两端，实者多是痰火郁热之邪阻闭三焦，清阳不升，头目失养或浊邪上泛，蒙扰清窍，则自觉旋转不宁。虚者多因气血、肝肾亏虚，精血不得上荣所致，或因体质过弱，血压过低，过劳即眩，《内经》记载"诸风掉眩，皆属于肝"；《金匮要略》则谓"心下有支饮，其人苦冒眩"；朱丹溪强调"无痰不作眩"；张景岳则认为"无虚不作眩"。诸医家分别从不同的角度对眩晕病因病机进行了概括，都有可取之处。但临床所见极为复杂，大凡外感内伤皆可引发眩晕，诸如风、寒、暑、痰火、瘀滞、正气不足等等，临床上当细致鉴别，凭脉、验舌、观色、察症，辨证施治。

一、文献溯源

《内经》以来，历代医家对眩晕发生、转化及治疗的论述较多。兹择其较有影响者加以综述，旨在窥其概貌。

《内经》认为本病的发生，根于阴阳气乱，与肝木风动与髓海空虚有关。《素问·宣明血气论篇》说："邪入于阳……搏阳则为巅疾。""巅疾"指头脑为病，包括眩晕、头痛诸病。《素问·至真要大论》说："太阳之复，厥气上行……时眩仆"，"眩仆"指眩晕不能站立，突然昏倒，状如癫痫。又说："诸风掉眩，皆属于肝"，这是指肝风蕴热导致眩晕。《灵枢·海论》认为："脑为髓之海……髓不足则脑转耳鸣，胫酸眩冒"。总之，"搏阳""厥气"及"肝风"偏于实，"上气不足""髓不足"偏于虚，虚实皆可导致眩晕。

张仲景《金匮要略》首次把病机与治疗结合起来，创立了许多较有影响的治疗法则，并对该证的机制、辨证、临床表现等进行了卓有成效的探讨。如"心下有支饮，其人苦冒眩，泽泻汤主之"，"心下有痰饮，胸胁支满，目眩，苓桂术甘汤主之"，这是以眩为主的疾病。作为伴随症状而出现的眩晕，如"身体尪羸，脚肿如脱，头眩短气""卒呕吐，心下痞，膈间有水，眩悸""吐涎沫而癫眩，此水也"等等。痰饮水邪与眩晕发生的关系可谓至尽至详矣。后世注家为有关条文作注，进一步解释了痰饮致眩的道理，《金匮要略真解》认为："支饮留于心膈，则上焦之气浊而不清，清阳不能走于头目，故其人苦冒眩。"《金匮要略心典》亦认为是"水邪犯上"的缘故。总之清阳不升，浊阴上乘是导致眩晕的根本机制。

华佗《中藏经》提出："胆虚伤寒则头眩不能独卧。"

刘完素注释《内经》"诸风掉眩，皆属于肝"时指出新见解，认为："风气甚而头目眩运者，由风木旺，必是金衰不能制木，而木复生火，风火皆阳，多兼化，阳主乎动，两动相搏则为之旋转。"首次引入"火"能致眩，风火相兼而致眩晕。为后世人风火入手治眩奠定了理论基础。

《儒门事亲》对长年眩晕之实证者认识到"胸膈痰涎壅塞气血"的机制，主张"吐之"。现在吐法用得很少，但张从正对病机的认识有参考价值。

朱丹溪认为眩晕与痰火有关，尤其与痰关系更为密切，他说："痰在上火在下，火炎上而动其痰"而致眩晕，提出"无痰不作眩"的著名论点。所兼之气、火、虚、滞诸因，皆通过痰动而致眩，因此，要以"治痰为先"，主张"宜二陈汤"。可以看出张仲景强调"饮邪"，病偏于寒，治以温药和之；朱丹溪则阐发痰火致眩的机制，主张挟用寒药，两医家所论有异曲同工之妙。

此外，朱丹溪认为："眩晕者，中风之渐也"，治疗时十分注意体质因素，根据不同的体质分别立法，对今天治疗部分眩晕及预防中风发生具有重要意义。

与朱丹溪观点相对，张景岳大倡虚可致眩说，认为"眩晕一证，虚者居其八九，兼火兼痰不过十中一二耳"，提出"无虚不作眩"之论点。这与朱氏"无痰不作眩"的观点有似对峙，实有统一的基础，即病情发展的多变性，通过这两种见解，能更全面地认识眩晕的病因病机。在临床上就要察脉，观舌而定。就临床所见，虚实夹杂之证很多，丹溪氏看到痰火的一面，介宾氏看到虚的一面，但若断言某种病因致眩说，未免失之偏颇。古人看法与各人条件有关，为了解实用于临床，那就要根据脉、舌、色、症了。

二、病因病机

眩晕病因有外感，内伤两个方面。外感不外风、寒、暑、湿；内伤则有风、火、痰、虚，责之于肝、肾、脾诸脏。

（一）外感

1. 风寒

风为阳邪，中人上部，寒主凝滞，二邪合并，侵入肌表，上犯清窍，头痛目眩，痛为寒凝之象，眩乃风动之征。

2. 风热

俱为阳邪，上窜头目，扰其清空，眩晕不宁。又因风与热合，阴津必伤，头失润养，也可见眩晕之症。

3. 暑湿

暑热上炎，扰乱清窍，湿阻不化，三焦不利，清阳不能上升，浊气因而乘之，则头晕目眩。即叶天士所说"湿与热合，浊邪害清"之义。

（二）内伤

1. 肝阳上亢

忧郁恼怒，日久郁而化火，火耗肝阴，阴不制阳，风阳升动，上扰清窍发为眩晕；或素体阳盛，肝阳亢盛而致眩晕。古人认为"肝胆之风"上冒，因有中风之变的可能，故应加倍小心。

2. 痰浊中阻

恣嗜肥甘，蕴生痰浊；或劳倦伤于脾胃，运化失司，水湿不化，聚而生痰，痰浊中阻，清阳不升，浊阴不降，清窍不利，眩晕乃作。朱丹溪谓"无痰不作眩"，这都必须结合脉舌色症再行定夺。

3. 中气不足

脾胃虚弱，元气不足，甚则有下陷之势。其病多见于素有脾胃疾患，或老年体弱者。中气虚衰升举无力，清阳不能上达，则清窍失养，头目无主，而作眩晕。

4. 气血双亏

失血之后或久病不愈或脾胃虚弱，化源不足，导致气血亏虚。气虚清阳不得宣展，脑失所养，皆能导致眩晕，其病多与头痛并见。

5. 肾精不足

先天禀质薄弱，肾精不充，或老年肾气亏损等均可导致肾精不足。脑为髓之海，精少则髓海不足。《内经》云："髓海不足，则脑转耳鸣。"

临证所见，眩晕是多种因素致病，《济生方》所谓六淫外感、七情内伤，皆导致眩晕。

赵绍琴

临床经验辑要

三、辨证要点

眩晕首当区别外感内伤，其次辨别虚实寒热，进而详察邪实之所在。判断虚损所涉脏腑，气血阴阳之不平衡，虚实相兼等。当明确孰轻孰重，分清标本缓急。辨证确当，用药方能精妙。

1. 区别外感内伤

外感眩晕多伴头痛，寒热等明显表证或卫分证候，病程较短，治当以外感证候为主论治。外感已解而眩晕仍重时，应考虑余邪未尽，上扰清窍，不可断为虚证而投之补，恐有余邪复燃。亦不可因病日久而作为内伤，要详审舌脉，察余邪之多寡、病症之所在，使邪尽后安。

内伤眩晕起病较缓，多日久渐减，亦有一时暴怒而诱发者，若素无痼疾，又与兼挟，稍事休息即可平息，长久抑郁不舒，气结不行，变生痰、火、瘀阻者，察舌凭脉，知其详情。又因病久伤正，精血阳气暗耗，渐感眩晕，日益增重者，皆属内伤。

外感眩晕大凡病程较短，治疗以祛邪为主。预后一般较好。也有病情重笃，来势凶猛，愈合留有后遗症者。内伤眩晕，病程较长，多反复发作，每与情志、劳累等因素有关，治当辨寒热虚实，其预后差异很大，当视具体情况而定，若平素眩晕较轻，近日加重，伴有手指发麻，肢体活动欠灵活，当考虑动脉硬化病史，警惕中风。

2. 辨虚实寒热

内伤眩晕较为复杂，风、火、痰、饮、郁、瘀、虚既有单独致眩，又可多种因素合而为病，给临床辨证带来一定困难。

内伤眩晕首当辨虚实寒热，实证如痰饮、瘀血、风火、郁结等等，痰有湿痰、燥痰、风痰、痰火之不同，尤以风痰与痰火为多。饮邪多属"阳微阴盛"之证，但也有热饮一类。气郁变化较多，郁可化火，火盛动风，风、火、郁相兼为病都很常见。郁久可致络脉瘀阻，痰火诸邪皆可因其阻滞而难以化解。故郁结在实证中不仅作为直接病因致病，还是加重病情的重要因素，《内经》强调"疏其血气"有重要意义。虚证不外气血受损、中气不足、肝肾亏乏等，此外尚有因实致虚，因虚致实者，临证之时，不要拘泥于分型，当须依据病情，详问病史，全面审查，凭舌、脉、色、症，"有则求之，无则求之"，审证愈细，用药愈精。

此外，眩晕日久不愈未必是虚证，大凡风火为病急，来去速；痰浊郁滞为病其来也渐，其去也缓，所谓"去病如抽丝"，虽数月不除，不可急用补药。否则壅遏气机，痰郁遂闭伏于内。若脉证一派虚象，邪迹无存，可稍予补剂。

3. 注意风邪为患

风邪有内外风之分，外风为六淫之风，其或兼寒邪或兼热邪，因外证明显，辨证较易。内风无形质可察，最易疏忽，肝胆之风上冒为眩，流窜经脉则为掉，即震颤动摇之象，在眩晕病中，凡兼肢体麻木，手指颤动，或症状变化不定，语言不利，思维能力明显下降等，均属内风之象，内风主要在肝胆，但与他脏都有关系，《备急千金要方》说："风起于心气不足，痰热相感。"刘河间谓："风木旺必是金衰不能制木。"《内经》说："岁木太过，风气流行，脾土受邪。"因此，辨识内风之源仍须根据脉、舌、色、症，审因定位，责之肝胆而不限于肝胆。风邪飘忽不定，在经者轻，在脏腑者重，若治不及时，恐有中风之变，须倍加注意。

四、辨证论治

眩晕是指以头晕眼花为主症的一类疾病，其形成机制不外乎清阳不升，气血亏损，清窍失养及邪干清窍而言。临床辨证首当区分外感内伤，虚实寒热，特别要重视内风在眩晕机制中的特殊地位。外感眩晕有风寒、风热、暑湿几类，其中风寒、风温多以其他证候为主，分别按感冒的有关章节论治，暑湿当明确湿与热之偏重，有无表寒等，治疗清透暑热，分化湿滞为主，又当视兼夹情况的不同而进行辨证论治。内伤眩晕临床较多，不外肝阳上亢，痰湿中阻，中气不足，气血亏损及肝肾虚亏等，其中相互夹杂，虚实兼有者甚多。临床变化万千，不可拘泥于某型，当灵活处理。

凡作为兼证之眩晕，当依所在主病而论。

（一）外感眩晕

由风寒、风热所致眩晕参考感冒篇论治。

暑湿眩晕

［主症］头目眩晕，昏重如裹，伴恶呕，舌白滑腻，脉濡滑略数，病多见于早夏秋初暑季湿盛之时。

［治法］芳香醒脾，苦甘泄热。

［方药］桑菊饮加减。桑叶 10g，菊花 10g，晚蚕沙 10g，白蒺藜 10g，荆芥炭 10g，黄芩 6g，黄连 6g，藿香（后下）10g，佩兰叶（后下）10g，竹叶 6g。

［加减法］①暑湿内蕴，寒邪束表，发热恶寒无汗，头晕且痛，脘痞心烦

者，加香薷 6g，扁豆花 10g，厚朴 6g。②湿邪偏重，口淡黏腻，舌苔白腻水滑，脉濡滑者，加苏叶子各 10g，法半夏 10g，草豆蔻 3g，青陈皮各 6g。③湿热上蒙，头目眩且昏重，懒语嗜睡甚则昏愦者，加石菖蒲 6g，郁金 6g。④暑湿挟秽浊之气壅阻中焦，上蒙清窍，胃气失和，头晕且胀，呕吐较甚者，仿半夏泻心汤方义，加入半夏曲 10g，生姜 6g，白芷（后下）6g、青陈皮各 6g，或配服玉枢丹（研冲服）3g。⑤暑湿挟滞，气机闭阻，大肠传导、膀胱气化异常，出现脘痞腹胀，二便不通者，加槟榔 10g，炒莱菔子 10g，神曲 10g，通草 3g，滑石 10g。

（二）内伤眩晕

1. 肝阳上亢，肝火内动

[主症] 头晕眼花，发作有时，心烦易怒，胸胁苦满作痛，舌红脉弦滑数。

[治法] 清泄肝胆。

[方药] 丹栀逍遥散加减。炒山栀 6g，丹皮 10g，柴胡 6g，黄芩 10g，川楝子 10g，白蒺藜 10g，晚蚕沙 10g，钩藤（后下）10g，菊花 10g，苦丁茶 10g，生石决明（先煎）30g。

[加减法] ①火邪炽盛，上冲头目，眩晕较重，头脑烘胀，耳鸣作响，或目赤流泪者，减柴胡 3g，加羚羊角粉（冲）0.6g，龙胆草 3g，珍珠母（先煎）30g。②肝火上炎，肝风欲动，指尖发麻，肢体微微动摇，步履不稳，语言异常，谨防中风发生，加天麻 3g，僵蚕 10g，生牡蛎（先煎）20g。③热盛便结者，加芦荟 1g。④肝血不足，肝体失养，心烦急躁，夜寐不安，舌淡且瘦，脉弦细者，方中去柴胡，加生白芍 15g，全当归 10g。⑤血虚阴亏，五心烦热，舌干，脉细弦略数者，加生白芍 15g，旱莲草 10g，女贞子 10g，元参 15g。⑥络脉阻滞，气血不畅，肢体麻木者，加桑枝 10g，丝瓜络 10g。⑦暴怒诱发眩晕，热郁互结，胸胁苦满，脉弦滑数，按之有力，加赤芍 10g，蝉蜕 6g，片姜黄 6g，大黄 1g。

2. 痰浊中阻，清阳不升

[主症] 体形肥胖，嗜好肥甘，眩晕阵作，前额作痛，胸脘痞满，恶心欲吐，短气心悸，舌苔白腻，脉濡滑。

[治法] 清化痰浊。

[方药] 二陈汤加减。半夏 10g，陈皮 10g，天麻 10g，胆星 10g，柴胡 6g，川楝子 10g，黄芩 10g，白芥子 6g，苏子 6g，泽泻 10g。

[加减法] ①痰蕴日久生热，苔腻舌红，脉弦滑数，加龙胆草 3g，炒山栀

6g，全瓜蒌 30g。②湿盛阳微者，痰饮阻遏阳气，眩晕耳鸣，呕恶肢冷，舌苔白滑润，脉弦按之濡缓，上方去黄芩，加桂枝 6g，茯苓 15g，枳壳 6g。③肝热与饮邪相合，热饮致眩，心烦不寐，舌红且瘦，脉弦滑而数，多有心下或心口作痛，方中加玉枢丹 3~5g。④风痰上泛，蒙蔽清窍，眩晕阵作，甚则昏仆者，加石菖蒲 10g，旋覆花（包煎）10g。

3. 中气不足，清阳不升

［主症］老人或素体虚弱者，时时眩晕，动则尤甚，面色萎黄，心悸气短，舌淡脉虚弱无力。

［治法］益气升阳。

［方药］补中益气汤加减。炙黄芪 10g，党参 6g，白术 10g，茯苓 12g，炙甘草 6g，升麻 3g，柴胡 6g，当归 10g，山药 10g，芡实 10g，胡桃 10g。

［加减法］①气虚已久，中阳虚弱，肢体不温，时时畏寒，或腹中冷痛，舌淡胖大苔润滑，脉沉缓甚则沉迟无力者，加桂枝 6g，干姜 3g，灶心土 60g（煎汤代水）。②中气不足，脾失健运，湿停中焦，口淡苔腻，舌胖边有齿痕，苔白腻水滑，脉濡缓者，加半夏 10g，青陈皮各 6g，草蔻 3g。③脾胃虚弱，消化欠佳，食滞中阻，纯补中气不能化除积滞，当用香砂枳术丸。

4. 气血双亏，清窍失养

［主症］时时眩晕，劳动则重，面色无花，头发干枯，指甲不荣，唇淡苔润，心悸失眠，脉细弱无力，女子癸事色淡量少。

［治法］益气补血。

［方药］八珍汤加减。党参 10g，黄芪 12g，当归 10g，白芍 15g，生、熟地各 12g，旱莲草 10g，女贞子 10g，生牡蛎（先煎）15g。

［加减法］①气血亏虚偏于阳气不足，肢体倦怠，形寒肢冷，舌淡，面色㿠白者，加肉桂 3g，桂枝 6g，干姜 3g。②气血双亏阴分不足，自觉手足心热，口干舌燥，夜寐不安，脉细无力，加玄参 15g，麦冬 10g，五味子 6g。③气血虚弱由于化源不足，益气补血治其标，健脾和胃顾其本，方中加茯苓 15g，白术 6g，半夏 10g，陈皮 10g。④因精少髓空而致气血不足导致眩晕者，当加补益精髓药物如紫河车（冲）10g，潼蒺藜 10g，冬虫夏草 10g。

5. 肾虚眩晕

［主症］头晕目眩或兼足跟疼痛，腰膝酸软，耳鸣遗精，脉两尺部无力。阴虚者舌光质红且干，五心烦热，脉象细数。阳虚者舌淡胖，脉沉迟，甚则虚微，腰膝酸冷，时时畏寒。

［治法］填补下元，治在肝肾。

（1）滋阴潜阳

［方药］杞菊地黄丸加减。枸杞子10g，菊花10g，女贞子10g，旱莲草10g，沙蒺藜10g，芡实米10g，生、熟地各15g，茯苓15g，生牡蛎（先煎）20g。

（2）温补下元

［方药］金匮肾气丸加减。制附子6g（先煎半小时，去上沫），肉桂3g，熟地15g，茯苓12g，沙蒺藜10g，山药15g，泽泻10g。

［加减法］①阴虚火旺，低热盗汗，舌绛干瘦，脉细弦数有力，加知母10g，黄柏6g，炙鳖甲20g。②下元虚冷，阴邪乘之，水饮不化，时时上泛，仿真武汤义，前方去熟地，加干姜3g，土炒白术10g。

五、典型病例

例1 严某，男，36岁。眩晕经常发作，大便干结，素嗜烟酒，舌红苔白根厚，脉象弦滑有力，按之搏指。肝阳上亢，木火上升，息风折热为法。

［处方］白蒺藜10g，晚蚕沙10g，蔓荆子10g，钩藤10g，菊花10g，竹茹6g，陈皮6g，生石决明20g，生牡蛎20g，瓜蒌仁20g，焦三仙各10g。

服15剂而安，随访一直未发。

按：素嗜烟酒之人，湿热内蕴，湿热郁阻于肝胆，肝阳偏旺，木火中生，上扰头目，则目眩头晕。热阻肠道，灼伤津液，故大便干结，湿热熏蒸，上泛于舌，而见舌红苔白根厚，阳热内迫，脉道急促，故脉象弦滑，按之搏指。治宜清泻肝胆，息风折热。药用白蒺藜疏风调肝善治头眩；蔓荆子辛、平，清利头目，善止头痛；菊花、钩藤性微寒，疏风清热，平肝潜阳；生石决明、生牡蛎性微寒，清肝重镇，平肝潜阳；竹茹、陈皮行气化痰，和胃降逆；瓜蒌仁甘、寒，润肠通便；焦三仙消积化食。

例2 吴某，女，51岁。苔白滑润，伴有齿痕，脉象沉濡，胃中辘辘有声，头眩昏重，时而恶心欲吐。饮邪上犯，用苓桂术甘汤方法。

［处方］桂枝10g，茯苓15g，白术12g，炙甘草12g，半夏10g，陈皮6g，泽泻10g。

迭进20余剂而苔转如常，眩晕未发，后以健脾化痰法以善其后。

按：本案病者痰饮中阻，故胃中辘辘有声，痰饮上泛，清阳不升，扰乱头目，故头眩昏重，水饮上泛于舌，而见苔白滑润，有齿痕。痰饮中阻，胃气不降，上逆为恶心欲吐。痰饮阻滞，脉道受阻，故脉象沉濡。治宜温化痰饮、健脾化湿，选用苓桂术甘汤加味。茯苓甘、淡、平，利水渗湿；桂枝辛温，通阳化气；白术甘、温，燥湿利水，健脾补气；甘草甘、平，益气调中；半夏辛温，燥湿化痰，和胃止呕；陈皮辛、苦，温，理气调中，燥湿化痰；泽泻甘、淡、寒，利水渗湿。全方具有温化痰饮，渗湿利水之功效。

例3　齐某，男，61岁。下虚上实，肾虚故两耳鸣响，时常头晕目眩，心中怔忡不安，舌淡体胖，脉沉弱。当用填补下元方法。

［处方］熟地10g，山萸肉6g，枸杞子10g，补骨脂10g，生牡蛎20g，川续断10g，菟丝子10g，生石决明20g，楮实子10g。

守方共服50余剂，诸症大减。

按：此案病人为肾虚作眩晕。肾为先天之本，主藏精髓，肾虚精髓不足，不能上养于脑，脑海空虚，则脑转耳鸣，眩瞀必作。肾精不足，不能上济于心，心失所养，则怔忡不宁。精髓不足，血脉失养，而脉沉无力气。治宜补益下元，益肾填精。方选左归饮加减。药用熟地甘、微温，益肾填精；枸杞子甘、平，滋补肝肾；山萸肉酸、微温，补益肝肾；补骨脂苦、辛，大温，补肾壮阳，固精温脾；川续断苦、甘、辛微温，补肝肾、行血脉，补而不滞；菟丝子辛、甘、平，补阴益阳，而偏补肾阳；楮实子甘寒，滋养肝肾；生石决明、生牡蛎咸寒，重镇，潜纳虚阳入肾，引诸药填补下元。全方应用，则肾之精髓得以充养，而脑转耳鸣之症自除。

消　渴

消渴是以多饮、多食、多尿，形体消瘦，或尿有甜味为特征的病证。根据症状的偏重，临床上可分为上中下三消，一般来说消多饮，中消多食，下消多尿。其病理变化主要是阴虚燥热。清热生津，益气养阴为其基本治疗原则。

一、文献溯源

本病在《内经》中称"消瘅"，由于发病机制和临床表现不同，又有"消渴""鬲消""肺消""消中"等名称。认识到病因是过食肥甘，情志失调，五脏柔弱等；记述了消渴病症为多饮、多食、多尿、形瘦等；指出了消渴病人要禁食膏粱厚味及芳草、石药等燥热伤津之品，同时应用性味甘寒、生津止渴的兰草治疗。

张仲景在《金匮要略》中，以消渴作为篇名详细论述。认为导致消渴病产生的主要机制是胃热肾虚，首创白虎加人参汤、肾气丸等治疗方剂。至今仍为治疗消渴的有效方药。

隋代巢元方在《诸病源候论·消渴病诸候》中，将消渴归纳为消渴候、渴病候、渴后虚乏候、渴利候、渴利后损候、渴利后发疮候、内消候、强中候等8种证候类型。认为本病为服五石散，使下焦虚热，肾燥阴亏所致，提出导引和散步是治疗消渴病的良药。巢氏已明确认识到消渴病易发痈疽和水肿等并发症。

唐代《备急千金要方·消渴》中，补充消渴病证候，除"三多"外，尚有呼吸少气，不得多语，心烦热，两脚酸，食仍皆倍于常，故不为气力"精神恍惚"等，认为嗜酒无度之人，"遂使三焦猛热，五脏干燥"，"小便多于所饮"者，是内热消谷，"食物消作小便"所致。明确提出饮食控制疗法，收载治疗消渴方剂52首，其中以天花粉、地黄、麦冬、黄连等清热生津之品为多。

王焘《外台秘要·消渴消中门》中，最先记载了消渴病尿甜的发现，并且也主张少食多餐的饮食控制疗法。记载消渴病治疗方剂47首，用药约有98味之多。

宋代王怀隐在《太平圣惠方》中明确提出了"三消"一词，"一则饮水多而小便少者，消渴也；二则吃食多而饮水少，小便少而赤黄者，消中也；三则饮水随饮便下，小便味甘而白浊，腰腿消瘦者，消肾也。"并将消渴病分为十四种证候类型进行论治，载方177首，常用药物：人参、天花粉、黄连、甘草、麦冬、知母、地黄等。

金元时期的刘河间、张子和等提倡三消燥热学说，主张治三消以清热泻火，养阴生津为要，提出"补肾水阴寒之虚，而泻心火阳热之实，除肠胃燥热之甚，济人身津液之衰，使道路散而不结，津液生而不枯，气血利而不涩，则病日已"。

明代戴元礼注重益气，专用黄芪饮加减治疗三消病；李梴主张治消渴重补脾益肾；赵献可力主三消肾虚学说，提倡治三消当以治肾为本。张景岳、喻嘉言也倡肾虚学说；周慎斋治消渴强调以调养脾胃为主，特别重视养脾阴。

清代黄坤载、郑钦安等认为消渴之病责之于肝；费伯雄补充化痰利湿法治疗消渴；陈修园强调"以燥脾之药治之"三消病，以理中汤倍白术加瓜蒌根治疗。

总之，中医对本病的认识，文献丰富，内容充实。消渴理论渊源于《内经》，辨证论治出自于《金匮》，证候分类起始于《诸病源候论》，体系形成于唐宋，补充、发展于唐宋以后。

西医学中的糖尿病、尿崩症等具本病证特征的疾病均可参照本篇论治。

二、病因病机

1.先天禀赋不足，五脏虚弱

房劳过度，肾精亏损。肾为先天之本，藏精生髓，受五脏六腑之精而藏之，又布化精气以充养周身。《灵枢·本藏》言："肾脆善病消瘅易伤"，先天禀赋不足，或房劳过度，或久病伤及于肾，皆可致肾虚精亏，不能化气生精，不能濡养五脏六腑，终致精亏液竭而发为消渴。

2.饮食不节，积热伤津

脾胃为后天之本，化生气血精微，以内濡脏腑，外达肌肤，为全身生养之源。长期过食肥甘、醇酒厚味、辛燥之品，积热于胃，并损于脾，脾胃受损，运化无力，精微气血不生，脏腑、经络、肌肤失其营养，津液匮乏而涸，发为消渴。

3.情志失调，郁火伤阴

长期情志失调，肝气失疏，郁滞日久，郁气化火，火邪灼津，阴液少；或肝之疏泄太过，肾之固藏失司，则火炎于上，津泄于下，津亏液少，发为消渴。亦有情志失调，心气郁结，郁而化火，心火亢盛，心脾精血暗耗，肾阴受灼，水火不济，亦为消渴。

4. 过服温燥，耗伤阴津

长期服用温燥壮阳之剂，或久病误服温燥之品，致使燥热内生，阴津亏损，发为消渴。

消渴的病理主要在于阴津亏损，燥热偏胜，而以阴虚为本，燥热为标，两者互为因果，阴愈虚燥热愈盛，燥热愈盛阴愈虚；消渴的病变虽与五脏有关，但主要在肺、脾（胃）、肾三脏，尤以肾为重。

肺为水之上源，主气，宣发肃降，通调水道。肺受燥热所伤，则不能敷布津液而直趋下行，随小便而出体外，故溲频量多，肺不布津则口渴多饮。胃为水谷之海，脾为后天之本，为胃行其津液，脾胃受燥热所伤，胃火炽盛，脾阴不足，则口渴多饮，多食善饥；脾虚不能转输水谷精微，则水谷下流而为小便，故溲甘；水谷精微不能濡养肌肤，故形体消瘦。肾为先天之本，寓元阴元阳，肾受燥热所伤，肾阴亏损则虚火内生，上燔心肺，则烦渴多饮，中灼脾胃则胃热消谷；阴虚阳盛，肾之开合失司，固摄失权，则水谷精微直趋下泄，而小便味甜，或混浊如脂。肺燥津伤，津液失于敷布，则脾胃不得濡养，肾精不得滋助；脾胃燥热偏盛，上可灼伤肺津，下可耗损肾阴；肾阴不足则阴虚火旺，亦可上灼肺胃，终至肺燥胃热脾虚肾亏常可同时存在，而"三多"之证并见。

三、辨证要点

1. 辨年龄

本病多发于中年之后，但也有青少年患者。年龄小者起病急，发展快，病情重，症状典型，预后差；中年之后，起病缓，病程长，症状不典型，常伴有痈疽等并发症。

2. 辨本症与并发症

多饮、多食、多尿和消瘦为本病的主症，若表现为疮疡痈疽，或肺痿劳嗽，或内障、雀目、耳聋，或中风手足偏废，或四肢骨节疼痛，或水肿，泄泻，或呼吸深长，头痛，呕吐，呼吸有烂苹果味等则是本病的并发症。一般地本症明显，但在中老年患者，也有本症不明显，根据并发症而诊断者。治疗上应辨明本症与并发症的关系，重视本病的治疗。

3. 辨标本

本病以阴虚为本，燥热为标，两者互为因果，大体初病多以燥热为主，病程较长者则阴虚与燥热互见，日久则以阴虚为主，进而由阴损阳，阴阳俱虚。

四、辨证论治

1. 上消

［主症］上消以口大渴，多饮为主，舌红干裂，咽喉灼热，大便如常，溲赤或正常，脉象多濡滑略数，按之无力。

［治法］清热、生津、止渴。

［方药］白虎加人参汤、外台消渴方。

（1）南北沙参各 20g，玉竹 12g，知母 10g，天花粉 12g，麦冬 12g，乌梅（或五味子）10g，玄参 15g，石斛 12g。

（2）天门冬 15g，生地 20g，玉竹 12g，人参粉 1g，天花粉 12g，生黄芪 15g，生石膏（先煎）12g。

［方解］上消以肺胃燥热，津液耗损为主要病机，故治疗以养阴清热润燥为主，前方以甘寒之品滋养肺胃之津，使津液得复，燥热能除。后方用于兼见气虚而胃热甚者，故甘寒生津之中，加用人参、黄芪之益气补虚；石膏之辛寒清降，诸药伍配，共奏养阴生津，益气清热之功。

［加减法］①肺燥，气不布津者，可加杏仁 10g，桑叶 10g，梨皮 5g。②脉洪无力，烦渴不止者，小便频数者可用二冬汤。

2. 中消

［主症］中消以口渴多饮，饥饿多食为主要症状，而形体消瘦，面色黑浊，自汗口干，便干溲赤，舌红少津，苔黄燥，脉象滑实。

［治法］滋阴润肠，通腑涤荡。

［方药］增液承气汤加减。大黄 10g，枳实 10g，芒硝（冲）4.5g，知母 10g，天花粉 12g，焦四仙各 10g。

［方解］肠燥津枯是中消常见病理，故治宜滋阴养液，润肠通腑。下法治消渴，首倡者为刘河间，他认为热在胃而能食，微利之为妙。上方即宗刘氏之意，用硝、黄、枳实软坚化燥理滞；知母、天花粉生津润燥；焦四仙消瘀导滞，如此则热能消、积得除。

［加减法］①若口渴引饮，多食与便溏并见，或饮食减少，精神不振，四肢乏力，舌淡，苔白而干，脉细弱无力，则为脾胃气虚，运化失司，非肠燥津伤，

故宜健脾益气，生津止渴，用七味白术散或参苓白术散等加减。②若渴而多饥，多食善饥，或仅有饥饿感，脘腹痞满，舌苔黄腻，脉濡，此为湿热中阻，气机郁滞与消渴病机同列而致，治宜除消止渴与清热化湿，宣泄气机相结合，标本同治，用黄芩滑石汤或二妙散等兼以清热化湿，宣泄气机。

3. 下消

［主症］下消以饮一溲二为主证，初起小溲不摄，尿中有沉淀，烦渴引饮，面黑体瘦，耳轮焦黑，小便混浊，上浮之沫状如麸片，病由色欲过度，肝肾不足。

［治法］滋养肝肾，益精补血，润燥止渴。

［方药］麦味地黄丸加减。麦冬 15g，五味子 15g，熟地 30g，山药 30g，山萸肉 15g，丹皮 15g，茯苓 30g，泽泻 15g，芡实 30g。

［方解］下消多责之肝肾，多为肝肾阴虚，虚久损阳，故治疗宜滋补肝肾，六味地黄丸三补三泻，益肾填精，加麦冬、五味子酸甘育阴，诸药相伍，其功益彰。

［加减法］①阴虚火旺，骨蒸潮热者用知柏地黄丸。②肾阳虚衰者，用附桂八味丸。肾气丸亦为治疗消渴之良方，而以用于阴阳两虚或阳虚为主者为佳。

4. 并发症

消渴兼有并发症者较多，一般常兼有瘀血痈疽、内障或雀目、耳聋、劳咳、泄泻、水肿、肢体麻木、虚脱等症，治疗可参考各章进行。

五、典型病例

例1 毛某，女，50 岁，血糖 16.6mmol/L，尿糖（++），体丰痰盛，一身无力，舌胖苔白，脉象沉软无力。中阳不足，湿阻不化之象。当以益气补血，化湿通阳。

［处方］黄芪 50g，党参、沙参、麦冬、五味子、金樱子、生熟地、白芍、杜仲、赤芍、丹参各 10g。

水煎取汁 400ml，分 5 次代茶饮。

二诊：服药 7 剂后，两腿已见有力，胸闷气短皆好转，脉象力增，仍用益气养血方法。

［处方］黄芪 80g，生、熟地各 20g，沙参 15g，麦冬、五味子、金樱子、茯苓皮、杜仲、桑寄生、丹参、知母各 10g，生牡蛎 30g。

服药 20 剂，血糖正常，诸症减轻，随访 1 年，旧病未发。

例2 方某，男，70岁，血糖＞16.6mmol/L。自觉疲乏无力，劳则尤甚，舌白苔腻，脉象沉弦。老年中气不足，先以益气补中方法，少佐活血化瘀之品。

［处方］黄芪50g，沙参20g，赤芍、生熟地各15g，丹参、归尾、天麦冬、山药各10g，珍珠母、瓦楞子各20g，生石决明30g。

服药10剂后血糖正常，诸症消失，随访10年病未复发。

按：两例均系中老年发病，糖尿病患者以中老年人居多。中老年人天癸将尽，肾气易虚，肾为人身之根本，肾气不足，气血化生无力，病发消渴，以虚为本，燥热为标，故治多养血益气，麦味地黄丸加减，常用金樱子、杜仲、生熟地益肾填精；参芪归芍补益气血，少佐丹参、知母清凉防燥；珍珠母，牡蛎滋阴潜阳。重用黄芪大量，亦为此案特点之一。

例3 张某，女，40岁。半年来善食易饥，每餐进食半斤有余，日复4~5次，大便干结，心烦口渴，舌红苔厚，夜寐梦多，病属中消之证，当用清泻方法。白虎加承气汤化裁。

［处方］生石膏90g，知母20g，甘草10g，沙参10g，天花粉20g，大黄10g，芒硝10g，枳实10g，丹参20g，生地20g。

原方服半月，病势大减，原方加桃仁、红花各10g，再服半月，逐渐痊愈。

按：消食善饥者胃火偏旺，病属中消。燥热郁结胃肠，胃肠失其腐熟、运化、传导之功，水谷入胃，未作精微，反助燥热，病势益盛。治宜清泻胃火，荡涤积热，生津止消。

血 证

血液不循常道而溢于体外称为血证，包括咯血、吐血、咳血、衄血、便血、尿血等。引起血证的原因是多种多样的，病机也不尽相同，但共同特征是血不循常道。《景岳全书》说："血本阴精，不宜动也，而动则为病；血藏营气，不宜损也，而损则为病。盖动者多由于火，火盛则逼血妄行，损者多由于气，气伤则血无以存。"可见火和气与血证最为密切。

一、文献溯源

早在《内经》中就有关血证的论述，《灵枢·百病始生篇》说："阴络伤则血外溢，血外溢则衄血，阴络伤则血内溢，血内溢则后血"。汉代张仲景除在《伤寒论》中论述伤寒所致血证外，在《金匮要略》中对便血分近血与远血不同。对血证的病因病机，明·赵献可在《医贯》中说："既分阴阳，又须分三因：风寒暑湿燥火，外因也；过食生冷，好啖炙煿，醉饱无度，外之因也；喜怒忧思恐，内因也；劳心好色，内之因也。跌打闪挫，伤重瘀蓄者，不内外因也"。至于血证的治疗，清代吴澄《不居集》中提出治血证八法："血证八法扼要总纲，气虚失血，中气虚而不能摄血，宜补气，温气；中气陷则自能脱血，宜补气升气。气实失血，气逆则血随气升，宜降气活血；气滞则血随气积，宜利气行血。气寒失血，内寒则阳虚而阴必走，宜引火归原；外寒则邪解归经，宜温表散寒。气虚失血，实火则热甚逼血而妄行，宜苦寒泻火；虚火则阳亢阴微而上泛，宜滋阴降火。"唐宗海《血证论》中提出了止血、消瘀、宁血、补虚的治疗血证四步骤，都是治血证的奥秘。

二、病因病机

1. 外感六淫

外邪从阳化热化火，热伤营血，迫血妄行，不循常道而外溢发生血证。《临证指南医案·吐血门》中说："若由外因起见，阳邪为多，盖犯是证者，阴分先虚，易受天之风热燥火也。"

2.饮食所伤

过食辛辣炙煿之品，或饮酒过多，嗜食肥甘，热积于胃，化燥化火，灼伤血络而成血证。或过食生冷，寒邪郁于中宫，脾阳受抑，失于统摄，致血不循经而外溢。

3.情志内伤

肝郁化火，或暴怒伤肝，肝气横逆化火，血受气火扰动，离经而成血证。或肝郁日久，气滞血瘀，脉络不和，络破而血溢。

4.劳倦致病

思虑过度，心脾气虚，脾不统摄，血无所归，溢于脉外。热病之后，或劳欲过度，阴精耗损，虚火内伤，灼伤血络而成血证。

三、辨证要点

1.辨出血部位

咯血是肺络受伤的血证，其血必经气道咯出，痰血相兼或痰中带血，或纯血鲜红，间夹泡沫。衄血是血液上溢于口鼻诸窍，或渗于肌肤，因部位不同而有鼻衄、齿衄、肌衄等名称。吐血是血从胃中而来，从口而出。凡血从大便而下，在大便前后下血，或单纯下血者，称为便血。尿血指小便中混有血液，或伴有血块夹杂而下。

2.辨病情轻重及预后

明代孙一奎《赤水玄珠》以辨外感内伤分轻重；清代高士宗以出血多少分轻重。虽各有道理，但未尽善，唐容川《血证论》对此做出了较好的论述："夫载气者，血也；而运血者，气也；人之生也，全赖于气，血脱而气不脱，虽危犹生，一线之气不绝，则血可余生，复还其故……故吾谓定血证之死生者，全可观气之平否。"若出血后身热心烦咳嗽，脉不静而弦急，或浮大革数无根，或沉细数而不缓和者难治。脉见散、代，无根或微欲绝，若面色苍白，四肢逆冷，虚汗淋漓者，属危象。

3.辨气与火

实火者，由外感之邪化火，或肝郁化火，或肺胃积热，面色正红，身热心烦，急躁易怒，口干渴，小便赤热，大便干结，舌多红绛，脉多弦滑数。虚火者，多为阴虚火旺，病程较长，反复出血，咽干，午后潮热，心烦盗汗，腰酸耳鸣，舌瘦干红，脉多细数。气实者与实火相似。气虚者多是心脾气虚，脾不统血，心不主血，血色多淡，伴神疲面白，四肢欠温，心悸气短，便溏食少，舌淡，脉多细弱。

四、辨证论治

（一）咯血

1.外感风热，或燥热犯肺

［主症］头痛发热，口干鼻燥，咳嗽带血，舌边尖红，苔薄白而干，脉浮滑数。

［治法］辛凉疏化，苦泄折热。

［处方］桑叶 12g，沙参 12g，杏仁 10g，栀皮 6g，白茅根 15g，生地黄 12g，黄芩 12g，豆豉 12g。

［方解］燥热犯肺，热伤肺络，治当泄热和营止血。方中桑叶、豆豉疏风散热；杏仁、栀皮、黄芩泄肺热；沙参、生地、白茅根凉血育阴以和营止血。

［加减法］①若头痛恶寒，口渴心烦，加薄荷 3g，芦根 12g，以助疏风泄热之功。②身热甚者，加银花 10g，连翘 10g，藕节 10g。③舌苔黄厚质绛，大便干结，加瓜蒌仁 20g，大黄粉（冲）1~3g，以通泄血分之热。

2.肝火犯肺

［主症］心烦急躁，咳嗽痰中带血，口干咽燥，头晕，自觉灼热，夜寐梦多，舌红唇焦，脉象弦数。

［治法］平肝泄热，清肺止红。

［处方］生地 12g，川楝子 12g，生侧柏叶 10g，干荷叶 10g，黛蛤散（包）12g，黄芩 12g，白茅根 15g。

［方解］肝经郁火，上犯心肺，故心烦急躁，痰中带血，口干咽燥；郁火内扰则头晕灼热，舌红脉弦数均为肝经郁热之象。方中生地、川楝子平肝泄火；生侧柏、荷叶泄热止血；黛蛤散泄肝宁肺，黄芩泄肝肺之热；白茅根泄心肝之热以生津止血。

［加减法］①若舌红绛苔少，脉细数，加沙参 10g，麦冬 10g。②火热伤阴，潮热盗汗，舌红绛且干，脉细数，加知母 10g，玉竹 10g，天花粉 10g，丹皮 10g。③肝热旺盛，目赤便干，溲短红，加龙胆草 2g，丹皮 10g，大黄 1g，防风 6g。

3.阴虚火旺

［主症］形体瘦弱，干咳痰少带血，日晡潮热，夜寐梦多，盗汗颧红，舌红

尖绛，脉弦细。

［治法］滋阴润肺，退热止血。

［处方］生地 15g，丹皮 12g，山药 25g，茯苓 15g，川贝 3g，麦冬 10g，沙参 10g，款冬花 10g，阿胶（烊化）10g。

［方解］虚火上炎，灼伤肺络，故咳嗽少痰带血，潮热形瘦。方中生地、麦冬、沙参、阿胶育阴清热；山药、茯苓以资生化之源；贝母、款冬花润肺化痰；丹皮凉血除热和络止血。

［加减法］①咳嗽痰黄肺热重者，加地骨皮 10g，生桑白皮 10g，生海浮石 10g。②咯血量多者，加参三七 3g 分冲。③若阴虚较重者，加玄参 10g，百合 10g，生白芍 10g。

咯血主病在肺，现代医学中因肺结核、支气管扩张、肺肿瘤及心血管疾病等引起的咯血，可参照本节辨证论治。

（二）吐血

1. 胃中积热

［主症］唇红口干，嘈杂便结，胸脘痞满，舌苔垢黄厚，脉滑数，血从呕吐而出，甚则盈口。

［治法］清胃热、泄积火以止血。

［处方］醋大黄 6g，黄芩 12g，竹茹 12g，炒山栀 10g，连翘 12g，鲜茅根 30g，小蓟 12g，马尾连 10g。

［方解］胃中积热，灼伤胃络，络破血出，故当清胃泄火，热除则血止。方中醋大黄、黄芩、马尾连、炒山栀、连翘、竹茹泄热和胃；鲜茅根、小蓟凉血止血。

［加减法］①食积明显者，加焦三仙各 10g，大腹皮子各 10g。②血热炽盛者，合犀角地黄汤凉血泄热。③有瘀滞者加入茜草 10g，丹皮 10g，参三七（研冲）3g。

2. 肝火乘胃

［主症］心烦善怒，头晕气急，夜寐梦多，每遇恼怒则烦热吐血，口干渴，舌红脉弦数。

［治法］开郁泄热，凉肝和胃以止血。

［处方］柴胡 6g，黄芩 12g，川楝子 12g，龙胆草 6g，白头翁 12g，赤、白芍各 12g，生地 12g，侧柏炭 10g，茅根、芦根各 15g。

[方解] 肝经郁热，暴怒伤肝，肝火横逆犯胃，胃络受伤，血随火逆而吐血，治当开郁泄热，凉肝和胃。方中柴胡、黄芩、川楝子、龙胆草疏肝泄热；白头翁、赤白芍、生地、侧柏炭、茅根、芦根凉血和胃以止红。

[加减法] ①若脘腹胀满，气郁明显者，加香附10g，大腹皮10g，玄胡10g。②若是吐血，血出盈口，用犀角地黄汤，并以参三七调服。③若出血量多而舌淡脉细出现脱象者，应结合西医抢救，中药可用独参汤以益气固脱。

吐血证以火热证为多，但治疗并非专用苦寒之药，下气行血，调肝和胃有十分重要的意义。西医的消化道溃疡、肝硬化食道下端及胃底静脉曲张出血等可参照本节辨证施治。

（三）衄血

1. 鼻衄

（1）肺热过盛

[主症] 头痛咳嗽，鼻燥口渴，大便干结，舌红且干，脉细数或浮数。

[治法] 疏风清热，凉血止血。

[处方] 桑叶10g，菊花10g，黄芩10g，薄荷（后下）2g，竹叶6g，白茅根30g，小蓟12g，焦山栀10g，蝉蜕6g。

[方解] 阴虚肺热，或风热上扰，热易入血而动血。治当疏风清肺，凉血育阴。方中桑叶、菊花、薄荷辛凉疏风；黄芩、焦山栀苦寒解血分热；茅根、竹叶、小蓟清热凉血育阴止血，蝉蜕疏风清肝。

[加减法] ①若热郁不解，脉弦滑有力者，加大黄芩用量，加芦根15~30g，前胡6g。②若出血不止，加牛膝6g，藕节10g。③大便干结者，加瓜蒌30g，大黄粉1~3g。

（2）胃热上蒸

[主症] 胃脘胀满，口干鼻燥，大便干结，小溲黄赤，鼻衄鲜红，舌红黄厚苔，脉滑数有力。

[治法] 清胃化积，凉血止红。

[处方] 生石膏15g，牛膝10g，生地12g，黄芩10g，大黄3g，麦冬12g，知母6g，焦四仙各10g。

[方解] 胃热壅盛，上迫于肺，热伤血络，故除胃热，化积滞则肺热清，血自宁。方中大黄、石膏、知母、焦四仙（三仙加槟榔）清热和胃化滞；黄芩泻肺热；生地、麦冬养阴和血；牛膝引血下行，归于正道。

［加减法］①舌苔垢厚，胃热积滞较重者，加紫雪散（冲服）1.5~3g。②血出不止者，血分郁热，加丹皮10g，藕节10g，茅芦根各15g。

（3）肝火上扰

［主症］心烦梦多，急躁易怒，头目眩晕，口干舌燥，鼻衄，舌红溲赤，脉象弦数。

［治法］清肝凉血止衄。

［处方］龙胆草3g，川楝子12g，醋大黄3g，栀子6g，黄芩12g，丹皮10g，黛蛤散（包）12g，白茅根15g，生地10g。

［方解］肝热化火，迫于血分，发为鼻衄，治当泻肝热，凉血止红。方中龙胆草、生地、川楝子、醋大黄、栀子、黄芩、丹皮、黛蛤散等泄肝火，凉血热，肝火降，血热清则衄自止。

［加减法］①体质差者，减龙胆草、大黄之量。②阴分不足者，加生地5g，知母10g，玄参10g，阴虚火旺者，以滋水清肝饮加减。

2. 齿衄

（1）胃火上升

［主症］齿龈红肿疼痛，衄血鲜红，口干口臭，溲红便结，舌苔黄质红，脉滑数。

［治法］清胃降火，凉血止衄。

［处方］生石膏12g，知母6g，生地12g，竹茹6g，麦冬10g，牛膝6g，茜草10g，黄芩10g，醋大黄6g。

［方解］胃热炽盛，化火上炎，血随火动，故当清胃降火。方中生石膏、知母、竹茹、醋大黄、黄芩清降胃火以凉血；生地、麦冬、牛膝、茜草凉血和营止衄。

［加减法］①舌苔黄厚干裂，大便秘结，须通腑泻火，加玄明粉（冲）6g，枳实6g，槟榔6g。②热久伤阴，口干舌红干瘦，脉细数者，去大黄，加玄参10g，玉竹10g，沙参15g。③齿衄不止者，加白茅根10g，藕节10g，仙鹤草10g凉血止血。

（2）虚火上浮

［主症］齿龈红肿，微微作痛，心烦口干，不寐，齿龈渗血，舌红绛干瘦，脉细数。

［治法］滋养肾阴，凉血止衄。

［处方］细生地12g，玄参12g，知母6g，阿胶（烊化）10g，茜草10g，黄

芩 12g，白头翁 12g，白芍 20g。

［方解］肾阴不足，虚火上浮，发为齿衄，当滋降虚亢之火为治。方中生地、玄参、知母、阿胶、白芍滋阴凉血；茜草、黄芩、白头翁凉血止衄。

［加减法］①兼有胃热者，暂用苦寒剂 1~2 剂，先折胃热，待标热去，再行滋养。②肾虚较重者，加杜仲 10g，补骨脂 10g，桑寄生 10g。③血热衄血不止者，加旱莲草 10g，白茅根 15g，侧柏叶 6g。

衄血以鼻衄和齿衄为多，多由火热动血，又有虚实之异。现代医学的某些感染性疾病、血液病等引起的衄血可参照此节辨证分型施治。

4. 便血

（1）阳气不足

［主症］大便下血，色鲜紫并见，或下血较多，或淋漓不断，长久不愈，面色不华，神疲懒言，舌淡脉细弱。

［治法］益气补虚，扶脾统血。

［处方］党参 10g，当归 15g，黄芪 12g，荆芥炭 10g，茯神 10g，炒枣仁 12g，苍、白术各 10g，龙眼肉 30g。

［方解］脾虚不能统血，血不循经，下渗肠道而便血，治当健脾扶阳摄血。方中党参、黄芪、苍白术益气扶脾；茯神、枣仁、当归、龙眼肉养心补血；荆芥炭入血分止血，又能疏调气机，开散郁结。

［加减法］①若虚寒较重，肢冷腹痛，加灶心土 30~60g，炮姜 6g，肉桂粉（冲）3g。②气虚下陷，有气坠感者，加柴胡 6g，升麻 6g，并加重黄芪用量。③若下血较多，面白肢冷，脉微细有脱象者，急用独参汤益气固脱，并结合现代医学方法抢救。

（2）湿热下注

［主症］下血鲜红，其势如溅，小溲赤热不畅，舌苔黄腻，脉濡滑且数。

［治法］清化湿热，凉血止红。

［处方］赤小豆 10g，全当归 10g，炒荆穗 10g，炒槐花 10g，白头翁 12g，炒地榆 12g，黄芩 12g，防风 3g。

［方解］湿热蕴郁，热入血分，下迫大肠，故下血鲜红，治当清化湿热。方中赤小豆、当归、炒槐花、白头翁入血凉血，化湿止红；黄芩、生地榆苦寒燥湿；炒荆芥入血分，调和气血，使血热透达，则下血自止。

［加减法］①湿热较重者，加佩兰 10g，马尾连 10g，炒黄柏 6g。②湿阻上焦，气促咳嗽者，加苏叶 6g，杏仁 6g。

（3）痔裂便血

［主症］痔疮肛裂便血，大便干结，心烦口干，舌红脉数。

［治法］凉血润燥，化瘀和络。

［处方］生地 15g，丹皮 10g，赤芍 15g，赤小豆 10g，全当归 10g，杏仁 10g，郁李仁 10g，瓜蒌仁 20g，生蒲黄 10g，炒地榆 10g。

［方解］肛肠燥热，多因肺胃积热下迫所致，瘀热互结而生痔疮肛裂。方中生地、丹皮、赤芍、赤小豆、当归凉血止血，和络化瘀；杏仁、郁李仁、瓜蒌仁润肠通便去滞；生蒲黄、炒地榆凉血止血和络，诸药合用共成化瘀润燥止血之功。

［加减法］①若纯属血热，舌绛口干，加玄参 15g，麦冬 10g，白头翁 10g，去赤小豆、地榆。②体丰气弱，大便不畅者，加白术 30g，升麻 6g，以升阳运脾。

便血以燥热为多，也有属于不足者，脾虚不能摄血，辨证当须准确。现代医学中一些胃肠道疾病，如溃疡、息肉、血液病、传染病等见大便出血都可参照本节施治。

5. 尿血

（1）心火内盛

［主症］心烦不寐，舌咽作痛，口渴饮冷，溺血甚则尿道作痛，舌绛尖部起刺，脉弦细数。

［治法］清心泻火，凉血止红。

［处方］竹叶 3g，木通 3g，生甘草 10g，生地 12g，山栀 10g，干荷叶 10g，琥珀末 1.5g（装胶囊分服）。

［方解］心火内盛，下移小肠，灼伤血络发为血尿。方中竹叶、木通、生甘草、生地清心导赤；干荷叶、琥珀凉血止血；山栀泻心火，凉血热。

［加减法］①若阴分不足，血虚热盛，加石斛 10g，旱莲草 10g，白芍 10g，女贞子 10g，玉竹 10g 以养血和阴。②若口渴喜冷，脉洪大滑数，加生石膏 20g，知母 10g，玄参 10g，天花粉 15g，以清热降火护阴。

（2）肝经郁火

［主症］少腹两胁刺痛，口苦耳鸣，急躁不安，溺血，尿道疼痛，舌红苔黄，脉象弦数。

［治法］凉肝解郁，泄火止红。

［处方］龙胆草 3g，炒山栀 6g，柴胡 6g，香附 10g，黄芩 10g，生地 12g，丹皮 10g，藕节 10g，赤白芍各 10g。

[方解]肝经郁火，循经下迫，深入血分，损伤血络。方中龙胆草、炒山栀、柴胡、香附、黄芩清肝泻火，理气解郁；生地、丹皮、藕节、赤白芍凉血育阴止红。

[加减法]①若素体亏，气阴不足，当凉血育阴，不可专事苦泄。②热郁较重，溲色深红者，加白茅根 30g，小蓟 10g。

（3）湿热蕴郁

[主症]小溲不畅，溺血而尿道疼痛，小腹作痛，舌红苔黄厚，脉滑数。

[治法]清利下焦，凉血止红。

[处方]蒲黄炭 10g，荆芥炭 10g，小蓟 10g，藕节 12g，滑石 20g，通草 3g，生地 15g，白芍 12g，丹皮 10g。

[方解]湿热蕴郁下焦不解，热入血分，治当清热化湿，凉血和络止血。方中滑石、通草、荆芥炭化湿清热和络；蒲黄炭、小蓟、藕节、生地、白芍、丹皮凉血止血。

[加减法]①湿重时舌苔白腻滑，脉濡，加茯苓 10g，冬瓜皮 20g，生苡米 20g。②热重者，加山栀 6g，黄柏 6g，白茅根 10g。

（4）气虚尿血

[主症]体倦乏力，食欲不佳，面色苍白，小溲下血，经久不愈，舌胖边有齿痕，苔白腻滑润，脉象虚濡。

[治法]补中益气，摄血止红。

[处方]黄芪 12g，肉桂（研冲）1g，甘草 10g，党参 10g，白术 10g，升麻 6g，柴胡 10g，生牡蛎（先煎）20g。

[方解]中气不足，脾失统摄，血不循经，当补中益气。方中黄芪、党参、白术、甘草益气补中；升麻、柴胡升阳提陷；肉桂温中扶阳以助统摄之权；生牡蛎固涩止血，诸药合用，升中有降以运中气。

[加减法]①兼见血虚，脉象细弱者，加当归 10g，白芍 10g，熟地黄 15g。②中阳不足，畏寒肢冷者，加炮姜 3g，艾叶 3g 以温中固摄。

（5）肾虚尿血

[主症]形体消瘦，遗精头晕，溺血迁延不愈，腰脊酸痛，脉象沉细。

[治法]益气补肾，调元固本。

[处方]熟地 15g，肉苁蓉 12g，山药 30g，茯苓 15g，芡实 10g，楮实子 15g，杜仲 12g，菟丝子 12g，生牡蛎（先煎）15g。

[方解]肾虚尿血多因久病不愈，正气损耗伤及下元所致，当益气补肾。方

中熟地、肉苁蓉、山药、菟丝子、杜仲补肾调元；茯苓、芡实、楮实子、生牡蛎益气固涩止血。

[加减法]①若肾阴不足，脉细数，当清虚热为主，加丹皮10g，丹参10g，白头翁10g，白芍10g，赤芍10g。②若阴阳两虚，可加鹿茸粉（冲）1g或鹿角霜1~3g。

尿血之原因很多，虚实都可见，临证当审慎详细，不可一味止血，应以祛除病因为务。现代医学之泌尿系感染、结核病及肿瘤等出现尿血者可参照此节治疗。

五、典型病例

例1 张某，男，13岁。表邪不解，热郁于内，咳嗽频作，黄痰挟血，近日咯血增重，色紫且深，胸中疼痛，脉滑数有力，当以清肃化痰，兼以止血。

[处方]茅、芦根各30g，前胡6g，浙贝母6g，苦杏仁10g，炒山栀6g，炒连翘10g，生地15g，赤芍10g，三七粉3g（分2次冲服）。

服3剂后，病情明显减轻，再进6剂痊愈。

按：表邪入里化热，肺失清肃，而咳嗽痰黄；灼伤阳络，血溢于肺，则血随痰出，或纯见咯血。方用前胡宣解表邪；山栀、连翘清透里热；杏仁肃肺止咳，浙贝母清热化痰止咳；茅芦根、生地、赤芍、三七凉血，止血，活瘀，所用药味不多，却融清解表邪、止咳化痰、凉血、止血、活血诸多功效于一方。使表邪解而无化热之源，咳止而无动血之由，血凉而无妄行之虞，血活而无留瘀之弊。

例2 孙某，男，45岁。吐血盈口，色深且紫，病已1月，舌红且干，两脉洪滑，病由暴怒而起，先以苦泄折热方法，防其致厥。

[处方]

（1）先以鲜汉三七250g，洗净捣汁，鲜藕250g捣汁，徐徐灌入。

（2）鲜生地60g，苏子10g，川楝子10g，牛膝6g，鲜茅、芦根各30g，生白芍30g，丹皮12g，炒黄芩10g，郁金6g，青竹茹15g，三七粉3g（分两次冲服）。

服1剂后，吐血即大减，再进2剂而痊愈。

按：暴怒伤肝，肝火犯胃，损伤胃络，迫血上行，而成吐血，治当清热平肝，降气止血为主。本案先用鲜三七、鲜藕捣汁，清热止血以救其急。方用川楝子、郁金、白芍清肝热，理肝气；生地、丹皮、茅芦根、三七粉清热凉血，止血活瘀；黄芩清其蕴热；苏子、竹茹止呕下气，使上逆之胃气复归下行；牛膝清热凉血，引血下行。诸药合用，使肝郁得疏，血热得清，气血亦皆下行，则吐血自能见愈。

例3 吴某，女，47岁。牙龈衄血，经常发作，每因过食膏粱厚味而发，舌红且干，脉象滑数。形体消瘦，阴分不足，凉血育阴以治其本，苦甘泄热以治其标。

[处方] 生地 20g，玉竹 15g，赤、白芍各 20g，丹皮 10g，知母 6g，黄芩 10g，竹叶 6g，石膏 20g，白茅根 30g，小蓟 30g。

服 3 剂而衄血渐止，再进 3 剂而愈。

按：素体阴分不足，加之过嗜肥甘，致胃热内蕴，胃火上灼，损其络脉，则见齿衄。方用石膏、知母、黄芩、竹叶清其胃火；生地、玉竹、白芍、白茅根清热滋阴，凉血止血，为防凉遏致瘀；用丹皮、赤芍、小蓟止血活血，使血止而不留瘀。全方共奏甘苦泄热，凉血育阴之功。

例4 杨某，男，35岁。便血经常发作，大便略干，舌红苔黄，脉象弦细滑数。素嗜辛辣，热在阳明，先以金匮方法加减，饮食宜慎，辛辣皆忌。

[处方] 赤小豆 30g，全当归 12g，炒地榆 10g，炒槐花 10g，生地 12g，干荷叶 10g，血余炭 10g，丹参 12g，赤芍 12g。

服 3 剂后，病情减轻，再进 5 剂而愈。

按：恣食辛辣厚味，湿热内生，蕴结大肠，损伤脉络，血随便下，而成便血之症。方用赤小豆祛水湿，解热毒；当归、丹参和营养血；地榆、槐花、生地、赤芍清热止血而不留瘀；血余炭助上药止血消瘀之功，所谓"红见黑则止"亦此之义；荷叶清湿热，升阳止血。湿热得清，血热得除，清阳得升，则其便血得愈。

例5 黄某，男，65岁。溲血突发，小溲赤热，舌红且痛，脉细弦滑数。素嗜饮酒，心热下移膀胱，湿热下迫，先以导赤散方法加减。

[处方] 生地 12g，川楝子 10g，竹叶、竹茹各 10g，木通 3g，滑石 12g，白茅根 30g，马尾连 10g，黄芩 10g，生甘草 10g。

服 2 剂而尿血止，再进 3 剂以收全功。

按：酒形似水，性似火，贪杯日久，必成湿热内蕴。湿热下迫，络脉受损，则血随溲泄。治用导赤散合滑石使下迫湿热得清；黄连、黄芩清热燥热湿，绝其湿热下迫之源；白茅根与生地相伍，能清热凉血，止血而不留瘀；川楝子、竹茹清热行气，调其内乱之气机。全方清热利湿，凉血止血，药证相符，故获全效。

痹　证

痹证的发生是由于风、寒、湿、热诸邪侵袭人体，闭阻经络，气血运行不畅所导致，以肌肉、筋骨、关节发生酸痛、麻木、重着、屈伸不利，甚或关节肿大灼热为主要临床表现的病证。

一、文献溯源

痹证早在《内经》就有论述，如《素问·宣明五气篇》说："邪入于阴则为痹"，《素问·刺节真邪篇》亦说："虚邪留而不去则痹"。《素问·痹论》篇对本病的病因、发病机制、证候分类及演变等内容均有论述。如论病因有："所谓痹者，各以其时，重感于风寒湿之气也"，从证候分类有："其风气胜者为行痹；寒气胜者为痛痹；湿气胜者为着痹也"，因所遇之时，所客之处不同，又有五痹之称。"以冬遇此者为骨痹，以春遇此者为筋痹，以夏遇此者为脉痹，以至阴遇此者为肌痹，以秋遇此者为皮痹。"五痹久而不愈，则循经内舍其合，如"骨痹不已，复感于邪，内舍于肾。筋痹不已，复感于邪，内舍于肝……"而成五脏痹。《素问·痹论》还描述了五脏痹的症状，如"凡痹之客五脏者，肺痹者，烦满喘而呕……"《金匮要略·中风历节病脉证并治》中的历节，即指痹证一类的疾病，并提出了桂枝芍药知母汤、乌头汤两张治疗方剂。汉代以降，对痹证诸家多有阐发，如《诸病源候论·风痹候》说："痹者，风寒湿三气杂至，合而成痹，其状肌肉顽厚，或疼痛，由人体虚，腠理开，故受风邪也"，《诸病源候论·风湿痹候》说：风湿痹"由血气虚，则受风湿，而成此病"。《备急千金要方》《外台秘要》等书，收载了较多治疗痹证的方剂，如至今常用的独活寄生汤就首载于《备急千金要方·诸风》。《症因脉治·痹证论》不仅对风痹、湿痹、寒痹，而且对热痹的病因、症状、治疗均作了论述。《医宗必读·痹》对痹证的治疗原则作了很好的概括，提出了分清主次，适当采用祛风、除湿、散寒外，行痹当参以补血，痛痹参以补火，着痹应参以补脾益气，清代《医学心悟》等医籍对痹证也是采用这个基本的治疗原则。

二、病因病机

痹证是由于卫气不足，外感风、寒、湿、热所致。而“邪之所凑，其气必虚”，正气不足是发病的基础。素体虚弱，正气亏虚，腠理不密，卫外失司，易于招致外邪，风、寒、湿邪客于肌肉、关节，使经脉痹阻，气血不畅，则形成痹证。正如《灵枢·五变篇》说：“粗理而肉不坚者，善病痹”，《济生方·痹》亦说：“风寒湿三气杂至，合而为痹，皆因体虚腠理空疏，受风寒湿气而成痹也。”

1. 风寒湿邪，侵袭人体

由于居处潮湿，冒雨涉水，气候剧变，寒暖失常，诸种原因而致风、寒、湿邪侵袭人体，注于经络，留于关节，使气血闭阻而为痹证。“痹者，闭也”，因体质差异以及感邪性质的不同，临床表现亦有差别，其中，风气胜者为行痹，以风为六淫之首，性质善行而数变，故痹痛游走不定；寒气胜者为痛痹，以寒为阴邪，其性凝滞，使气血凝涩不通，故疼痛剧烈乃成，如《素问·痹论》说：“痛者，寒气多也，有寒故痛也”；湿气胜者为着痹，以湿性黏滞重着，易阻遏阳气，故使肌肤、关节麻木重着而成。

2. 外感热邪，或郁久化热

外感风热之邪，与湿相并，而致风湿热合邪为患。素体阳盛或阴虚有热，感受外邪之后易于热化，或因风寒湿痹日久不愈，邪留经络关节，遏阻阳气，阳郁化热，以致关节红肿热痛而成热痹。如《金匮翼·热痹》说：“热痹者，闭热于内也……脏腑经络，先有蓄热而复感风寒湿邪客气，热为寒郁，气不得通，久之寒亦化热，则痹熻然而闭也。”

痹证日久不愈，可出现几种演变：一是风寒湿痹或热痹日久不愈，气血运行不畅，瘀血痰浊痹阻经络，可出现皮肤瘀斑，关节周围结节、肿大、屈伸不利等症。二是病久使气血耗伤，因而呈现不同程度的气血亏虚的证候。三是痹证日久不愈，复感于邪，病邪由经络而病及脏腑，出现脏腑病证，如陈无择《三因方》说：“三气袭入经络，入于筋脉，皮肉肌骨久而不已，则入五脏。”

三、辨证要点

痹证的辨证，首先应辨清风寒湿痹和热痹的不同。热痹以关节红肿灼热疼痛为特点，风寒湿痹虽有关节酸痛，但无局部红肿灼热，其中，关节疼痛游走不定为行痹；痛处不移，遇寒加重者，为痛痹；肌肤、肢体酸痛重着，不仁者为着痹。如若风寒湿热邪气合病，寒热错杂，则应据其所偏，或偏于寒，或偏于热，从局部及全身表现详细辨识。另外，辨证中还应注意以下两点。

1. 辨虚实

"邪气胜则实，精气夺则虚"，痹证为风、寒、湿、热诸邪为患。正气不足是发病的内在根本因素，故本病多有虚实夹杂之证。因于体质的差异、病程的长短，临床表现又有偏于实、偏于虚的不同。一般而言，痹证初起为风湿寒热邪气客于经络关节，阻滞经脉气血的运动，临床表现以关节疼痛、酸重为主，多偏于实；痹证日久，邪气渐衰，而以脏腑亏虚，气血损伤为主，表现如肢体无力、肌肉瘦削，多偏于虚。但这只是一般情况，具体辨证时就要因情况而异。新病虽然实证多，但也不能除外虚证，病久虚证多，但要谨防余邪留恋，故而宜以四诊为依据，辨证虚实，不可偏执。

2. 分气血

痹证往往以关节疼痛为主要临床特征。古人云"不通则痛"，可见邪气痹阻经脉，气血壅滞不通，是引起疼痛的主要原因，"气为血帅"，"气行则血行"，初起之时虽病在气，但多累及血分，使血行不畅。痹证日久，痰浊凝聚，血脉瘀阻更为明显。可见，血脉不通是贯穿痹证始终的一个基本病理特征。然在气、在血必有所偏，故在辨证中应根据脉、舌、色、症综合分析，为论治提供依据。

四、辨证论治

痹证由于风、寒、湿、热痹阻经络所致，故祛风、散寒、除湿、清热以及舒经通络为治疗痹证的基本原则。因感邪的偏重不同，各种痹证施治也有差别，如风痹，治疗以祛风通络为主，参以散寒除湿，如程钟龄在《医学心悟》中对此作了很好的概括："治疗行痹者，散风为主，而以除寒祛湿佐之，大抵参以补血之剂，所谓治风先治血，血行风自灭也；治痛痹者，散寒为主，而以疏风燥湿佐之，大抵参以补火之剂，所谓热则流通，寒则凝塞，通则不痛，痛则不通也；治着痹者，燥湿为主，而以祛风散寒佐之，大抵参以补脾之剂，盖土旺则能祛湿，而气足则无顽麻也。"

痹证多为虚实夹杂，气血俱病，故治疗应注意调理气血，久而不愈的痹证尤应特别注意。纵观历代治痹的名方，如独活寄生汤、蠲痹汤、三痹汤等皆为风药与参芪归芍并用，祛风湿，调气血，扶正与祛邪并施，如若固守"通则不痛"的经旨，一味投用祛风、化瘀之品，则徒伤正气，正气不复，邪气何以能祛？《本草纲目》记载，当归治"一切风"，白芍"除血痹止痛"，黄芪去"诸证之痛"，可见归、芍、芪既能补气血，又能祛风湿，止痹痛，一药双功，临床常用。如若确系痹久气血虚损，肝肾不足者，应补益脏腑气血，以复正气。

痹证是临床常见症状，由于外邪客于体虚之人而形成，主要病机为经络阻滞，气血运行不畅，临床上痹证可分为风痹、寒痹、湿痹、热痹等几种类型。治疗的基本原则是祛风、散寒、除湿、清热以及舒筋通络，根据病邪的偏胜不同，而酌情使用，如行痹以祛风为主，兼以散寒祛湿……调整气血是贯穿于整个痹证中的基本治疗原则。痹证日久，则应根据正气亏耗情况，适当采用益气养血，补养肝肾，扶正祛邪，标本兼顾，治疗过程中谨防一味疏风而伤正，又防过投壅补而留邪。

对日久迁延不愈的痹证，表现为关节肿大、强直畸形、屈伸不利者，宜以化痰、逐瘀、搜风通络为治，对此症不可概投补剂。

1. 行痹

[主症] 肢体关节疼痛，痛无定处，游走不定，甚则关节肿大，屈伸不利，或见恶风发热，舌苔薄白或白腻滑润，脉象浮数（或浮紧，或沉紧等）。

[治法] 祛风散寒，化湿通络。

[方药] 独活寄生汤加减。羌活、独活各 3g，桂枝 10g，当归 10g，防风 6g，秦艽 6g，葛根 10g，桑枝 30g，细辛 2g。

[方解] 方中羌活辛温燥烈而上行，"气雄而散"，主散肌表游风及寒湿之邪，独活微温而下走，辛散力缓，善祛在里之伏风，且可去湿止痛，二药合用，一上一下，以散周身之风湿；防风祛风散寒；细辛、桂枝、当归温经活血通络，散风除湿，通络舒筋；葛根解肌退热；桑枝祛风湿，通利关节。共奏祛风散寒，通络止痛之功。

[加减法] ①若酸痛以上肢关节为主者，可选加白芷、姜黄、川芎祛风通络止痛。②酸痛以膝踝等下肢关节为主者，可选加牛膝、防己、萆薢通经活络，祛湿止痛。③酸痛以腰背为主者，可用羌独活各 6g，桑寄生 10g，桑枝 10g，海风藤 10g 等，根据脉舌增损之。④若体痛较重者，见肢冷无汗，可加麻黄 1g~3g，以宣解内寒而缓疼痛。⑤寒邪较重，舌胖滑润，下肢逆冷，脉沉微弱时，加附片（先煎）6g，吴萸 3g，干姜 6g 温经散寒止痛。⑥关节肿大者，早期考虑关节囊生水发炎，当以卧床为主，晚期多是浆液吸收不好而逐渐成为类风湿。

2. 痛痹

[主症] 肢体关节疼痛较剧，痛有定处，得热则舒，遇冷则急，局部皮肤不红，触之不热，溲清长，便溏薄，舌白滑，脉弦紧。

[治法] 散寒祛湿，疏风拈痛。

［方药］麻黄3g，桂枝10g，川、草乌各3g，细辛3g，羌活3g，独活3g，川芎10g，红花6g。

［方解］古人云："寒则涩而不流，温则消而去之。"故以麻黄、川草乌、桂枝温经散寒，除湿通络止痛；羌独活味辛性温散风祛湿；川芎、红花活血通络。诸药合用，寒邪散，风湿去，络脉通而痛止。

［加减法］①若寒邪较重者，加重桂枝用量，再加肉桂3~6g，增加散寒通络之功。②若素体阳虚，见面色㿠白，四末发凉者，面色萎黄，舌淡胖苔滑润，可加附子3~6g，干姜6g。③若病人血压偏高，慎用麻黄，可改用苏叶6g，鸡血藤10g，乳香3g合用。

3. 着痹

［主症］肢体关节酸痛，周身重着，或有肿胀，痛有定处，手足沉重，活动不便，肌肤麻木不仁，苔白滑润，脉象沉濡。

［治法］除湿缓痛，祛风活络。

［方药］麻黄3g，桂枝6g，防风6g，苍、白术各6g，炒薏仁30g，干姜3g，桃仁泥10g。

［方解］方中苡仁、苍术、白术健脾除痰；防风祛风胜湿；麻黄、桂枝、干姜温经散寒去湿；桃仁泥活血通络止痛。

［加减法］①若湿邪留着络脉者，必当重用疏风化湿，再加活络通达之品，如羌活6g，独活6g，川芎10g。②如有积滞不化，湿阻络脉者，当以化滞活络方法，如加莱菔子6g，白芥子6g，焦谷麦芽各10g。③素有脾虚，湿浊中阻，胸脘满闷，食欲不振，应加燥湿健脾之品，如厚朴6g，桂枝6g，草蔻3g。④肌肤不仁明显者，一为湿阻，阳气不通；一为热郁，气机不畅。郁当开，湿当化。

4. 热痹

［主症］关节疼痛，局部灼热红肿，得冷则舒，痛不可近，皮肤或起红斑结节，多兼身热心烦，时或憎寒，甚则壮热口干，咽红肿痛，舌质红，尖红起刺，苔糙厚，脉弦滑而数。

［治法］清热通络，祛风除湿。

［方药］防风3g，苍术3g，知母6g，嫩桂枝3g，荆芥6g，赤白芍各10g，石楠藤15g，丝瓜络10g，桑枝30g，大黄粉（冲）1g。

［方解］方中防风、荆芥疏风通络；苍术、石楠藤祛风活血；桂枝、丝瓜络、桑枝活血通经，舒筋活络；赤白芍、知母、石膏、大黄粉清热凉血化瘀。

［加减法］①若湿热痹痛在气分，当用清热化湿行气方法，以使气化湿亦

化，热重用白虎加苍术汤；湿重用宣痹汤加苍术 6g。②若热在血分，可加白茅根 20g，炒地榆 12g，炒槐花 10g，鬼箭羽 10g，以增强凉血活血之力。③若有滞热不清，以清化湿滞为主，方中加鸡内金 10g，焦麦芽 10g，花槟榔 10g，六神曲 10g，水红花子 10g。④若热痹化火伤津，症见关节红肿，疼痛剧烈，入夜尤甚，壮热烦渴，舌红少津，脉弦细，治以清热解毒，凉血止痛，可用犀角散以清热解毒，凉血止痛。

5. 关节变形（类风湿）

[主症] 关节肿痛日久，迁延不愈，血凝脉络，津液凝聚为痰，痰瘀痹阻，出现疼痛时轻时重，关节津液久聚，肿大、强直畸形、屈伸不利，遇冷更重，舌质多紫有瘀斑，脉细涩。

[治法] 祛瘀化痰，搜风通络。

[方药] 南星 6g，半夏 10g，杏仁 10g，苏叶 6g，苏子 10g，莱菔子 10g，白芥子 6g，桃仁 6g，猪牙皂 6g，蜈蚣 3g，防风 6g。

[方解] 方中以半夏、南星、莱菔子、白芥子祛痰散结；桃仁化瘀通络；苏叶、杏仁宣阳疏表，以散外邪，配蜈蚣搜风通络，以消肿痛。

本病初期多属风湿阻络，继而湿郁化热，热邪灼津生痰，郁滞日久成瘀，有形之痰瘀与无形之郁热相搏，渐成痛风结石，沉积于关节，而致肿胀畸形。用本法治疗，效果甚佳。

[加减法] ①若体弱气虚时，可将药量减轻，或每日半剂，或每隔 1~2 日服 1 剂。②若体质过弱，可于上方中加姜黄 3~6g，当归 10g，生黄芪 15g，赤芍 10g，以养血益气，扶正祛邪。③若湿痰蕴热尚重时，可于上方中加大黄粉 1~2g，鸡血藤 20g，郁金 6g，清热祛瘀通络。

6. 久病络脉失养

[主症] 痹证日久，络脉失和，正气不足，气血虚弱，营虚肌肉失养，卫虚皮肤枯涩，久则肌肉萎缩瘦削，手足无力。

[治法] 养血活络。

[方药] 桂枝 6g，黄芪 15g，党参 6g，独活 6g，川芎 6g，当归 10g，赤芍 12g，熟地 12g，牛膝 6g，杜仲 10g。

[加减法] ①若肝肾久亏，筋骨乏力，行动日渐艰难，甚则成为残废，可考虑三痹汤之类。②用养血益气药，首先一定要看清有无其他邪气阻涩络脉，如郁热、痰浊、气郁、食滞、瘀血等，必须先祛其有余，再调其脾胃，嘱其逐渐锻炼，令其血脉通畅，再行调补。

五、典型病例

例 1 李某，女，28 岁。感受风寒之后，四肢关节游走疼痛、肿胀，舌白苔腻，脉象浮滑。风寒湿三气杂至，合而为痹，病由感冒引起，先以疏风散寒活络缓痛方法，防其增重。

［处方］大豆卷 10g，秦艽 6g，羌独活各 6g，防风 6g，丝瓜络 10g，桑枝 30g，海风藤 10g，络石藤 10g，天仙藤 10g。

按：风寒湿邪闭阻经络，气血运行不畅，不通则痛，风性善行而多变，故肿痛游走不定，治疗用疏风散寒，祛湿活络缓痛方剂，邪祛气血畅行，肿痛则消。

例 2 赵某，男，30 岁。周身关节游走肿痛，甚则红肿发热，小溲色黄，大便干结，舌红苔白，两脉浮滑且数，风热蕴郁，深入血分，势成热痹，当以疏风化湿清热以缓疼痛。

［处方］羌、独活各 6g，苏叶、苏梗各 6g，防风 6g，赤芍 10g，荆芥穗 10g，茜草 10g，鸡血藤 10g，海桐皮 10g，丝瓜络 10g，宣木瓜 10g，当归 5g，制乳没各 5g，忍冬藤 30g。

按：风寒湿邪，日久化热，热邪注于经络，流于关节，深入血分，气机阻滞，血运不行，故见发热、关节肿痛且红。舌红，脉浮滑且数，均属风热蕴郁之象，所以治疗用疏风化湿清热通络方剂而获效。

例 3 吴某，女，40 岁。类风湿，关节畸形疼痛，两上肢指腕关节肿痛畸形，痛已 2 年有余，舌白苔腻根厚质红，脉象弦滑，按之且数，全是痰热湿阻瘀于络脉，当以散风祛湿，活络化痰方法。忌食内脏食物，以清淡为务，每早晚适当运动。

［处方］麻黄 1g，嫩桂枝 1.5g，防风 6g，丝瓜络 10g，苏子 10g，莱菔子 10g，白芥子 6g，皂角子 6g，天仙藤 10g，海风藤 10g，伸筋草 10g，乳香 5g，鸡内金 10g。

按：本案属风寒湿痹迁延不愈，气血运行失畅，络脉痹阻，瘀血凝滞，痰浊阻痹，而出现关节肿大变形，脉象弦滑数，苔腻根厚质红，皆为痰浊热郁之象，用散风祛湿，活络化痰方法，以麻黄、桂枝、防风疏风散寒；丝瓜络、天仙藤、海风藤、伸筋草、乳香化瘀通络缓痛；苏子、莱菔子、白芥子、皂角子肃肺消痰；鸡内金消食和胃。

医案选析

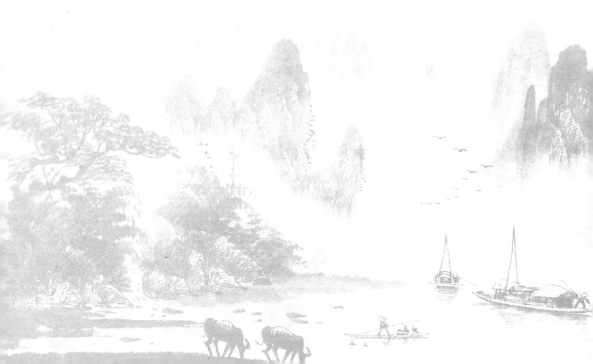

流行性腮腺炎

张某，女，40 岁，1978 年 3 月 20 日初诊。

[现病史] 从 3 月 12 日头痛咳嗽，微有寒热，咽微痛，两侧腮腺作痛。由于工作忙，未能及时到医院治疗，3 月 15 日曾服安宫牛黄丸 2 丸，并注射消炎针剂。自 17 日始，面目周身浮肿，胸闷气短，小便短少，头晕周身酸痛，已不能转动，曾化验小便，无异常发现。风温蕴热在肺卫，发为寒热头痛，本当疏和宣化，今反误服安宫牛黄丸寒凉之品，卫气不宣，湿邪遏阻，三焦不通，故面目一身浮肿。热郁于内，不得外解，故两侧腮腺疼痛加重。胸阳为湿邪所遏，气机为寒凉抑郁，必须用辛宣以开其郁，活络兼祛其湿，防其增重。

[处方] 苏、叶梗各 6g，淡豆豉 10g，荆穗炭 10g，防风 6g，杏仁 10g，半夏曲 10g，草豆蔻 3g，黄芩 6g，大腹皮 6g，3 剂。

二诊（1978 年 3 月 23 日）：前药服后，遍体汗出，身热疼痛及周身疼痛皆解，面目、四肢浮肿渐消，今晨体温已基本正常，舌苔白腻滑润已化，舌质红势亦浅，两脉已从沉涩带弦转为滑数，且力渐增。病人自述药后肿、满、闷堵及寒热头晕皆愈，然右腮部肿痛，扪之有核如核桃大。此湿郁蕴热，郁阻少阳络脉，改用宣阳和络，转枢少阳方法。并嘱热敷两侧腮腺，每日早、午、晚各 30 分钟。

[处方] 荆穗炭 10g，防风 6g，柴胡 6g，夏枯草 10g，旋覆花 10g，枇杷叶 15g，杏仁 10g，前胡 6g，浙贝母 10g，黄芩 10g，焦山楂 10g，2 剂。

三诊（1978 年 3 月 26 日）：病人自述前药 1 剂后，右腮明显红肿，延及耳前后及面部。其势较重，因医生曾嘱告："药后肿势会大作。"故病人及家属并未着急。仍服第 2 剂药，每早、午、晚各热敷 30 分钟。

3 月 24 日仍服前药，继续热敷。3 月 25 日两腮及面部肿势全消，诸症皆去。静卧休息两天，恢复正常，上班工作。

体会：流行性腮腺炎为中医的痄腮。此案为痄腮误治。痄腮一证本属外感风热邪毒，与体内蕴热相合，郁而不得宣泄，故发为肿胀疼痛。治当宣疏散邪，而前医竟投安宫牛黄寒凉之剂，致冰伏其邪，气机被郁，三焦不畅，则为胸闷短气，一身面目皆肿。此皆过用寒凉，火郁于内所致。故治用辛散疏化方法，以解其郁而散其邪。药后得汗，邪随汗泄，立时轻松。二诊改用宣阳和络法，并辅以热敷患部。并预告知肿当加甚。其后果如其言。热敷以助通络，内外合治，促其消散。此与现代医学之冷敷法正相反，其理颇深。热敷后可见肿胀愈甚，预先告知病家，以免惊慌。然若无此经验，且不明其理者，未必敢用之也。

化脓性扁桃腺炎

张某，男，30岁，1987年5月3日初诊。

[现病史] 2日来身热不甚，但咳，痰吐不多，口微渴而苔薄白，病已2天，本属风热侵犯于卫，肺失宣降，应服桑菊饮治之。但误服桂枝汤1剂，并饮红糖生姜水取汗。今晨身热颇壮，体温39.7℃，咽红肿痛，且有白腐，咳嗽。痰中带血，胸中刺痛，头痛口干，渴饮思凉，两脉弦滑且数，舌绛干裂，心烦，昨夜不能入睡，今晨神志不清，大有神昏谵语之势。本为风热犯卫、肺失清肃，前医错认为风寒犯表，以辛温之剂，发汗解表，殊不知汗为心液，误汗伤阴。况本为热邪，而又用辛热之品，势必促其温热内陷，神昏谵语。此属风温化热，逆传心包之证，急以宣气热兼以疏卫，凉营分以开神明之法，防其增重。

[处方] 蝉蜕3g，僵蚕6g，连翘12g，银花12g，杏仁9g，片姜黄6g，竹茹9g，菖蒲9g，鲜茅芦根各30g，生石膏24g，1剂。

二诊：药后身热渐退，体温39.1℃，神志较清，咽红肿痛皆减，干咳，痰中血渍未见，昨夜已得安睡。昨进疏卫凉营之剂，今日神苏热减，病势好转，再以前方加减为治。

[处方] 前胡3g，僵蚕6g，蝉蜕3g，连翘9g，银花12g，姜黄6g，知母6g，生石膏15g，焦三仙各9g，鲜茅根、芦根各30g，2剂。

三诊：身热退净，体温37.2℃，咽红肿痛已止，咳嗽已微，夜寐较安，大便通而小溲短少，舌白苔厚腻，质略红，两脉弦滑皆细，数象已无。温邪误汗以后，阴分已伤，前服清热凉营之剂，病势大减。再以清气热，肃降化痰之法。

[处方] 生紫菀3g，前胡3g，杏仁6g，川贝6g，黄芩6g，鲜茅根、芦根各30g，焦三仙各9g，3剂。

四诊：病已基本痊愈，仍偶有咳嗽，原方继进3剂，再休息1周，忌荤腥甜腻之味即愈。

体会：化脓性扁桃腺炎属于温病"风温"范畴。此案为风温误治，本属风温袭肺，若投辛凉轻剂桑菊饮轻清宣透即愈。医者误作风寒，用桂枝汤并姜汤发其汗。汗虽出而阴益伤，热益重，咽肿白腐，神识将昏矣。温病忌汗，犯其禁必祸不旋踵。此时病机虽属邪陷心包，而论治法则不可骤用寒凉。宜仿叶天士透热转气之法。透邪外出，则不致内闭生患。故用以疏调气机见长的升降散合银翘透邪于外，杏仁宣肺于上，菖蒲开窍于中，茅芦根分消于下，三焦通畅，内外和调，内陷之温邪外泄有路，故药后即见转机。此透热转气之法，与单执寒凉以疗热病者迥异。若一见神昏便投三宝之类，则恐寒凉闭郁气机，内陷之邪更难外透矣。赵老常言叶氏透热转气之法乃温病第一要法，适用于卫气营血各个阶段，其奥义就在于给邪气以出路。本案的治疗正体现了这一指导思想。

慢性喉炎

王某，女，36 岁，中学教师，1991 年 4 月 4 日初诊。

[主诉] 患者声音嘶哑，时轻时重已半年余。

[现病史] 某医院诊断为"慢性喉炎""声带肥厚"，先用胖大海有效，后来亦无济于事。曾用中药汤剂、清音丸、六神丸以及抗生素等效果不明显。现咽干且痒，声音嘶哑，咳嗽痰少，心烦梦多，腰膝酸软，大便干结，舌红苔白且干，脉细数。证属肺肾阴虚，治宜滋补肺肾之阴，以复其音。嘱其饮食清淡，忌辛辣刺激食物，晨起走路 1~2 小时，注意禁声。

[处方] 沙参 10g，天、麦冬各 10g，生地 10g，五味子 10g，浙贝母 10g，桔梗 10g，前胡 6g，苏叶 6g，瓜蒌 20g，枇杷叶 10g，5 剂，水煎服。

二诊（1991 年 4 月 9 日）：服药后，上午声音清亮，下午仍喑哑明显，轻度咽干，夜寐不安，再以前法进退。

[处方] 沙参 20g，天、麦冬各 10g，生、熟地各 15g，山药 10g，阿胶（烊化）10g，五味子 10g，浙贝母 10g，芦根 10g，白芷 6g，苏梗 6g，焦麦芽 10g，7 剂，水煎服。

服上方后，声音恢复，喑哑消失，饮食二便正常，夜寐较安，余症皆去。再以上方 10 剂，分 2 周服用，以巩固疗效。

患者于 1991 年 7 月 3 日，又带病人来看病告知，一直授课，失音未复发，并坚持早晚锻炼，清淡饮食。

体会：失音是临床常见的病证，其病因病机比较复杂，《内经》名曰"瘖"或"喑"，《医学正传》则称"喉喑"，因肺脉通会厌，而肾脉挟舌本，"会厌者，音声之户也"（《灵枢·忧恚无言》）。本病虽属声道、喉咙的局部疾患，实与肺肾有密切关系，因此古人有"金水相生，病在肺肾"之说。《直指方》曰："肺为声音之门，肾为声音之根。"前人叶天士则譬作："金实则无声，金破亦无声"，都说明了这个道理。其病因当有内伤、外感之分，其病机应有虚实之不同。故张景岳说："喑哑之病，当知虚实。实者其病在标，因窍闭而喑也；虚者其病在本，内夺而喑也。"其辨证施治，当以病势的缓急，一般分为暴喑、久喑两大类。大抵暴喑者，多因风寒客热壅遏而致窍闭，其病属实，治当宣散清疏；久喑者，多因阴血耗伤，精气内夺而喑，其病属虚，治当清润滋养。从目前临床所见，失音一症的病机属实者多而属虚者少。实者乃邪气阻滞，肺气失宣，金实则不鸣，治以宣肃散邪为主，邪去则金鸣；虚者精气内虚，金破亦不鸣，治以滋填为法，佐以宣畅肺气，亦不宜纯补蛮补，如上案用金水相生之法，仍须佐苏叶、枇杷叶、前胡、桔梗、浙贝母即是例证。

此患者系中学教师，由于发音过多，声带运用过度，耗伤肺阴，日久而致肾阴亦亏。肺脉通会厌，肾脉挟舌本，肺肾不足，阴液不能上承，咽喉失其濡养，而喑哑咽干，甚则多失音。肺气不清，则干咳少痰；阴虚生内热，虚火扰动心神，则心烦梦多；肾虚精亏，则腰膝酸软；舌红且干，脉细数，大便干结，均为阴亏有热之象。赵老治以滋补肺肾之阴，使金水相生，水源不竭。

方中先以苏叶、前胡、桔梗、枇杷叶宣肺通窍，调畅气机；沙参、麦冬、天门冬、生地黄滋肺阴清肺热；五味子生津敛肺气；浙贝母宣肺软坚散结；瓜蒌润肺宽中通便。待喑哑取效后，再以生熟地、山药滋补肾阳，阿胶养阴润肺；苏梗宣畅气机，芦根宣肺生津润喉利咽，麦芽健脾。更妙用白芷，白芷虽为驱风药，但性滑润，使大队滋补之品补而不腻，调和诸药，又能载药上达于咽喉。因此诸药相配，取效甚佳。

此外还须注意：①失音的治疗，始终要注意气机的调畅，即"治病之要，调畅气机"。②中焦是气机升降的枢纽，治病须重视脾胃之气的升降，胃气降浊气下行，有助于脾气的上升，有利于失音的康复。③失音的治疗，饮食调养至关重要。如饮食寒凉，则闭郁肺气，甜食壅塞气机，辛辣刺激食物则助热邪伤阴液，都不利于喑哑的恢复。因此药物治疗与饮食调养相互配合，才可收到比较满意的疗效。

支气管炎

钟某，男，2.5岁，1994年6月5日初诊。

[现病史] 阵阵呛咳，喉间痰鸣，夜间为甚。病由感冒而起，历经半年未愈，迭服中西药物，疗效欠佳。西药抗生素、镇咳剂，中药小儿清肺、蛇胆川

贝、止咳枇杷等，服之甚多。又曾服中药汤剂益气健脾等。近日咳嗽增重，纳食减少，面色暗滞，指纹色红，脉象滑数。此肺家郁热，因服寒凉被遏，致肺失宣降，上逆为咳。先用宣肃化痰方法，肺气宣，郁热散，其咳自止。

［处方］苏叶、苏子各6g，前胡6g，白前6g，浙贝母10g，杏仁10g，枇杷叶6g，茅根、芦根各10g，5剂。

二诊：药服至3剂，咳嗽全止，喉间已无痰声。继用前方，加焦三仙各10g以和胃气。又服5剂，纳食大增而痊。

体会：小儿感冒咳嗽，本可一药而愈，奈何迁延半年之久。大概皆惑于炎症之说，而频用寒凉之剂，或滥用西药抗生素。或家长不知，听任患儿恣食冷饮，致肺中郁热被遏，不得宣散，故久咳不已。《内经》云：形寒饮冷则伤肺。咳嗽一症，肺之疾也。患咳者，勿令受寒冷刺激，勿恣食冷饮食物，勿服寒凉之药。治咳之要，以宣散为主，故曰宣肺止咳。此治感邪咳嗽之法，内伤虚咳不在其例。

大叶性肺炎

孔某，男，20岁，1980年4月2日初诊。

［现病史］持续发热4日，体温38.7~39.5℃，时时恶寒，头痛，咳嗽阵作，咳则胸痛，汗出胸以上为甚，胸闷气促作喘，痰黄稠黏，时有铁锈样痰吐出，心烦口干，渴欲冷饮，大便2日未行，舌红苔黄根厚糙老且干，两脉洪滑且数。经西医检查，确诊为大叶性肺炎。此属风温蕴热壅塞于肺，痰热内阻，升降失和。急以清宣肃化方法，饮食当慎，谨防加重。

［处方］苏叶、苏子各6g，杏仁10g，生石膏25g，生甘草6g，莱菔子10g，白芥子3g，甜葶苈3g，芦根25g，黛蛤散（包）12g，2剂。

二诊：前药服2剂后，身热退而咳喘皆减，胸痛未作，痰吐略爽，其色亦浅，舌苔黄厚渐化，大便甚畅，两脉弦滑，数势大减。热郁已解，滞热较轻，肺气已畅而升降渐调，再以前方加减，饮食荤腥仍忌。

［处方］前胡3g，杏仁10g，黄芩10g，浙贝母12g，苏叶、苏子各3g，莱菔子6g，黛蛤散（布包）12g，冬瓜子30g，茅根、芦根各30g，2剂。

三诊：前药又服2剂之后，身热咳喘皆愈，夜寐甚安，咳嗽吐痰甚少，两脉仍属弦滑，二便如常，经透视两肺纹理略粗，肺炎基本吸收，比前大有好转，再以清肃疏化。

［处方］前胡3g，杏仁6g，苏子10g，黄芩10g，炙杷叶10g，黛蛤散（布

包）10g，芦根 25g，焦三仙各 10g，2 剂。

又服上方 2 剂之后，一切均属正常，又休息 5 天上班工作。

体会：大叶肺炎一症，往往寒战高热，状类伤寒。切勿以伤寒法治之。盖此为痰热互阻，壅塞于肺，气机不利。故咳即胸痛，吐痰如铁锈色。查之有肺实变征。当结合现代医学检查诊断之。中医治疗当着眼于肃化其痰热，便邪热无痰以结，则易去矣。此案前后凡三诊，悉以肃化祛痰为治，三子养亲、葶苈泻肺、《千金》苇茎诸名方之义俱见于方中。细研此案，治法自明。

老年肺炎

刘某，女，78 岁，1985 年 11 月 15 日初诊。

[主诉] 患者高热 40 余天。

[现病史] 自 10 月初因感冒发热，咳嗽，有黄色黏痰，胸痛，校医室诊断为"老年性肺炎"，经用青霉素、链霉素、红霉素以及中药等治疗月余，咳嗽减轻，痰亦减少，但仍持续高热不退，腋下体温：上午 37.5~38℃，下午至晚上 39~40.5℃，近几天来并出现心烦急躁，时有谵语，转诊于赵老。

[现症] 身热夜甚，心烦不寐，时有谵语，口干渴而不欲饮，小便短赤，大便数日未行，舌红绛少苔，脉沉滑细数。听诊两肺底部大量湿性啰音，体温 39.5℃。辨证属热邪蕴郁，壅塞肺金。治宜养阴清热，宜郁肃降。

[处方] 苏叶、苏子各 6g，前胡 6g，杏仁 10g，沙参 10g，枇杷叶 10g，黛蛤粉（包煎）10g，炒莱菔子 10g，焦麦芽 10g，茅根、芦根各 10g。

二诊（1985 年 11 月 18 日）：服上药 3 剂，发热见轻，神清，夜寐转安，但见咳嗽痰多，舌红绛苔薄，脉滑数，小便黄，大便排出几枚如干球状，体温 37.1℃。仍余热未尽，前法进退。

[处方] 炒山栀 6g，淡豆豉 10g，前胡 6g，杏仁 10g，枇杷叶 10g，沙参 10g，麦冬 10g，远志肉 10g，浙贝母 10g，茅根、芦根 10g，焦三仙各 10g。

服上方 3 剂，热退身凉，咳嗽痰止，夜寐较安，二便正常，又服 4 剂而愈。

体会：老年性肺炎比较难治。此患者年逾七旬，正气已衰，又患肺炎，肺热壅盛，肺失宣降，热郁不宣。本应清热养阴、宣郁化痰、扶正祛邪，而观前药多是苦寒清热、消炎泻火之属，反徒伤正气、阻塞气机，致使痰热内陷入营。以养阴清热，佐以透热转气之法，以沙参养阴，扶正气；苏叶、苏子、前胡、杏仁宣畅气机；黛蛤粉清热消痰，法邪气；莱菔子、焦麦芽消食导滞。仅服 3

剂，热郁渐解，神志转清。但见咳嗽痰多，乃气机得宣，内陷之痰由里排出。因此在前方基础上又加炒山栀、淡豆豉苦宣折热去余邪；麦冬、沙参养阴生津扶正气，加远志肉、浙贝母止咳化痰。前后共服 6 剂，已延 40 余天的老年肺炎得以痊愈。

高血压病

韩某，男，39 岁，1992 年 8 月 14 日初诊。

[现病史] 患高血压病已半年，一直服用复方降压片、硝苯地平等，血压仍 180~195/100~130mmHg。症见头痛目眩，心烦急躁，失眠梦多，大便干结，舌红苔白，脉弦滑且数。证属肝经郁热，气机阻滞。治以清泻肝经郁热，调畅气机。

[处方] 蝉蜕、片姜黄、白芷、防风各 6g，僵蚕、苦丁茶、晚蚕沙、炒槐花各 10g，大黄 2g。

二诊（1992 年 8 月 21 日）：服药 7 剂后，血压 135/100mmHg，余症减轻，停用西药，原方加川楝子 6g，服药 7 剂，血压正常。

又以前方加减每周 3 剂，连服 3 周以巩固疗效。于 1993 年 2 月 12 日复诊，血压稳定在 120/83mmHg，未再升高。

体会：此高血压眩晕头痛。脉、舌、色、症俱属肝火，故甚为易辨，不致误诊。然治法不用平肝潜阳，或直清肝胆，而仍以疏调气机为主，是何道理？盖此为肝经郁火，源于气机郁滞，升降不得其所。肝郁化火，当以解郁为先。解郁之法，首选升降散。此案加防风、白芷尤妙，立意甚深。盖疏肝以风药，助肝木之升发，遂其条达之性则不郁矣，故服之即效。

高脂血症、动脉硬化

鲁某，男，56 岁，1990 年 8 月 10 日初诊。

[现病史] 眩晕经常发生，形体肥胖，体重逾 100kg，面色红赤，油光满面，口臭便干，大便七八日一行，舌黄垢厚，脉象弦滑，按之力盛。此平日恣食膏粱厚味，致痰食积滞互阻肠胃，三焦不畅，升降失司，痰阻经络，日久必有中风之虞。西医检查确诊为高脂血症、动脉硬化，正与中医之痰热瘀滞相合。先用消导化痰方法。

［处方］莱菔子10g，大腹皮、子各10g，苏子10g，白芥子6g，皂角6g，水红花子10g，焦三仙各10g，大黄6g，牛膝10g，7剂。

二诊：药后大便畅通，头晕已减，夜寐渐安，心中舒适。舌苔渐化，脉仍弦滑，痰瘀互结，非一日可除。须得节饮食，戒厚味，经常运动锻炼，方为根本之策。否则，徒赖药物无益也。前法进退。

［处方］莱菔子10g，苏子10g，白芥子6g，冬瓜子10g，皂角子6g，水红花子10g，大腹皮、子各10g，焦三仙各10g，丹参10g，茜草10g，茅、芦根各10g，大黄6g，10剂。

三诊：患者按上方坚持服药1个月，并遵医嘱实行节食，基本素食，并加强运动锻炼，每日步行2~3小时，体重减轻5kg左右，行动较前敏捷，头已不晕，精力增加，自觉有年轻之感。遂嘱其停药，以运动锻炼为主，并合理安排饮食，素食为主。

体会：高脂血症动脉硬化属于中医"眩晕"的范畴，古有"无痰不作眩"之说。凡形伟体肥，脉象弦滑有力者，大多属痰瘀互结，可表现为眩晕、麻木、疼痛等不同症状，其病机为痰浊阻滞经络，治以涤痰通络。常用三子养亲汤加入冬瓜子、皂角子，名五子涤痰汤，能祛痰通络，再合大腹皮子、水红花子、焦三仙等疏调三焦，便干结者必用大黄通之；若肢体麻木疼痛，加丝瓜络、桑枝等通络之品；血中瘀滞，加丹参、茜草、赤芍、牛膝等；下元不足，表现为上盛下虚者，可加杜仲、川续断、补骨脂。而用诸子涤痰则为必用之法，乃赵老治痰之心法也。

脑动脉硬化

乔某，男，61岁，1983年3月5日初诊。

［主诉］头目眩晕经常发作，双耳鸣响如蝉，心中惴惴悸动不安，舌淡胖，脉象沉弱，下元不足，下虚则上实，故发为眩晕耳鸣，姑拟填补下元方法。

［处方］熟地黄10g，山萸肉10g，枸杞子10g，补骨脂10g，生牡蛎20g，杜仲10g，川续断10g，菟丝子10g，生石决明20g，楮实子10g，7剂。

二诊：药后眩晕略减，耳鸣如前，精亏日久，不能上承于脑，髓海空虚故脑转耳鸣，失眠健忘，继进填补之剂。

［处方］熟地黄10g，山萸肉10g，枸杞子10g，补骨脂10g，杜仲10g，川续断10g，制首乌10g，楮实子10g，桑椹子10g，焦三仙各10g，10剂。

三诊：上方服 10 剂之后，患者自觉效佳，又按原方购 10 剂。眩晕心悸显著减轻，耳鸣也减轻不少，精力较前为强。

填补之治，非日久不能见功，姑拟丸方，以为长久之计。

［处方］熟地黄 60g，山萸肉 60g，枸杞子 60g，补骨脂 30g，杜仲 60g，川续断 30g，菟丝子 60g，桑椹子 60g，楮实子 60g，焦三仙 30g，白术 30g，党参 60g，黄芪 60g，当归 30g，茯苓 60g，丹参 60g。

上药共为细末，炼蜜为丸，每丸重 10g，每日早午晚各服 1 丸，白开水送下，遇感冒停服。

上药服完 1 料后，自觉精力有加，眩晕等症皆除。

体会：此案眩晕属虚，脉舌色症皆为虚象，故治以填补方法。虚证的平复非一朝一夕之功。故在见效之后，处以丸药。丸药方中除以填补下元为主体之外，并从后天调治，故用参、芪、当归、苓、术等品，并加焦三仙以助运化，这样先后天并补，中下兼顾，方可常服以图缓效。

冠 心 病

例 1 蒋某，男，48 岁，1989 年 10 月 8 日初诊。

［现病史］自 1987 年 8 月患心肌梗死，经医院抢救后病情缓解。仍遗留下胸痛时作，中脘满闷，不思饮食，乏力头晕等症。观其舌质红苔黄腻厚，脉濡缓，时有结代，血压偏高。证属湿浊不化，气机阻滞，升降失常。治宜宣郁化湿疏调升降。佐以活血通络方法。嘱其改变一直以卧床休息为主的习惯，每日早晚走路锻炼各 1~2 小时，饮食宜清淡。

［处方］荆芥 6g，防风 6g，蝉蜕 6g，片姜黄 6g，旋覆花（包煎）10g，代赭石（先煎）10g，半夏 10g，薤白 10g，瓜蒌 30g，佩兰（后下）10g，杏仁（后下）10g，焦三仙各 10g。

二诊（1989 年 10 月 15 日）：服药 7 剂，心情舒畅，胸痛未作，头晕乏力见轻，胸脘胀满见舒，食欲好转，舌红苔白，脉滑数，湿郁渐化，仍以前法进退。

［处方］荆芥 6g，防风 6g，蝉蜕 6g，僵蚕 10g，片姜黄 6g，赤芍 10g，丹参 10g，大腹皮 10g，槟榔 10g，香附 10g，焦三仙各 10g，水红花子 10g。

三诊（1989 年 10 月 29 日）：服上方 2 周，饮食二便正常，精神振作，未见其他不适，改为益气养阴方法。

［处方］荆芥 6g，防风 6g，沙参 10g，麦冬 10g，炙甘草 10g，丹参 10g，赤芍 10g，香附 10g，郁金 10g，焦三仙各 10g，炒槐花 10g，水红花子 10g。

1 个月后，去医院复查：心电图大致正常，血压正常。并能参加一些体育活动。

体会：此病案系心肌梗死后，胸痛未愈，在家卧床休息 2 年，精神负担很重。赵老根据脉、舌、色、症辨为湿阻气机，升降失常之证，先以宣郁化湿为治，仅服药 7 剂，症状大减，增强了患者战胜病痛的信心，积极配合，每天坚持走路锻炼，开始 30 分钟，逐渐增加到 5 个小时左右，3 个月后可以去公园，参加爬山等活动。实践证明走路锻炼可以改善心脏冠状循环，增加心肌营养，有促进病愈的作用。

例 2 李某，男，56 岁，1992 年 12 月 2 日初诊。

［现病史］自 1992 年 8 月开始，胸前区憋闷疼痛经常发作。西医以其心电图改变诊断为心肌梗死。中药、西药从未中断，闻赵老之名，特来求治。现仍胸闷疼痛不舒，心悸气短，头晕体倦，心烦急躁，梦多失眠，面色无华，舌红少苔，脉濡缓。血压 180/120mmHg。证属气机不畅，心血瘀阻。治宜疏调气机，活血通络方法。

［处方］藿香 10g，佩兰 10g，蝉蜕 6g，僵蚕 10g，片姜黄 6g，大黄 1g，竹茹 6g，炒枳壳 6g，赤芍 10g，丹参 10g，川楝子 6g。

二诊（1992 年 12 月 9 日）：服药 7 剂，胸闷渐舒，头晕见轻，余症好转，血压 120/90mmHg。但见口干而渴，心悸气短。改用益气养阴，活血通络方法。

［处方］蝉蜕 6g，僵蚕 10g，片姜黄 6g，沙参 10g，麦冬 10g，五味子 10g，炙甘草 10g，丹参 10g，赤芍 10g，杏仁 10g，焦三仙各 10g，香附 10g。

服药 20 余剂，精神转佳，心情舒畅，胸痛未作，血压稳定，心电图复查：大致正常心电图。又以此方加减服药月余，未再复发。

体会：冠心病之心绞痛或心肌梗死，属于中医学"胸痹""真心痛"的范畴。其病多因思虑过度，劳伤心脾；饮食不节，痰饮内生；情志不畅，肝郁阴伤等所致。但其根本病机为气机不畅，心血瘀阻所为。在治疗上非常强调药物治疗同时，配合体育锻炼、节制饮食与精神调摄等综合调理，才能使病人及早康复。此病例以疏调气机为先导，活血通络、益气养阴为基本治法，疗效满意。

风湿性心脏病

郝某，女，70 岁，1989 年 12 月 6 日初诊。

［主诉］患风湿性心脏病 30 余年。时时心悸胸闷，近日加重。伴见心烦急躁，夜寐梦多，脘腹胀满，嗳气不舒，纳食欠佳。一身疲乏，无力以动。诊脉弦滑，至数不匀，三五一止歇，舌暗苔白且腻。证属湿热蕴郁，阻塞气机，肺失治节之权，三焦不畅。先用疏调三焦，宣畅气机方法。

［处方］苏叶、梗各 10g，前胡 6g，浙贝母 10g，焦三仙各 10g，元胡 10g，川楝子 10g，水红花子 10g，香附 10g，炒枳壳 6g，7 剂。水煎服。

二诊：药后胀满已宽，胸闷渐减，纳食见增。仍觉烦急梦多，夜不安寐。舌红苔白略腻，脉象弦数。此为肝胆郁热未清，继用清泄肝胆方法。

［处方］柴胡 6g，黄芩 10g，川楝子 10g，蝉蜕 6g，僵蚕 10g，片姜黄 10g，竹茹 6g，枳壳 6g，焦三仙各 10g。7 剂，水煎服。

三诊：上药服后夜寐已安，烦急渐减。心悸胸闷均显著好转。脉象弦滑，时一止，舌红苔白。郁热虽得宣泄，络脉尚未和调。继以化瘀和络方法。

［处方］荆芥 6g，防风 6g，生地榆 10g，赤芍 10g，丹参 10g，茜草 10g，茅、芦根各 10g，焦三仙各 10g，水红花子 10g。7 剂，水煎服。

四诊：诸证渐愈，诊脉已无止歇，舌红苔净。前方继进 7 剂，以善其后。

体会：风湿性心脏病属中医"心悸"范畴。此患者风湿性心脏病史 30 余年，又见心动悸脉结代之脉证。若从俗则必用复脉汤治之。今治以宣肺以畅气机而复其治节之权，次调肝以泄郁热，而安谋虑之脏，终以化瘀通络，乃治心脉之本。治法井然有序，故能获效于旬日之间。

病态窦房结综合征

张某，男性，43 岁，建筑公司水泥工，1973 年 8 月 22 日初诊。

［主诉］自 1972 年 6 月开始，反复发作头晕、憋气、心悸、心前区不舒及停跳现象，平时心率 40~50 次 / 分。上述症状发作时心率 35~40 次 / 分，伴有停跳 5~8 次 / 分。自 1973 年 5 月起发作频繁，每次发病持续 2~3 小时。经某医院诊断为"病态窦房结综合征"，住院 2 个月。经用阿托品、异丙基肾上腺素、706 羧甲淀粉等治疗，效果不佳。每星期仍发作 1~2 次，表现为头晕、憋气及

停跳现象，心率每分钟不足 40 次。最后在药物治疗无效的情况下，动员患者安置人工心脏起搏器。患者考虑安装起搏器后，对今后劳动不方便，故不同意安装，前来门诊要求中医治疗。刻下：阵阵心慌，胸闷憋气，心烦，夜寐多梦。舌红体瘦，脉象沉迟，按之弦细且滑。检查：血压 120/80mmHg，心率 46 次 / 分，发育正常，呼吸平稳，颈静脉无怒张，两肺（－），心界不大，心律整，心脏各瓣膜区未闻及病理性杂音。腹部无压痛，肝脾未触及，下肢无水肿。

[中医辨证] 从脉象沉迟，心慌气憋来看，似属心虚气弱，肝肾两亏。细诊两手寸关，沉取略弦且滑。夫沉则主里，迟司脏病，滑脉为痰，弦乃郁象；舌瘦尖红心烦梦多，全是肝肾阴虚，虚热上扰，心阴不足为本，阴损及阳，心阳又虚是标。治疗必须养其心阴，助其心阳，滋补肝肾，泄其虚热，调理阴阳，平衡升降。

[处方] 北沙参 30g，麦门冬、枸杞子各 15g，淡附片（先煎透）、菟丝子各12g，熟地黄 18g，桂枝、仙茅、淫羊藿、党参各 9g，金樱子 10g。

服中药时，停用一切西药。进药 6 剂后，自觉症状明显好转，胸闷憋气未发作，心脏无停跳现象，心率 50 次 / 分。

二诊（1973 年 8 月 22 日）：由某医生接诊，认为病属心阳不足，改用辛温、壮阳、益气药物。

[处方] 淡附片 30g，黄芪 24g，桂枝 15g，麻黄 6g，细辛 6g。

三诊（1973 年 8 月 29 日）：因上方中升药过多，缺少育阴药，又无调整升降药物，故进药后，患者又出现胸闷憋气及心脏停搏现象，心率降至 40 次 / 分。余诊后，仍按初诊方，再加白芍 15g，连服 10 剂，症状好转，未发生心慌憋气及头晕现象，心率上升到 50~60 次 / 分。

继而连续服药 30 剂。病情稳定，无不适症状发生，心率维持在 60 次 / 分左右。

四诊：在 1973 年 11 月份患者出现较明显的心烦、多梦症状。小便色黄，脉象弦滑，舌红苔薄黄腻。认为证属阴分不足，虚热上扰，湿热积滞互阻不化，气机失调，升降失和，故心烦梦多，小溲色黄。改用滋肾水以制虚火，补下元少佐泄热。

[处方] 沙参 24g，党参、麦冬、天冬、金樱子、淫羊藿、仙茅、柴胡、黄芩、焦三仙各 9g，生地黄 12g，白芍 15g，芡实、桑寄生各 18g。

服上药 1 个月余，病情稳定，未发生胸闷及头晕、心脏停搏等现象，心率维持在 60 次 / 分左右。继用前法调理 3 个月，停药 1 个月，病情稳定，未再反复，遂出院恢复工作。

体会：病态窦房结综合征是现代医学的一个难治病，严重者必须安装人工起搏器。此例患者因为主观上不同意安装起搏器，改用中医中药治疗，给中医治疗出了一个难题。该病在中医看来，除了他的自觉症状心悸、胸闷、头晕等表现外，主要是脉象迟缓，甚至出现停跳现象。但脉迟不等于是完全阳虚，根据其舌瘦尖红，心烦梦多来看，是阴分不足，兼有郁热，故用调整阴阳，平衡升降的方法，从阴中求阳，张介宾云："善补阳者，必于阴中求阳，则阳得阴助而生化无穷。"故用熟地黄、沙参、麦门冬、枸杞子、菟丝子滋阴填精，配以桂附、仙茅、淫羊藿壮阳益命门之火，深得阴阳互根之妙。故服后即效，心率增加。二诊由另一医生应诊，以脉迟为阳虚，改用单纯补阳的方法，希求速效。反致心率下降，诸症再现。故三诊在初诊方上重加白芍，以救劫伤之阴，则又趋好转。当出现湿热积滞之象时即加入疏调泄热之品。总之，据证分析，随证用药，不拘于成见，不一味地以脉迟为阳虚，体现了中医辨证施治的精神。

浅表性胃炎

陈某，女，39 岁，1992 年 6 月 15 日初诊。

[主诉] 胃脘作痛 5 年余，胃镜检查确诊为浅表性胃炎。现症：食后胃脘即痛，嗳气不舒，脘腹胀满。面部色暗花斑。舌红苔白，脉象弦细且沉，肝郁日久，横逆犯胃。先用疏调气机方法。

[处方] 旋覆花 10g，代赭石（先煎）10g，青、陈皮各 10g，蝉蜕 6g，僵蚕 10g，片姜黄 6g，炒枳壳 6g，白芷 6g，防风 6g，茅、芦根各 10g，7 剂。

二诊：药后胃痛渐止，自觉消化欠佳，食后胃脘堵满，嗳气不舒。脉仍沉弦，仍用疏调气机方法。

[处方] 川楝子 6g，元胡 6g，苏叶 10g，藿香 10g，香附 10g，炒枳壳 6g，苦桔梗 10g，焦三仙各 10g，水红花子 10g，大黄 1g，7 剂。

三诊：胃痛已愈，脘腹胀满亦减。自觉一身乏力，困倦嗜睡，舌红苔白，脉象弦细，按之沉濡，肝胆湿热未清，仍用清泄肝胆方法。

[处方] 荆芥炭 10g，防风 6g，川楝子 6g，元胡 6g，炒山栀 6g，茵陈 10g，佩兰（后下）10g，藿香（后下）10g，焦三仙各 10g，水红花子 10g，7 剂。

四诊：药后嗜睡明显减轻，精神转佳，惟下肢困乏无力，大便干结。肝胆热郁渐减，仍用原方进退。

［处方］佩兰（后下）10g，藿香（后下）10g，苏叶10g，青、陈皮各10g，炒山栀6g，茵陈10g，焦三仙各10g，水红花子10g，大腹皮10g，槟榔10g，大黄3g，7剂。

五诊：大便干结难下，每周始便一次，心烦梦多。胃痛脘胀皆愈，精神亦佳。肝胆郁热已久，正值长夏，湿热偏盛，仍用清化湿热方法。

［处方］茵陈10g，栀子6g，柴胡6g，黄芩6g，川楝子6g，佩兰（后下）10g，藿香（后下）10g，大腹皮10g，青、陈皮各10g，滑石10g，大黄5g。

药后大便畅行，食眠均佳，脉舌如常，胃病始终未发，遂停药观察。并嘱其慎饮食，加强锻炼，以增强体质。

体会：胃病5年余，屡服中西药物疗效欠佳。赵老根据其脉象沉弦，嗳气不舒，面色花斑等脉证，断为肝气郁结日久，横逆犯胃。投以升降散疏调气机，以解肝郁，立收止痛之效。且初诊之后，胃脘始终未再发生。在辨证上，脉象沉弦乃典型的肝郁脉象，下手脉沉，便知是气，弦主肝郁，其面色花斑亦为气机郁滞的确征，此征多见于性格内向，爱生闷气之人，女性多见，当从肝郁治之。方中防风等风药的运用更有深意，一则除湿，所谓湿盛者，助风以平之；二则升阳，使清阳上升则脾运；三则疏肝，风药以辛为用，乃肝之所喜，所谓"肝欲散，急食辛以散之"也。方中未用传统的止疼之药。而收止痛之效者，治在其本也。

十二指肠球部溃疡

韩某，男，39岁，1993年5月10日初诊。

［现病史］胃脘疼痛6年余，疼痛每于饥饿或劳累时发作，痛处不移，得食稍缓。舌质暗，舌苔白根厚，脉沉弦细，按之沉滞不起。气郁日久，必及血分，痛久入络，此之谓也。拟用活血化瘀方法，以定其痛。

［处方］川楝子10g，元胡6g，生蒲黄19g，炒五灵脂（包）10g，青皮、陈皮各6g，炒枳壳6g，焦三仙各10g，水红花子10g，7剂。

二诊：药后胃痛未作，大便偏干，时有嗳酸，脉弦舌红，继用疏调木土，合以左金丸方法。

［处方］川楝子6g，元胡6g，生蒲黄10g，炒五灵脂（包）10g，青、陈皮各6g，吴茱萸3g，黄连2g，生牡蛎（先煎）15g，焦三仙各10g，大黄1g，7剂。

三诊：胃病未作，嗳酸亦止，二便已调，食眠均佳。停药饮食休息，辛辣刺激皆忌，尤当戒烟为要，否则仍易复发也。

体会：十二指肠溃疡，多表现为饥时痛作，似乎中虚不足之症。但本案患者病已延久，6 年不愈，痛处不移，舌质色暗，已现瘀血之征，正合叶天士"久病入络"之论，故从络病调治，用活血化瘀方法。方用金铃子散合失笑散加减，疏肝理气，化瘀止痛，服之即效。凡瘀血作痛者，用之极效。此先生临床常用之经验方，治疗胃溃疡、胃炎、十二指肠球部溃疡等，凡有瘀血见症，皆可用此法治疗。若兼见胀满气滞，加青陈皮、香附、木香、枳壳等；若挟食滞胀满，舌苔垢厚，加焦三仙、水红花子、大腹皮、槟榔等；若嗳气吞酸，肝郁化热，可合用左金丸，即吴茱萸、黄连，再加生牡蛎、海螵蛸之类。溃疡病的治疗，饮食调理极为重要，忌食辛辣刺激性食物，戒酒忌烟。凡烟客、嗜酒如命者，治之无功。故一定嘱咐患者密切配合，戒绝烟酒，以保证治疗达到预期效果。

急性细菌性痢疾

巩某，男，28 岁，1988 年 8 月 11 日初诊。

［现病史］身热恶寒 1 日，头晕恶心，腹痛阵作，里急后重，大便带有脓血黏液。两脉濡滑而数，舌红苔白根厚而腻。病属暑热积滞互阻不化，势将成痢。先以芳香宣化，逆流挽舟方法。

［处方］苏叶 10g，藿香（后下）10g，佩兰（后下）10g，香薷（后下）6g，葛根 10g，黄芩 10g，黄连 6g，木香 6g，桂枝 6g，白芍 10g，大黄 3g，2 剂。

二诊：药后腹痛止而身热亦退，恶心已除，大便基本恢复正常，下坠感消失。舌红苔白，脉象弦滑，再以升降分化方法，清其余邪，以善其后。

［处方］葛根 10g，川连 6g，黄芩 10g，秦皮 6g，木香 6g，香附 10g，焦三仙各 10g，白芍 10g，丹参 10g，3 剂。

体会：凡痢疾初起有表证者，其邪陷未深，可选用风药祛除其邪，使由表外达，谓之逆流挽舟之法。喻嘉言倡用败毒散治痢疾初起即是此法，余惯以葛根芩连汤加风药，本案中用香薷、苏叶、桂枝、葛根等，达邪出表；用芩、连、大黄苦寒下行，直清里热，一升一降，故谓之升降分化；藿香、佩兰芳香化湿，透邪外出；木香调气；白芍和营。配伍恰当，2 剂即愈。

慢性细菌性痢疾

邓某，女，67 岁，1991 年 9 月 16 日初诊。

［现病史］痢疾缠绵3个月未愈，腹痛后重，大便带有脓血，日便5次~6次。曾服参芪归芍等补益气血之品及罂粟壳等收涩之剂。药后下坠之势增重，心烦急躁，口渴欲饮，舌苔黄垢根厚，脉象滑数有力。病属湿热积滞互结，壅塞肠道，气机痹阻而为后重，热迫血分则为脓血。宜用清化湿热，消导积滞方法，饮食当慎。

［处方］煨葛根10g，升麻炭6g，黄芩10g，黄连3g，木香6g，香附10g，防风6g，赤芍10g，鸡内金10g，炒莱菔子10g，焦槟榔10g，炒枳壳6g，大黄3g，3剂。

二诊：药后大便排泄甚多，脓血减少，后重已除，大便1日2次，尚未成形。舌红苔黄，脉象滑数，仍用前法加减。

［处方］葛根10g，黄芩6g，黄连3g，赤芍10g，炒枳壳6g，木香6g，焦三仙各10g，水红花子10g，3剂。

三诊：大便已转成形，每日1次。唯纳谷欠香，用醒脾导滞开胃进食方法。

［处方］焦三仙各10g，水红花子10g，香稻芽10g，木香3g，青、陈皮各6g，黄连2g，赤芍10g，槟榔10g，3剂。

体会：痢疾迁延，已成慢性，前医按久病为虚，治以益气补中，并用收涩，致病情加重。痢疾本属积滞与邪毒互结，故有无积不作痢之说。积滞不去则痢疾难愈，此慢性痢疾之所由生也。治痢之法，大忌收涩补益，当以行气活血清热导滞为法。所谓调气则后重自除，行血则便脓自愈。攻积导滞，在所必用。初诊方中木香、香附、枳壳行气宽肠；赤芍凉血活血；鸡内金、炒莱菔子、焦槟榔、大黄攻积导滞；葛根、防风、升麻升阳明清气；黄芩、黄连苦寒燥湿，清热坚阴止痢。如此则升清降浊，积滞去，气机畅，后重自除而痢止矣。

过敏性结肠炎

例1 刘某，男，43岁，1990年10月5日初诊。

［现病史］患五更泄3年余，服四神丸、金匮肾气丸、附子理中丸等不效，求治于师。其症每日清晨起床后必直奔厕所，泻势甚急，有刻不容缓之感。早起则早泻，晚起则晚泻，不起则不泻，泻后甚感舒适。伴见心烦急躁，夜寐梦多，舌红边赤，苔黄而干，脉象弦滑且数。合参脉症，辨为肝胆郁热，下迫阳明，治以疏调木土之法，用痛泻要方加减。

［处方］陈皮10g，防风6g，白术10g，白芍10g，葛根10g，黄芩10g，黄

连 3g，荆芥炭 10g，灶心土 30g，7 剂。

初诊后病人未复诊。1994 年 2 月患者因其他疾病前来就诊。告知上药服 3 剂后晨泻即止，迄今未复发。

体会：五更泄又称肾泄，传统认为属肾虚而需用四神丸治之，而用葛根芩连汤治疗五更泄有其独到的见解。其认为五更泄发生于黎明之时，以晨起即泻为特征，其泄势急迫，刻不容缓，泄下如注，顷刻而毕，《内经》所谓"暴注下迫，皆属于热"是也。或有腹痛者，泄后痛减，或无腹痛者，泄后亦感舒适，此皆邪实之征，何虚之有！况黎明为阳气发动之时，于四季为春，肝胆所主之时，病发于此时，岂非木旺克土，又有何疑哉！故定其病机为肝胆郁热下迫阳明，方用葛根芩连汤合痛泻要方为治。葛根芩连汤泻阳明之热而坚阴止利，痛泻要方抑木扶土，二方合用以治五更泄疗效甚佳。

又如治李某，患五更泄 6 年余，屡服四神丸之属不效。诊其脉弦数，观其面苍形瘦。舌红，苔黄，询其心烦急躁，夜寐梦多，其泻势急，不可待，泻而后快。故辨为木郁乘土，热迫阳明之证。为疏葛根芩连汤合痛泻要方加灶心土、荆芥炭。亦 3 剂而愈。此法不独治疗五更泄，凡泄泻如暴注下迫者，无问远近，皆当作热利治之，用此方法必效。

例 2 牛某，女，50 岁，1992 年 6 月 26 日初诊。

[现病史] 每晨必泻之苦已有年余。曾用四神丸、参苓白术丸、小檗碱以及汤剂等治疗均无效，专程来京求余医治。现每晨起泻泄必作，中脘堵闷，两胁胀痛，心烦急躁，夜寐梦多，苔白厚腻，脉弦滑且数。证属肝胆郁热，木郁克土。治宜疏调木土，以泻肝热。

[处方] 蝉蜕 6g，僵蚕 10g，姜黄 6g，荆芥炭 10g，防风 6g，陈皮 10g，白芍 10g，灶心土（先煎）30g，猪苓 10g，冬瓜皮 10g，焦三仙各 10g，白蔻仁 4g，7 剂。

二诊（1992 年 6 月 26 日）：药后症减，中脘堵闷见舒，晨泻已止，大便成形，仍有夜寐梦多。苔白腻，脉弦滑。上方去冬瓜皮、焦三仙，加川楝子 6g，7 剂，以善其后。

体会：过敏性结肠炎以早晨泄泻为主者，中医称为"晨泻"或"五更泻"。五更泻一般认为是由肾阳虚衰而致，故又称为肾泻。然因肾虚而晨泻者有之，但更多的是肝经郁热之证，临证必须详诊细参，切不可轻率而断之。妄投温补则反增其热郁，南辕北辙，病无愈期。肝经郁热之晨泻，虽是久泻不止，但其脉弦滑数，弦为肝郁，滑数为郁热化火，同时伴有心烦急躁、夜寐梦多等症。寅卯属木，厥阴阴尽而少阳初生，肝经郁热暴发，辄乘土位，脾胃升降失司，故而腹痛泻泄。余用升降散加减，以宣郁清热，升清降浊；以防风、陈皮、白芍，乃痛泻要方去白术，以泻肝木补脾土，缓痛止泻；冬瓜皮、猪苓健脾利湿止泻；中焦脾失健运，湿阻气滞，用白蔻仁辛温芳香，化湿行气；灶心土健脾和胃止泻；焦三仙消食导滞；荆芥辛温芳香，醒脾开胃，胜湿化浊，并能疏肝郁，通阳和血，其炭可治肠风便血、湿热下迫等。诸药相合，肝热清，脾胃和，晨泻止。此法常用之而无不效验。

肝 硬 化

例1 孙某，女，60岁，1986年8月17日初诊。

［主诉］患者慢性肝炎10余年。近日经某医院检查血浆白蛋白下降，白球比例倒置，认为已发展到早期肝硬化。建议中医治疗。现症见脘腹及两胁胀满不舒，食后为甚，右胁隐痛，按之痛加，食欲不振，一身疲乏无力，心烦急躁，夜寐梦多。舌红苔薄黄，两脉弦滑且数。肝胆郁热入于血分，先用清化方法。

［处方］柴胡6g，黄芩10g，香附10g，川楝子10g，元胡10g，丹参10g，赤芍10g，郁金10g，7剂。

二诊：药后腹胀渐轻，夜寐较安，噩梦渐减。舌红苔白，脉仍弦滑，按之濡软。仍用调和肝胃方法。

［处方］荆芥6g，防风6g，川楝子6g，元胡6g，香附10g，木香6g，焦三仙各10g，柴胡6g，郁金10g，7剂。

三诊：药后诸症平稳，患者自行停药2周。近日腹胀又作，夜寐梦多，舌红苔黄且腻，脉象濡滑且数，湿热蕴郁不化，三焦不畅，仍用清化湿热方法，疏利三焦，以退其胀。

［处方］苏叶、苏梗各10g，川楝子6g，香附10g，木香10g，佩兰（后下）10g，大腹皮10g，槟榔10g，焦三仙各10g，炒枳壳6g，7剂。

四诊：药后大便畅行，腹胀减轻，纳食有增。舌红苔腻，脉仍濡滑，仍用前法加减。

［处方］佩兰（后下）10g，藿香（后下）10g，苏叶、苏梗各10g，丹参10g，赤芍10g，茜草10g，大腹皮10g，木香10g，郁金10g，焦三仙各10g，水红花子10g，7剂。

五诊：湿热蕴郁三焦，肝胆郁热未清，夜寐梦多，心烦急躁，舌红苔黄而腻，脉象濡滑且数，仍用清化方法。

［处方］川楝子 6g，元胡 6g，夏枯草 10g，龙胆草 2g，丹参 10g，赤芍 10g，焦三仙各 10g，水红花子 10g，青、陈皮各 10g，郁金 10g，大腹皮 10g，槟榔 10g，7 剂。

六诊：下肢沉重，无力以动，腰背作痛，舌红苔黄腻，脉象濡滑，按之有力而数。湿痰蕴热互阻，疏调气机，涤痰通络，以缓其痛。

［处方］苏叶、苏梗各 10g，半夏 10g，莱菔子 10g，白芥子 6g，片姜黄 6g，杏仁 10g，枇杷叶 10g，丝瓜络 10g，桑枝 10g，大腹皮 10g，钩藤（后下）10g，7 剂。

七诊：药后下肢甚感轻快，腰背疼痛皆止，胸胁痞闷不舒，脘部尚有压痛。脉象濡滑且数，仍用舒调气机方法。

［处方］柴胡 6g，黄芩 6g，川楝子 6g，半夏 10g，黄连 2g，杏仁 10g，枇杷叶 10g，丝瓜络 10g，桑枝 10g，焦三仙各 10g，7 剂。

八诊：舌黄根厚，脉象濡滑，湿热蕴郁，头目不清，脘腹胀满不舒，仍用清化湿浊方法。

［处方］苏叶、苏梗各 6g，青、陈皮各 10g，半夏 10g，炒枳壳 10g，焦三仙各 10g，水红花子 10g，大腹皮 10g，槟榔 10g，晚蚕沙 10g，蔓荆子 10g，7 剂。

体会：早期肝硬化属中医"鼓胀"的范畴，本案患者以脘腹胀满为主要表现，并有脘胁腰背诸痛。据脉舌色证分析，其为湿热蕴郁不化，肝胆郁热深入血分。故其治疗从清泄肝胆郁热、清化脾胃湿热、凉血化瘀、疏利三焦几方面调理。清泄肝胆郁热用柴胡、黄芩、川楝子、龙胆草、夏枯草等；清化湿热用佩兰、藿香、茵陈、苏叶梗等；凉血化瘀用丹参、茜草、赤芍、郁金、元胡等；疏利三焦用焦三仙、水红花子、大腹皮、槟榔等；疏理气机用青陈皮、香附、木香、枳壳等；通络止痛用丝瓜络、桑枝、白芥子。治疗中不用扶正，不用守中，不用滋腻。依上法随证治之，并配以饮食调养、运动锻炼等方法，经过近一年的治疗，该患者各种症状消失，体力增强，肝功化验正常，白球比例正常，并恢复了正常工作。

例2　卢某，男，46 岁，1990 年 3 月 11 日初诊。

［现病史］自 20 岁时患肝炎，经治疗后，一直尚好。2 年前因贫血去某医院就诊，经检查发现肝脾肿大，中等硬度，结合超声波、同位素检查确诊为肝

硬化。现面色㿠白，牙龈经常出血，全身乏力，头晕心烦，失眠梦多，脘腹胀满，肌肤甲错，时有低热，大便干结，小便黄赤，舌红苔腻且黄厚，脉沉弦细且滑数。证属湿热郁滞于肝胆。拟治先调气机，解郁结，升清降浊。

［处方］柴胡 6g，黄芩 6g，川楝子 6g，杏仁 10g，藿香 10g，佩兰 10g，蝉蜕 6g，僵蚕 10g，片姜黄 6g，大腹皮 10g，大黄 2g，焦三仙各 10g。

二诊（1990年3月21日）：服药10剂后，诸症见轻，二便正常，食欲渐增。仍以前法，佐以凉血化瘀。

［处方］柴胡 10g，黄芩 6g，赤芍 10g，丹参 10g，香附 10g，郁金 10g，茜草 10g，杏仁 10g，旋覆花（包煎）10g，白头翁 10g，焦三仙各 10g，水红花子 10g。

三诊（1990年3月31日）：又服10剂，饮食二便正常，精神较佳，惟肝脾肿大未消，继以疏调气机，凉血化瘀，佐以软坚散结。

［处方］当归 10g，赤芍 10g，丹参 10g，川芎 10g，郁金 10g，旋覆花（包煎）10g，益母草 10g，茜草 10g，炙鳖甲 20g，生牡蛎 30g，大腹皮 10g，槟榔 10g，焦三仙各 10g。

服上方30剂后，以此方加减改制成丸药，又服药3个月，再去医院复查，生化指标均属正常范围，肝脾均有较大幅度回缩，质地变软，并可以做轻工作。

体会：肝硬化是一种常见病，相当于中医的"鼓胀""癥瘕""积聚"等症，其证情变化复杂多端。究其病机，目前多数医家认为本病的关键是正虚，治疗多以补正为主，或兼加活血、逐水、清热等。肝硬化临床见证虽然繁多，细析之，其关键是气、火、湿、食之郁，病由此而生，又由此而变甚；至于出现阴阳失调或瘀血结聚，则是由诸郁所伤或诸郁不解发展而来。因此在临床治疗上采取以疏肝解郁为主，配合活血化瘀、咸寒软坚、调整阴阳的方法。有步骤、分阶段进行调治，再配合饮食调养、走路锻炼，常可收到满意的疗效。

泌尿系感染

吕某，女，28岁，1989年9月5日初诊。

［现病史］3日前因服冷饮之后，自觉恶寒发热，排尿不适，尿频，尿急，继而发冷寒战恶风，尿道灼热刺痛，去医院就诊，查体温39.6℃，WBC 23×10^9/L，尿检：白细胞 30~50 个 /HP，红细胞 10~20 个 /HP，脓球少量，诊断为急性泌尿系感染，用抗生素与解热镇痛药后，大汗出，热退，寒战止，从

第2天开始又复作，特来求赵老医治。刻下：发热恶风，尿频、尿急、尿道灼热刺痛，排尿不尽，小腹拘急，腰部发凉且痛，舌质红苔薄白，脉滑细且数，体温 38.6℃，尿检查：白细胞满视野，红细胞 20~30 个 /HP，脓球大量。证属湿热蕴郁，下注膀胱。治拟清热化湿、凉血通淋，用荆防败毒散加减。

［处方］荆芥 6g，防风 6g，前胡 6g，独活 6g，生地榆 10g，滑石 10g，瞿麦 10g，木通 2g，炒山栀 6g，炒槐花 10g，大腹皮 10g，焦三仙各 10g，茅、芦根各 20g，7 剂。

二诊（1989 年 9 月 12 日）：服药 3 剂发热见轻，又服 4 剂，热退，尿路刺激征消失，大便偏干，小便色赤，体温正常，尿常规检查：白细胞 3~5 个 /HP，红细胞 0~2 个 /HP，湿邪渐化，余热未愈，仍以前法进退。

［处方］荆芥炭 10g，防风 6g，白芷 6g，独活 6g，生地榆 10g，炒槐花 10g，茅根、芦根各 10g，桑枝 10g，柴胡 6g，黄芩 6g，焦三仙各 10g，小蓟 10g。

服上方 14 剂，尿检正常，无其他不适。

体会：泌尿系感染属于中医"淋证"范畴。临床较为常见，其主要表现为小便频数，滴沥刺痛，或痛引腰腹，或伴有血尿，或伴有尿浊，甚至排出砂石等。其中包括现代医学的尿路感染、尿路结石以及急慢性肾盂肾炎等病。此患者素体湿热较盛，又进饮冷，寒湿外袭，内外湿热相合，传入膀胱，气化失司，水道不利，发为淋证。此案患者虽恶寒较重，甚则寒战，但并非冷淋。冷淋多为肾气不足或命门虚寒。此病案有恶寒战栗，乃寒湿外袭，气机阻滞，阳气不得外达而致。因此治疗必先化湿邪为主，兼以清热方法。风能胜湿、开郁，且调畅气机，故重用风药。另外必注意饮食宜忌，饮食宜清淡，生冷辛辣油腻当禁之。

慢性肾盂肾炎

郝某，女，43 岁，1993 年 10 月 15 日初诊。

［现病史］自 10 年前患"急性肾盂肾炎"，此后一直未彻底治愈，时好时坏，每遇感冒、着凉、饮食不慎、劳累等均能发作。近几年来，发作时服用各种抗生素、消炎药等均无效。改服中药，开始几次有效果，现已无济于事。前天下午因气候变化又突然发作，尿痛、尿急、尿频、尿赤，同时伴有发冷发热，腰痛乏力，又去医院检查：尿蛋白（＋），尿红细胞 10~15 个 /HP，尿白细胞 30~50 个 /HP，拟诊为"慢性肾盂肾炎急性发作"。又开药诺氟沙星之类药

品未服。本已失去信心，但又痛苦难忍，求治于中医。刻下：除泌尿道刺激征外，伴见口渴欲饮，心烦急躁，大便偏干，舌红苔黄，脉滑细且数。体温37℃。证属湿热蕴郁膀胱，气化不利。治拟先以清化湿热，疏调气机，佐以凉血通淋方法。

［处方］前胡6g，杏仁（后下）10g，浙贝母10g，枇杷叶10g，荆芥炭10g，防风6g，白茅根10g，芦根20g，木通2g，萹蓄10g，冬葵子20g，大黄1g，独活6g，生地榆10g，7剂。

二诊（1993年10月22日）：服药后，发热未作，尿路症状减轻，余症缓解，仍以前法进退。

［处方］荆芥炭10g，防风6g，苏叶（后下）10g，白芷6g，独活6g，生地榆10g，炒槐花10g，茅、芦根各10g，小蓟10g，川楝子6g，冬葵子20g，7剂。

三诊（1993年10月29日）：服上方，膀胱刺激症状消失，尿检正常，精神好转，二便正常，惟腰痛酸楚，疲乏无力。改用凉血育阴，益气固肾方法。

［处方］荆芥炭10g，防风6g，丹参10g，赤芍10g，生地榆10g，炒槐花10g，冬葵子20g，杜仲10g，川断10g，丝瓜络10g，桑枝10g，黄芪10g。

四诊（1993年11月12日）：服药14剂，精神振作，症状皆除，调整方药以巩固疗效。

［处方］荆芥炭10g，防风6g，丹参10g，赤芍10g，生地榆10g，旱莲草10g，女贞子10g，补骨脂10g，茅、芦根各10g，焦三仙各10g，水红花子10g。

隔日服1剂，连服4周。半年后追访除因春节时过服辛辣并劳累而轻度反复外未出现大的发作。

体会：慢性肾盂肾炎属于中医"淋证"范畴，是临床常见病，尤以妇女为多见。淋证在临床上一般分为气淋、石淋、血淋、膏淋、劳淋等类型，与肺、脾、肾三脏有密切关系，本病案病程10年之久，每因劳累或饮食不慎等抗病能力下降时病可发作，相当中医的劳淋。劳淋是由于五脏受损，遇劳而发的一种疾病。临床表现为病程较长，缠绵难愈，劳倦之后而发等。发作期用清化湿热，凉血通淋方法，但用药时切不可过度寒凉，以防克伐脏气，阻滞气机；也不可因脏气受损，过早滋补，以防气机受阻，闭门留寇之弊。在病情稳定期宜益气固肾，凉血育阴。但始终注意保持气机的通畅与膀胱的气化功能。另外注意饮食调养与功能锻炼。饮食宜清淡，忌辛辣厚腻之品以及寒凉之属；适当加强体育锻炼以增强体质与抗病能力，如走路、爬山、跳舞等。女同志尤其注意经期、妊娠、产后外阴部的卫生，对于防止淋证的发生与复发有重要意义。

急性肾小球肾炎

张某，男，5岁，1990年1月31日初诊。

[现病史] 患儿自1个月前因发热、浮肿去某儿童医院就诊，经化验检查尿蛋白（++），血白细胞 13×10^9/L，诊断为"急性肾小球肾炎"，住院治疗1个月余，仍发热不退，尿蛋白不降，浮肿不消，遂请会诊。但见发热不扬，咳嗽有痰，时有恶心、呕吐，面目、眼睑及全身浮肿较甚，舌红起刺，苔黄根腻，脉滑数，化验检查：尿蛋白（+++），血白细胞 16×10^9/L，体温38.5℃。证属热郁湿阻、肺气不宣，治拟芳香宣化，和胃止呕。

[处方] 苏叶（后下）3g，杏仁（后下）6g，佩兰（后下）6g，半夏6g，荆芥3g，茅、芦根各10g，焦三仙各6g，水红花子6g。

二诊（1990年2月5日）：服药5剂，热退，恶心呕吐未作，浮肿见消，仍咳嗽，大便干结，舌红苔白，尿蛋白（+）。用宣肺止咳、兼以清化方法。

[处方] 荆芥3g，防风3g，杏仁（后下）6g，前胡3g，浙贝母6g，茅、芦根各10g，生地榆6g，茜草6g，瓜蒌10g，焦三仙各6g，水红花子6g。

三诊（1990年2月10日）：又服药5剂，体温正常，咳嗽痰止，浮肿消失，食欲渐增，二便正常，精神转佳，舌红苔白，脉滑数，尿蛋白阴性。再以清热凉血化瘀以治其本。

[处方] 荆芥3g，防风3g，生地榆6g，丹参6g，茜草6g，茅、芦根各10g，焦麦芽10g。

以此方服药5周，无其他不适，改每周7剂为每周服药3剂，又服5周未反复，而获痊愈。

体会：急性肾小球肾炎属于中医"水肿"的范畴。水肿病是体内水液代谢功能紊乱，导致水液潴留，引起周身浮肿的病证。水肿的辨证，广义的可分为阳水与阴水两大类。阳水属实属表，包括风邪外袭，水湿浸渍，湿热蕴结，治疗多以祛邪为主；阴水属里属虚，包括脾肾阳虚或阴阳两虚，治疗多以扶正为主。本病案乃湿热内蕴，风邪外袭，肺气失宣，三焦不畅，故见发热不扬，咳嗽有痰，水肿较甚；三焦气化不利，中阳被水湿所困，可见恶心呕吐等，其主要矛盾是湿与热互结，对于湿热证的治疗，赵老认为，湿热证首当治湿，治湿必先化气，化气必当宣肺。盖肺主一身之气，肺气宣则一身气机通达，营卫调和，气化得行，湿乃自去，湿去则热不独存。温热去诸症自除。因此先以宣肺气化湿浊为法，取苏叶、杏仁、芦根宣展肺气，止咳化痰；苏叶、佩兰芳香化湿；半夏健脾和胃止呕，化湿去痰止咳；荆芥祛风胜湿，宣通气机；茅根利湿清热；焦三仙、水红花子消食导滞。服药5剂，热退肿消，湿去余热未清。又以前法加生地榆、茜草、瓜蒌等凉血清热之品，再服5剂，诸症皆除，而获痊愈。

慢性肾小球肾炎

例1 邢某，女，38岁，1993年6月7日初诊。

［现病史］腰痛半年有余。经某医院尿常规多次检查，尿蛋白阳性持续不降，确诊为慢性肾小球肾炎。西医建议激素治疗，患者惧而未服。后就诊于某中医，令服六味地黄丸3个月，尿蛋白增加为（++），腰痛加剧。现夜寐梦多，腰痛不能自支，一身疲乏，舌红苔白而润，诊脉濡滑且数。湿邪阻滞，热郁于内。先用消化湿热，兼以和络方法。

［处方］荆芥6g，防风9g，白芷6g，独活6g，生地榆10g，炒槐花10g，丹参10g，茜草10g，茅、芦根各10g，丝瓜络10g，桑枝10g，7剂。

二诊：药后腰痛轻减，精神好转，气力有增。尿常规化验：蛋白（+），白细胞1~2个/HP，舌红苔白，脉象濡滑，仍用前法进退。

［处方］荆芥6g，防风6g，白芷6g，独活6g，生地榆10g，炒槐花10g，丹参10g，茜草10g，茅、芦根各10g，焦三仙各10g，丝瓜络10g，桑枝10g，水红花子10g，7剂。

三诊：腰痛续减，精力日增，每日步行2~3小时，不觉疲劳。饮食增加，是为佳象，然则仍需慎食为要，不可恣意进食。继用前法。

［处方］荆芥6g，防风6g，苏叶（后下）10g，白芷6g，生地榆10g，赤芍10g，丹参10g，茜草10g，焦三仙各10g，茅、芦根各10g，水红花10g，7剂。

四诊：近因饮食不慎，食牛肉一块，致病情加重，腰痛复作，夜寐不安，尿蛋白（++），颗粒管型0~2个。舌红苔白根厚，脉象滑数。再以疏调三焦方法。

［处方］荆芥6g，防风6g，苏叶10g，独活10g，生地榆10g，炒槐花10g，丹参10g，茜草10g，焦三仙各10g，水红花子10g，大腹皮10g，槟榔10g，大黄1g，7剂。

五诊：药后大便畅行，舌苔渐化，脉象濡软，腰痛渐减，夜寐得安，尿常规化验蛋白（+），颗粒管型消失。病有向愈之望，然饮食寒暖，诸宜小心。

[处方] 荆芥6g，防风6g，白芷6g，独活6g，生地榆10g，炒槐花10g，茅、芦根各10g，焦三仙各10g，水红花子10g，大腹皮10g，大黄1g，7剂。

上方续服2周后，尿蛋白转阴，腰痛消失。后以上方为基础加减治疗半年，尿蛋白保持阴性，腰痛未作，精力日增，未再反复。

体会：腰为肾之府。腰痛为慢性肾病的常见症状。过去常常把长期慢性腰痛或腰酸看作是肾虚的特征，用补肾的方法治疗，如六味丸、八味丸之类。这是一种医学认识上的误区。慢性肾病的腰痛绝不是肾虚，而是湿郁热阻滞经络，致络脉不通所致。若用补法，必致加重。本例前医就把肾炎当肾虚，用六味地黄丸治疗3个月致病情加重。赵老根据其脉象濡滑而数，舌红苔白而润，夜寐梦多等征象，辨其为湿阻热郁，用疏风化湿，凉血化瘀通络之方，服之7剂，就收到了明显的效果。在其后的治疗过程中始终以此法加减，终于获得痊愈。可见，慢性肾炎并非肾虚，慢性腰痛也并非全属肾虚。古人虽有肾主虚之说，并引申为肾无泻法，但其说不过是从肾主生殖发育这一角度去认识的。古人认为，肾藏真阴真阳，为人身先天之本，发育之根，从这个角度认识肾的功能，说肾无实证，只能补不能泻，是可以理解的。但不能把这一理论套用到治疗一切肾病。尤其是现代医学所说的慢性肾炎、慢性肾衰等属于泌尿系统的疾病，其与生殖生长发育等毫无关系。其发病往往与反复感染有关，按照中医的病因与发病的观点，其属于外邪内浸，久留而不去，深入血分，形成血分伏邪，即邪气郁久化热，灼伤络脉，故表现为蛋白尿、血尿等血热妄行之症，或为湿热阻滞经络，作肾虚补之则犯了实实之戒。故凡治肾病者不可不知此慢性肾病非虚之论也。

例2 赵某，男，47岁，1992年6月5日初诊。

[现病史] 腰痛时作时止，已有数月，未曾在意。近日单位体检，查出尿蛋白阳性。后复查多次均为（+++），经某医院肾穿确诊为慢性肾小球肾炎。给予泼尼松治疗，未服。自觉腰痛加剧，并伴明显疲乏无力。患者形体魁伟，较胖，体重90公斤，舌红苔黄厚腻。脉象弦滑有力。唇紫且干，大便干结，小溲黄赤。湿热积滞蕴郁胃肠，三焦传导不畅，先用清化湿热，疏利三焦方法，严格忌食高蛋白及辛辣刺激性食物，以防其增重郁热。

[处方] 藿香（后下）10g，佩兰（后下）10g，荆芥6g，苏叶（后下）6g，白芷6g，独活6g，生地榆10g，炒槐花10g，丹参10g，茜草10g，焦三仙各

10g，大腹皮 10g，槟榔 10g，大黄（后下）3g，7 剂。

二诊：药后大便较畅，舌苔渐化，夜寐较安，仍觉腰痛，尿常规蛋白减为（＋），脉仍弦滑，热郁未清，仍用清化方法，饮食寒暖，诸宜小心，坚持走步锻炼，不可松懈。

［处方］荆芥 6g，防风 6g，白芷 6g，独活 6g，生地榆 10g，炒槐花 10g，丹参 10g，茜草 10g，焦三仙各 10g，水红花子 10g，大腹皮 10g，槟榔 10g，大黄 3g，7 剂。

三诊：腰痛渐减、精神体力均有所好转，治疗以来坚持素食，并行锻炼之法，体重已减轻 3 公斤，心中不免忐忑。消去多余脂肪而体力有增，此正求之不得，何忧之有？心、肺、肝、肾皆将得益于此。素食与运动锻炼为治疗本病不可缺乏的手段，益将并行，不可稍怠，仍用前法进退。

［处方］荆芥 6g，防风 6g，白芷 6g，独活 6g，生地榆 10g，炒槐花 10g，丹参 10g，茜草 10g，赤芍 10g，焦三仙各 10g，水红花子 10g，丝瓜络 10g，桑枝 10g，大黄 3g，7 剂。

四诊：昨日尿常规检验结果，尿蛋白转为阴性。尿沉渣镜检未见异常。腰痛明显减轻，体力续有增强，每日步行 2~3 小时不觉劳累。舌红苔白根厚，脉弦滑。郁热日久，仍未尽消，继用清化方法。

［处方］荆芥 9g，防风 6g，白芷 10g，独活 6g，生地榆 10g，炒槐花 10g，丹参 10g，茜草 10g，赤芍 10g，焦三仙各 10g，水红花子 10g，大黄 3g，7 剂。

五诊：腰痛全止，惟活动太过则有酸意。二便如常，食眠均佳。体重下降其速，已减至 84 公斤。尿常规检查阴性，舌红苔白，脉象弦滑不数，湿热积滞渐化，仍宜消化余邪。忌口与锻炼仍不可缺也。

［处方］荆芥 6g，防风 6g，白芷 6g，独活 6g，生地榆 10g，炒槐花 10g，丹参 10g，茜草 10g，茅、芦根各 10g，焦三仙各 10g，水红花子 10g，大黄 3g，7 剂。

后依上方加减治疗半年余，尿蛋白始终保持阴性。患者体重下降至 70 公斤，较治疗前减轻 20 公斤。外形看上去较为瘦削，但精神体力都非常好。停药以后，逐渐恢复正常饮食，体重也逐渐回升，肾炎蛋白尿未见复发。

体会：本案着重说明了控制饮食对于治疗慢性肾炎蛋白尿的重要作用。慢性肾炎的主要病理指标之一是蛋白尿。大量蛋白从尿中流失是治疗中要解决的首要问题。因为大量蛋白流失不仅给患者带来恐慌，而且会造成血浆蛋白降低并由此而诱发水肿。目前，无论现代医学还是传统医学对于蛋白尿都没有特效的解决办法。虽然如此，当时的现代医学对于尿蛋白的辅助治疗措施却十分明确，即鼓励患者大量进食高蛋白食物，以弥补蛋白的流失。这就是所谓"丢蛋白，补蛋白"的饮食原则。那时很长时间里，从医护人员到患者无不遵从这一原则行事。然而临床事实说明，这种大量进食高蛋白食物的方法，不但不能弥补蛋白的流失，相反还会加重蛋白的流失。笔者临床中发现这一问题，并采取反其道而行之的方法取得了成功。早在 20 世纪 60 年代初就在临床中发现大量进食蛋白会加重蛋白尿，而低蛋白饮食则有益于控制蛋白尿。从那时起开始临床研究低蛋白饮食配合中药治疗慢性肾炎蛋白尿的新方法。经过近 10 年的经验积累，到 20 世纪 70 年代初就已经形成了治疗慢性肾炎蛋白尿的完整方案，这就是以中药凉血化瘀为主，辅以控制饮食和运动锻炼的方法。其中控制饮食的主要方法就是忌食高蛋白食物，包括动物性蛋白和植物性蛋白。后来又将这一方法概括为慢性肾病当忌食蛋白论。忌食蛋白有助于减轻蛋白尿，有助于肾脏的修复，其机制如下：当慢性肾炎时，肾小球基底膜通透性增加，大分子的蛋白大量通过肾小球基底膜而形成蛋白尿，当大量进食高蛋白食物时，血浆中游离蛋白质增加，通过肾小球基底膜的蛋白剧增，这无疑增加了肾脏的负担，加重了肾小球的损害，阻碍了肾小球的自我修复。相反，减少高蛋白食物的摄入，可有效地减少游离蛋白通过肾小球基底膜的绝对数量，从而大大减轻了肾脏的负担，为肾小球的修复创造了条件，为中药治疗争取到了时机。这就好比一张渔网破损之后，网中之鱼会从渔网的破损处漏掉，要想使网不漏鱼，最好的办法是先补网，把漏洞堵住，才能有效地防止漏鱼。如果不去补网而是采取往网中加鱼的办法，那么无论加多少鱼也仍然会漏掉的。补蛋白就好比是添鱼，禁蛋白就是为了先补网，孰是孰非，不是显而易见的吗？本案的治疗就是一个很好的例证，由于患者能够严格的遵守医嘱，恪守禁食高蛋白的规定，配合正确的中药治疗，很快就控制了尿蛋白的流失。虽然治疗期间，体重下降了 20 多公斤，但得到的是慢性肾炎的根治。该例患者是一位高级知识分子，通情达理，虽然在治疗期间一度对体重的不断下降产生过忧虑，但经过晓之以理。就欣然接受了这个治疗方案并坚持到底，终获根治。若信心不足，或忍受不了口味之馋，忌口不严，或中途改弦更张，都不免半途而废，功亏一篑。忌食蛋白是治疗慢性肾炎慢性肾衰的法宝之一，故申言之，以备同道指正。

肾病综合征

例1 王某，女，68 岁，1988 年 10 月 7 日初诊。

[现病史] 患者病水肿已3年余，时轻时重，经某医院诊断为肾病综合征。服中西药无效，近2个月来水肿加剧，下肢尤甚，几乎难以行走，由其女搀扶前来就诊。患者面目一身悉肿，按之凹陷而不起，下肢肿甚，面色㿠白虚浮，眼睑难以开启，两眼如线状。肚腹肿胀如鼓，自觉胀满，小便不利，大便艰涩难下。诊其两脉沉迟涩滞，如病蚕食叶状，舌胖质嫩色淡，舌苔白腻滑润有液，关尺脉虚微若无。一身关节沉重，动则作痛。检视其前所用方，不外五皮、五苓、肾气丸之类，然均无效验。综合脉、舌、色、症分析，其病全属中阳不足，真元大伤，寒湿阻络，失于温化，经脉闭阻，三焦不畅，其病已延久，阳微阴盛，非大剂温通不足以解其寒凝。必候寒解阳回，络脉疏通，方克有济。姑拟四逆加味温阳以散寒凝。

　　[处方] 淡附片（先煎）30g，淡吴萸10g，淡干姜10g，肉桂6g，炒川椒6g，细辛6g，茯苓10g，3剂。

　　二诊：4日后患者自己步行前来就诊，既不需人搀扶，也不需扶手杖。观其肿势已消之大半。患者自述服前方1剂后，至午夜腹痛作泄，下如稀水，连续3次，其势如注，总量约5000ml。因其泻势甚猛，家人甚为担忧，意欲前来急诊，后因见其泻后自觉舒适，且精神尚佳，遂较放心观察。泄后安然入睡。次日服第2剂药后又泄3次，约3500ml。第3剂服后又泄水2次，约2000ml。3日之内，水肿日见消退，精神日增，饮食知味，已能自主活动，遂来复诊。再诊其脉已由沉迟涩滞变为沉缓濡滑，按之已觉力增，舌白水滑之象已减。说明三进大剂温热，阳气已得振奋，驱逐阴寒水湿之邪由大便泄出，此为三焦畅通之象。益火之源以消阴翳，仍以前法继进温阳益气、崇土制水之法。

　　[处方] 淡附片30g，淡吴萸10g，淡干姜10g，川桂枝10g，炒川椒目6g，黄芪30g，党参20g，白术10g，茯苓30g，5剂。

　　三诊：药后水肿全消，面色渐转红润，精神日增，饮食睡眠均佳，二便如常，行动自如，能协助家人干些轻活，舌白苔润，脉象沉软濡滑。寒湿虽去，恐其复来，为拟丸药处方，常服以资巩固。

　　[处方] 黄芪60g，党参60g，附片60g，干姜20g，吴萸10g，肉桂10g，当归30g，白芍30g，熟地60g，川芎30g，白术30g，陈皮20g，茯苓60g，炙甘草30g，鹿角霜20g，鸡内金30g。

　　上药共研细面，炼蜜为丸，每丸重9g，每日早、午、晚各服1丸，白开水送下，如遇感冒发热可暂停。

　　上药服完后，身体日渐强健，水肿未再反复。

体会：此为阴水肿，缘于阳气衰微，阴寒内盛，闭阻络脉，气血不得流通，三焦不得通畅，水湿无由泄越，溢于肌肤而为水肿。仲景云：病痰饮者当以温药和之。概指此言。其症肤肿按之没指，凹陷而不起，肌肤四肢沉重发凉，时时畏寒，口淡不渴，舌胖质嫩，苔白水滑，脉象沉微，按之无力。治疗此证当以温阳为先，使阳气振奋，则寒湿自去。观本案服温热回阳剂后，由大便泄水如注，其理即如《伤寒论》所云"由脾家实，腐秽当去故也。"其方用淡附片、淡干姜、淡吴萸，三者合用，名三淡汤，最善温阳散寒，是师门口授心传之经验方，为治疗阴寒内盛、元阳衰微之阴寒证之要方。再合辛甘大热之肉桂温阳化气，走窜行水之椒目，温经散寒之细辛，健脾利水之茯苓，故能振奋脾肾之阳气，而泄寒湿之壅盛。此证以温阳为急，故不可加入阴柔之药，若援引张介宾阴中求阳之例，加入熟地等补肾滋腻之药则误矣。故初诊、二诊皆不用之。水肿消退之后，以丸药善后调理则可用之。此间道理，细细揣摩，自可明之。

例2 房某，女，2岁，1989年10月30日初诊。

［现病史］患儿自1989年4月因感冒后全身浮肿去医院就诊。经检查发现尿蛋白（++++），并伴有大量管型，以肾病综合征收住入院治疗。用激素治疗后，浮肿见轻，尿蛋白仍持续在（+）～（++），现症面色㿠白，全身轻度浮肿，尿量较少，智力较差，激素已由每日30mg减至每日7.5mg，尿蛋白（++），指纹色紫，脉滑数，舌红苔厚腻。证属湿热蕴郁于内，治拟清热化湿方法。

［处方］荆芥2g，白芷2g，苏叶3g，丹参5g，生地榆5g，茅根、芦根各6g，7剂。

二诊（1989年11月6日）：服药后，浮肿消失，尿蛋白阴性，夜啼不安，大便干结，舌红苔薄白，湿郁渐化，热郁未清，仍以前法，佐以凉血化瘀。递减激素。

［处方］荆芥2g，防风2g，生地榆6g，丹参6g，赤芍6g，茜草6g，茅、芦根各6g，焦三仙各6g，7剂。

三诊（1989年11月13日）：服上方后，尿蛋白阴性，饮食二便正常。又按此方服药20余剂后，化验检查未见异常而停服激素，调整方药。

［处方］荆芥3g，生地榆6g，焦麦芽6g，水红花子6g。

改隔日1剂，连服4周，以巩固疗效。

体会：肾病综合征是以高度水肿、大量蛋白尿、高血脂、低蛋白血症为其主要特征的一组临床证候群。属于中医水肿、虚劳的范畴。临床治疗多以利水、行水甚至逐水等方法，治疗方剂如五苓散、五皮饮以及疏凿饮子等。而从几十年临床观察和实践中，认为肾炎、慢性肾病的水肿，并非利水一途。因为利水的疗效往往不尽人意，往往是越利尿，水肿越甚，尿蛋白反复不降。其病的实质是湿热郁滞，邪气不去，正气难复。而用清化湿热的方法、往往收到经比较满意的疗效。治水肿不用利水剂，而收消肿之效、所谓不治之治是也。

例3 张某，男，22岁，大学一年级学生，1989年3月初诊。

[现病史] 1988年秋季参加军训后出现浮肿，经多次检查确诊为肾病综合征。尿蛋白（++++）。住某医院治疗，先用激素冲击疗法未见效果，反见严重的激素副作用症状。后加用环磷酰胺等免疫抑制剂也无效。患者的父母都是医务工作者，深知肾病综合征大量尿蛋白流失的严重危害，同时，也深知丢蛋白补蛋白是肾病综合征的调养法宝。因此，他们为其子精心安排了高蛋白饮食谱，每天的饮食中鱼、虾、肉、蛋、奶不断，平均每2~3天就要进食一只鸡以补充营养，并强制其卧床休息，不得下床活动。他们为儿子做了他们认为应该做的一切。如此治疗1年有余，患者的病情更加严重，尿蛋白（++++），24小时尿蛋白定量高达20g，同时，其浮肿加剧，面色惨白，体力衰弱，以至不能下床行走。百般无奈之中，于1989年春请赵老会诊。视其舌红苔腻垢厚，切其脉濡滑数，按之有力，证属湿热蕴郁，热入血分，络脉瘀阻，因其食补太过，致使三焦不畅，气血壅滞。其诸般虚弱之症，非真虚也，乃"大实若羸"之象也，治当凉血化瘀、清化湿热、疏调三焦方法。遂令其停止进食一切蛋白食物，每天的主食也减量至150g。并要求患者进行户外活动，每天散步1~2小时，逐渐增加到3~4小时，当患者和父母明确表示能够做到时，赵老始为疏方。

[处方] 荆芥6g，防风6g，白芷6g，独活6g，生地榆10g，炒槐花10g，丹参10g，茜草10g，焦三仙10g，水红花子10g，大腹皮10g，槟榔10g，大黄2g。水煎服，每日1剂。

2周后，尿蛋白开始下降，浮肿也开始渐渐消退。继之依上方随症加减治疗3个月，在患者的密切配合下，其尿蛋白完全转阴，浮肿全消，体力也大大增加，继续巩固治疗半年，停药观察。至今未复发。

体会：这个病例清楚地说明了补蛋白和禁蛋白对肾病综合征尿蛋白流失的不同影响。起初，患者大量进食高蛋白食物，但并未能纠正其低蛋白血症，相反确加剧了尿蛋白的流失。后来，由于采用了低蛋白饮食配合中药综合治疗，其尿蛋白很快就得到了控制。从而说明了忌食高蛋白食物对于治疗慢性肾病消除尿蛋白是多么重要。

IgA 肾病

张某，男，30 岁，1993 年 2 月 4 日初诊。

[现病史] 患者自 1988 年患急性肾炎，经住院治疗 2 个月痊愈出院。出院后两周发现尿赤、腰痛，又去医院检查：尿蛋白（++），尿潜血（+++），尿红细胞 10~15 个 /HP，住院治疗 1 个月余，效果不明显，经肾穿刺确诊为 IgA 肾病（系膜增殖型）。以后尿常规化验时好时坏，有时出现肉眼血尿，曾多次住院治疗，均未彻底治愈。由一朋友介绍求赵老医治。初诊时症见心烦梦多，腰痛，尿赤，舌红苔白，脉弦滑且数，尿检验：尿蛋白（++），尿潜血（++），尿红细胞 5~7 个 /HP。证属肝经郁热，深入血分，络脉瘀阻。治拟清泻肝经郁热，凉血通络止血。

「处方」柴胡 6g，黄芩 6g，川楝子 6g，荆芥炭 10g，防风 6g，生地榆 10g，丹参 10g，炒槐花 10g，茜草 10g，茅、芦根各 10g，小蓟 10g，大黄 1g，7 剂。

二诊（2 月 18 日）：服上方后，睡眠转安，尿赤见轻，尿蛋白（±），尿潜血（+），尿红细胞消失。又服前方 7 剂，尿蛋白转阴，惟腰痛，尿潜血（±），改为活血通络，凉血育阴方法。

[处方] 荆芥炭 10g，防风 6g，赤芍 10g，丹参 10g，茜草 10g，生地榆 10g，丝瓜络 10g，桑枝 10g，旱莲草 10g，女贞子 10g，小蓟 10g，藕节 10g，茅、芦根各 20g，大黄 1g。

服此方 20 剂，腰痛消失，尿化验未见异常，无其他不适。又观察治疗 3 个月，未再反复，而告获愈。

体会：IgA 肾病属中医"腰痛""尿血"或"溺血"范畴。临床以血尿为其主症，或伴有腰痛。血尿是以小便中混有血液为其临床特征。在《内经》中又称为溲血、溺血。但辨证治疗时必须与血淋相鉴别，其主要是区别疼痛的有无，如小便出血时滴沥涩痛或疼痛难忍为血淋，多属膀胱湿热；如小便出血时多无疼痛症状为溺血（或尿血），多属血分郁热。此病案症见心烦梦多，尿赤，舌红，脉弦滑且数等，全是肝胆郁热深入血分之象。因此取柴胡、黄芩、川楝子等清泻肝胆郁热；生地榆、炒槐花、丹参、茜草凉血活血清热；茅根、小蓟凉血止血；荆芥炭、防风既能疏调气机，又能止血；大黄凉血活血，推陈致新。初诊服 7 剂，症状即显著见轻，又服 7 剂，尿蛋白转阴，唯见腰痛，尿潜血

（±），改用凉血育阴方法，仅服药 20 剂，诸症皆去，化验检查亦未见异常。又以此方加减服药 3 个月以巩固疗效，并未再反复。病程达 5 年的 IgA 肾病，共治疗 4 个月而痊愈。在治疗过程中，患者积极配合赵老的治疗方案，采用中药配合走路锻炼、限蛋白饮食等，疗效比较满意。

狼疮性肾炎

毕某，女，12 岁，1990 年 7 月 5 日初诊。

[主诉] 患者自 1989 年 11 月因感冒发热之后 10 余天，出现双眼睑浮肿，血尿。查尿蛋白（++++），尿中红细胞满视野。当地县医院以"肾病综合征"收住入院。用激素治疗 20 余日无效，转院于某医院肾内科，查得狼疮细胞，确诊为狼疮性肾炎。用大剂量激素配合化疗（环磷酰胺每日 0.15mg）治疗 8 个月仍无效。并出现高血脂、肝肾功能损害，特求赵老医治。初诊时，全身浮肿，面色㿠白，咽痛，恶心呕吐，失眠梦多，血尿不止，舌红苔白厚腻，脉滑细数。化验检查：尿蛋白（++++），尿红细胞 30~50 个 /HP，尿潜血（+++），血胆固醇 26~188mmol/L，血尿素氮 10.7mmol/L，血肌肝 312μmol/L，血清 GPT 77U/L，B 超：肝脏肿大，双肾弥漫性病变。证属热郁营血、气机不畅。治拟清热凉血，活血通络方法。

[处方] 荆芥炭 10g，防风 6g，白芷 6g，苏叶 10g，丹参 10g，茜草 10g，茅、芦根各 10g，小蓟 10g，焦三仙各 10g，大黄 1.5g，7 剂。

二诊（1990 年 7 月 12 日）：服药 7 剂，呕吐未作，浮肿见轻，血尿止，仍睡眠较差，尿化验：蛋白（++），潜血（++），仍以前法加减。

[处方] 荆芥炭 10g，防风 6g，白芷 6g，苏叶 10g，丹参 10g，茜草 10g，生地榆 10g，炒槐花 10g，茅、芦根各 10g，小蓟 10g，焦三仙各 10g，大黄 1.5g。

三诊（1990 年 8 月 4 日）：服上方 20 余剂，浮肿消失，尿化验转阴，仍用凉血化瘀。

[处方] 荆芥炭 10g，防风 6g，生地榆 10g，炒槐花 10g，丹参 10g，赤芍 10g，茜草 10g，生地 10g，茅、芦根 10g，小蓟 10g，焦三仙各 10g，大黄 1.5g。

又以上方服药 30 剂，无不适感，尿检（－），血生化检验：血清谷丙转氨酶 32U/L，尿素氮 2.36mmol/L，肌酐 62μmol/L，乙肝两对半（－），血胆固醇 5.2mmol/L，DNA 及抗 DNA 抗体均阴性，激素已停，痊愈出院返回。

体会：系统性红斑狼疮而致肾损害，是一比较难治的疾病，中西医对此病均感较棘手，此患者出现高度浮肿、严重血尿。用激素冲击疗法和化疗等治疗8个月余无效，并出现肝、肾功能损害、血脂增高等并发症，无奈转诊赵老。赵老用凉血清热，活血通络之法治疗，服药1周，尿蛋白开始下降，服药4周，血尿止，浮肿消失，尿蛋白转阴。又服药30余剂临床症状消失，化验检查恢复正常指标内。本患者原治疗方法是采用绝对卧床休息、高蛋白、高营养。接受赵老治疗方案后，采用限制蛋白进入量、清淡饮食、走路锻炼等，配合治疗3个月，痊愈出院。半年后来京复查，未复发。1年后又来复查，化验指标全部正常。

肾盂积水

孙某，女，12岁，1991年9月10日初诊。

[现病史] 自幼遗尿，迄今未愈。每夜必于睡眠中遗尿1~2次，全不自觉。近作B超提示：双侧肾盂轻度积水。大便干结，小便不畅。舌红苔黄且腻，脉象弦滑且数。湿热蕴郁下焦，先用清化湿热方法。

[处方] 荆芥6g，防风6g，白芷6g，独活6g，生地榆10g，炒槐花10g，丹参10g，茜草10g，大黄2g，蝉蜕6g，雷丸6g，滑石10g，7剂。

二诊：药后大便畅行，小溲色黄不畅。入夜仍遗尿1次。舌红苔黄，脉象滑数。此肺气不宣，三焦不利。必开通肺气，以利三焦。

[处方] 苏叶（后下）10g，杏仁（后下）10g，枇杷叶10g，前胡6g，荆芥6g，防风6g，白芷6g，独活6g，大黄2g，使君子10g，雷丸6g，7剂。

三诊：小溲较前畅利，夜间遗尿减轻。大便偏干，舌红苔黄，脉仍滑数。仍用宣肺化湿方法。

[处方] 荆芥6g，防风6g，苏叶（后下）10g，白芷6g，杏仁（后下）10g，前胡6g，焦三仙各10g，水红花子10g，使君子10g，雷丸6g，茅、芦根各10g，大黄3g，7剂。

四诊：夜间遗尿显著减轻，已能于睡中自醒如厕小便，1周来仅遗尿1次。夜梦已减，时觉心烦，舌红苔黄，脉象弦滑，仍用前法进退。

[处方] 蝉蜕6g，僵蚕10g，片姜黄6g，大黄1g，苏叶、苏子各10g，前胡6g，浙贝母10g，使君子10g，雷丸6g，川楝子10g，7剂。

五诊：上药续服1周，夜间未再发生遗尿，白天小溲畅通，大便如常，食眠均佳。经肾脏B超复查，报告：双侧肾盂未发现积水。病已向愈，遂停药观察，并嘱其少食肥甘，以防复发。

体会：此案肾盂积水发生于儿童，主要表现为遗尿。小儿遗尿并非皆是肾虚。若湿热蕴郁，肺气不利，气化失司，也可导致遗尿，本案即是1例。肺为水之上源，通调水道。小便通利正常与否，与肺气关系甚大。本案患者白天小便不畅，夜间小便自遗。全是肺气失于宣化，湿热壅结不行，三焦水道不利所致。其肾盂积水也说明了水湿蓄积不行。初诊用风药胜湿，活血化瘀通络，并疏利三焦之品。因缺少宣肺之品，故疗效并不甚理想。二诊以后，从宣肺入手。仍用风药胜湿与疏利三焦水道，收到了明显的效果。

糖尿病肾病，慢性肾功能衰竭

梁某，女，62岁，1993年8月17日初诊。

[现病史] 糖尿病10余年，每日用胰岛素，血糖得以控制。1年前发现尿中蛋白阳性，持续不降。诊断为糖尿病肾病。半年前查出肌酐、尿素氮明显增高。近1个月来逐渐出现颜面及下肢浮肿，乏力殊甚，皮肤瘙痒，恶心欲吐，脘腹胀满，不欲饮食。近查肌酐为440μmol/L，尿素氮19.3mmol/L，二氧化碳结合力19mmol/L，舌胖苔白而腻，脉象濡软，按之有力，面色苍白浮肿，下肢水肿，按之凹陷而不起，小便短少色白，大便不畅，夜寐梦多，心烦急躁。此中阳不足，又兼血分郁热，益气行水，凉血化瘀，两兼顾之。

[处方] 生黄芪30g，荆芥6g，苏叶10g，防风6g，白芷6g，生地榆10g，炒槐花10g，丹参10g，茜草10g，茅根、芦根各10g，冬瓜皮30g，茯苓皮30g，大腹皮15g，槟榔10g，大黄2g，7剂。

二诊：药后小便增多，大便畅行，面肿已消，下肢肿消大半，呕恶减轻，瘙痒尚存。舌白苔腻，脉仍濡软沉滑，继用前法进退。

[处方] 黄芪30g，荆芥6g，苏叶30g，防风6g，白芷6g，生地榆10g，炒槐花10g，丹参10g，茜草10g，地肤子10g，白鲜皮10g，重楼10g，冬瓜皮10g，大腹皮10g，大黄2g，7剂。

三诊：下肢浮肿全消，皮肤瘙痒大减，微觉呕恶，脘腹稍胀，舌白苔润，脉象濡滑，再以疏调三焦方法。

[处方] 黄芪30g，荆芥6g，苏叶10g，生地榆10g，炒槐花10g，丹参10g，茜草10g，青、陈皮各10g，木香6g，焦三仙各10g，水红花子10g，大腹皮10g，槟榔10g，大黄3g，7剂。

四诊：胀消纳增，夜寐梦多，舌白苔腻，脉象濡滑，按之弦数，时觉心烦，肝经郁热未清，再以前法，参以清肝方法。

[处方] 柴胡 6g，黄芩 6g，川楝子 6g，荆芥 6g，防风 6g，生地榆 10g，炒槐花 10g，丹参 10g，茜草 10g，炒枳壳 6g，竹叶 10g，竹茹 10g，焦三仙各 10g，大腹皮 10g，槟榔 10g，大黄 3g，7 剂。

五诊：药后眠安梦减，大便日二三行，小便如常。唯觉疲乏，余症全安。近查肌酐为 282μmol/L，尿素氮 9.8mmol/L，尿蛋白（±）。舌白苔润，脉象濡软，继用前法进退。

[处方] 荆芥 6g，防风 6g，苏叶 10g，白芷 6g，生地榆 10g，炒槐花 10g，丹参 10g，茜草 10g，茅、芦根各 10g，焦三仙各 10g，大腹皮 10g，槟榔 10g，大黄 3g，7 剂。

后以上方加减，续服 3 个月，并以控制饮食，每日运动为配合，肌酐、尿素氮恢复正常水平，尿蛋白保持在（±）～（+）之间。

体会：糖尿病肾病继发肾衰，治疗较为困难。因为糖尿病属气虚者多，肾衰则为郁热。补气则增热，清热恐伤气，故为两难。本案即是其例，其水肿的发生，既有气虚不运的一面，又有湿热蕴郁的一面。赵老在治疗中采取两顾之法，一方面重用黄芪补气，另一方面群集疏风化湿、凉血化瘀、利水消肿之品，使补气不碍邪，祛邪不伤正。故投之即收消肿之效。其后数诊，在大法不变的前提下，随症治之，如瘙痒加地肤子、白鲜皮、重楼；腹胀满加青陈皮、木香、焦三仙；夜寐梦多加柴胡、黄芩、川楝子、竹叶、竹茹等，药随症变，症随药消。既以不变应万变——其基本治法始终如一；又有应变之变——有是症则用是药。

慢性肾功能不全，双肾萎缩

褚某，男，35 岁，科研人员，1992 年 4 月 15 日初诊。

[现病史] 1982 年患急性肾炎，未得根治，尿蛋白经常为（++）～（+++），因其未至影响工作，故未重视治疗。1992 年初发现血肌酐为 273μmol/L，血尿素氮为 8.4mmol/L，超出正常值不少，又作 B 超检查，结果显示双肾弥慢性病变，双肾萎缩，右肾缩小更甚，其左肾为 9.2cm×4.1cm×3.7cm，右肾为 7.7cm×3.8cm×4.1cm，遂确诊为慢性肾炎，继发慢性肾功能不全，氮质血症期。刻下：尿蛋白为（+++），腰痛、乏力、恶心、纳呆、下肢浮肿，舌红苔白

且腻根厚，脉象濡滑数，按之有力，综合脉、舌、色、症，辨为热入血分，络脉淤阻，湿郁不化。先用凉血化瘀，疏风化湿方法。并嘱其严格控制饮食，坚持进行走路锻炼，每日不少于3小时。

［处方］荆芥6g，防风6g，白芷6g，独活6g，苏叶（后下）10g，半夏10g，陈皮10g，生地榆10g，赤芍10g，丹参10g，茜草10g，焦三仙各10g，水红花子10g，茅根、芦根各10g，7剂。

二诊：患者服上方1周后，湿郁已开，呕恶已除，精神转佳。但尿蛋白未减，余症仍在，仍以前法进退。

［处方］荆芥6g，防风6g，小蓟10g，大腹皮10g，槟榔10g，生地榆10g，赤芍10g，丹参10g，茜草10g，焦三仙各10g，水红花子10g，茅、芦根各10g，7剂。

三诊：又服2周，自觉诸症皆减，身感有力，尿蛋白已降为（++），尿素氮降至正常范围4.9mmol/L，血肌酐降至202μmol/L，患者喜出望外，信心倍增。

后依法坚持治疗1年余，尿蛋白维持在（±）~（+）之间，尿素氮和血肌酐也都维持在正常范围之内。最令人惊奇的是复查B超发现，患者的双肾均较治疗前明显增大，其左肾为9.2cm×4.9cm×3.7cm，右肾8.2cm×5.3cm×3.7cm。主检大夫对照前后两次B超结果，感到迷惑不解。因为本来已经萎缩了的肾脏竟又增大了，真令人不可思议。

体会：本例为慢性肾小球肾炎长期不愈，发展为慢性肾功能不全，属于氮质血症期（按照现代医学的认识，其肾脏的病变将趋向于进行性恶化，并且是不可逆的）。然而经过治疗，在患者的密切配合下，获得了理想的治疗效果，不但血肌酐和尿素氮降到了正常范围，而且原已萎缩了的肾脏也有所增大。说明了在慢性肾功能衰竭阶段，其肾脏病变并非都是不可逆性的。中医药辨证论治配合控制饮食和运动锻炼确实是治疗慢性肾病行之有效的方法。

尿 毒 症

例1 李某，男，64岁，退休工人，1988年12月28日初诊。

［现病史］患者于2个月前发现纳差，乏力，心慌，恶心呕吐时作。检查尿蛋白（++），某医院以慢性肾炎、肾功能不全收入住院。入院后查尿素氮39.2mmol/L，肌酐880μmol/L，血红蛋白65g/L，诊断为肾功能衰竭、尿毒症期，继发性贫血，经输液及中医结合药物治疗1个月余，疗效不明显，并渐增皮肤

瘙痒，小便减少，浮肿，大便不畅，症状日益加重，检查尿素氮43.4mmol/L，肌酐1531μmol/L，血红蛋白62g/L，且合并高血压病、冠心病、心房纤颤。因而无法行血液透析疗法，西医束手无策，嘱其回家准备后事。其家属在绝望之际，试求中医一治，邀请赵老会诊。会诊时患者面色㿠白，周身浮肿较甚，呕吐频作，气喘吁吁，手足发冷，舌质红苔白厚腻，脉濡软且滑，沉取三五不调，按之有力。询问之，尽食膏粱厚味。全是湿热积滞互阻，三焦不畅之象，先以芳香化浊、疏调气机、清热凉血方法，并嘱其清淡饮食。

[处方] 荆芥6g，防风6g，藿香（后下）10g，佩兰（后下）10g，黄连2g，苏叶（后下）10g，生地榆10g，茜草10g，白鲜皮10g，地肤子10g，草河车10g，灶心土60g，大黄3g。

二诊（1989年1月9日）：服药5剂，呕吐减轻；又进5剂，病情大转，恶心呕吐、皮肤作痒皆止，浮肿减轻，略有食欲，精神转佳。舌红苔白且干，脉滑数，沉取不稳，虽有转机，仍中阳不足，病势较重，用清化湿热，凉血化痰，佐以甘寒益气养阴之品。

[处方] 荆芥炭10g，防风6g，白芷6g，大黄5g，生地榆10g，赤芍10g，丹参10g，茅、芦根各10g，小蓟10g，沙参10g，西洋参（单煎另服）3g，麦冬10g。

服药10剂，复查尿素氮19mmol/L，肌酐572μmol/L，出院来门诊治疗。

三诊（1989年3月8日）：因感冒咳嗽发热，而出现胸水，肺水肿，喘促不能平卧，舌白苔腻，脉滑数，先用宣肃化痰方法。

[处方] 苏叶、子各10g，前胡6g，浙贝母10g，麻黄2g，荆芥穗6g，防风6g，白芷6g，生地榆10g，桑白皮40g，地骨皮10g，大黄2g。

服药7剂，感冒愈，喘平咳嗽止。

四诊（1989年4月3日）：下肢浮肿减轻，饮食二便正常，查尿素氮16mmol/L，肌酐440μmol/L，血红蛋白96g/L，仍以前方加减。

[处方] 苏叶、苏子各10g，浙贝母10g，荆芥6g，防风6g，白芷6g，生地榆10g，炒槐花10g，丹参10g，茜草10g，赤芍10g，大黄5g，焦三仙各10g，水红花子10g。

以此方为主加减服药1个月余，病情稳定，查尿素氮12mmol/L，肌酐410μmol/L，血红蛋白95g/L。家人很高兴，于5月初由其女婿陪同乘飞机去广州等地旅游2周，安全顺利返京，并未反复。

体会：此患者系尿毒症晚期，浮肿、尿少、肤痒、呕吐频作，并合并冠心病、心房纤颤，不能透析，西医畏之。经赵老治疗后，患者积极配合，以清淡饮食，绝对禁蛋白，下地活动，仅服 5 剂，病状大减，又进 5 剂，病情大转。中途因感冒出现肺水肿、胸水，又仅服药 7 剂很快平息。前后共治疗半年，已能外出旅游。尿素氮由 43.4mmol/L 降至 12mmol/L，肌酐由 1531μmol/L 降至 410μmol/L，血红蛋白由 62g/L 上升为 96g/L，疗效满意。充分证明中医能够治疗尿毒症，而并非透析一途。其治疗方法，先以芳香化浊，清热凉血。湿浊已去，再以凉血清热，活血化瘀，佐以甘寒益气养阴而取效甚佳。

例2 沈某，男，80 岁，1990 年 5 月 4 日初诊。

［现病史］患者长期患高血压、心脏病已 20 余年，近几个月来逐渐出现进行性贫血，面色苍白，唇甲色淡，头痛心慌，一身乏力，遂住某医院治疗。经检查发现肌酐为 563μmol/L，尿素氮为 23mmol/L，确诊为慢性肾功能衰竭、尿毒症期。拟行血液透析疗法，但因其高血压心脏病，心功能欠佳，不宜作血透，姑且保守治疗，并请本院中医专家会诊，因当时患者身体极度衰弱，严重贫血，血红蛋白仅为 55g/L，会诊中医专家认为其属脾肾阳虚，气血大亏。遂用温补脾肾益气补血方法，药用红参、黄芪、鹿茸、枸杞、杜仲、熟地黄、巴戟天、阿胶等，服药半月，反致烦躁不安，恶心呕吐，口鼻出血，皮肤瘙痒等；再查血红蛋白降至 40g/L；血肌酐上升至 882μmol/L，尿素氮为 36mmol/L。病情十分危急，医院连续 2 次发出病危通知。经人介绍，患者家属请赵老会诊。

刻诊：舌红苔黄垢厚，两脉弦滑而数，按之振指有力，恶心作吐，皮肤瘙痒，鼻衄时作，小便短少，大便干结，4 日未行。证属湿热积滞蕴积三焦，误服温补，热毒深入血分，尿毒重症，法在不治。先用通腑泄热凉血化瘀方法，冀其便通吐止为幸。

［处方］大黄 10g，黄芩 10g，黄连 3g，荆芥炭 10g，防风 6g，生地榆 10g，炒槐花 10g，丹参 10g，茜草 10g，茅、芦根各 10g，赤芍 10g，5 剂。

二诊：药后大便得下，鼻衄未作，呕恶稍减，肤痒亦轻。舌苔黄腻垢厚，脉仍弦滑有力，药既见效，病有转机，勿事更张，仍以前法。

［处方］荆芥炭 10g，防风 6g，生地榆 10g，炒槐花 10g，丹参 10g，茜草 10g，小蓟 10g，茅、芦根各 10g，大黄 6g，7 剂。

三诊：大便日 2~3 行，小溲较前增多，恶心呕吐已止，精神转佳，体力有增，已能下床活动。嘱其每日下床散步，以不疲劳为度，饮食素食为主，不得进食动物蛋白及植物高蛋白如豆制品，并不得进食补药及补品。药用凉血化瘀方法，兼以疏调三焦。

[处方] 荆芥炭10g，防风6g，白芷6g，生地榆10g，炒槐花10g，丹参10g，茜草10g，赤芍10g，焦三仙各10g，水红花子10g，大腹皮10g，大黄6g，7剂。

四诊：1周来精力日渐增加，每日可散步1小时，并能步行出院前来门诊就医。近查血肌酐下降至780μmol/L，尿素氮下降为27mmol/L，血红蛋白升至56g/L。脉仍弦滑数，舌黄苔厚，郁热日久，不可掉以轻心，仍用前法进退。

[处方] 荆芥炭10g，防风6g，白芷6g，独活6g，生地榆10g，炒槐花10g，丹参10g，茜草10g，茅、芦根各10g，小蓟10g，焦三仙各10g，大腹皮10g，大黄6g，7剂。

后以上方加减治疗2个月，肌酐降至530μmol/L，尿素氮17mmol/L，患者出院回家疗养。

体会：本案患者高龄久病，血红蛋白极低，面色苍白，口唇无华，心慌头晕，倦怠乏力，一派虚象，无怪乎前医认为气血双亏，而用峻补之剂。然而补之不效，病情陡然加重，呕恶作吐，鼻衄肤痒，二便不利，已成关格重症。是虚不受补乎？抑或补力不逮乎？二者皆非。盖此本非虚证，乃大实若赢之象。尿毒症乃血中蕴毒，不得排泄，故肌酐、尿素氮升高，其所伴贫血，乃肾性贫血，其血红蛋白之降低与肌酐、尿素氮之升高呈负相关，即肌酐、尿素氮愈高，血红蛋白就愈低，反之肌酐、尿素氮下降，血红蛋白就上升。可见这种贫血的原因在于血中毒素蓄积。也就是说种种虚弱的症候皆源于体内邪毒不能排泄。这就是古人所说的大实若赢状，种种赢状是标象，是假象，邪实深伏才是病本。辨之之法，察舌与脉，舌苔的垢厚满布是邪气壅盛之标志，脉象弦滑有力，愈按愈盛，更是说明邪毒深伏于内，不得泄越，当此之时，再用补法，岂不是火上浇油，无异于输粮资寇。唯一的正确治法只能攻逐邪气，给邪气以出路。如本案初诊即用大黄10g以峻攻之，虽患者高龄久病，虚弱若甚，亦无所顾忌。盖邪盛之时，惟当攻邪，邪不去则正不复，邪去则正安。前贤张子和云"陈莝去而肠胃洁，癥瘕尽而营卫昌，不补之中有真补存焉。"在本案治疗中，随着攻邪治法的应用，肌酐、尿素氮稳步下降，血红蛋白随之上升。呕恶、肤痒、鼻衄等热毒症候迅速消退，神疲乏力、头晕心慌等虚弱症状也得以改善。患者由卧床不起到下床行走，这都是益于正确地使用了攻邪治病的原则。这一病案所反映的治疗原则具有普遍的指导意义。赵老认为慢性肾病，包括慢性肾炎、慢性肾衰、尿毒症，其本质决非虚证，邪毒久留而不去，深入血分，蕴郁化热成毒，以致脉络瘀阻，是慢性肾病的基本病机，因此治疗上大忌温补，必须以凉血化瘀为主，佐以疏风胜湿，疏调三焦之法，务使内外上下一齐通调，邪气外出有路，则可收邪去正安之效。证之临床，确实如此。

例3 陈某，女，49岁，1992年7月9日初诊。

[现病史]自述患慢性肾小球肾炎10余年，时轻时重。近2年发现肾功能不全，肌酐、尿素氮日渐增高。近半月来皮肤瘙痒严重，夜不能寐。伴有精神不振，嗜睡，一身疲乏，双下肢无力尤甚，心烦急躁，大便干结，小便短少，恶心欲吐。舌红苔黄垢厚，诊脉弦滑且数，按之有力。化验血肌酐660μmol/L，尿素氮28.7mmol/L。西医建议透析，患者畏惧，遂来就诊。证属湿热蕴郁成毒，深入血分，将成关格之证，急以凉血化瘀解毒之法治之。

[处方]荆芥炭10g，防风6g，白芷6g，生地榆10g，炒槐花10g，丹参10g，茜草10g，焦三仙各10g，地肤子10g，白鲜皮10g，重楼10g，大黄3g，7剂。

二诊：药后大便通而未畅，皮肤瘙痒减轻，已能入眠，仍感梦多。舌红苔黄根厚，脉仍弦滑数。继用前法进退。

[处方]荆芥炭10g，防风6g，白芷6g，独活6g，生地榆10g，炒槐花10g，丹参10g，茜草10g，赤芍10g，茅、芦根各10g，地肤子10g，白鲜皮10g，重楼10g，大黄5g，7剂。

三诊：药后大便畅行，每日2~3次，腹部舒适，精神转佳，嗜睡消失，皮肤瘙痒显著减轻。舌红苔黄厚，脉仍弦滑，热郁虽减未清，仍用清化方法。饮食寒暖，诸宜小心，每日散步，不可懈怠。

[处方]荆芥炭10g，防风6g，白芷6g，独活6g，生地榆10g，炒槐花10g，丹参10g，茜草10g，茅根、芦根各10g，地肤子10g，白鲜皮10g，重楼10g，大黄5g，7剂。

四诊：皮肤瘙痒已愈，二便通畅，纳食有增，每日散步2~3小时而不觉疲劳。近日查血肌酐降至361μmol/L，尿素氮降为13.3mmol/L，舌红苔白，脉仍弦滑，按之略数，三焦虽畅，郁热未得全清，仍用凉血化瘀方法。

[处方]荆芥6g，防风6g，白芷6g，独活6g，生地榆10g，炒槐花10g，丹参10g，茜草10g，茅、芦根各10g，焦三仙各10g，水红花子10g，大腹皮10g，槟榔10g，大黄5g，7剂。

后以此方加减治疗半年，血肌酐降为264μmol/L，尿素氮降为11mmol/L，临床症状基本消失，已能恢复半日工作。

体会：本案患者属于典型的家族发病，其姐妹共5人，其中一人已死于尿毒症，另一人因慢性肾衰作了肾移植，另有一小妹为慢性肾小球肾炎。追踪其父母并无肾病，但其祖父母去世较早，其死因虽未明确，但其所述症候似与肾病尿毒症有关。像这种姐妹数人同时或先后均患慢性肾病的例子在临床并不少见，还有母子同病、兄弟同病等，这一现象提示肾病的发生可能与遗传因素有关。根据临床上慢性肾病家族性发病较为常见的事实，赵老提出了慢性肾病可遗传的观点。并根据中医理论推断热毒深伏于髓是本病得自先天的基本特点。毒发于髓而表现为血分瘀热。故治疗当以凉血化瘀为主。大忌温补，并忌食高蛋白高热量和一切辛辣刺激性食物，目的就是为了防止由于饮食不慎而更增其热。凉血化瘀可用生地榆、炒槐花、赤芍、丹参、茜草、小蓟、紫草、地丁草、白头翁等。本例以皮肤瘙痒为主要表现，是血分热毒聚于皮肤，更加地肤子、白鲜皮、重楼清热解毒。肾衰尿毒症时，小便短少，或色白，机体代谢废物不能从尿排出，故溢出皮肤为痒，重者在尿素结晶如白霜状。治疗必通其大便，使热毒从大便排出。本案大便干结，数日一行，舌苔黄腻垢厚，属三焦蕴热，初诊即用大黄 3g，而力有不逮，二诊以后皆增至 5g，得大便畅行，热毒得泄，而诸症向安。凡治尿毒症，必令其大便通畅，得日二三行为最佳，此为要诀。

贫血待查

陈某，男，24 岁，1991 年 4 月 3 日初诊。

[现病史] 自觉头晕乏力心慌，经检查：血红蛋白 80g/L，红细胞 2.85×10^{12}/L，诊断为贫血待查。经治疗 2 个月余，血红蛋白反下降至 55.6g/L，怀疑为再生障碍性贫血。经病友介绍，求赵老医治。诊见患者面者面色㿠白，头目眩晕。周身乏力，饮食不佳，心慌气短，动则汗出，心烦急躁，失眠梦多。舌红苔白腻，脉沉弦细数。血红蛋白 60g/L，红细胞 3.0×10^{12}/L，血压 80/60mmHg。证属肝胆郁热，气机阻滞。治宜宣郁清热，调畅气机。停服其他药物，饮食清淡，每天早晚慢步行走 1~2 小时。

[处方] 蝉蜕 6g，僵蚕 10g，片姜黄 6g，大黄 0.5g，川楝子 6g，大腹皮 10g，槟榔 10g，竹茹 6g，枳壳 6g，半夏 10g，焦三仙各 10g，水红花子 10g，7 剂。

二诊（1991 年 4 月 10 日）：自觉症状减轻，精神较好，力增，血红蛋白已升到 70g/L，仍梦多，仍以前法进退。

[处方] 蝉蜕 6g，僵蚕 10g，片姜黄 6g，竹茹 6g，枳壳 6g，半夏 10g，焦三仙各 10g，水红花子 10g，7 剂。

三诊（1991年4月17日）：血红蛋白升到80g/L，余症皆减。继用前方加减。

[处方]蝉蜕6g，僵蚕10g，片姜黄6g，大黄0.5g，雷丸10g，使君子10g，竹茹6g，枳壳6g，生牡蛎10g，7剂。

经上方加减继服4周后，5月15日再次检查：血红蛋白135g/L，红细胞4.4×10^{12}/L，血小板150×10^9/L，血压110/70mmHg。面色红润，饮食佳，余症皆除而告愈。

体会：贫血属于中医"血虚""虚劳"范畴，传统治疗以滋补为原则。而赵老治疗本病，则强调在脉、舌、色、症、化验检查等综合分析的基础上进行辨证施治，而不是看到贫血就认为是虚证。该患者头目眩晕，面色㿠白，周身乏力，心慌气短，动则汗出，血红蛋白低等均表现出虚损之象。而脉沉弦细数，舌红，心烦急躁，失眠梦多等症，又为肝胆郁热之象。当以何为主？赵老说：虚实之辨，微细在脉。脉沉主里病，弦主肝郁，数为热，细主阴伤。舌红乃为热郁可知，苔白腻乃为气机不畅之征。观其以前用药，皆为滋补之剂，滋补则壅滞助热，故疗效不显。因此赵老用升降散调整气机之升降；配川楝子、枳壳舒肝解郁，清肝经之热；中焦乃气机升降之枢纽，脾胃乃气血生化之源，大腹皮、槟榔、枳壳、焦三仙、水红花子消食导滞，有助于脾胃之升降。赵老着重于降胃气，以利于脾气上升。半夏、枳壳、竹茹清胆之热而和胃安神。诸药相合，服之病愈。另外饮食清淡和走路锻炼，也有利于气机升降和造血功能的恢复。

原发性血小板减少性紫癜

刘某，男，3岁，1993年3月15日初诊。

[现病史]患原发性血小板减少性紫癜，住某医院用激素治疗月余无效。求治于赵老。诊时，血小板数仅为30×10^9/L，全身有散在性瘀斑，下肢较多，部分融合成片。鼻衄时作，夜寐不安，便干溲黄，形瘦舌红，苔黄且干，脉象弦数。诊为热入血分，肝失藏血，治以疏调气机、凉血化瘀之法，用升降散加味。

[处方]蝉蜕3g，僵蚕6g，片姜黄3g，大黄1g，白茅根10g，小蓟10g，生地榆6g，炒槐花6g，茜草6g，水煎服，每日1剂。

二诊（1993年3月22日）：服上方7剂后，全身瘀斑颜色转淡，未再出现新的瘀斑，鼻衄未作，化验血小板已上升至90×10^9/L。继服原方7剂。

三诊（1993年3月29日）：服药2周，诸症续减，血小板上升至160×10^9/L。此后继用上方随证加减，如饮食积滞不消加焦三仙、水红花子、大腹皮、槟榔；

肝热夜寐不安加柴胡、黄芩、川楝子之类。如此调治 3 个月，血小板维持在 $100 \times 10^9/L \sim 260 \times 10^9/L$，紫癜、鼻衄等症未再出现。

体会：血小板减少性紫癜，以皮肤瘀斑反复出现为临床特征，应属中医"发斑""肌衄"范畴。传统辨证有虚实两方面原因。今赵老据其斑色紫黑、便干溲赤、脉数舌红等脉证表现诊断为热入血分，然其用升降散者何也？盖取其升降气机之力为胜。肝主藏血，又主疏泄，气为血帅，血随气行，若肝经郁热则疏泄失职，气机升降失常，肝失藏血之职而为诸出血症。故欲宣泻肝经及血分郁热，宜先调其气机，气得畅行则郁热宣散，血循于经则出血自止，因此用升降散加凉血化瘀之品治之。此为赵老临床惯用方，效果甚为满意。

再生障碍性贫血

袁某，男，70 岁，1993 年 3 月 12 日初诊。

[主诉]患再障 3 年余，屡进温补，疗效欠佳。自述牙龈出血经常发生，近日加重，每日必作。面色萎黄，神疲乏力，心烦急躁，夜寐梦多。舌淡胖，苔腻垢厚，脉象弦滑细数。血红蛋白 50g/L，白细胞 $2.9 \times 10^9/L$，红细胞 $2.6 \times 10^{12}/L$，血小板 $60 \times 10^9/L$。脉证合参，辨为肝经郁热兼湿热中阻。治宜清泄肝胆，疏调三焦，方用升降散加味。

[处方]蝉蜕 6g，柴胡 6g，片姜黄 6g，大黄 1g，僵蚕、黄芩、川楝子、焦六曲各 10g，焦麦芽 10g，焦山楂 10g，水红花子 10g。

二诊（1993 年 3 月 19 日）：服上方 7 剂后，牙龈出血显著减少，患者自觉体力增加，血常规化验，血红蛋白升至 90g/L，红白细胞及血小板数均有所提高。

遂依上方加减治疗 2 个月余，齿衄完全消失，血红蛋白稳定在 110g/L 左右，自觉症状大减，面色渐现红润，精神体力大增。

体会：再生障碍性贫血是由于多种原因引起的骨髓造血功能障碍所致的一种综合征，其特征是全血细胞减少，临床表现为严重贫血、反复出血和抵抗力低下所致的继发感染。由于本证的贫血貌表现明显，如面色无华或萎黄，口唇爪甲色淡无华，并常伴见神疲乏力、心悸气短等虚弱症状。故本病常常被辨为血虚而用补法治疗。然而，无论补气、补血、补脾、补肝，还是补肾，均鲜有效果。赵老认为本病之血虚仅是表面现象，病之本质乃是肝经郁热灼伤营血。血伤则虚，血热则溢。因肝主藏血，又主疏泄，肝经郁热不得宣泄，则见心烦急躁、夜寐梦多等症；疏泄失职，三焦不畅，则舌苔黏腻垢厚；郁热伤血动血，则脉来弦细动数。因此，虽见血虚，亦不可温补。且热不去则血难复，故治宜疏泄肝胆郁热，可用升降散加清肝之品。

慢性粒细胞性白血病

崔某，男，16岁，1992年4月17日初诊。

[现病史] 患慢性粒细胞性白血病3年余，经化疗虽有好转，但经常反复。服中药补剂则增重。专程从外地来京求治于师。当时其周围血中幼稚细胞已有半年之久未曾消失，症见鼻衄齿衄，口苦咽干，心烦急躁，夜寐梦多，便干溲赤。舌红、苔黄根厚，脉象弦滑细数，按之有力。全是一派火热之象，遂立凉血解毒为法。

[处方] 蝉蜕6g，青黛（冲）6g，片姜黄6g，大黄2g，生地榆10g，赤芍10g，丹参10g，茜草10g，小蓟10g，半枝莲10g，白花蛇舌草10g。

服上方7剂，衄血渐止。继服7剂，血中幼稚细胞显著减少，后依上法加减治疗半年，诸症消失，周围血幼稚细胞消失，病情稳定，未见反复，遂携方返里继续调治。

1995年9月其家人来亦告知，3年来坚持依法治疗，病情稳定，血常规检验各项正常，目前仍每周服药2~3剂，以资巩固云。

体会：白血病是一种原因未明的恶性血液病，临床上虽有急性和慢性、淋巴细胞性和粒细胞性之分，但总以骨髓中白细胞系列异常增生为特征，周围血液中的白细胞也出现质和量的异常改变。临床表现为出血倾向、贫血貌及继发感染。早先对本病的认识多因其贫血及虚弱症状而辨为虚证，常以补法治疗，然鲜有收效者。赵老认为本病或因遗传，或因中毒，或因邪毒深入，其病根深蒂固，由来已久，在于骨髓热毒，由骨髓延及血分，故临床表现为血分热毒之象，其反复出血即是血热妄行的表现，决无气不摄血之可能。故治疗大忌温补，只宜凉血解毒，可用升降散加凉血解毒之品。本案即以凉血解毒为法，坚持治疗，而获成功。

又体会：以上三案，血小板减少性紫癜、再生障碍性贫血、白血病三者均为造血系统难治之病，出血倾向、贫血貌和虚弱症状是其共同的临床表现。因此，依据传统观点常常将其辨为血虚证而用补法治疗。而赵老则认为，中医临床强调审症求因，求本治疗，不可见证治证。一见虚弱症状，便谓其病属虚而投补剂，并非中医的辨证论治。因为任何一个症状或证候的出现，其病机都存在虚实两方面的可能性。其症状表现只是表面现象，必须透过现象抓住病机本质，这就是《内经》"有者求之，无者求之，虚者责之，盛者责之"的辨证原则、治病求本的治疗原则。就上述三病而言，其血虚的表现固然明显，但导致血虚的原因——即其病机究竟是什么？必须详加辨析。赵老根据其证心烦急躁，夜寐梦多，口苦口干，便干溲赤，舌之质红苔黄垢厚，脉之弦滑数而有力，脉症合参，综合分析，辨其基本病机为血分郁热，热伤其血，新血不生而现血虚之象；热与血结，瘀阻脉络而致反复出血。其病本于血分郁热，热之不去，出血难止，血虚难复。故定其基本治则为凉血化瘀。然既云凉血化瘀为治，何以皆用升降散加减？盖用升降散者，取其疏调气机为胜。血之与气，如影随形，气为血帅，血为气母，气行依血，血行随气。故欲宣散血分之郁热，必先疏调气机之郁滞。上述三者固为血分之病，然其未有不致气机失畅肝胆郁滞者，故烦躁易怒，夜寐梦多，脉来弦数，诸症显见。是以选用升降散疏调气机为先，随症加入凉血化瘀、疏利三焦、清热解毒之品，以其切中病机，而能应手取效。《内经》所谓"必先五胜，疏其血气，而令条达"，此之谓也。血病用升降散调气亦从此义。

神经衰弱

例1 佟某，男，46岁，1992年7月6日初诊。

[现病史]患失眠症20余年，每晚需服安眠药方能入睡。现面色发青，头晕目眩，心烦急躁，夜寐梦多，纳食不香，舌红苔白且干，脉弦滑且数。证属肝胆郁热，气机阻滞，热扰心神。治以泄肝热，调气机以求寐安。

[处方]蝉蜕、片姜黄、柴胡、黄芩、川楝子、枳壳、竹茹各6g，僵蚕、焦三仙、水红花子各10g，大黄1g。

服药3剂，失眠好转，服10剂后，不服安眠药亦能入睡。又以原方加减调治30余剂，睡眠基本正常。

体会：失眠一症，方书多责之于心，习用枣仁、柏子仁、合欢、夜交藤等药，养心安神以济安寐。此案患者失眠20余年。诸法尽试，不能奏效，是治未对症也。其失眠伴心烦急躁、夜寐梦多，是肝经郁热之象，其面青、眩晕亦为肝之病状，脉弦滑且数，更是肝热之征，何以舍肝而他求耶？故治以泄肝热，调气机求其寐安。用升降散加柴胡、黄芩、川楝子泄其肝热，加焦三仙、水红花子疏调胃肠，再加竹茹、枳壳，即合入温胆汤意，故能 3 剂即效，1 个月痊愈。失眠一症，先生多从肝调治，用升降散加减，每每奏效甚捷。其辨证眼目，在于心烦急躁、夜寐梦多、脉象弦数、舌质红绛，凡见此脉症，俱作肝经郁热，治无不验。

例 2 徐某，女，42 岁，1994 年 6 月 11 日初诊。

［现病史］患者自述其做财会工作 20 余年如一日，恪尽职守，颇得好评，近破格晋升中级职称。因领导委以重任，致有人不满，散布流言，心中因此郁闷。加之工作压力颇重，遂致夜不能寐，病已月余，以致不能坚持正常工作。形容憔悴，疲惫不堪。心烦急躁，时欲发怒，又时欲悲泣。大便干结，小溲色黄，舌红苔白浮黄，诊脉弦细滑数，重按有力。此肝胆郁火不得发越，内扰心神，魂魄俱不安宁。治宜疏调气机，宣泄木火之郁。用升降散加减。

［处方］蝉蜕 6g，僵蚕 10g，片姜黄 6g，大黄 3g，柴胡 6g，黄芩 10g，川楝子 10g，菖蒲 10g，钩藤（后下）10g，7 剂。

二诊：药后大便畅行，心烦易怒俱减，夜晚已能安睡 3~4 小时。患者精神状态较前判若两人。舌红苔白，诊脉仍弦滑数，郁热尚未全清，继用升降散方法。

［处方］蝉蜕 6g，僵蚕 10g，片姜黄 6g，大黄 3g，柴胡 6g，黄芩 10g，川楝子 10g，炒枳壳 6g，焦三仙各 10g，7 剂。

三诊：患者心情显著好转，入夜已能安然入睡，食欲较前大增，面色已显润泽。意欲上班，恢复工作。但思之仍不免心有余悸，唯恐上班后再导致失眠症发生。舌红苔薄白，脉弦滑且数。仍宜前法进退。并嘱其每日坚持散步锻炼，饮食当忌辛辣厚味。并注意思想开朗，勿以小事为意。

［处方］柴胡 6g，黄芩 10g，川楝子 10g，丹参 10g，茜草 10g，赤、白芍各 10g，蝉蜕 6g，僵蚕 10g，片姜黄 6g，焦三仙各 10g，7 剂。

体会：此例患者由于工作压力不堪重负，致精神高度紧张，夜不能寐，属精神情志因素所为，故责之于肝经郁热不得宣散，木旺则火生，而成木火同盛，神魂不安。故选用杨栗山升降散之善能疏调气机解郁散结者，合疏肝泄热之品组方，以治其病本。药对其症，故能 7 剂而获显效，真不亚于西药之镇静剂也。按失眠一症，多从心神不安、心肾不交辨之，动辄堆砌大队安神之品，如酸枣仁、茯神木、远志、合欢皮、珍珠母之类，此所谓对症下药，非辨证施治也。先生此案，不用一味安神之药，而收安神定志之效，中医辨证论治之特色，于斯见矣。

例3 孙某，女，76岁，1994年11月12日初诊。

[现病史] 因职业关系，用脑过度，年轻时即患神经衰弱，经常失眠。年老之后，渐渐严重。经常心慌怔忡，彻夜不眠，心烦不安，每晚必服镇静剂方能入睡。大便干结，常服麻仁丸始通。舌体瘦小，舌质红绛且干，脉象弦细小滑。此因思虑太过，耗伤心脾，年老之后，脏阴又亏，郁热内蕴。值此阴亏火旺之时，先用黄连阿胶鸡子黄汤，滋阴降火，泄南补北，交通心肾。

[处方] 生熟地各20g，川黄连3g，阿胶12g（分两次烊化兑入），旱莲草12g，女贞子10g，鸡子黄2枚，打碎搅匀用煎成之药液乘热兑入搅匀温服，7剂。

二诊：药后心烦渐减，夜间已能入睡片刻，易醒心惊，神疲乏力，头晕健忘，纳食欠佳。舌绛已减，质红少苔，脉仍弦细且数。老年脏亏已久，阴阳俱衰，气血两亏，难求速效，宜用膏滋补调养，为求本之法。拟补心安神膏治之。

[处方] 黄芪60g，党参30g，沙参60g，生地60g，当归60g，赤芍60g，白芍60g，阿胶30g，黄芩20g，川黄连10g，女贞子30g，旱莲草60g，金樱子60g，五味子60g，远志肉30g，生牡蛎80g，珍珠母80g，焦麦芽60g，鸡内金60g，桑椹60g，鲜葡萄2500g，鲜苹果4（切片）00g，蜂蜜150g，冰糖60g。

[制法] 上药除阿胶、葡萄、苹果、蜂蜜、冰糖外，余药水煎2次，每次约2小时，将2次所煎得药液混合后加入鲜葡萄、鲜苹果，再煎至葡萄、苹果熔化，滤去核渣，将药液置文火上浓缩，同时加入蜂蜜、冰糖，并将阿胶烊化后兑入，徐徐收膏，贮于瓶中。每日早晚各服2匙，开水冲服。

患者依法制药服用后，身体日渐好转，精力渐增，纳食增加，二便已调，心慌怔忡皆愈，多年的顽固失眠也显著好转，去掉了赖以安眠的镇静药。

体会：患者年高体衰，久患失眠，并见诸般虚弱症候，乃脏阴久亏，无以滋荣。初诊用泻南补北方法，虽获小效，终非治本方法，必用膏滋荣养，滋其化源，为高年脏腑虚损之调养妙法。本方配伍全面，适用于劳倦思虑太过而致心脾两虚的失眠症；或伴见脾虚食滞者，可见心悸健忘，肢倦神疲，纳食欠佳，面色少华，大便秘结，舌红或淡，脉细弱等症。方中黄芪、党参健脾益气；女贞子、旱莲草、金樱子、桑椹子、五味子滋补肝肾之阴，水足则心火不亢而下交于肾水，则成水火既济；当归、赤白芍、阿胶养血即所以养心；生牡蛎、珍珠母重镇安神；沙参、生地、鲜葡萄、鲜苹果、蜂蜜生津增液，濡润大肠，对老年血虚便秘之人，尤为适宜。"胃不和则卧不安"，方中又在大量滋补药中加入焦麦芽、鸡内金、远志、黄连、黄芩，一则可防补药滋腻碍胃，二则可消胃中积滞，疏理肠腑，全方有健脾安神，养血宁心之功，临床对用脑过度、失眠、食欲不佳、大便秘结的患者颇有效验。

神经性耳聋

例1 陈某，男，45岁，1992年11月29日初诊。

[现病史] 自3个月前因情志变化突然耳聋，经多方医治不效，并有加重趋势，特请赵老诊治。现耳聋耳鸣，头目眩晕，心烦急躁，夜寐不安，大便偏干，舌红苔黄，脉弦滑且数，血压180/120mmHg。证属肝胆郁热上蒸，升降失常，治拟清泻肝胆郁热，疏调升降方法。

[处方] 蝉蜕6g，僵蚕10g，片姜黄6g，旋覆花（包）10g，代赭石（先煎）10g，珍珠母（先煎）30g，生牡蛎（先煎）30g，青、陈皮各10g，炒山栀6g，大黄1g，杏仁（后下）10g。

二诊（1992年12月5日）：服药7剂，睡眠好转，头晕见轻，心烦急躁缓解，大便偏稀，血压降至130/90mmHg，仍耳聋。仍以前法进退。

[处方] 柴胡6g，川楝子6g，蝉蜕6g，僵蚕10g，片姜黄6g，晚蚕沙10g，旋覆花（包）10g，代赭石（先煎）10g，珍珠母（先煎）30g，大黄0.5g，菖蒲10g，郁金10g。

三诊（1992年12月12日）：服药7剂，耳聋见轻，大便正常，头晕心烦急躁消失，精神好转，舌红苔白，脉濡滑且数，改用填补下元方法。

[处方] 生熟地各10g，山萸肉10g，山药10g，郁金10g，菖蒲10g，珍珠母（先煎）30g，丹参10g，川楝子6g，赤芍10g，焦三仙各10g，旋覆花（包煎）10g，炒枳壳6g。

四诊（1992年12月17日）：服上方7剂，耳聋大减，又服10余剂，听力恢复正常，耳鸣消失。

体会：此病案患者因情志刺激突然耳聋，曾服多种中药，均无效。后请赵老诊治，赵老根据患者临床症状辨为肝胆郁热上蒸，上扰清窍，气机升降失常。其治先用清泻肝胆郁热，疏调升降方法，后用填补下元方法，使耳聋病除。

例2 沈某，男，53岁，1991年8月25日初诊。

[现病史] 自本月初外出旅游，因天气炎热，汗出较多，从第3天开始自觉发冷发热，两耳不聪，头目不清，曾服用藿香正气水无效，继而耳聋失听，西

医诊断为病毒感染后遗症，神经性耳聋。初诊时除耳聋外，伴有低热不退，头目眩晕，身重乏力，口干渴，不甚饮水，心烦急躁，舌质红，苔黄滑，脉濡滑且数。证属暑湿郁热外侵，气阴两伤，气机不畅。先以清化湿热，宣畅气机为法。

［处方］藿香（后下）10g，佩兰（后下）10g，杏仁（后下）10g，枇杷叶 10g，竹茹 6g，炒枳壳 6g，晚蚕沙 10g，菖蒲 10g，郁金 10g，茅根、芦根各 10g，焦三仙各 10g，7 剂。

二诊（1991 年 9 月 1 日）：服药 7 剂，热退，耳聋见轻，舌质红，脉滑数，仍用前法。

［处方］藿香（后下）10g，佩兰（后下）10g，杏仁（后下）10g，竹茹 6g，菊花 10g，炒山栀 6g，炒枳壳 6g，晚蚕沙 10g，菖蒲 10g，郁金 10g，茅、芦根各 10g，焦三仙各 10g，7 剂。

三诊（1991 年 9 月 8 日）：又服 7 剂，耳聋大减，头晕乏力消失，惟口干欲饮，舌红苔少，改用益气养阴方法。

［处方］沙参 10g，麦冬 10g，黄芪 20g，五味子 10g，菖蒲 10g，郁金 10g，生牡蛎 30g，生石决明 30g，竹茹 6g，炒枳壳 6g，焦三仙各 10g。

服药 7 剂，精神焕发，心情舒畅，饮食二便正常，耳聋消失，无其他不适。又以上方服药 10 余剂而告痊愈。

体会：此病案乃暑湿郁热所致耳聋。暑为火热之邪，人受之最易伤阴伤气。湿乃重浊之邪，暑热挟湿，气机被困，热蒸湿动。秽浊之气上泛，阻遏清阳，清窍不利，轻则头目眩晕，重则神昏耳聋。赵老先宣开肺气，宣畅气机，暑湿郁热去。邪气去再议益气养阴，切不可过早投补，否则可致闭门留寇之弊。

梅尼埃综合征

蔺某，女，51 岁，1993 年 8 月 20 日初诊。

［现病史］突发眩晕，不能起坐，恶心欲吐，心悸不安，自觉胃中辘辘有声。苔白滑润，舌体胖大，边有齿痕，脉象濡滑而沉，一派水饮上泛之象，先用苓桂术甘汤方法以消饮定眩。

［处方］桂枝 10g，茯苓 15g，白术 12g，炙甘草 6g，半夏 10g，陈皮 6g，泽泻 10g，3 剂。

二诊：眩晕渐减，心悸稍安，胸闷恶心未除，舌白润，脉沉濡。仲师云：

病水饮者当以温药和之，继用前法增损。

[处方] 桂枝 10g，茯苓 20g，白术 12g，炙甘草 6g，干姜 3g，半夏 10g，陈皮 10g，泽泻 10g，焦三仙各 10g，3 剂。

三诊：眩晕已止，诸证渐安，已能下地活动，微感胸闷，纳食欠佳，舌苔白脉沉，用《外台》茯苓饮以运中阳。

[处方] 茯苓 15g，白术 10g，桂枝 6g，枳实 6g，厚朴 6g，白蔻仁 3g，焦三仙各 10g，3 剂。

药后诸症皆安，停药休息数日而瘥。

体会：梅尼埃综合征属于中医"眩晕"的范畴，古有"无痰不作眩"之说。此案眩晕系饮邪上泛，蒙蔽清阳，其苔滑脉沉，口不渴，胸闷呕恶，水声漉漉，皆是水饮之征，故用苓桂术甘汤以化饮定眩定悸，二诊加干姜、焦三仙以运中阳，阳气振奋则水饮自消，三诊用《外台》茯苓饮加以消余邪，大法治饮宗仲景以温药和之之旨，治在中焦，以脾属土，饮乃水类，土能制水，脾健则饮自除。

癫痫

高某，男，7 岁，1988 年 11 月 1 日初诊。

[现病史] 2 年前因脑震荡愈后遗癫痫症，每周发作 2~3 次，发作时两目上吊，口吐涎沫，四肢抽搐，有时发出尖叫声，即而昏迷不知人事，待 3~5 分钟后自醒，醒后如常人。经多方医治，疗效不明显。2 年来一直靠服西药维持。诊见形体消瘦，面色发青，心烦急躁，夜寐不安，大便干结如球状。舌红苔黄且干，脉弦滑且数。证属肝经郁热，脉络受阻。治宜活血化瘀，清泻肝热方法。忌食肥甘厚腻、辛辣刺激性食物。

[处方] 蝉蜕 6g，僵蚕 10g，片姜黄 6g，大黄 2g，柴胡 6g，川楝子 6g，丹参 10g，赤芍 10g，焦三仙各 10g，水红花子 10g，7 剂。

二诊（1988 年 11 月 8 日）：服药后未发作，大便日 2 次，较稀，余症减轻。仍服用苯妥英钠，舌红且干，脉滑数。方以升降散合温胆汤加减。

[处方] 蝉蜕 6g，僵蚕 10g，片姜黄 6g，大黄 1g，竹茹 6g，炒枳壳 6g，胆南星 6g，钩藤 6g，槟榔 10g，焦三仙各 10g，7 剂。

三诊（1988 年 11 月 15 日）：服药期间仅小发作一次，夜寐尚安。仍以前法加减。

[处方] 蝉蜕 6g，僵蚕 10g，片姜黄 6g，大黄 2g，钩藤 6g，使君子 10g，焦

麦芽 10g，7 剂。

四诊（1988 年 11 月 22 日）：病情稳定，西药已停，未发作，无其他不适。

[处方] 青礞石 10g，半夏 10g，竹茹 6g，钩藤 10g，蝉蜕 6g，僵蚕 10g，郁金 10g，赤芍 10g，槟榔 10g，焦三仙各 10g，大黄 1g。

每周 3 剂，连服 1 个月以巩固疗效。饮食当慎，防其复发。

1989 年 4 月 24 日追访，未再复发。

体会：癫痫又称为痫证。该患儿头部血络受阻，瘀血停滞，筋脉失调，心窍不通，以致元神受损，神志昏乱而发为痫。血瘀则气滞，肝脉不舒，则四肢抽搐；气滞则痰壅，可见口吐涎沫；频繁发作，耗伤正气，则形体消瘦；血瘀不行，气机不畅，津液不布，肠失濡润，故大便干结；心烦急躁，夜寐不安，面色发青，舌红脉滑数，为肝经郁热之象。老师用升降散调畅气，取柴胡、川楝子助蝉蜕透散清泻肝经之热；赤芍、丹参助姜黄散郁活血通络；焦三仙、水红花子消食导滞，又能防其升降太过而损伤胃气。待肝经之郁热渐清后，又合温胆汤加减而调之，以巩固疗效。

帕金森综合征

张某，女，49 岁，1989 年 12 月 6 日初诊。

[现病史] 患者一身颤动已 2 年余，西医诊断为帕金森综合征，曾服用中药、西药，疗效不显。初诊时，患者精神呆滞，少言音低，震颤以上肢以及头部尤甚，伴有心烦梦多，纳食不香，舌红苔白，脉濡滑且数。证属血虚肝热，络脉失和。治拟清泻肝热，养血和络。

[处方] 蝉蜕 6g，僵蚕 10g，片姜黄 6g，柴胡 6g，黄芩 6g，川楝子 6g，木瓜 10g，钩藤 10g，赤白芍各 10g，桑枝 10g，丝瓜络 10g。

二诊（1989 年 12 月 20 日）：服药 14 剂，颤动已减，余症见轻，舌红苔白，脉濡软，沉取细弦，用疏调气机，养血育阴方法。

[处方] 蝉蜕 6g，僵蚕 10g，片姜黄 6g，钩藤 10g，木瓜 10g，元胡 6g，赤白芍各 10g，香附 10g，川楝子 10g，旱莲草 10g，女贞子 10g，阿胶珠（烊化）10g，7 剂。

三诊（1989 年 12 月 27 日）：服药 7 剂，精神好转，颤动已止，二便正常，用养血育阴，疏调木土方法。再服 7 剂，以巩固疗效。

[处方] 柴胡 6g，黄芩 6g，川楝子 6g，蝉蜕 6g，僵蚕 10g，片姜黄 6g，香

附 10g，木香 6g，白芍 10g，炙甘草 10g，生牡蛎（先煎）30g。

体会：本病案以震颤为主症，曾用不少中药，多以平肝潜阳，安神镇惊，祛风活络为主，西医曾用过左旋多巴等药，疗效均不明显。赵老从脉、舌、症等综合分析，认为是血虚肝热络脉失和之症。因此先以清泻肝经之热，佐以养血和络之法，服药 2 周，颤动大减。又以养血育阴，佐以清热之法，服药 1 周，病症解除。赵老所说："用药不在轻重，要在切中病机。"

尿 失 禁

张某，女，45 岁，1989 年 12 月 11 日初诊。

[现病史]患小便失禁已 8 年左右，时轻时重，到处求医，服中西药不计其数，痛苦难忍，经友介绍求诊于赵老。症见体质瘦弱，心烦急躁，头晕目眩，夜寐梦多，腰痛乏力，阵阵汗出，小便失禁，大便正常，舌瘦质红且干，两脉弦细滑数。证属肝经郁热，肾阴不足。治宜清泻肝经郁热，滋补下元不足，以疏调肝肾。

[处方]荆芥 6g，防风 6g，柴胡 6g，川楝子 6g，木瓜 10g，升麻 6g，茯苓 10g，白芍 10g，阿胶珠 10g，生牡蛎（先煎）30g。

二诊（1989 年 12 月 18 日）：服上药 7 剂，小便失禁有减，心烦急躁、夜寐梦多好转，热郁渐清，改用填补方法。

[处方]仙茅 10g，淫羊藿 10g，柴胡 6g，沙参 10g，熟地 10g，玉竹 10g，补骨脂 10g，独活 6g，桑寄生 10g，珍珠母（先煎）20g。

三诊（1989 年 12 月 25 日）：服上方 7 剂，小便失禁大减，腰痛见轻，头晕未作。仍以前法进退。

[处方]仙茅 10g，淫羊藿 10g，熟地 10g，补骨脂 10g，桑寄生 10g，杜仲 10g，川断 10g，白芍 10g，珍珠母（先煎）20g，五味子 10g，金樱子 10g。

四诊（1990 年 1 月 3 日）：服上方 7 剂，小便失禁未作，余症均除，精神较佳，面带喜色，再以上方加升麻 10g，海螵蛸 10g，又服药 10 剂，以巩固疗效。

3 个月后随访，病愈未再反复，体质转健，饮食倍增，体重增加 5kg。

体会：小便失禁是指在神志完全清醒状态下，膀胱不能维持其控制排尿的功能，造成尿液不自主流出的病症。在临床上以老年人、妇女以及大病之后为多见。一般认为小便失禁多属肾气虚衰，气化无权，膀胱失约而致小便自行排出。此患者素体阴虚，阴虚生内热，虚热内扰，膀胱失约而为小便失禁。乙癸同源，肾阴不足，水不涵木，久病不愈，阴损及阳，下元亏虚，固摄无权，则小便自遗。加之病已延久，情志抑郁，肝失疏泄，肝火偏盛，表现出肾虚肝旺之征。因此赵老在治疗上先以清肝热、后议补下元，取效甚佳。使患病8年之苦，仅服30剂药而愈，经随访未复发。

糖 尿 病

例1 田某，女，22岁，1988年9月27日初诊。

［现病史］糖尿病发现半年余。血糖15.6mmol/L，尿糖（+++）。现症口渴引饮，多食易饥，食毕即饥，饥而再食。一日夜可食主食3000g以上，心胸烦热，大便干结，数日一行，小便黄赤，舌红，苔黄干燥，脉象弦滑数，按之振指有力。证属胃火炽盛灼津。急予釜底抽薪之法。

［处方］生石膏30g，知母10g，麦门冬15g，生地黄15g，大黄3g，芒硝6g，枳实6g，厚朴6g，7剂。

二诊：药后口渴稍减，仍饥而欲食，大便干结，心烦灼热。病重药轻，再以原方重投。

［处方］生石膏100g，知母20g，大黄10g，芒硝10g，枳实10g，厚朴10g，生地黄20g，麦门冬20g，7剂。

三诊：药后大便畅通，日行数次，口渴及食量大减，胸中灼热亦平，舌红苔黄，脉象滑数。药已中病，原法继进。

［处方］生石膏100g，知母15g，大黄8g，芒硝8g，枳实6g，厚朴6g，生地黄20g，麦门冬20g，7剂。

四诊：口微渴，食已不多。胸中烦热消失，睡眠甚安。大便日2、3行，不干。舌红苔薄黄略干，脉滑数。火热渐清，津液不足，前法进退。

［处方］生石膏60g，知母10g，大黄6g，芒硝6g，枳实6g，厚朴6g，生、熟地黄各15g，天、麦门冬各10g，7剂。

五诊：舌红口干，脉细数，改用养血育阴法。

［处方］生、熟地黄各15g，天、麦门冬各10g，知母10g，天花粉10g，五味子10g，竹叶、竹茹各6g，枇杷叶10g，石斛10g，女贞子10g，7剂。

六诊：食眠如常，二便畅通。舌红苔薄白，脉象濡软，按之略数。继用前法加减。

［处方］生、熟地黄各15g，天、麦门冬各10g，沙参20g，五味子10g，天

花粉 10g，石斛 10g，枇杷叶 10g，女贞子 10g，旱莲草 10g，白芍药 10g，7 剂。

后以上药加减，续服月余，查血糖降至 6.7mmol/L，尿糖（±）～（+），诸症悉平。

体会：本案为中消重症。所谓中消，以多食易饥为特征；饮食不为肌肤所用，故患者形体消瘦；渴欲冷饮，便干溲赤，一派胃火炽盛之象。故初诊即采用釜底抽薪，用大承气合白虎汤。服后症略减，减不足言，是病重药轻，故二诊便投以重剂。重用生石膏至 100g，直清胃火，硝黄重用以泻热。药后大便畅行，火热得以下行，其症立减。三诊、四诊继用原法，小制其剂以清余热。五诊改用养阴生津之法，使阴足则能制火。后均以此法调理，不但症状逐渐消失，血糖也稳步下降。凡消渴实热证，脉证俱实可下之症者，可仿此治疗。

例 2　彭某，女，53 岁，1993 年 7 月 27 日初诊。

［现病史］糖尿病发现 3 年余。血糖 12.7mmol/L，尿糖（++）～（+++）。一身疲乏无力，口渴不甚明显，小便数多而色清白。少气懒言，面白形肥，舌白体胖质嫩且润，脉象濡软，按之缓大而虚。中阳不足，先用益气补中法。

［处方］黄芪 30g，沙参 15g，麦门冬 15g，五味子 10g，生、熟地黄各 15g，杜仲 10g，川续断 10g，补骨脂 10g，金樱子 10g，芡实米 10g，7 剂。

二诊：药后气力有增，舌白苔润，脉仍濡软，再以前法进退。

［处方］黄芪 60g，南、北沙参各 20g，麦门冬 15g，五味子 10g，生、熟地黄各 15g，杜仲 10g，川续断 10g，补骨脂 10g，金樱子 10g，芡实米 10g，7 剂。

三诊：患者依上方服药 1 个月，自觉精力较前大增，舌白苔腻，根部略厚，诊脉仍属濡软，按之已觉有力。仍用前法加减。

［处方］黄芪 60g，沙参 15g，麦门冬 10g，五味子 10g，杜仲 10g，川续断 10g，补骨脂 10g，金樱子 10g，焦三仙各 10g，水红花子 10g，7 剂。

后以上方加减治疗半年，血糖降至 6.01mmol/L，尿糖转阴，各种自觉症状基本消失。

体会：本案患者渴饮不甚，疲乏无力明显，舌胖淡嫩，脉象虚大，据脉症辨为气阴两虚，气不化津，故渴。治以益气养阴，补肾壮元并举，方中重用黄芪益气，沙参、麦冬、五味子三药为生脉散，合黄芪共奏益气生津之效；杜仲、川续断、补骨脂平补肝肾，温而不燥，补而不腻；生熟地滋阴添精。若久服补益，恐运化不及，可加入焦三仙、水红花子助消化，运三焦，使补而不滞，则可常服以图本之治。

例3 李某，男，47岁，1994年3月27日初诊。

[现病史]糖尿病3年余，空腹血糖10~11.1mmol/L，尿糖（++）~（+++）。口服西药格列本脲及中药消渴丸效果欠佳。自觉口干舌燥，渴欲热饮，腰酸而痛，夜多小便，一身疲乏无力，形体较胖，舌体胖大苔白而润，脉象濡软且大，证属气阴不足肝肾两亏。先用益气养阴，填补下元方法。

[处方]生黄芪30g，生、熟地各20g，沙参15g，麦门冬15g，五味子10g，金樱子10g，杜仲10g，川续断10g，补骨脂10g，7剂。

二诊：药后口渴减轻，自觉较前有力，腰痛显著好转，舌胖苔润，诊脉濡软，仍以前法进退。并须小心控制饮食，不吃甜食。适当多吃蛋白食品。每日运动锻炼乃治疗之本，不可忽视。

[处方]生黄芪30g，沙参15g，麦门冬15g，生、熟地各20g，五味子10g，金樱子10g，杜仲10g，补骨脂10g，川续断10g，山萸肉10g，7剂。

三诊：患者自述药后精神体力均明显增强，遵医嘱每日清晨驱车到远郊爬山，呼吸新鲜空气，心情十分舒畅。舌红苔白而润，脉濡软以滑，再以填补下元方法。坚持锻炼，必有收获。

[处方]生黄芪30g，沙参15g，麦门冬15g，五味子10g，生山药15g，天花粉15g，生、熟地各10g，杜仲10g，川续断10g，补骨脂10g，山萸肉10g，枸杞子10g，7剂。

四诊：叠进益气养阴填补下元之剂，精神振奋，气力增加，劳作虽多，已不感疲劳，每日徒步登山渐增至两个山头，锻炼与治疗配合，已初见成效。近日化验，血糖已降至正常，尿糖阴性。继用前法，以资巩固。运动锻炼，不可或缺，是为至嘱。

[处方]生黄芪30g，沙参15g，麦门冬15g，五味子10g，玉竹10g，天花粉10g，生熟地各10g，生山药10g，杜仲10g，金樱子10g，补骨脂10g，巴戟天10g，7剂。

后以上方加减治疗半年，血糖保持正常，尿糖始终阴性。各种症状消失，体力大为增强。治疗期间，患者每天清晨坚持徒步爬山，风雨无阻，往返15公里，已成习惯。因而特别感谢赵老教给了他健身之道。

体会：本案患者糖尿病已3年余，久治不愈。因其疲乏无力，向以休养为主，体力活动很少。赵老据其形肥、脉濡、舌胖、苔润等脉症，作肝肾不足，投以填补下元之剂，兼以益气养阴，可谓中下兼顾，服之即见效果。然并不单纯依赖药物取胜。而是要求病人自主运动锻炼，并把运动作为配合治疗的第一要求。起初患者将信将疑，以为如此疲乏之体，何以能承受较大运动量的体力活动？及其坚持锻炼一段时间之后，就尝到了运动锻炼的甜头，越炼越有劲，越炼精力越旺盛，以至于到后来欲罢不能，几乎成了"运动癖"。运动锻炼的最大好处是流通气血，增强脏腑功能。血气者，所以周于性命者也，以奉生身，莫贵于此。人之所以病者，即血气不得流通。无论虚证实证，莫不如此。唯有血气流通，乃能和调于五脏，洒陈于六腑，脏腑功能才能强健旺盛。昔贤张子和云："《内经》一书，唯以血气流通为贵。"是为至理名言。现代医学之糖尿病，其病理是胰腺中胰岛 β 细胞分泌胰岛素不足，功能低下之病。虽然中医辨证可见虚实寒热之分，然其必有血气不得流通，故尔功能低下，何以令其血气流通，用药调其血气而令条达，此其一也，还必须令患者进行运动锻炼，以促进周身之气血运行。况本案辨为气阴不足，肝肾两亏，治疗须大剂填补，而补则滞，然则病为虚，又不得不补，如此奈之何？唯以运动疗法，以行气血，以运药力。此本案治疗中运动锻炼之不可少也。另须说明，本案投以大剂填补，服药之法不可不知，当多加水煎药 2~3 次，合并药液得 3~4 升，令病人饮之代茶，渴即饮之，不拘时。此治疗本病不同于他病之处，为赵老的用药经验之一。

干燥综合征

赵某，女，23 岁，1990 年 11 月 15 日初诊。

［现病史］病发半年余，一身关节入夜作痛，晨起即愈。曾查得类风湿因子阳性。口腔溃疡经常发作，此起彼伏，经某医院检查，认为属干燥综合征。心烦急躁，夜寐梦多，舌红且干，诊脉弦滑，按之沉数。肝胆郁热已久，先用清泄肝胆方法。

［处方］荆芥 6g，防风 6g，柴胡 6g，黄芩 6g，川楝子 6g，丹参 10g，茜草 10g，木瓜 10g，黄连 2g，桑枝 30g，丝瓜络 10g，7 剂。

二诊：药后疼痛略减，心烦稍平，夜梦亦稀，舌红且干，脉仍弦滑数，继用前法进退。

［处方］荆芥 6g，防风 6g，柴胡 6g，黄芩 6g，川楝子 6g，丹参 10g，茜草 10g，木瓜 10g，大豆卷 10g，秦艽 10g，丝瓜络 10g，桑枝 10g，7 剂。

三诊：药后疼痛续减。近日感冒新凉，午后低热，体温 37.2℃，一身乏力，周身酸困，胯膝关节疼痛加重。咽喉作痒欲咳，舌红苔白，诊脉浮滑且弦。新感外邪，先以宣郁疏卫法退热为要。

［处方］淡豆豉 10g，炒山栀 6g，大豆卷 10g，桑枝 10g，前胡 6g，杏仁（后下）10g，苏叶、苏梗各 10g，荆芥 6g，防风 6g，苦桔梗 10g，生甘草 6g，茅根、芦根各 10g，2 剂。

四诊：药后发热即退，身感轻松，入夜关节仍痛，口腔溃疡又起。感冒之后，余热未清，仍以清化方法。

［处方］荆芥 6g，防风 6g，前胡 6g，淡豆豉 10g，炒山栀 6g，生地榆 10g，丹参 10g，茜草 10g，茅根、芦根各 10g，丝瓜络 10g，桑枝 10g，7 剂。

五诊：口腔溃疡已愈，再以疏风通络方法以止其痛。

［处方］荆芥 6g，防风 6g，白芷 6g，独活 6g，威灵仙 10g，秦艽 10g，丝瓜络 10g，桑枝 10g，海风藤 10g，络石藤 10g，7 剂。

六诊：疼痛渐减，再以前法进退。

［处方］荆芥 6g，防风 6g，独活 6g，威灵仙 10g，大豆卷 10g，秦艽 10g，丝瓜络 10g，桑枝 10g，海风藤 10g，络石藤 10g，炙乳没各 2g，7 剂。

药后疼痛基本消失，原方继进 7 剂，以善其后。

体会：本案患者以关节疼痛为主症，故辨为痹证。经言"风寒湿三气杂至合而为痹"。其风气盛者为行痹，寒盛为痛痹，湿盛为着痹。虽有如此分辨，但总属外邪入侵，留而未去，痹阻经络，故令疼痛，所谓不通则痛是也。今治疗以祛风胜湿通络止痛为主。因患者年纪尚轻，病程未久，故不必责求肝肾之虚而投补药。治疗中因新感发热，即先疏卫以退其热，热退复治其痹。亦《金匮》所谓"痼疾加以卒病，当先治其卒病，而后治其痼疾"之法也。

类风湿性关节炎

张某，女，29 岁，1987 年 5 月 10 日初诊。

［现病史］病发 2 年余，双手指关节疼痛，遇寒加甚，近来发现指关节肿胀明显，以食指、中指和无名指关节肿大较甚，略呈梭形，触之疼甚，色暗红，屈曲不利。经查类风湿因子阳性。确诊为类风湿性关节炎，舌红苔白略腻，诊脉弦滑而数。此外受风寒湿邪，留而不去，蕴郁化热，邪阻经络，津液不运，变生痰浊，四末气血不达之所，转为痰浊巢穴，故为肿胀。治以涤痰消肿方法。食忌肥甘，并防寒凉刺激。

［处方］大豆卷 10g，秦艽 10g，威灵仙 10g，苏子 10g，莱菔子 10g，白芥子 6g，冬瓜子 10g，皂角子 6g，丝瓜络 10g，桑枝 10g，7 剂。

二诊：药后疼痛有减，肿胀未见明显消退。久病络脉痹阻，非旬日不足以见功。脉仍沉滑，为痰郁之征，继用涤痰通络方法。

［处方］苏子 10g，莱菔子 10g，白芥子 6g，冬瓜子 10g，皂角 6g，丝瓜络 10g，桑枝 10g，海风藤 10g，络石藤 10g，天仙藤 10g，片姜黄 6g，7 剂。

三诊：关节肿胀见消，疼痛大减，舌白苔润，脉仍沉滑，前法进退。

［处方］苏子 10g，莱菔子 10g，白芥子 6g，冬瓜子 10g，皂角 6g，生苡仁 30g，丝瓜络 10g，桑枝 10g，海风藤 10g，络石藤 10g，天仙藤 10g，焦三仙各 10g，水红花子 10g，7 剂。

四诊：关节肿痛消之大半，舌白苔润，脉象濡软以滑，继用前法以涤余痰。谨防冷水刺激为要。

［处方］苏子 10g，莱菔子 10g，白芥子 6g，冬瓜子 10g，皂角 6g，生苡仁 30g，丝瓜络 10g，桑枝 10g，海风藤 10g，络石藤 10g，焦三仙各 10g，7 剂。

体会：类风湿性关节炎以关节肿大为特征，赵老辨其为痰滞经络，所用五子涤痰汤为其临床治疗类风湿关节炎的基本方。

艾迪生病

颜某，男，40 岁，1978 年 7 月 2 日初诊。

［现病史］面色黧黑如漆，逐渐加重，额部黧黑尤甚，病已 2 年余。经某大医院检查，确诊为艾迪生病。自觉精神疲惫，一身乏力，腰膝酸软，双下肢无力尤甚，恶心欲吐，饮食少进，舌白苔滑，诊脉沉细无力，按之欲无。一派阳虚水泛之象。治宜先温肾阳以治其本，所谓益火之源以消阴翳也。

［处方］淡附片 6g，淡干姜 6g，淡吴萸 6g，肉桂 6g，杜仲 10g，川续断 10g，补骨脂 10g，熟地黄 20g，7 剂。

二诊：药后自觉精神好转，乏力减轻，余症如前，继用前法，重剂以进。

［处方］淡附片 10g，淡干姜 10g，淡吴萸 10g，肉桂 10g，杜仲 10g，川续断 15g，补骨脂 10g，熟地黄 20g，7 剂。

三诊：自觉精神转佳，气力有增。仍感恶心欲呕，纳食少进，舌白苔润，脉仍沉细。温补下元，兼运中阳。

［处方］淡附片 10g，淡干姜 10g，淡吴萸 10g，肉桂 10g，杜仲 10g，川续断 10g，补骨脂 10g，焦白术 10g，半夏 10g，陈皮 10g，白蔻仁（后下）6g，7 剂。

四诊：呕恶虽减而未除。面色黧黑有减退之势，叠进温补下元，肾阳有再振之望，继用前法，补命火以暖中土。

［处方］淡附片 10g，淡干姜 10g，淡吴萸 10g，肉桂 10g，杜仲 10g，川续断 10g，补骨脂 10g，焦白术 10g，仙灵脾 10g，山萸肉 10g，怀山药 15g，枸杞子 10g，熟地黄 20g，7 剂。

五诊：药后精神大振，纳食有增，面色黧黑续减。然肾阳久衰，非朝夕可以为功，宜用丸药以缓图之。宗前法加味。

［处方］淡附片 30g，淡干姜 30g，淡吴萸 30g，肉桂 30g，杜仲 30g，川续断 30g，补骨脂 30g，焦白术 30g，红人参 30g，枸杞子 30g，山萸肉 30g，仙灵脾 30g，熟地黄 60g，怀山药 60g，陈皮 30g，半夏 30g，茯苓 50g，鹿角胶100g。

［制法］上药除鹿角胶外共研细面，将鹿胶烊化后加炼蜜适量，为丸如弹子大，重约 10g，每日早晚各服 1 丸。

患者服上药 1 料，面色黧黑渐次消退，精神体力均有好转，其余症状大部消失。

体会：艾迪生病，又称肾上腺皮质功能减退症，是肾上腺皮质严重损害时出现的一种综合征，其特征性的临床表现是显著的色素沉着（中医将其描述为面色黧黑），并伴有恶心、呕吐、纳差、消瘦、疲乏、眩晕等多系统症状。西医给予激素治疗，有一定效果。本病在中医古代文献中尚无确切的对应病种，治疗无成法可依。赵老根据中医理论对本病进行辨析，认为其主症面色黧黑属于元阳衰微，命门火衰，故伴见神疲乏力、腰膝酸软、眩晕耳鸣等症，在男子可见阳痿不举，皆是阳衰之征。故治疗以温肾壮阳为法，以仲景四逆汤为基础，加入淡吴萸，名三淡汤，再酌加肉桂、杜仲、川断、补骨脂、熟地黄等温补下元之品，治疗本病可收到明显效果。

经 期 头 痛

章某，女，17 岁，1989 年 8 月 10 日初诊。

［现病史］头痛经常发作，每于经前加剧。癸事色深成块。心烦急躁，大便干结，小便黄赤，舌红且干，脉象弦滑而数。血虚肝阳上亢，虚热上扰，故经前头痛发作；癸事色深成块，血分瘀热也。用凉血化瘀，兼折其热，养阴息风，治在八脉。

〔处方〕益母草 10g，赤芍 10g，丹参 10g，茜草 10g，炒山栀 6g，柴胡 6g，生地黄 10g，元参 10g，麦冬 10g，大黄 1g，7 剂。

二诊：癸事适来，头痛较前显著减轻。经色鲜红，结块减少。脉数舌红，血分郁热尚未全清，再以前法进退。

〔处方〕益母草 10g，泽兰叶 10g，赤芍 10g，丹参 10g，茜草 10g，柴胡 6g，黄芩 10g，川楝子 10g，生地黄 10g，玄参 10g，7 剂。

三诊：药后自觉舒适，头痛未作，夜寐向安，食饮如常。舌红苔白，脉象濡滑，按之小数。肝热已解，再以养血育阴方法。

〔处方〕生地黄 10g，赤白芍各 10g，女贞子 10g，旱莲草 10g，柴胡 6g，黄芩 10g，川楝子 10g，丹参 10g，茜草 10g，益母草 10g，10 剂。

以上方加减服至下次月经来潮，头痛未再发生，经色、量、质均属正常，病告痊愈。

体会：本案患者头痛发生于经前，结合经色深有块，知其为血分瘀热。而肝为血海，为女子之先天，血热肝必旺，故知其肝阳上亢。心烦易怒，夜寐梦多，诸症不免矣。妇女此种头痛者甚多，治疗当从调经入手，泻其血分瘀热，用凉血化瘀方法。故方中并未有一味专治头痛之药，只是泄肝热，凉血热，活瘀滞。随着血热渐除，月经复常，头痛自然而愈。故中医治病并非见症治症，而是辨证求因、审因论治。三诊时患者血热已解，肝热亦平，即改用养血育阴为主，阴充血足，肝体得养，则癸事如常，而无头痛之患矣。

经 期 发 热

于某，女，50 岁，1989 年 2 月 11 日初诊。

〔现病史〕自 1988 年 9 月开始至今，每月经行前 1~2 天，自觉发冷发热，体温 37~38℃，同时伴有尿频、尿急、尿痛等症状。去某医院检查，尿中有大量红白细胞，诊断为"泌尿系感染"。曾用呋喃妥因、抗生素、中药等治疗，疗效不明显，随经净而发热以及泌尿系症状消失。现又临近行经，恐其又作，遂请赵老医治。症见：胸胁中脘胀闷不舒，食欲不佳，心烦急躁，夜寐梦多，大便不畅，下肢轻度浮肿，舌红且暗，苔白腻，脉弦滑细数。证属肝经郁热，气机不畅。拟治疏调气机、清泻肝经郁热之法。

〔处方〕柴胡 6g，黄芩 6g，川楝子 6g，丹参 10g，赤芍 10g，生地榆 10g，茜草 10g，炒山栀 6g，丹皮 10g，防风 6g，荆芥炭 10g，7 剂。

二诊（1989年2月18日）：服药4剂，月经来潮，精神爽快，量多有血块，略有腹痛，发热未作，余症亦减轻，仍以前法进退。

［处药］荆芥炭10g，防风6g，茅根10g，小蓟30g，丹参10g，生地榆10g，炒槐花10g，炒山栀6g，黄芩6g，丹皮10g，焦三仙各10g，7剂。

三诊（1989年2月25日）：服药3剂，月经干净，大便偏干，睡眠不实有梦，舌红且干，改用凉血清热养阴、疏调升降方法。

［处方］蝉蜕6g，僵蚕10g，片姜黄6g，香附10g，黄芩6g，川楝子6g，炒枳壳6g，竹茹6g，生地10g，旱莲草10g，女贞子10g，7剂。

服上方后，大便正常，夜寐较安。又服10剂，月经至，发热以及他症均未发作。3个月后随访，未再复发。

体会：患者已50岁，时至绝经期，一般认为肾气渐衰，天癸将绝，应以补益肾之阴阳为主。而赵老根据临床症状，辨证为肝经郁热之证。先用逍遥散加减，舒肝解郁清热，以畅气机。郁热得清，发热则去，下移之热随之而解，改用凉血育阴之法以治其本。

功能性子宫出血

王某，女，40岁，1985年7月5日初诊。

［现病史］月经紊乱已年余，周期在20~70天不等，经期延长，量时多时少。10天前月经来潮，势如泉涌，用止血药以及云南白药、人参归脾丸治疗无效。

［刻下］面色㿠白，动则心慌气短，同时伴有心烦急躁，夜寐不安，口渴咽干，少腹作痛，下血不止有血块，舌红起刺，苔黄且干，脉弦滑细数，血红蛋白45g/L。证属素体阳盛，伏热于里，扰动血海，迫血妄行。治拟宣畅三焦气机，清泻血分郁热。

［处方］荆芥炭10g，小蓟10g，蝉蜕6g，僵蚕10g，片姜黄6g，川楝子6g，炒槐花10g，苎麻根10g，茅、芦根各10g，大黄1g，7剂。

二诊（1985年7月5日）：服药2剂，血量明显减少，4剂血止，改用养血育阴，活血凉血方法。

［处方］蝉蜕6g，郁金10g，香附10g，丹参10g，旱莲草10g，赤芍10g，女贞子10g，炒枳壳6g，生地10g，僵蚕10g，焦三仙各10g，大黄1g，7剂。

三诊（1985年7月19日）：服药2周，饮食二便正常，睡眠转佳，血红蛋白 120g/L，月经适来，量色正常。

又以前法进退，观察治疗 2 个月，追访半年，月经一直正常。

体会：功能性子宫出血属于中医崩漏的范畴，是妇科常见病，其治当有虚实主次之分。患者面色㿠白，动则心慌气短，血红蛋白只有 45g/L，此乃血虚之征；而又有心烦急躁、夜寐不安、口渴咽干等症，应为血分郁热之象。血虚当补，血热当清，当以何为主？老师治病非常强调详诊细参，脉、舌、色、症综合分析，并以舌与脉更为见长，常谓："虚实之辨，微细在舌脉"。此患者舌红起刺，脉滑弦细数，足以说明血不止的根本原因是血分郁热，气机不畅所为。因此先用清泻血分郁热、宣畅三焦气机之法，服药 2 剂，血量减少，4 剂血止，而改用养血育阴、凉血活血治其本而疗效满意。

但值得注意的是饮食当慎，如辛辣油腻之品当忌之；另外慎用温燥走窜之品，以防耗血伤血。

闭　经

袁某，女，20 岁，1993 年 4 月 5 日初诊。

[现病史] 11 岁初潮，月经一直正常，自 15 岁开始月经延期，逐渐发展到 1 年 2~3 次。曾用人工周期疗法以及中药治疗，效果不佳。特转诊赵老，刻下：面色暗浊，体质较胖，体倦乏力，精神抑郁，两胁胀病，月经 4 个月未至，舌红且暗，脉沉涩。证属血分郁滞，气机不畅，冲任冲受阻。治拟调冲任、化湿滞、理气机，以行其经。

[处方] 柴胡 6g，川楝子 9g，防风 6g，蝉蜕 6g，片姜黄 6g，赤芍 10g，牛膝 10g，香附 10g，旋覆花（包煎）10g，丝瓜络 10g，大黄 0.5g。

二诊（1993 年 4 月 12 日）：服药 3 剂月经至，量多有血块，余症减轻，心情舒畅，又服 4 剂，月经止。更以养血为务，继续调治。

[处方] 当归 10g，赤芍 10g，郁金 10g，香附 10g，丹参 10g，旱莲草 10g，女贞子 10g，炒枳壳 6g，茯苓 10g，川芎 10g，焦三仙各 10g。

第二个月 35 天月经来潮，3 个月后月经逐渐正常，体胖亦减。

体会：闭经是妇科常见病之一。本病案，月经紊乱已 4~5 年，每年有时 1~2 次，有时 2~3 次，用人工周期治疗时月经即来潮，药停月经随止。曾求几位中医大夫诊治，疗效均不理想，经友人介绍，转诊赵老。赵老辨证为气血郁滞，冲任受阻，气机不畅，用调冲任、化湿滞、理气机方法，用药 3 剂月经至，又服 4 剂，月经止。改为以养血方法。以后又调治 3 个月，月经逐渐正常，体胖亦减。

更年期综合征

乔某，女，47 岁，1986 年 6 月 10 日初诊。

[现病史] 动即汗出，头汗为甚，头发尽湿，伴有心烦易怒口干，神疲乏力，夜寐纷纭，形肥面红，舌红苔干，脉象濡滑且数。肝经郁热，上迫为汗。先议清泄肝胆方法。

[处方] 柴胡 6g，黄芩 10g，川楝子 10g，蝉蜕 6g，僵蚕 10g，片姜黄 6g，浮小麦 30g，生牡蛎 30g，7 剂。

二诊：汗出渐减，心烦已止，夜寐亦安，舌红苔白，脉仍濡数。继用前法进退。

[处方] 柴胡 6g，黄芩 10g，川楝子 10g，蝉蜕 6g，赤、白芍各 10g，麦门冬 15g，五味子 6g，浮小麦 30g，生牡蛎 30g，7 剂。

三诊：头汗已止，食眠俱安，二便如常，惟感乏力，舌白苔润，脉象濡软。仍用前法加减。

[处方] 黄芪 10g，麦门冬 10g，五味子 6g，浮小麦 30g，生牡蛎 30g，柴胡 6g，黄芩 6g，川楝子 6g，茅、芦根各 10g，蝉蜕 6g，7 剂。

药后诸症悉平。

体会：汗出头部为甚，热盛居多。以火性炎上故也。阳明热，口渴喜饮；心火盛，舌红尖刺，心烦溲赤；肝郁热，急躁易怒，夜寐梦多。本例即属后者，故用清泄肝胆方法，用柴胡、黄芩、川楝子泄肝热，合升降散疏调肝郁，并用浮小麦、生牡蛎养心敛汗。汗为心之液，汗出过多，必伤心气，故以浮小麦、生牡蛎养而敛之，此二味为收汗之神剂，可加入对症方中治自汗、盗汗如神。若气分不足，重用黄芪益气固表；气阴两虚，可合用生脉饮（沙参、麦冬、五味子）；若汗出不止者用麻黄根；阳明蕴热，用白虎汤等。治汗之法不外如此。

鼻 息 肉

王某，女，67 岁，1992 年 6 月 27 日初诊。

[现病史] 患鼻息肉 10 余年，两侧鼻孔皆有，初起较细小，近年来渐次

长越复长，现已长出鼻孔。左侧息肉略长于鼻孔边缘，右侧息肉长出鼻孔约0.5cm，粗如箸头，色暗红，触之不痛，时有黄水从鼻孔流出。多年来，不能用鼻呼吸。因其暴露于外，患者自觉寒碜，不愿外出与人见。今由女儿陪同前来求治。舌红苔黄根厚，脉弦滑且数，心烦梦多。热郁日久，络脉不通，清窍为之壅塞，先用清宣，以观其效。

[处方]辛夷花（后下）10g，苍耳子（后下）10g，白芷（后下）6g，防风6g，生地榆10g，黄芩10g，大黄1g，小蓟10g，水红花子10g，茅、芦根各10g，大青叶10g，沙参10g，7剂。

二诊：上方7剂后，自觉心烦减轻，鼻部尚无变化，夜寐梦多，大便仍偏干燥，舌红且干，脉象弦滑且数，病已延久，热郁较深。仍用清宣郁热方法。

[处方]辛夷花（后下）10g，苍耳子（后下）10g，白芷（后下）6g，防风6g，黄芩6g，川楝子6g，大黄2g，生地榆10g，炒槐花10g，焦三仙各10g，茅、芦根各10g，沙参10g，麦门冬10g，7剂。

三诊：上方续服3周，鼻中黄水减少，触之鼻痔略软，大便略干，舌红苔黄，脉仍弦滑，仍用清化方法。

[处方]辛夷花（后下）10g，苍耳子（后下）10g，防风6g，白芷（后下）6g，黄芩10g，川楝子6g，生地榆10g，炒槐花10g，大黄3g，14剂。

四诊：湿热久郁，深入血分，久而成瘀，化生有形，占据清窍，非旦夕可以成功。继用清宣化瘀方法。

[处方]辛夷花（后下）10g，苍耳子（后下）10g，白芷（后下）6g，黄芩10g，赤芍10g，丹参10g，茜草10g，生地榆10g，焦三仙各10g，水红花子10g，大黄2g，14剂。

五诊：患者服上方后自觉疗效明显，息肉有回缩之迹象，遂按方坚持服用1年半。现左侧息肉已完全消失，左鼻孔通畅，可自由呼吸。右侧息肉已缩入右鼻孔内，时有黄水流出，舌红且干，诊脉弦滑，仍带数意，仍用前法加减。

[处方]辛夷花（后下）10g，苍耳子（后下）10g，白芷（后下）6g，防风6g，丹参10g，赤芍10g，茜草10g，焦三仙各10g，水红花子10g，14剂。

体会：鼻息肉生长10余年，已长出鼻孔之外数分，按一般常识推测，若不用手术摘除，仅靠内服中药恐怕难以消除。然而，事实证明，中医辨证论治能够解决疑难问题，成功的关键是要以中医理论为指导。鼻为肺之外窍，为清气出入之通道，鼻息肉乃有形之赘生物，浊邪之结聚所成。必是肺热壅塞日久，深入血分，络脉阻滞。故此病不独属肺，而且涉及血分，为血分瘀阻之病。赵老治疗此病，治则十分明确，一是治肺，宣通肺气；二是治心，凉血化瘀。治肺用辛夷花、苍耳子、白芷等辛香通气之品，既能宣肺开郁结，通清窍，又能辛香引入络中，透邪外出。治心用丹参、茜草、赤芍、生地榆等凉血化瘀。古人云"鼻塞治心"，心主血脉，今治在血分，即治心也。除此二者为主治疗外，还兼用了疏调三焦之品，如焦三仙、水红花子、大黄等，以三焦少阳，上连于肺，下通于肾，为气机之通道。古云：九窍不通，肠胃之所生也，概指此言。此外，川楝子、黄芩泄肝肺之热，茅芦根清肺胃之热，沙参、麦门冬养阴清肺，各适时用之，体现了中医定法之中又灵活多变的特点。总之，赵老此案为临床治疗鼻部疑难病提供了宝贵思路和经验，值得我们细心揣摩。

良性甲状腺囊肿

崔某，女，33岁，1985年5月10日初诊。

［现病史］颈下结喉部左侧有肿物隆起，约鸭蛋大小，推之可移，按之有弹性，无压痛。心烦急躁，夜寐梦多，舌红苔白，诊脉沉滑。气机失畅，血络瘀滞，先用清化方法。

［处方］苦桔梗10g，牛蒡子10g，山慈姑10g，夏枯草10g，益母草10g，赤芍10g，丹参10g，茜草10g，焦三仙各10g，水红花子10g，大黄1g，7剂。

二诊：药后睡眠好转，精神见好，舌红苔白，脉仍弦滑。仍用前法，佐以咸寒散结。

［处方］白芷6g，防风6g，苦桔梗10g，生甘草6g，牛蒡子10g，山慈姑10g，夏枯草10g，郁金10g，杏仁10g，水红花子10g，焦三仙各10g，海藻10g，昆布10g，7剂。

三诊：上方续服1月，颈下肿物明显见小，触之较软，若核桃大，脉仍弦滑。前法继进。

［处方］白芷6g，防风6g，苦桔梗10g，生甘草10g，山慈姑10g，夏枯草10g，浙贝母10g，郁金10g，杏仁10g，焦三仙各10g，水红花子10g，海藻10g，昆布10g，7剂。

四诊：上方又服1个半月，颈下肿物已消。前法小制其剂，以善其后。更须戒恼怒忧思，宜宽怀自解，以防复发。

［处方］白芷6g，防风6g，夏枯草10g，浙贝母10g，海藻10g，昆布10g，生牡蛎20g，焦三仙各10g，水红花子10g，7剂。

后停药观察，随访未复发。

体会：甲状腺囊性肿物，虽为良性，却有迅速增大之可能。中医辨之为痰气交阻、血络瘀滞，故用活血化瘀，调畅气机，咸寒软坚之法。若能待之以恒，必能消之于无形。更须患者调畅情志，增加运动，勿食辛辣及烟酒刺激之物，方可根治。

多发性子宫肌瘤

张某，女，41岁，1991年7月10日初诊。

［现病史］多发性子宫肌瘤确诊3年余，近日作B超确定最大的一个肌瘤直径约7.9cm。月经量多，经期延长至10余天。每次月经后一身疲乏无力，面色萎黄，夜寐梦多，血红蛋白降至70g/L，舌红苔白，诊脉濡滑数。肝胆郁热，血分瘀滞，先用清泄肝胆，并活血化瘀，以消其瘤。

［处方］柴胡6g，黄芩10g，川楝子6g，荆芥炭10g，防风6g，生地榆10g，赤芍10g，丹参10g，三棱6g，7剂。

二诊（1991年12月16日）：上方服后自觉舒适，夜寐安稳，烦躁减轻，月经量减少。患者每月服上方约20剂。近日B超检查，肌瘤缩小，最大者直径为6.7cm。微觉疲乏无力，舌红苔白且润，诊脉濡滑，按之力弱。络脉瘀阻，气分不足，改用益气化瘀法。

［处方］黄芪20g，党参15g，丹参15g，赤芍10g，莪术10g，茜草10g，大黄1g，水红花子10g，7剂。

三诊（1992年1月11日）：上方服20余剂，自觉气力有增，精神好转，近日夜梦较多，舌红苔白，诊脉弦滑，按之濡数。仍用益气化瘀方法。

［处方］黄芪20g，丹参10g，赤芍10g，茜草10g，夏枯草10g，苏木10g，马鞭草10g，水红花子10g，7剂。

四诊（1992年1月18日）：近日B超复查，只发现一个肌瘤，直径为3.1cm，余其肌瘤均已消失。患者自述原有乳腺增生，两乳房胀痛，药后也显著减轻，舌白苔腻，诊脉濡滑。仍用前法进退。

［处方］黄芪20g，牛膝10g，丹参10g，赤芍10g，马鞭草10g，苏木10g，焦三仙各10g，水红花子10g，瓜蒌30g，7剂。

五诊（1992年4月21日）：上方续服至今，经B超复查，肌瘤直径已缩至2.6cm。脉仍濡滑，继用益气活血通络方法。

　　[处方] 黄芪 20g，马鞭草 10g，苏木 10g，丹参 10g，茜草 10g，水红花子 10g，瓜蒌仁 30g，丝瓜络 10g，桑枝 10g，7 剂。

　　六诊（1992 年 6 月 20 日）：上方续服 1 个月，一切感觉良好，月经时间、经量均已正常。脉仍濡滑，继用前法增损。

　　[处方] 黄芪 30g，苏木 10g，赤芍 10g，丹参 10g，茜草 10g，焦三仙各 10g，水红花子 10g，三棱 6g，7 剂。

　　七诊（1992 年 8 月 15 日）：近日复查 B 超，肌瘤全消。月经复常，食眠均佳，脉象濡滑。病已向愈，再以前法加减，以资巩固。

　　[处方] 黄芪 30g，马鞭草 10g，苏木 10g，赤芍 10g，丹参 10g，茜草 10g，焦三仙各 10g，水红花子 10g，当归 10g，10 剂。

　　体会：多发性子宫肌瘤，最大者直径 7.9cm，经过近 1 年的中药治疗，肌瘤全消。本案的治疗可分为两个阶段：第一阶段即初诊用清肝热与活血化瘀并重，用药 5 个月，瘤体已明显缩小；此后为第二阶段，根据其脉象濡软，以及病情需长期治疗这一情况，决定改用益气活血通络方法。主用黄芪与活血化瘀药配伍，使气充则血得行，活瘀而不伤正。收到了明显的治疗效果。瘤体日渐缩小，直至全消。其所用活血药物并不多，出入于丹参、茜草、赤芍、马鞭草、苏木、三棱、当归等药之间，每诊必变换数药，而基本治法益气活血化瘀不变。体现了治法不变而用药灵活的特点。总之，像子宫肌瘤这样实质性瘤体的消除需要一个较长的过程，患者必须有耐心坚持治疗。医生则在把握其病机的基础上，确定一个基本的治法，不能朝三暮四。若是打一枪换一个地方，恐怕难以取得理想的效果。

转移性肝癌

　　周某，男，40 岁，1985 年 5 月 20 日初诊。

　　[现病史] 患者因胃脘部肿块伴疼痛呕吐，于 1984 年 11 月经某省医学院附属医院检查确诊为胃癌，并行胃全切术。1985 年因肝区疼痛来北京某医院检查，B 超提示肝内有占位性病变，诊断为转移性肝癌。1985 年 3 月 14 日，超声所见：左肝外段及内缘均见低回声区，大小分别为 2.0cm×2.1cm，3.0cm×2.9cm，边界尚清楚。右肝回声均匀，未见明显异常区。提示：左肝内多发性占位性病变。患者自觉右胁下胀满不适，阵阵作痛，心烦急躁，夜寐梦多，口干咽燥，舌红瘦，苔白而干，右脉弦细滑，左脉弦细。此为肝热阴伤气

机阻滞，络脉失和。良由情志不遂，肝郁日久，化火伤阴所致。先用疏调气机以解肝郁。

［处方］旋覆花10g，片姜黄6g，蝉蜕6g，僵蚕10g，香附10g，木香6g，丹参10g，焦三仙各10g，20剂。

并嘱其注意忌食辛辣厚味，只吃清淡素食。并每日坚持散步运动，不可间断。

二诊（1985年6月10日）：药后胁下渐舒适，心烦梦多，疼痛大为减轻，舌红苔白且干，诊脉仍弦细。气机渐调，郁热未清，继用疏调气机方法。

［处方］蝉蜕6g，僵蚕10g，片姜黄6g，香附10g，杏仁10g，枇杷叶10g，焦三仙各10g，6剂。

三诊（1985年6月17日）：舌红且干，脉弦细而数，夜寐欠安，仍属肝经郁热未清，络脉失和之象。再以疏调，参以凉血化瘀。

［处方］半枝莲10g，白头翁10g，蝉蜕6g，僵蚕10g，片姜黄6g，竹茹6g，枳壳6g，焦三仙各10g，6剂。

四诊（1985年6月24日）：夜寐渐安，心烦亦减，右脉弦细而滑，左脉濡软，郁热渐轻，仍用前法进退。

［处方］半枝莲10g，赤芍10g，茜草10g，半夏10g，陈皮6g，蝉蜕6g，僵蚕10g，片姜黄6g，焦三仙各10g，6剂。

五诊（1985年7月1日）：嗳气不舒，舌红苔白，脉象滑软，再以凉血化瘀通络方法。

［处方］半枝莲10g，赤芍10g，茜草10g，陈皮6g，片姜黄6g，蝉蜕6g，僵蚕10g，焦麦芽10g，6剂。

六诊（1985年7月8日）：诸症皆减，舌白腻润，脉象濡软且滑，仍用凉血化瘀方法。

［处方］半枝莲10g，半边莲10g，半夏10g，陈皮6g，蝉蜕6g，僵蚕10g，片姜黄6g，焦三仙各10g，12剂。

七诊（1985年7月22日）：肝区不舒，舌红且绛，脉象濡软，用益气化瘀方法。

［处方］生黄芪10g，沙参10g，茯苓10g，赤芍10g，茜草10g，蝉蜕6g，僵蚕10g，片姜黄6g，6剂。

八诊（1985年7月29日）：日前复查B超，结果如下：肝左内叶见1.3cm×1.2cm低回声团，边界清晰规则。余回声可。超声提示：左肝内叶窦性占位病变。诊脉弦细滑数，夜寐梦多。仍属郁热未清，热在阴分，继用凉血化瘀，益气活络方法。

[处方] 生黄芪 20g，沙参 10g，麦门冬 10g，五味子 10g，半枝莲 10g，赤芍 10g，茜草 10g，蝉蜕 6g，焦三仙各 10g，水红花子 10g，片姜黄 6g，僵蚕 10g，30 剂。

患者携上方返回山东老家，续服 3 个月，一切症状消失，身体日渐强壮。于 1985 年 11 月来京复查 B 超，结果如下：肝内回声均匀，未见明显异常回声团，血管清晰。胰腺显示不清。超声提示：肝内未见明显异常。1986 年 8 月患者再次返京复查，结果仍未有异常发现。

体会：本案为胃癌术后肝转移，恶性程度很高，赵老用中医药辨证论治取得了满意疗效。综观本例治疗全过程，大致可分为三个阶段。

第一个阶段包括初诊、二诊，以疏调气机以解肝郁为主。虽然患者因癌肿消耗、手术及术后脾胃运化失司日久而致气阴两伤，但其病机的主要矛盾仍然是肝经郁热。因为患者得知自己患了癌症，术后复发转移，自以为无法可治，将不久于世，故尔心情沉重，情绪低落，终日闷闷不乐。这是造成肝郁气机失调的主要因素之一。肝郁日久必然化热，故表现为肝郁热如心急烦躁、夜寐梦多。郁热在里必然伤阴，故又有口干、脉细、舌瘦等表现。比较起来，肝郁是主要的，第一位的。故治疗以疏调气机以解肝郁热，方用升降散为基础，蝉蜕、僵蚕秉清化之气而升阳上达；旋覆花、杏仁、枇杷叶宣肺下气而降浊；片姜黄疏利气血之瘀滞，丹参助其活血化瘀，木香助其调气；焦三仙消积滞而通三焦。并教患者素食以保运化，锻炼以运气血，忌食辛辣厚味则六腑清净，郁热不生。如此综合调理则肝经郁热得以解散，虽不治癌，而直拔致癌之本矣。

治疗的第二阶段从二诊到六诊，经过第一阶段的治疗之后，气机渐畅，症状渐减，患者心情较前平静，也增强了治疗的信心。此时的治疗重点逐渐转移到凉血化瘀方面。因为肝为藏血之脏，肝郁热日久，必然造成热入血分而致瘀滞，故单纯疏调气机虽属必要，但针对性不强，必须和凉血化瘀结合起来，气血双调，故在升降散疏调气机的基础上，增入半枝莲清热解毒，白头翁、赤芍、茜草凉血化瘀。经过 1 个多月的调治，患者自觉各种病状逐渐减轻，精神状态也越来越好，信心十足，积极配合治疗，经 B 超复查，提示肝内原有的两处癌肿，一处消失，一处明显缩小。

治疗的第三个阶段从七诊开始在原来疏调气机、凉血化瘀的基础上，增入益气扶正之品，因为本病之初就存在气阴两伤，属正虚邪实之病。经过前二阶段的治疗之后，郁热邪气得以渐渐消散，此时再议扶正即无恋邪之虑，况诊其脉象濡软，气分已显不足，若一味专以清化方法并非上策，此时选用扶正祛邪最为恰当时机。故用药在疏调气机、凉血化瘀的基础上加生黄芪益气扶正，生脉散益气养阴。患者返里前携带方中又增入焦三仙、水红花子，因其返里后需长期服用，故增入焦三仙、水红花子以助运化，如此则配伍全面，方宜长期服用。患者以此方坚持服用3个月。肝内肿物全消，收到了满意的治疗效果。

膀 胱 癌

秦某，男，60岁，1989年10月13日初诊。

[现病史] 自1989年8月初外出旅游，中途出现发热，并伴有尿频、尿痛、尿赤，以"泌尿系感染"治疗10余天，尿频、尿痛症减轻，仍血尿时作，低热不退，又改换抗生素、中药等治疗月余疗效不明显，尿化验检查：尿蛋白（++），红细胞大量，潜血（+++），后经膀胱镜检查确诊为膀胱癌，医院建议手术治疗。患者本人与家属决定先请赵老医治。刻见：身热恶寒，头目不清，急躁，眠不实，胸脘不舒，小便短赤，舌黄苔厚腻，有瘀斑，脉濡滑且数。证属暑湿郁热蕴郁于内，拟先用宣郁化湿方法。

[处方] 藿香（后下）10g，佩兰（后下）10g，杏仁（后下）10g，枇杷叶10g，荆芥炭10g，茅、芦根10g，柴胡6g，炒山栀6g，菖蒲6g，郁金6g，香附10g，焦麦芽10g。

二诊（1989年10月23日）：服药10剂，身热恶寒消失，余症减轻，尿蛋白（-），红细胞5~10个/HP，尿潜血（+），舌红苔厚，脉滑数。湿郁渐化，气机渐疏，郁热未解，用凉血化瘀清热方法。

[处方] 荆芥炭10g，柴胡6g，黄芩6g，生地榆10g，茜草10g，炒山栀6g，丹参10g，蝉蜕6g，僵蚕10g，片姜黄6g，半枝莲10g，白花蛇舌草10g，大黄1g，茅、芦根各10g。

二诊（1989年11月22日）：服药20余剂，血尿未作，尿检（-）。膀胱镜检查：膀胱黏膜白斑，未见其他异常。舌红苔白且干、脉弦滑，按之略数，血分郁热，改用清热凉血、甘寒育阴方法。

[处方] 柴胡6g，黄芩6g，川楝子6g，赤芍10g，生地榆10g，丹参10g，茜草10g，炒槐花10g，沙参10g，麦冬10g，焦三仙各10g，茅、芦根各10g，白花蛇舌草10g，半枝莲10g。

三诊（1990年1月23日）：以上方加减服药2个月余，又去复查，原病灶区白斑均消失，未见其他异常。仍以前法进退，饮食当慎，防其复发。

[处方] 凤尾草10g，生地榆10g，丹参10g，茜草10g，蝉蜕6g，僵蚕10g，片姜黄6g，半枝莲10g，白花蛇舌草10g，焦三仙各10g，茅芦根各10g，大黄1g，每周2~3剂，继续服用。

体会：此病案系膀胱癌，是经权威西医医院做膀胱镜检查，并取活组织切片病理实验而确诊，而未做手术及化疗治疗，单纯用中药治愈的。患者平素嗜酒吸烟，外出旅游正值暑期，湿气盛，气温高，易贪凉，以致暑湿温热之邪相合而受之，与素体湿热之邪相为交织互结。病势缠绵，表里同病。赵老在治疗上，先以宣郁化湿，后用凉血清热，再以甘寒育阴。分层次，有步骤地进行治疗，但无论在哪一阶段都没有抛开疏调气机之法。因此赵老常说："治病之要，贵在疏调。"此患者与医生积极配合再未近烟酒，每日早晚锻炼，服药未断，现已6年，身体颇健，未再复发。